以家庭和环境为中心的护理：
系统平衡理论与实践

［美］玛丽-路易丝·弗里德曼（Marie-Luise Friedemann）

主编

［德］克里斯蒂娜·科伦 (Christina Köhlen)

范临燕　向钇樾　雷　雨　译

重庆大学出版社

护理实践的核心在于关爱人类，而家庭和环境是个体健康与幸福的重要基础。在护理工作中，深入理解家庭动态、环境影响及它们与患者健康的关系，已成为现代护理不可或缺的部分。《以家庭和环境为中心的护理：系统平衡理论与实践》致力于将"系统平衡理论"引入护理领域，为护理人员提供了一种全新的视角，帮助他们更有效地理解和支持患者及其家庭。本书不仅是一部理论的探讨，更是一部实用的指南，旨在为护理人员提供具体的工具和方法，助力其在各类护理情境中实现卓越实践。

本书由北京语言大学范临燕、重庆城市管理职业学院向钇樾和雷雨共同编译完成。其中，范临燕负责第一、二、六章，向钇樾负责第三、五章，雷雨负责第四章。三位译者以其深厚的学术功底和丰富的实践经验，为本书的内容呈现提供了可靠的保障。

本书特别增加了教学、实践和学习中的经验报告，并补充了全新的家庭健康评估工具，为读者提供了更具实操性的指导。这些内容不仅反映了护理领域的新趋势，也体现了护理教育和实践中的不断创新。

在这个以家庭和环境为中心的护理框架中，我们看到护理人员作为患者与其家庭之间的桥梁所发挥的深远影响。通过系统化的视角，本书帮助护理人员更加全面地关注患者家庭内部的相互关系与互动，真正做到以人为本的护理。

译　者
2024 年 10 月

我们怀着无比荣幸的心情宣布，玛丽-路易丝·弗里德曼与克里斯蒂娜·科伦合著的《以家庭和环境为中心的护理：系统平衡理论与实践》一书已迎来第四次出版。在这个知识日新月异的时代，这一事实无疑是对弗里德曼与科伦所提出的理论的最好肯定，充分证明了她们为护理学领域所作出的卓越贡献。多年来，这两位科学家一直致力于将护理理论融入护理学的探讨中，并倡导以系统性的视角来审视专业护理工作。她们的护理理论视角，与当前的护理服务结构形成了鲜明的对比，后者往往侧重于紧急情况下的护理并以解决个体缺陷或控制症状为目的。她们指出，实施专业照护的前提是了解疾病对个体、家庭及其所处环境的意义以及探寻相关人员的发展潜力。从统计数据来看，只有领取了国家的相关补助，才会被认定为有护理需求的人。然而，我们必须认识到，家庭始终承担着大部分的照护和支持工作。随着需求的不断增加，家庭所承受的负担也日益加重。在国家制定的护理框架下，家庭是承担照护责任的主体。近年来，我们不难发现家庭系统正经历着深刻的变化。家庭网络的构成、个体需求的不断演变以及结构条件的改变（如工作领域和地方医疗保健结构的调整），都对家庭产生了深远的影响。同时，护理对象的情况也日趋复杂，这进一步加剧了家庭的负担。尽管政治层面始终强调家庭在护理过程中的主体作用，但在当前的服务结构中，这种理念并未得到有效贯彻。另外，急性病患者的住院时间变得越来越短。虽然他们在这一过程中也可以得到照顾，但以发展为导向的长期护理落实却不到位。在日常的个案与护理管理中，为了尽快明确护理情境，我们通常会采取短期护理的方式。然而，目前仍有一些难题亟待解决，例如相关背景较为模糊、可用手段相对有限等，这些问题都阻碍了我们进一步制订专业的护理计划。在长期护理领域中，本书所介绍的理念展现出巨大的潜力。它侧重于发展专业的长期护理，为全面了解患者的需求、期望和努力提供了理论支持，并将其纳入专业计划中。因此，这一计划不仅关注患者本身，还全面考虑了家属及其所处环境。本书的各个章节都充分展现了这种广泛的视角，清晰地阐述了家庭和环境相关护理概念的多样性和实用性。

在专业护理领域，我们务必坚守以外部知识和科学基础为依托的原则，致力于构建坚实可靠的护理专业知识体系。然而，在实际的护理工作中我们却发现，决策的制订并非完全依赖于理性和科学标准。例如，在决定是否采取某项护理措施、是否服用某种药物、是否调整饮食习惯或护理条件时，多种因素共同影响决策过程。在以家庭和环境为中心的护理理论框架下，我们能够更加全面地揭示这些决策背后的复杂性，并了解它们与个人价值观、文化背景以及家庭成员间相互作用的紧密关系。通过剖析这些潜在影响因素，专业的护理人员能够更准确地理解患者在护理过程中"看似不合理的行为"。此外，上述潜在影响因素也常被称为内部证据。系统平衡理论则使它们更加具象化，帮助我们在专业护理过程中综合考虑外部和内部证据，进而制订出专业的护理指导和计划。

综上所述，本书所阐述的理论在护理学基础教育中具有不可或缺的地位，应当成为标准教材供读者学习和参考。无论是探讨护理工作的专业性描述和定位，还是在实际护理操作中，本书为护理学专业的学生、护理人员以及科研工作者提供了宝贵的启示和指引。

尽管当前面临诸多挑战与限制，但我们依然期望本书能够激发更多读者的兴趣，推动专业照护在护理实践与结构中实现进一步发展。本书从多个层面为我们提供了丰富的启示与有力的论据，鼓励护理领域的同仁们继续深入探讨，共同为护理事业的发展贡献力量。

马蒂亚斯·楚恩德尔（Matthias Zündel）教授

2017 年 7 月 31 日写于不来梅

鉴于当下社会对健康问题的日益关注，以及对疾病的本质与病理过程的深入探索，公众对专业照护的需求也在逐步转变。如今，人们不再满足于传统的照护方式，而是更加渴望获得专业性的概念和指导性的理论，以便更为精准、高效地解决护理学领域所面临的种种问题。

2000年5月，世界卫生组织召开了世界卫生大会，并于6月发布了《慕尼黑宣言》。自此之后，以家庭为中心的观点在德国护理行业中逐渐获得广泛关注。2003年，玛丽-路易丝·弗里德曼所著的《以家庭和环境为中心的护理：系统平衡理论与实践》第二版成功问世，一经发布便在业界引发强烈反响。

如今，玛丽-路易丝·弗里德曼和克里斯蒂娜·科伦携手推出了《以家庭和环境为中心的护理：系统平衡理论与实践》第三版。此版著作在第二版的基础上，不仅进行了内容的修订和扩展，更在第二版所提出的系统思维之上，融入了社会条件的更新迭代。

本书着眼于护理行业的未来发展态势，首次涉足"高等教育中的护理教育"这一重要领域，开创性地提出家庭护理的相关工作要求。

尽管本书第二版已经在德语国家的护理学界引发了热烈讨论，并为"以家庭为中心的护理""以患者为中心""家庭健康"这三个概念的解读提供了丰富的理论支撑，但如今"以家庭为中心"这一概念在实际应用过程中，其具体的实践方式、所追求的目标及所展现出的形态都呈现出多样化的特点。卫生政治学家和卫生经济学家将其视为构建新型医疗保健系统的必要要求和战略纲领；患者及其家属代表、自助组织代表主要将"以家庭为中心"的概念与他们的需求相结合，即期待在护理过程中患者能够受到应有的尊重，拥有更多的自主权，以获得更加人性化的照护；而护理学家和护理教育家则运用这一概念来解释说明护理范式变革的必要性。

玛丽-路易丝·弗里德曼和克里斯蒂娜·科伦认为，在以家庭和环境为中心的护理中，患者及其家庭不仅是照护工作的核心主体，也是照护工作的出发点和发起者。照护的焦点不应局限于某个家庭成员的病症，还应扩展到受影响的其他家庭成员。这一深刻的见解促使我们对护理的本质进行全新的审视与理解。本书第三版中提出的系统平衡理论为这种全新的理解提供了有力的支撑与证明。我们希望本书中以研究为导向的文章能够继续为家庭护理的循证发展贡献智慧。

无论是高等教育中的职业培训领域，还是面对涵盖多元文化的不同家庭系统中复杂多变的疾病和危机护理情境，本书所选取的护理应用领域均展现出其前沿性和高度的实践指导意义。这正是《以家庭和环境为中心的护理：系统平衡理论与实践》第三版所具备的决定性优势，使其在众多护理著作中脱颖而出。

因此，无论现在还是未来，《以家庭和环境为中心的护理：系统平衡理论与实践》都是护理行业从业人员必读的著作，它为我们提供了从专业角度理解、教授和实践护理及护理学的重要标准和指导。

在此，我希望新版《以家庭和环境为中心的护理：系统平衡理论与实践》能够广受读者欢迎，并激发大家对指导性理论和概念的深入探讨——如何将理论知识转化为护理教育和实践中的实际应用，从而推动护理行业的持续发展。

尤塔·比伯（Jutta Beier）教授
2009 年 7 月写于柏林

致　谢

自 1996 年本书第一版问世以来，以家庭和环境为中心的护理已取得长足进步。特别值得一提的是，护理学界的诸多领军人物已将系统平衡理论广泛应用于教育、培训及实践中。尤为令人欣慰的是，系统平衡理论的发展已不再靠我孤军奋战，我的理论及思想已经扎根于德语区国家众多教师、高层领导和护理人员心中。我相信，我的思想将继续开枝散叶，在各大学校和医疗机构中孕育出新的萌芽。经过广泛而深入的研究，该理论对提高护理质量、增进患者福祉产生了深远影响，这无疑是该理论的最大贡献。世界各地的高校教授和学生都致力于该领域的研究，旨在协助家庭获取社区及其他领域中更为优质的资源，扩展护理知识，验证系统平衡理论的可行性与有效性。

在理论的发展过程中，无数人为此倾注了心血。在此，我虽无法一一提及他们的名字，但仍要向他们表示衷心的感谢。他们不仅为拓展护理角色的认识付出了大量的时间与精力，更以无数创新性的思考为护理学的发展注入了新的活力。在系统平衡理论的框架下，护理角色的内涵得到了全新的拓展与深化。患者不再只是生病的个体，而是在家庭和环境中扮演着重要角色，承担着相应的责任，并需要他人和外界的理解与支持。

在此，我首先要向所有无畏前行的参与者，致以最崇高的敬意与最真挚的感谢。他们在以家庭和环境为核心的护理工作中，面对重重困难而未曾退缩，满怀勇气与魄力，毫无畏惧地投身于各种全新的任务与挑战之中。无论是借助系统平衡理论和 ASF-E 工具开展研究，还是在患者咨询、家庭谈话的工作中，抑或是在督查、指导及病例讨论时，他们都以极大的热情和专注投入其中。这样的人不计其数，虽然我无法一一记住他们的名字，但他们的付出与贡献，却深深地烙印在我的心中。感谢他们为我们的集体工作付出的每一分努力，正是因为有了他们，我们才能共同前行，迎接更多的挑战，创造更美好的未来。

回首往事，我想向那些为本书第一版提供支持的人致以最诚挚的感谢。在苏西·布吕施韦勒（Susy Brüschwiler）的指导下，阿劳中学的师生们为我在瑞士开展工作创造了必要的条件。他们对理论的鼓励和积极评价、热烈的讨论及对理论应用所作的贡献，不断激励和鼓舞着我。我要特别感谢参与本书第一版编订的同事：雷古拉·里奇卡（Regula Rička），感谢她对第一版和第二版的修订以及文献补充；以及伊丽莎白·斯图基（Elisabeth Stucki），感谢她对书稿提出的批评和建议。

在此，我还要向克里斯蒂娜·科伦致以诚挚的感谢。作为本书第三版与第四版的编辑以及多个章节的作者，她投入了诸多时间，贡献了无数创意，并吸引了来自护理教育和实践领域的众多杰出同仁，共同为本书的最新版撰稿。我衷心感谢所有为本书各版本付出辛勤努力的同仁，是你们的辛勤耕耘，才使得这部作品得以问世。借此机会，我还要特别感谢为第四版的出版付出努力的撰稿人。来自柏林新教社会工作和社会教育应用科学大学 (Evangelische Fachhochschule Berlin，EFB，以下简称"应用科学大学") 的安妮罗洁·玻勒 (Annerose Bohrer) 和埃里卡·菲尔特豪斯 - 普鲁敏 (Erika Feldhaus-Plumin)，十多年来，他们始终致力于将系统平衡理论应用于课堂教学中；伊丽莎白·施莱尔 (Elisabeth Schreier)，在多年的合作中，她提供了诸多富有洞见的文章；本杰明·杨 (Benjamin Jahn)，在伊策霍医院中勇于尝试，通过职业培训将理论付诸实践，为理论的应用与推广做出了积极的尝试；科尔纳利·沃尔夫 (Cornelie Wolf) 和科杜拉·费歇尔 (Cordula Fischer)，他们将以家庭和环境为中心的护理应用于助产士培训。以上每位作者都在这一版中分享了自己的亲身经验。我深信，读者定能从中汲取宝贵的经验和启示，为自己的护理工作带来新的启示和动力。

我要感谢 Hogrefe AG 出版社的编辑与尔根·乔治（Jürgen Georg）先生的支持与合作。我还要感谢多年来邀请我参加培训活动、研讨会、学术大会、咨询或协助项目的主办方。最后，我还要特别感谢国外的同仁——来自哥伦比亚的皮拉尔·阿马亚（Pilar Amaya）、卢克尼斯·克里阿多（Lucenith Criado）和卢塞罗·洛佩斯（Lucero López）。他们全身心地投入到运用系统平衡理论的研究项目中，为他们的学生提供宝贵的视野，并最终为当地家庭带来福祉。

　　我由衷地希望，本书第四版能够激励越来越多的护理人员投身于实践、教育和研究中，共同营造充满勇敢与专业精神的护理工作氛围，从而与当前医疗保健系统中以成本控制和标准化为主导的发展趋势相抗衡，提供以家庭和环境为中心的优质护理，始终将患者的利益放在首位。

玛丽－路易丝·弗里德曼

目 录

Contents

第一章　系统平衡理论在以家庭和环境为中心的护理中的应用 /001

第三章 针对患病、残疾和临终人群的家庭护理 /095

第四章　家庭危机：外源性危机与内源性危机 /199

第五章　系统平衡理论在实践、教育和研究中的应用 /239

第六章 系统平衡理论近二十年来的发展经验 /359

第一章

系统平衡理论在以家庭和环境为中心的护理中的应用

第一节　绪　论

与安克·约恩森（Anke Jürgensen）合著

一、本书对谁有帮助？

对于护理行业从业者、护理专业的学生和教师，以及护理管理和研究领域的专家而言，系统平衡理论为以家庭和环境为中心的护理实践提供了宝贵的支持和全面的指导。

护理人员可以帮助家庭照顾危重症患者或慢性疾病患者，并提供临终关怀。基于系统平衡理论指导的护理行为可以改善护理对象或患者的生活，例如帮助他们加深对病情的理解，提高他们对护理人员的依从性或康复的信心。对于在跨专业团队中工作的护理人员而言，该理论是团队沟通和指导家庭护理的基础。不论教育水平高低、经验是否丰富，护理人员都可以利用该理论深入洞察家庭成员共同生活中的矛盾，了解他们面临困境时遇到的挑战，从而更有效地为他们提供支持和指导。

系统平衡理论可以作为护理教育课程的一部分，替代或有效补充现有的护理学理论，为学生开辟新的视角和方法。此外，该理论还能作为护理培训、继续教育或学位课程的基础框架，有助于教学内容的设计与组织。在职业培训和实践中，一些熟知该理论的教师能够根据该理论为专业学生和从业者提供针对性的指导。

护理管理人员也可以借助该理论建立必要的护理组织架构，从而有效实现家庭护理。此外，该理论还为护理记录和评估提供了有效支持。

从事护理研究的专业人士可以利用该理论系统地开展准备工作，并对护理人员、家庭成员和护理对象之间的互动进行观察以及评估。但与此同时，研究人员也必须反复检验该理论的应用范围和有效性。

尽管家庭健康对个人的幸福和家庭整体的福祉至关重要，但在护理实践和理论研究中，这一领域仍未获得足够的关注和重视。为了弥补这一缺陷，本书提出了一系列促进家庭健康的建议。因此，在各个职业层面上深入研究和应用系统平衡理论的相关概念尤为重要，以便全面地理解患者及其家庭的需求，并基于理论做出恰当的决策。通过对系统平衡理论的深入研究，我们不仅能够更有效地将家庭整合到护理团队中，使其成为护理过程的核心部分，还能确保护理措施更精准地满足患者及其家庭的特定需求，从而提升护理服务的整体质量和效果。

二、护理学的基本概念

理论基础不仅有助于护理人员建立共识，还有助于他们之间进行有效沟通。因此，深入探讨理论对理解家庭在护理过程中扮演的关键角色尤为重要。作为一门学科，护理学需要明确的专业术语、概念及基本原则，这些都是行业内从业人员达成共识的基础。从弗洛伦斯·南丁格尔（Florence Nightingale）时代起，护理学领域不断进行研究与探索。在理论发展过程中，英美护理学界提出了四个主要概念："环境""人""健康""护理"，它们构成了护理学的元范式，为护理学奠定了理论和实践的基础。然而，正如福西特（Fawcett，1989）所述，尽管从元范式直接推导具体的护理行为存在一定难度，但作为护理学的高层理论框架，元范式提供了方向指导，并概括了该学科内最广泛的共识（Fawcett，1999）。

而概念模型则可以使原本抽象的元范式变得具体，为护理实践提供更明确的理论框架。在不同的概念模型中，元范式中四个概念（环境、人、健康、护理）的意义和联系各不相同。理论学家们根据自己的观点和时代背景，直接或间接地对其作出了定义。由此可见，每个概念模型仅体现诸多视角中的一种，无法全面覆盖现实的复杂性。尽管如此，概念模型作为理论框架，从广义上揭示了护理的本质。在"以家庭和环境为中心的护理"这一概念模型中，除了元范式中的四个概念外，还增加了"家庭"和"家庭健康"这两个概念，以此来进一步凸显家庭在护理中的重要意义。

尽管概念模型为护理实践提供了理论框架，但它们过于笼统，难以直接转化为具体的护理行为。因此，我们需要中程理论作为桥梁。中程理论专注于现实世界中具体的领域或现象，并对其概念和假设进行明确的界定（Fawcett，1999）。本书介绍的系统平衡理论，作为"以家庭和环境为中心的护理"这一概念模型的中程理论，为护理人员在面对复杂的家庭护理场景时提供了具体的指导和支持，从而有助于他们做出更加明智的决策，并提升护理服务的质量。理论和模型的真正价值在于它们在实践中的应用。然而，在实际护理工作中，它们常常只是被简单提及，并未得到深入的探索和应用。因此，护理人员需要根据自身的专业知识和经验，全面理解这些理论和模型，并将它们有效地应用于日常护理实践中，从而充分发挥其潜在价值。

　　本书旨在向各位读者介绍系统平衡理论如何在以家庭和环境为中心的护理实践中被有效应用。通过理论与实践的结合，为护理人员提供有效的指导，帮助他们在实际工作中更轻松地应对挑战。

三、探索以家庭和环境为中心的护理：背景介绍

　　家庭无疑是儿童与成人生活环境中至关重要的组成部分。当疾病侵袭一个人时，其波及效应远不止于患者本身，还深深影响到与他紧密相连的家人及关系密切的人。这不仅凸显了家庭护理的必要性，还揭示了将家庭和其他环境因素融入护理实践的重要性。虽然护理人员可能对疾病情况有深入的理解，但他们往往缺乏明确的指导，不清楚如何将这种理解与家庭因素结合起来，并转化为适合家庭的具体护理行为。在国际范围内，护理学家们正在深入探讨这一问题。在德语区，家庭护理（family nursing）不仅被译为"以家庭为导向的护理"（familienorientierter Pflege），还可被译为"以家庭为中心的护理"（familienzentrierter Pflege）或"与家庭有关的护理"（familienbezogener Pflege）。虽然字面上有所不同，但它们实际上都指向一个共同的核心概念：将家庭因素融入护理实践。

　　近几十年来，家庭护理在北美地区的护理教育、科学研究以及实践领域的地位不断提升。该领域的研究不仅探讨了家庭护理理念对增进家庭福祉的重要意义，同时也强调了其在降低医疗成本方面发挥的作用（Malinski，2000；Baumann，

2000）。此外，如何将与家庭护理相关的专业知识有效地传授给护理人员，并将其整合进护理教育和日常实践中，成为护理学界特别关注的议题。同时，对家庭照护者的指导、陪伴、建议、支持也是护理学讨论的热点（Whyte & Robb，1999；Summerton，2000）。特别是针对特定患者群体或疾病类型的干预和成效研究，更凸显了家庭护理在不同临床情境下的应用价值，以及对患者及其家庭成员健康状况的具体影响（Gottlieb & Feeley，1999；Grant，1999；Schoenfelder，Swanson，Pringle Specht，Maas & Johnson，2000）。

尽管"家庭护理"暂时缺乏统一的定义，但其核心原则却是明确且一致的。这些原则包括：致力于健康促进、实施全人护理策略、与家庭成员之间实现有效沟通、不断增强家庭整体的应对能力。这些原则不仅在理论上提供指导，更在家庭、社区与护理专业人员之间的日常护理实践中得到贯彻落实。这些由护理专业人员主导的实践，不仅关注患者的身体健康，更延伸至心理及情感层面，实现对个体及家庭整体的综合性照护（Gilliss，Highley，Roberts，Martinsson，1989；Friedmann，1998）。玛丽-路易丝·弗里德曼同样支持这些家庭护理的基本原则。她强调，应当重视家庭及其成员现有和潜在的能力与资源，将这些作为促进变革的关键点，而非单纯聚焦于他们的不足之处。

在家庭护理领域，弗里德曼以此理念为基础，为基于理论的家庭护理实践提供了一个概念性框架，有效地解决了之前提出的关于家庭护理行为缺乏明确指导的问题。在"以家庭和环境为中心的护理"这一模型以及系统平衡理论中，家庭理论的思想与护理科学思维被结合在一起。无论对家庭护理理论的发展，还是对护理实践知识的扩充，玛丽-路易丝·弗里德曼都作出了巨大贡献（Whall，1995）。

因此，我们相信，在当前的护理环境和现行的制度下，开展家庭护理是可行且必要的。本书旨在鼓励读者探索更加新颖且优质的护理方案。当然，实现这一目标的关键在于勇于尝试新事物的勇气和强大的执行力。一项针对加拿大卡尔加里学生展开的研究便证实了这一可能性。通过参与家庭护理和后续反思，他们深刻领悟到家庭护理的重要性和价值。他们意识到，只有护理人员换位思考，才能真正理解处于困境中的家庭所需与所感，进而为他们提供恰当的帮助（Bell，Swan，Taillon，McGovern & Dorn，2001）。

尽管系统平衡理论起源于底特律韦恩州立大学，但由于作者玛丽-路易丝·弗里德曼是瑞士人，所以这一理论也受到了欧洲德语区文化因素的影响。作者与同事们的实际经历和见解以及在家庭和职业生活中经常遇到的问题，共同奠定了该理论的发展基础。所以，为了能够合理运用该理论，读者需要深入了解作者的实际经历，并思考这些理论在自己的情境中适用与否。

系统平衡理论的诞生与其他理论一样，汲取了多种思想的精华。其初步构想得益于大卫·坎特（David Kantor）、威廉·莱尔（William Lehr）、萨尔瓦多·米纽庆（Salvador Minuchin）以及苏黎世的于尔格·威利（Jürg Willi）等人的思想。理论形成是一个综合性的过程，它不仅基于作者的性格特质、生活经历、生活环境、历史事件、科学发现以及职业经验，更是这些因素相互作用的结果。随着这些因素不断变化，理论也在持续发展，并不断地与新环境相适应。此外，同行的积极参与和深入思考，无疑为该理论的进一步成熟和完善提供了动力。

四、系统思维

以家庭和环境为中心的护理运用了系统思维，将个体、家庭和环境视为相互关联且不可分割的整体。其理论基础是系统平衡理论，该理论汲取了家庭社会学和家庭治疗等多个领域的思想。

系统平衡理论基于系统论的基本原则。系统论最初源于控制论（Wiener，1948），随后扩展到社会学（Parson，1951）和生物学（Bertalanffy，1968）等领域，从而深刻地影响了人文科学的思维方式。尤克斯库尔（Uexküll，1979）将系统论引入心身医学，丰富了该领域的理论基础。家庭治疗学领域亦借鉴了系统论，发展出多个不同的学派。系统平衡理论整合了这些领域中的核心概念，并将其运用到理论框架中。这些概念将在后续章节中进行简要阐述。

系统论认为：从最微小的细胞到浩瀚的宇宙，无一不是以系统的方式存在。

这些系统不仅包含物理元素，如物质和能量，还涵盖信息和思维等非物质元素。它们依据一套既定的结构和动力学规律，围绕某个核心或焦点运动，维持着一种动态的平衡。所有生命系统都具有开放性。它们从外部吸纳能量、获取信息和物质，并对其进行转化加工，创造出各式各样的产物——从劳动成果到物质实体，从新信息到创新思想，再到具体行为。这些产物随后被释放到外部世界中。此时，一个关键的反馈机制便开始发挥作用：系统的产出影响并激活了其周围的其他系统，这些被激活的系统随后产生新的输出，这些新产出又反馈给原系统，促使其进行相应的调整和变革。这个循环往复的过程体现了因果之间的相互循环作用。我们将在后续章节中通过实例进行解释。

系统论的另一个核心概念是系统的层级结构。这意味着不同的系统可以根据它们的规模和复杂度进行分类。例如，在社会系统中，我们可以观察到多个层级的子系统，其中最基本的单位可能是单个个体。从更广阔的视角来看，每个系统都可能是一个更大的系统的一部分，而这个更大的系统又可能是其所在环境中一个更为广泛的系统的一部分。例如，在生物系统中，一个分子是细胞的子系统，细胞是器官的子系统，而器官又是构成人体这一更大系统的子系统。

系统及其子系统各自拥有特定的属性。然而，一个系统的整体特性并非仅是其子系统属性的单纯叠加，而是源于子系统之间的相互影响。这就如同钟表，每个小零件——无论是细小的齿轮还是微不足道的螺丝——都有其特定功能和运行规律。然而，只有当这些组件相互配合、协同工作时，钟表才能实现其整体功能。

人类以社会系统的形式组织起来，如家庭、组织、协会、机关单位、城市及政府。于尔格·威利和埃德加·海姆（Edgar Heim）指出，社会系统的独特之处在于它们具有决策能力，能够有意识地调整和改变自身结构，且其子系统——个体——能够同时属于多个社会系统（Willi & Heim，1985）。例如，一个人可以同时是家庭、公司和合唱团等不同社会系统的成员，他们在这些系统中扮演多重角色并产生影响。这种角色的转变会引发所有相关系统的变化。根据系统论的观点，任何一个子系统的变化都可能会对其他子系统、整个系统以及周围其他系统产生影响。但由于子系统间复杂的相互作用，这些影响带来的具体后果往往难以预测。

第二节 以家庭和环境为中心的护理：概念阐释

一、引言

与其他基于概念的护理模型相似，"以家庭和环境为中心的护理"这一概念模型同样把环境、人、健康和护理视为元范式的核心要素。考虑到家庭（作为整体系统）与其内部成员（作为子系统）在结构和运作过程上的显著差异，将"家庭"作为一个独立的概念纳入元范式中尤为重要。这种区分不仅强调了家庭在个体健康和护理中的重要地位，还指出了护理的关注范围应从单一个体扩展至家庭及其子系统，以确保提供全面的护理支持。

二、环境

1. 宇宙的秩序高于地球上所有系统的组织结构。
2. 宇宙的秩序受某种未知领域的影响。
3. 所有生命体都是一个开放的系统，通过物质和能量的交换与外界相连。
4. 世界系统的组织结构由时间、空间、能量和物质等基本要素决定。

人类活动无法避免与外部环境接触。根据系统平衡理论，环境涵盖了个体或家庭系统以外的所有系统。其中包括从日常物品、建筑物、城市，到政治、经济和社会体系、生态系统，直至自然界乃至整个宇宙。但对宇宙的运行规律，我们所知甚少，它广袤无垠、恒久不变，其影响力不可名状。

宇宙的秩序高于世界上所有系统及其子系统的组织结构。玻姆（Bohm，1980）提出，宇宙的隐卷序不仅包含并联结了地球上的所有系统，而且还促进了它们之间的互相协作和共同演化。在此框架下，所有系统都处于动态的相互适应和对变化重新适应的状态中。所有系统间完美协调的状态被称为和谐一致（Kongruenz）。根据玻姆的观点，地球上的可见系统还存在一种显展序，它也促进自身系统进行上述演化过程，不断地发生改变。因此，"和谐一致"即系统间持久的和谐状态，实际上从未实现。尽管人们追求这种完美的和谐，但它最终只是一个理想化的概念。

　　地球上的所有系统相互联系、彼此依存，共同构成了独特的世界系统。这些系统拥有自身的运行模式和运行规律，分别体现为系统对有限空间的利用情况、系统对循环过程和能量交换的时间安排。二者遵循地球上特有的时间和空间秩序，以及能量和物质交换的基本法则。

三、人

1. 人通过与他人、物体和环境中的生物建立联系来明确自己的身份，并界定他们所处的环境。

2. 人的状态受限于人体结构和生理功能。

3. 人能够意识到自身对自然力量的依赖，并且具备预见死亡的能力。这种认识使得人对干扰个体系统及其子系统（如器官系统）或环境中各系统和谐一致的因素更为敏感。

4. 人具有超越的能力，能够进行跨系统交流与合作，通过观察和学习环境以及宇宙中更高级别的系统秩序来构建自身秩序并重塑和谐一致。

5. 人意识到自身的弱小以及对其他系统的依赖，因而产生了自我保护意识，创造了独特的人类文明，并从中获得了安全感和力量。

　　人追求的是一种没有焦虑和恐惧且富有意义的生活，这建立在明确可行的价值观之上。人们实现这一崇高愿望的方式并不相同。当人们成功克服焦虑，营造出一个相对轻松的环境后，就可以通过个性化，逐步领悟到生命的真谛，深化对生活的理解，并获得理性与感性的双重体验。我们将在后续章节对此详细阐述。

精神分析学家哈里·斯塔克·沙利文（Harry Stack Sullivan）就在他提出的人际关系理论中强调了克服焦虑的重要性（Sullivan，1953）。他认为，当一个人感到紧张或焦虑时，就会产生能量。个体一旦察觉到这种能量的存在，就会采取行动来缓解焦虑。根据系统平衡理论，当能量无法在个体系统各层级之间自由流动时，便会产生焦虑。换言之，当个体系统或其子系统的运行模式和运行规律与其他系统不一致时，能量流动便会受阻，从而产生紧张和焦虑。反之，当个体系统与其子系统以及外部环境中的各个系统相协调时，个体便能摆脱焦虑状态。系统平衡理论认为，克服焦虑是个体系统中最重要的运作过程，它对健康的维持和促进至关重要，并为制订有益于健康的措施提供指导。

在日常生活中，个体可以通过调整自己与外界的联系来克服焦虑，以实现内外和谐一致，这是个体追求的最高目标。为了符合外部环境中其他系统的要求，或隔绝外部环境的干扰，个体需要调整自身系统的运作目标及其运作过程，保持自身系统稳定。个体系统的运作目标分为：稳定（Stabilität）、成长（Wachstum）、调控（Regulation/Kontrolle）和灵性（Spiritualität），属于最高目标下的子目标。只有当这四个目标达成理想状态下的平衡，个体才能实现和谐一致。系统的运作过程分为以下四个维度：维护系统（Systemerhaltung）、改变系统（Systemänderung）、协调统一（Kohärenz）和个性化（Individuation）。每个运作目标都是通过具体行为来实现的，同一行为又因个人动机不同被归入运作过程的不同维度。在成长过程中，个体始终与外界保持着紧密联系，并逐渐形成一套相对稳定且适合自身的生活方式。这种方式也会随着个人经历和环境变化而不断调整。人们会采取一系列适当且被外部环境认可的行为来实现这四个目标。当人们认为自己在某种程度上已经实现了这些目标时，系统就达到了平衡状态。需要注意的是，对这些目标的设定和评估往往是人们无意识的随机行为。我们将借助系统平衡结构图（图1）对这些运作目标及运作过程做进一步阐述。

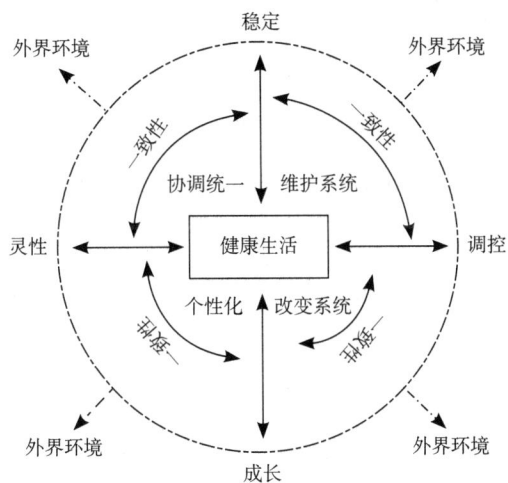

图 1 系统平衡结构图

个体系统的运作目标

面对外界因素引发的不确定性和无助感，人们会通过努力调控生活的各个方面来维持自身系统的稳定；面对生活中的焦虑，人们会通过追求灵性来获得精神上的慰藉。焦虑普遍存在于每个人的内心，特别是在意识到自身生命的短暂与脆弱时，这种感觉尤为强烈。从古至今，无论是个体、家庭还是社群，人们都在寻求方法来增强对外部的控制以及构建保护机制。这种行为可以追溯到远古时代。当时的人类为了寻求庇护，将洞穴作为避难所，这便是早期人类通过控制外部环境来保护自身的一个例证。随着时间的推移，这种保护机制逐步演变，最终形成了我们今天所依赖的社会、经济和政治体系。在西方工业化社会中，人们更加注重通过控制环境来克服焦虑，追求经济安全，改善医疗条件，以此保障后代生存。

每个人都有自己的保护机制。在西方文明中，人们按部就班地完成工作，并通过交通和消费来促进经济发展，以及有针对性地调整生育政策来确保文明的延续和生存的安全。然而，在通过调控保障生活的同时，人们往往忽视了自己与大自然和宇宙之间的联系。迫于生存，他们不得不调整自身系统来适应整个社会，按照其价值观和要求行事。不知不觉中，许多人失去了自由，变得像机器一样，沦为例行公事和竞争的"奴隶"。他们对权力和财富趋之若鹜，却忽视了人际关系以及整个系统的和谐一致。在西方文明中，人们通常对权力和安全这两个概念理解有误，在制订保护机制时不仅存在漏洞，而且还使其变得复杂，从而难以有效地控制潜在风险。新的法律法规也会受到诸多因素影响，其后果难以准确预测。甚至有时，这种保护机制也可能会失去控制，给人们带来痛苦、不安和威胁。

因此，人们无法完全抵御重大变故带来的打击。媒体上关于战争、自然灾害、流行病的图片和报道也在不断地提醒我们，危险始终存在。而在社交网络中，我们也经常会看到一些人因为疾病和不幸而沦为无辜的受害者。启蒙时代之前，人们通过追求灵性来克服不确定性引发的焦虑。那时，灵性体现在人们向上帝屈服并献祭，以寻求保护和宽慰。而在当今社会，追求灵性已经不是一种被动接受，而是一种可以调动智力和情感的主动活动。通过追求灵性，人们能够直接与更高层次的宇宙建立联系，摆脱眼前的困境，找到内心的平静，从而实现内外的和谐一致。

由此可见，调控与灵性作为人们积极追求的两大目标，在维持健康生活方面具有重要意义。然而，人们对二者的需求各不相同，并且这种需求也会随着个体生活环境的变化和个体的成长而发生变化。因此，调控与灵性构成了两个独立的维度，每个人都需要根据自己的需求和理解来对其进行定义。

调控是指对系统内的能量和信息进行管理和控制，确保系统正常运作，尽可能减少或避免负面影响。灵性则是指在不同系统之间建立深层联系，包括人与人、人与工作环境、人与自然以及人与宇宙之间的联系。这种联系不仅存在于个体与外界之间，也贯穿于系统内部的各个子系统之间，最终达成一种超越个体的整体和谐。此外，这种联系还会激发情感层面的归属感、认同感、尊重和理解。通过建立这样的情感纽带，能够促进系统和子系统间深层次地相互理解和支持。

稳定和成长也是为了克服焦虑以及维持系统正常运作而设立的目标。威利和海姆对系统的动态特征进行阐述，指出："为了生存，社会系统及其内部子系统需要建立在传统的基本结构之上。不过，为了适应内外的变化，这个基本结构必须具备足够的灵活性。"（Willi & Heim，1985）系统实现稳定目标的能力被称为"系统形态平衡"（Morphostase）。当系统受到干扰时，它会通过补偿性反馈恢复之前的平衡状态，即"稳态"（Homöostase）。而成长则是通过促使系统结构变化或新形态生成来实现。丸山（Maruyama，1960）和巴克利（Buckley，1967）将这种变化过程描述为进化过程，它能够使社会系统不断适应环境来维持自身的生存和发展。在这一过程中，个体可能会改变自身系统的基本结构和运作过程，但这种改变往往会伴随着冲突、痛苦和阻碍。

稳定与人的个性密切相关，它可以帮助人们辨识个体及他人的特征。这些特征包含价值观、人生观、世界观和行为规范等，它们会对人们的日常行为和决策产生影响。维持稳定要求个体坚守自己的价值观，并以此作为行为准则。当个体感知到那些能够威胁到其核心价值和完整性的外界影响时，出于对自身健康的考虑，他们会做出抵抗。一旦自身的完整性受损，个体的身份和自我形象就可能会遭到破坏，无法维持原有的生产力以及实现个人价值，进而会影响到自身的稳定。个体在面对严重疾病或健康问题时，往往会采取各种措施，尽力恢复之前的平衡状态，例如寻求医疗帮助。但完全恢复并不现实，个体系统的稳定也无法一直维持。个体的身体机能可能会衰退，他们无法再像以前一样，参与那些能够为生活带来意义和信心的活动。这种变化也会对个体的身份和形象产生威胁，使其从一个"健康人"沦为"脆弱且需要帮助的一方"。在这种情况下，个体需要重新调整自己的价值观和生活重心，通过建立人际关系、接受生活现状或依托信仰等方式来实现自我价值。

当个体经历一些重要的变化后，他们会重新思考自己的发展方向，以此促进个人成长。个体会通过人际交往、学习和培训以及适应生活中的变化（如结婚生子、亲人去世）来获得新的认识和经验。成长通常意味着基本结构和价值观的改变，而一些重大变故大多会迫使个体快速成长。当内外变化打破甚至摧毁原有的系统稳定时，成长就会引起结构性变化，带来新的稳定，并促进系统发展。健康而持续的成长有助于个体更好地适应发展带来的变化。

每个人对稳定和成长的重视程度不同。过度追求稳定的人可能会对生活感到无聊、不满或害怕彻底失去自由，而过度追求成长的人又可能会对未知产生畏惧。另外，探索未知的意愿也因人而异，这体现在他们是更倾向于坚持传统、偏好自己熟悉的事物，抑或寻求改变、尝试新事物。一个健康的人会在寻求稳定的同时追求成长，因此这两个目标并非一个连续体的两极，而是两个独立的维度，每个人都需要根据自身需求和意愿来决定如何平衡这两个目标。

综上所述，当个体系统的四个运作目标都能够达到理想的平衡状态，并且个体系统与外部环境以及宇宙中其他系统的运行模式和规律相一致时，便可实现动态的和谐一致。然而，使所有现存系统完全一致是一种乌托邦式的理想。环境是不断变化的，个体也必须不断适应这些变化。因此，我们应将图1视为动态而非静态。个体的生活环境、年龄、文化背景等因素会导致对某一目标的重视程度有所差异。在实现目标的过程中，个体会与不断变化的环境建立联系。为了重新实现和谐一致，系统间的联系还可能会发生动态的变化、解构和重建。每一次变化都可能引发人们的焦虑。因此，个体必须不断调整和协调这四个目标，以理解并实现系统的平衡状态。

个体系统的运作过程

个体的所有行为可以分为四个维度，即维护系统、改变系统、协调统一、个性化。在图1右上角，我们可以看到维护系统维度，该维度包括一切旨在实现稳定和调控的行为。奥瑞姆（Orem，1995）将这些促进身心健康的行为统称为自理行为。这些行为主要包括睡眠、运动、合理饮食、工作、休息、娱乐活动、文化活动、智力活动等。个体从小就受"保持健康"和"保护自我"的价值观影响，上述行为正是以这些价值观为基础，通常是有规律且可调节的。因为这些行为为个体的生活提供了一种稳定可控的组织结构，并给予了个体安全感，所以往往难以改变。

改变系统维度也并非完全无法实现。当个体受到来自内部或外部的压力，或对现状感到不满时，他们可能就会重新调整自己的生活重心或重新审视自己所坚持的价值观。这种能够改变系统的行为发生在调控和成长的过程中。例如，当一个人移居到新的国家时，他需要适应新的生活方式，包括对日常工作的安排、时间的管理、饮食和娱乐等方面的调整。新的思维方式、不同的文化习俗和人生观都会给人带来新的认识，从而引发对原有价值观的重新思考。个体通过自主决定

（即调控）接收或摒弃哪些信息、采纳哪些新规则，促进自身成长。这一过程在很大程度上是有意识的，因为审视自己的价值观也是一种认知过程，需要进行思考和做出决策。以移民为例，个体在新环境中既可以选择继续保持自己原有的文化习惯和熟悉的生活方式，也可以选择以包容开放的态度接触并融入新的文化。再比如，一位经理由于长时间高强度工作导致心脏病发作，虽然最后抢救成功，但要想真正康复，就必须从根本上改变原有的生活模式和规律。这些改变包括重新定义自己的价值观和生活重心。然而，经理也有可能不做出改变，只是按时吃药。这种行为治标不治本，依旧会给生活造成负面影响。

协调统一维度是体现个体子系统间联系的重要维度，包括能够实现稳定和灵性的所有行为。它们可以使人塑造完整的人格，并获得自我肯定和内心的平静。在这一过程中，个体会认识到自身的局限性并接受自己的不足，同时也会发掘自身的潜能，并勇敢地将其运用到实践中。在童年时期，孩子在父母的关爱下应对各种挑战，不断取得新的成就，进而实现了自身的协调统一。成年后，个体仍需继续发展协调统一。协调统一维度下的具体行为包括与他人交流思想、了解自身需求、享受生活乐趣（如体育锻炼、欣赏艺术）、参与宗教活动以及放松身心，这为个体进行个性化发展奠定了基础。

个性化维度及其相关行为只有在个体具备内驱力、支持自己向外发展的情况下才能实现。一方面，个性化可以导向灵性。荣格（Jung，1954）提出个性化的定义。他认为，为了塑造完整的人格，个体必须尝试挖掘无意识，将其整合到他们的整个意识中来使这部分无意识心灵意识化。荣格称这一过程为"个性化"，其最终目标是实现自我，并与宇宙建立联系。系统平衡理论认为，在个性化的过程中，人不仅作为独立的个体存在，也充当着其他系统的子系统。在此过程中，个体通过追求灵性使自身系统的运行模式和运行规律与其他系统相协调。因此，无论是在人际关系、工作、自然还是宗教领域，个体在情感上都能感受到自己与一个更大的整体相连。这些联系给予个体支持，帮助实现自我，并找到人生的意义。另一方面，个性化也是一个成长的过程。威利（Willi，1987）在其研究中将两人关系中的个性化描述为共同进化过程。在这一过程中，个体能够通过交流思想获得共同成长，也能够通过相互理解与合作实现协调。在与其他系统相互协调的过程中，个体虽然放弃了部分独立性，但实现了个人潜力的发展。换言之，只有通过与其他系统建立联系，个体才能发展自己的个性，即精神的独立和自由。这看似矛盾，但也是一种古老的智慧。个性化维度下的行为包括能够扩展认知和促进成长的脑力和体力活动，如社会任务、职业活动、对经验的批判性反思，以及通过旅行获得的新见解等。

总而言之，个体系统通过以上四个维度下的行为，可以与现存的空间、时间、能量和物质等基本要素达成一致，并实现四个运作目标：

- 维护系统和改变系统导向调控目标；
- 协调统一和个性化导向灵性目标；
- 改变系统和个性化导向成长目标；
- 维护系统和协调统一导向稳定目标。

因此，健康的个体必须在四个维度上都有所行动。

李曼（Riemann，1979）在《直面内心的恐惧》（*Grundformen der Angst*）一书中探讨了宇宙力量对人类发展的影响。在他看来，人面临四种基本形式的恐惧，并对其做出反应。这与运作过程的四个维度相吻合：对失去自我和依赖他人的恐惧（个性化不足），对孤立和不安的恐惧（协调统一不足），对变化、不确定因素和消逝的恐惧（维护系统不足），对失去个人自由和受到约束的恐惧（改变系统不足）。这进一步证实了个体应对恐惧的方式决定了自身的存在及其与环境的联系。

以上四个维度不仅涉及个人（作为个体系统），还关乎家庭（作为社会系统）。相关的理论和模型已在学术文献中得到阐述，并通过科学研究得到验证。对于护理人员而言，如果想全面了解患者如何解决健康问题或面对疾病，那么了解系统的运作目标和运作过程至关重要。

四、健康

1. 健康体现了个体系统的和谐一致，即个体内部子系统之间、个体系统与外部环境之间的和谐一致。个体的健康状况会直接影响到他们的感知能力、情感体验和行动能力。

2. 疾病是人体内各器官（作为子系统）因功能失衡或紊乱而发生的异常变化过程。

3. 健康和疾病是人体内并行不悖的两种过程。因此，无论是患病还是残疾，个体都能保持健康。

4. 当个体系统失调时，人会感到焦虑，这反映出身体处于不健康状态。总体的幸福感最能体现身体处于健康状态。

　　健康体现在个体系统与内部子系统、与外部环境在运行规律和运行模式上保持和谐一致。每个人都能亲身体验并感知到健康。它作为一种滋养人体的能量，按照一定的规律和模式在体内运行，让人感到身心愉悦。同时，它也是人们行动和思考的动力，能够有效抵御日常生活中的各种干扰，促进个体系统正常运作，并有助于消解焦虑。

　　尽管健康有助于个体应对系统干扰、避免系统失调，但由于系统干扰反复出现，个体无法长期保持完美的健康状态，因此，健康并不是一个绝对的概念。实际上，许多系统干扰产生的是积极影响。它们能够为个体注入新的能量，激发其采取行动、适应新的变化，从而带来诸多益处。尽管如此，仍有部分系统干扰会对个体产生负面影响，此时适应干扰所带来的变化可能会伴随着痛苦。但只要成功地克服了这些干扰，身体就会恢复健康，个体系统就会成长，获得新的力量。

　　无论是焦虑还是幸福，它们都是在生理和心理因素的共同作用下产生的感觉，它们之间存在一种动态的线性关系。当焦虑占据主导地位时，它不仅会向内扩散到个体内部的各个子系统，还会向外扩散到外部环境中的系统，并通过上文提到的反馈机制再次回到个体系统中，进一步加剧焦虑的程度。例如，一名失业男子对未来感到焦虑，将这种负面情绪发泄到妻子身上，看她做什么都不顺眼。妻子很生气，又反过来责备他一无是处。这让他感到更加焦虑，不仅要担心自己的未来，还要担心妻子不再支持他。如果他继续做出消极反馈，那么就会形成恶性循环。长此以往，系统间的和谐一致可能会遭到破坏。

需要注意的是，即使诱发焦虑的初始因素已得到解决或逐渐减弱，但焦虑的循环过程往往将持续存在。由于这种恶性循环已经融入人们的生活，并且能够传递给下一代，因此，人们通常难以探究引发焦虑的根源，也无法明确阻碍系统运作的模式。然而，长期的系统失调会损害人体健康，引发各种躯体疾病和精神疾病。

躯体疾病是机体的组织器官的结构发生病理性改变或使生理功能紊乱的情况。在一定情况下，这是一种自然现象，可能受年龄或遗传因素的影响，对个体幸福感的影响相对较小。疾病并非健康的对立面。例如，一位老人因患重症肺炎而去世，感染和身体无力抵御疾病都属于自然过程。这位老人接受了自己的死亡，并通过追求灵性，使自身系统与宇宙秩序保持一致，从而找到新的平衡，这种平衡也代表了一种健康状态。不过在西方强调调控的文化中，这一过程往往伴随着个体内心的挣扎和焦虑，因此恢复平衡并非易事。

尽管疾病和健康并非完全对立，但它们仍是两种不同的概念。在医疗和护理中，虽然疾病是重点关注对象，但当患者陷入重度焦虑时，仅仅关注疾病的治疗显然不够。此时，医护人员应当关注患者的健康，为他们提供足够的空间，并采取一切手段来帮助患者恢复系统间的和谐一致。这些手段不仅包括开具医嘱，以改善各器官的功能，还包括所有强化协调统一和个性化的行为。这些行为既关系到患者本人，也关系到家庭以及患者与外部环境之间的联系。由于调控已经不足以使患者恢复与外界的和谐一致以及内在的健康，所以当个体身患重病时，护理的关注点必然要转移到灵性上。

五、家庭

1.家庭处于文明社会之中，肩负着文化传承的重任，负责将基本的价值观和生活模式传递给下一代。

2.家庭、社区以及更广泛环境中的保护系统共同承担维护生存空间、保障安全、繁衍生息、发展教育、规范社会行为的责任。

3.家庭支持每位成员的个人发展。一方面，通过建立情感联系，家庭成员可以获得归属感；另一方面，通过传递人生观和风俗习惯，家庭能够帮助成员找到人生目标。

4.当所有家庭成员齐心协力、协商一致、共同承担家庭责任时，家庭便能满足他们对调控的需求，使得他们感觉自己的价值得到了认可。

5.家庭运作过程是指家庭在现有的时间、空间、物质、能量等基本要素下，追求稳定、成长、调控和灵性这四个运作目标的过程。

家庭是文明社会的支柱。在工业化之前，家庭这一概念通常指大家庭或家族，负责繁衍生息、提供食宿、给予支持、建立社会关系。随着社会的发展，今天的家庭已经融入复杂的文明社会中，受到不同社会系统的影响。过去由家庭独自完成的任务，现在则由家庭和外部环境中的各个系统合作完成，例如养育子女、生理照护、采购物资、分配资源、生育以及图4中的家庭任务作为一个独立的系统，家庭已经失去了很大一部分自主权。

尽管如此，一个健康的家庭在今天仍然至关重要。在这个纷繁复杂的世界里，家庭是爱的港湾，可以为个人提供庇护（Sennett，1983）。在这里，人们可以获得肯定与认可，并能在一定程度上按照自己想要的方式生活。家庭不仅提供了必要的情感联系和支持，让家庭成员有勇气与外部环境建立关系，同时也为他们示范了特定的行为模式。家庭进而通过其成员与外部环境、社区、自然界，甚至宇宙紧密相连。

家庭的定义

虽然家庭拥有各种各样的定义，但无论如何理解，它始终是一个具有独特组织结构的系统，并与外部环境相连。家庭作为一个系统，包含了许多子系统。家庭内的某些成员之间会基于各自的关系、角色或需求，形成特定的人际子系统，以完成相应的家庭任务，例如父母系统负责养育子女。无论在家庭、人际子系统，还是在外部环境的特定系统中，每位家庭成员都扮演着特定的角色。定义家庭的关键在于谁被视为其成员。只有当家庭成员之间建立了亲密关系且团结一致时，家庭才能作为一个整体系统发挥作用。相应地，一个人的家庭由他视为家人的人组成。家人之间联系紧密，他们互相关心、共度时光、挂念彼此。当然，他们有时也会对彼此的生活方式感到不满。值得注意的是，家人并不局限于有血缘关系的人，朋友有时也能够承担家人的角色。

在照护或关爱那些虽与我们分住，但却对我们非常重要的家庭成员时，这种对家庭的灵活定义则展现出独特的优势。例如，子女和孙辈虽然不与老人生活在一起，但仍经常与老人通电话，不时还会去看望他。

对家庭的定义由个人主观决定，家庭成员对谁是自己的家人往往持不同意见。个体视角不同，家庭的结构也可能有所改变。例如，父亲会将他的原生家庭纳入自己对家庭的定义中，而母亲却不认可父亲的家庭观，她将家庭定义为仅由配偶和子女组成的核心系统。图 2 展示了一个相对简单的家庭系统，描绘了个体如何同时被囊括在多个家庭系统中，又或者被其他家庭系统排除在外。图 2 中箭头的指向代表了个体如何从自己的角度定义家庭。例如，父亲和母亲都将彼此和自己的子女视为核心家庭，但父亲还把他的哥哥、嫂子和侄子纳入家庭中，而母亲也将自己的姐妹及其子女视为家庭成员。父亲的哥哥仅将他的弟弟纳入自己的家庭，却将弟媳、侄子、侄女排除在外。母亲的大姐与三妹断绝了关系，却仍将母亲一家视为家庭成员。如果将（外）祖父母家庭、重组家庭或年轻一代的已婚家庭也考虑在内，这些关系系统可能会变得极其复杂。

即使是直系血亲，对家庭的定义也存在显著差异。以母子关系为例，儿子虽然吸毒，但母亲仍把他视为家庭的一分子，每天都牵挂着他。相反，儿子完全断

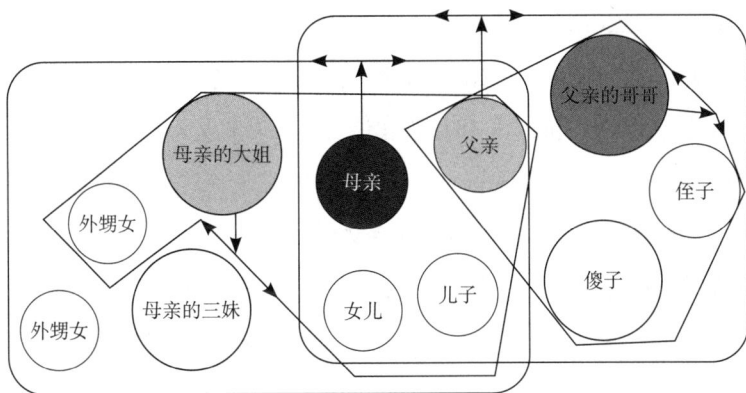

图 2　个人主观定义的家庭

绝了与家庭的情感联系，更不承担任何家庭责任，反而将他的两位朋友视为与自己关系密切的"家人"。综上所述，家庭的定义因人而异。因此，护理人员应首先从护理对象的角度出发，了解他们如何定义自己的家庭。这不仅包括确定哪些人被护理对象视为家庭成员，还包括这些成员对家庭的重要性以及在家庭日常生活中扮演的角色。

家庭作为一个系统

家庭是由其成员共同建立、组织、维护和调整的系统，拥有自己的组织结构，旨在帮助每位成员克服焦虑，并通过特定的方式寻求内外的和谐一致。

家庭的基本运作过程是文化守护和文化转型。文化是群体生活模式的总和，可以作为区分不同群体的表征。文化也是一个动态的过程，既存在于家庭系统中，也存在于外部环境中。在文化以及传统的生活习惯和观念的共同影响下，家庭逐渐形成了自己独特的家风，并通过各种生活模式和策略反映在家庭运作过程中。家庭一方面将文化守护视为稳定，一方面将文化转型视为成长。

家庭系统的运作目标

与个体系统的运作过程相同，家庭系统同样追求稳定、成长、调控和灵性这四个目标。在家庭系统中，克服焦虑同样极为重要。作为一个整体系统，家庭通过采取集体行动或策略来实现上述四个目标，为家庭成员提供支持和安全感，帮助他们应对自身的焦虑。

稳定关乎家庭的延续，可以减轻家庭成员对系统解体的焦虑。对家庭基本价值观、传统以及生活模式的认同可以强化该目标。家庭文化作为一个宽泛的概念，涵盖了家庭的价值观和生活模式。在一个健康的家庭中，家庭成员以这些价值观和生活模式为荣，并坚定不移地维护家庭文化。对价值观的深刻认同为家庭成员带来了归属感、团结感和安全感。因此，整个家庭系统会将这些价值观和生活模式有意识或无意识地传递给下一代，致力于守护家庭文化，使其薪火相传、代代相承。同时，家庭传统也在其中扮演了关键角色，不仅强化了家庭成员的身份认同，还帮助避免了家庭系统的瓦解，为构建一个稳定而健康的家庭关系奠定了基础。

家庭系统的稳定必须与成长保持平衡。成长鼓励家庭成员按照自己的兴趣和能力自主发展，而非仅为满足家庭期望和要求。与稳定目标下的生活模式相同，家庭在追求成长时的生活模式也同样植根于家庭文化，但需要经历文化转型。这种转型是通过家庭成员直接参与周围系统和与外界环境的互动来实现的。借此，家庭可以获得新的经验、信息和知识，并对其进行加工处理。通过适应新的变化，家庭系统改变了自身结构和运作过程。简而言之，家庭系统的运作过程（即家庭文化）经历了演化和转型。随着时间的推移，其系统运作过程逐渐稳定，并将其作为家庭的传统和文化传递给下一代。

实现和谐一致不仅取决于家庭系统对各目标的重视程度，还取决于对各目标的整体理解。对于某些家庭而言，稳定意味着尽可能地复刻上一代人的行为模式。而其他家庭则将多样性视为稳定的一部分，倡导自由思考，鼓励家庭成员审视自己的价值观，提倡他们探索个人的发展路径。由此可见，后者积极支持文化转型，并通过行动加快这一进程。他们认为，灵活性和成长潜力是实现稳定发展的重要途径之一。而对于前者而言，这些价值观似乎并不重要，他们反而更倾向于稳定。他们会谨慎选择交友对象，并将孩子送往契合自身价值观的学校。尽管如此，只要与外部环境保持和谐一致，这两种家庭都可以健康地生存和发展。

调控涵盖了部分代表家庭文化的生活模式，旨在减少外部环境或家庭成员可能带来的负面影响，克服对潜在破坏性力量的恐惧，从而恢复家庭系统原有的平衡。家庭内部的调控是家庭应对不可预测情况的保障。由于个体难以对大型保护机制（即文明社会）产生直接影响，因此家庭内部的调控成了一个小型保护机制。所有家庭成员都在保护家庭财产安全、保持情绪稳定方面发挥着重要作用，并对此施加个人影响。

然而，家庭并不能抵挡万难。灵性在家庭系统中同样不可或缺，它根植于世代遵循的传统价值观中，是家庭文化的重要组成部分。当家庭成员面临困境时，灵性可以给予他们安慰和支持，帮助他们克服对孤立无援的恐惧。通过与外部环境的互动，家庭成员以自己独特的方式探索和践行灵性目标。当他们相互分享并共同探讨自己的价值观和观念时，家庭的灵性就会成为所有成员共同珍视的宝贵财富。即使一个家庭没有任何宗教信仰，也会形成自己的精神核心。灵性代表家庭共同的价值观，指引家庭成员做出道德决策，并使他们从中获得精神上的支持与归属感，明白生活的意义。

家庭系统的运作过程

如图 1 所示，家庭系统的运作过程与个体系统的运作过程有相似之处，同样可以分为四个维度，即维护系统、改变系统、协调统一、个性化。

维护系统和协调统一导向稳定，改变系统和个性化导向成长，维护系统和改变系统导向调控，协调统一和个性化导向灵性。

维护系统导向调控。维护系统的具体策略囊括了大部分的家庭生活方式，如惯例、习俗、规则、禁令、养育子女、管理财务和保持健康的方法、睡眠和饮食习惯、人生规划和共同的娱乐活动等。在这些事项上，家庭成员应该相互配合，至少需要事先做好规划和安排。这样，家庭才可以兼顾每位成员，以团队形式合作完成任务。

此外，当这些生活方式作为家庭传统固定下来后，维护系统还能导向稳定。家庭传统影响家庭日常事务和活动的管理、安排和规划，极容易进行观察和研究。例如，不同家庭的决策方式不同。海斯和奥利弗里（Reiß & Oliveri, 1980）对家庭决策过程进行分类和研究。他们发现，在某些家庭中，所有事情都由一位家庭成员做主。而在另一些家庭中，大家共同讨论问题，最终商量出各方都能接受的折中方案。还有一些家庭不设固定的决策方式，或是完全不作决策，放任问题继续存在。这表明，每个家庭都根据其价值体系形成了独特的问题解决方式，并获得家庭成员的广泛支持。当家庭必须应对变化、进行调整时，这些既定方式就会被采用。在文化转型过程中，家庭独特的问题解决方式既可能改变，也可能为了保护家庭传统免受负面影响而保持不变。

除此之外，不同家庭对家庭角色的认知和理解也存在明显差异。在某些家庭中，家庭角色往往被严格定义，所有家庭成员会根据性别和年龄承担相应的家庭责任和个人职责。但在另一些家庭中，他们允许家庭成员互换角色，成员们可以相互协作或代替对方完成家庭任务。还有一些家庭则不太重视家庭责任的分配。

协调统一同样导向稳定。当家庭成员共同完成日常任务、庆祝节日或参与休闲活动时，会培养出强烈的归属感和团结意识。协调统一关乎家庭整体，为所有成员提供了一种家庭认同感。家庭的协调统一（Familienkohärenz）需要其成员具有一定的奉献精神，为家庭投入时间、精力和资源。当然，这可能会牺牲部分个人自由和独立。然而，在一个健康的家庭中，成员们通常乐意牺牲部分个人自由，以换取更强的安全感、归属感和支持。

沟通是协调统一的关键。通过相互交流彼此的经历和情感，接纳个体异同，认可彼此取得的成就，表达爱意，照顾家中的儿童、老人和体弱多病的家庭成员，提供情感和物质支持，家庭成员之间能够建立起深层的理解和联系。协调统一的过程还是追求灵性的过程。家庭中的每位成员不断调整自身系统的运行模式和运行规律，以确保与其他成员保持一致，从而使整个家庭系统能够与更广阔的宇宙秩序相协调。家庭成员之间的内部纽带往往比个体与外部环境间的任何联系都更为深厚和长久。

个性化是导向灵性的另一维度，它不仅涉及家庭成员，还与外部环境密切相关。如果家庭支持个性化，那么家庭成员就能追求个人发展、汲取新知识、审视自己的价值观、按自己的意愿规划生活、证明自己的能力、定义自己的生活重心。

家庭（整体系统）与其内部成员（子系统）相互关联。因此，当家庭成员的价值观发生转变时,家庭系统可以通过内部沟通来应对。图3描绘了家庭可能采取的三种途径。在第一种途径中,家庭完全不愿意接纳新观点,因为它们与家庭价值观不符。在这种情况下,传统的家庭价值体系保持不变。在一些家庭中,家庭成员被迫放弃自己的观点。他们面临两种选择:要么假意与家庭达成一致,以免发生冲突;要么冒着被孤立的风险反抗家庭。然而,如果有人坚持新的观点,家庭中则会产生意见分歧,最终家庭可能会承认并接纳分歧。

在第二种途径中,家庭在不改变自身系统和基本结构的前提下,重新审视原有的价值观,将部分或全部的新观点纳入传统的价值体系中。这种行为体现出一定的灵活性,其本质上是在维护系统。

在第三种途径中,家庭系统将个人价值观的转变融入家庭内部,由其成员进行加工和处理,进而形成了新的家庭价值体系。此时,家庭系统的个性化旨在实现成长目标。因为新的信息和观点与原有的家庭价值观不符,所以家庭将它们纳入改变系统维度。需要再次强调的是,由于改变系统会影响家庭基本的价值体系和结构,所以该过程并不容易,往往伴随着各种阻力、焦虑,甚至是痛苦。

第二种和第三种途径虽然都涉及新信息的整合,使家庭运作过程有所改变。只有在第三种途径中,家庭才会改变自身系统并转变其基本的价值观,通过个性化和改变系统,实现前文提到的文化转型。

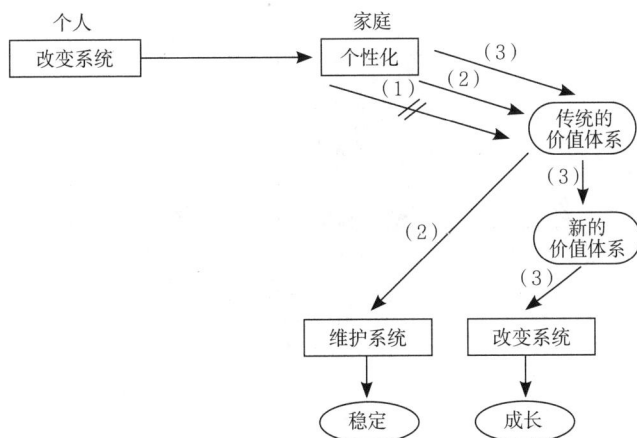

图3 变化的三种途径(详见文中讲解)

　　图4总结并描述了家庭运作过程的途径和方向。通过在运作过程的四个维度下采取行动，家庭完成了维持生活的必要任务，进而实现了家庭系统的运作目标，最终达成和谐一致。坎特和莱尔（Kantor & Lehr，1975）深入研究不同类型的家庭后，提出了家庭动力学模型，并将其广泛应用于家庭研究和治疗。该模型的基本观点是，一切家庭运作过程都在调控空间、时间、能量这些基本要素。康斯坦丁（Constantine，1986）在此基础上增加了第四个基本要素——物质。根据家庭动力学模型，这四个基本要素（空间、时间、能量、物质）均在运作过程的四个维度中有所体现。在制订恰当的家庭策略和采取行动时，家庭必须综合考虑这些基本要素。

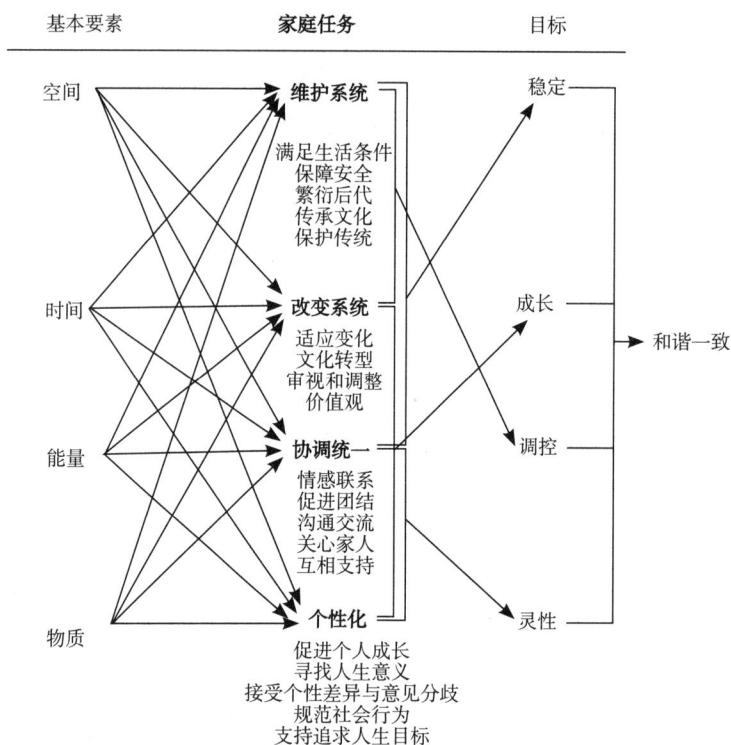

图4　家庭运作过程

　　例如，一家人计划一起去远足，可能有三重目的。第一，旨在促进维护系统。该休闲活动是家庭的传统，所以一起远足有助于维护家庭文化。此外，它既有益于家庭成员的身心健康，又能增强个人的参与感。第二，旨在促进协调统一。只要人人都能参与其中，便可共享快乐。每个人都能在大自然中找到乐趣、发现新事物，并分享自己的快乐。第三，旨在促进个性化。远足能够激励每个人进一步培养自己的兴趣爱好。在制订郊游计划时，该家庭需要考虑空间、时间、能量、物质这四个基本要素。空间方面涉及的问题包括：去哪里？距离有多远？怎么去（使用哪种交通工具）？时间方面涉及的问题包括：何时出发？玩多久？能量方面涉及的问题包括：徒步旅行的难度、家庭成员的耐力以及适当的休息。物质方面涉及的问题包括：费用、行李、食物、衣物和鞋子等。只有解决了这些问题，家庭才能采取相应的行动。这个例子表明，这四个基本要素无论单独出现还是组合出现，都是个体采取行动和家庭制订策略的基础。

　　不同家庭不仅对各个维度的重视程度不同，对基本要素的看法也不尽相同。例如，有的家庭很重视空间的划分和私人空间的分配，而有的家庭则可能会让六口人共用一个房间。同样，家庭在时间取向上也存在显著差异。那些重视过去的家庭倾向于维护传统，喜欢收集旧的资料、将祖辈的照片挂在家中展示、收集纪念品、翻看相册。而重视现实的家庭则没有上述怀旧对象，他们很少做长远计划，更注重当下的感受，喜欢享受现在。此外，每个家庭对未来的态度也不同。许多家庭会为自己购买保险，以应对一些意外情况。他们提前对人生做好规划，有意识地朝着目标前进。而另一些家庭则会在机遇来临时及时抓住它们，并随时准备调整目标。

　　上述差异将影响家庭的目标设定、行动选择及其强度。图4右侧通过箭头展示了运作过程导向运作目标的路径。家庭能否成功实现和谐一致，一方面取决于四个目标之间的共同作用，另一方面又体现在家庭成员的幸福感和对家庭的满意度上。当家庭成员围绕共同目标协同努力，并感到幸福和满足时，家庭系统将更加和谐。

六、家庭健康

1. 家庭健康应符合以下三个标准：①家庭在运作过程的四个维度下都采取了行动；②家庭内部子系统之间、家庭系统与外部环境之间保持和谐一致；③家庭成员很少感到焦虑，整体上对家庭感到满意。

2. 家庭健康是一个动态过程，能够在不同情况下不断以新的方式恢复系统间的和谐一致。

3. 家风由家庭独特的运作过程决定，每个家庭都有自己的家风。

4. 家庭类型并无优劣之分，一个家庭的正常运作完全取决于家庭健康（见第 1 条）。

如果家庭能够在日常生活中完成必需任务，实现预期目标，在家庭内部以及与外部环境之间保持和谐一致，这样的家庭就能维持健康状态。在一个健康的家庭中，每一位成员都会感到满足和幸福，很少有焦虑感，而且对家庭持有积极的看法。家庭运作过程需要全面覆盖四个关键维度。这四个维度相辅相成，缺一不可，否则将影响家庭的健康状态。综上所述，家庭健康的核心在于平衡这四个维度，保持家庭内部以及与外部环境之间的和谐一致。

人们自幼在原生家庭中学习到的各种行为方式和家庭价值观，勾勒出每个人心中对未来家庭的"蓝图"。在人的一生中，无论面临何种情况，这份蓝图都始终存在。随着时间的推移和个人经历的丰富，这份蓝图虽然会发生一些变化，但也将在日后组建的家庭中得以体现和传承。

各维度的重要性会根据家庭的具体情况和所处阶段而有所不同。例如，当家中有人身患重病时，维护系统尤为关键。在这种情况下，家庭成员可能需要暂时牺牲个人部分的个性化，以应对当前的挑战。再比如，对于一对新手父母而言，加强彼此间的协调统一是他们的首要任务。由此可见，根据家庭实际情况调整生活重心对维持家庭健康至关重要，但这并不意味着需要改变家庭系统。

年轻人在组建自己的家庭时，会回想起自己成长过程中观察到的育儿方式，想起父母如何帮助自己度过青春期、如何关爱和照顾年老体弱的亲人。原生家庭为他们树立了价值典范，向他们展示了应对危机的方法，进而影响了他们的价值观。因此，这份深埋于潜意识中的蓝图不仅囊括了家庭传统，同时还蕴含了灵活性和适应性，使得新的家庭在保持家庭基本结构不变的同时，灵活调整家庭策略。

家庭对运作过程各维度的侧重程度以及所采取的行动决定了家庭类型，但不同情况引发的变化也不容忽视。在护理中，家庭类型远不及家庭健康重要。仅凭家庭采取的策略和对各维度的侧重程度，我们无法判定一个家庭是否处于健康状态，而家庭在维护系统中所展现的灵活性可能也无法反映其健康状况。实际上，真正起决定作用的是家庭系统与外部环境之间的和谐一致。例如，对于那些有宗教信仰且极度虔诚的家庭来说，他们很少允许子女进行个性化发展。然而，如果他们与宗教信仰相同的家庭互为邻里，能够自由选择与何人交往，同时也有学校引导其子女树立相同的价值观，那么这样的家庭也可能是健康的家庭。这种密切的联系保护家庭免受未知因素的干扰。家庭成员在思想和信仰上能够相互理解、相互认同，没有感到特别焦虑。只要成员之间没有分歧，认可家庭的价值观，那么家庭系统就无须改变。然而，当上述家庭脱离了原来的生活环境，踏入新环境时，困难便会迎面而来。当家庭成员开始质疑原来的家庭价值观时，如果家庭仍不准备改变系统，那么就会爆发严重的家庭冲突。

家庭可以通过多种途径来达到自身的平衡状态。行为方式的总和构成了家风，但我们不能根据家风来衡量家庭的健康状况。虽然这些行为方式十分重要，但我们也需要根据具体的生活情况对其进行审视和理解。家庭的健康不仅反映在家庭内部的运作过程中，也体现在家庭系统与外部环境的互动中。因此，对家庭健康的评估只能通过检验上文提到的标准来进行。由此可见，尽管外界人士可以对家庭健康状况做出一定的评价，但最终的主观判断只能由家庭成员自己来完成。我们将在后文详细讨论这对护理人员的意义。

最后要强调的是，本小节着重描述了家庭健康及其动态特征。作为补充，本书的第三章和第四章将专门讨论家庭问题。然而，在照护一个遭受严重打击的家庭时，护理人员首先要关注家庭的健康状态，并识别出家庭的优势，以便在照护过程中充分利用这些优势。

七、护理

1. 护理是一项覆盖个体、互动系统、家庭、组织、社区及所有人的服务。

2. 个体护理需要兼顾家庭系统及相关环境中的系统。

3. 家庭护理或对更大系统的护理需要兼顾个体及其子系统。

4. 护理旨在促进或实现系统内外和谐一致。病患系统的最高目标是恢复健康。

5. 个体护理与家庭护理之间没有明确的界限。护理的艺术在于护理人员能否作为家庭系统的一部分开展护理工作，并在必要时转换为客观的观察者，同时具备在具体情况下从个体视角切换到家庭视角的能力。

6. 护理包含运作过程的四个维度（维护系统、改变系统、协调统一、个性化），旨在实现稳定、成长、调控、灵性四个目标。

根据系统平衡理论，无论是针对个体、家庭还是社区，护理始终以系统为单位，旨在让护理人员和病患系统积极参与其中。个体构成了社会系统的最小单位，不应再被分割为身体、思想和灵魂。个体系统的运行模式、运行规律、行为方式紧密相连，共同体现出个体是一个不可分割的单位。因此，在评估患者的身体症状时，护理人员需要从整体的角度出发，并结合系统间和谐一致这一最高目标来进行。追求和谐一致和健康是所有社会系统的动态运作过程。为了确保护理工作取得实效，护理措施必须符合病患系统对健康的追求。通过实现成长，护理使得各方都能保持或恢复健康。因此，护理并非护理人员单方面的"付出"，而是护理人员与病患系统的积极配合。米尔茨（Milz，1985）批评了对患者采取被动态度的护理模式，他指出，这种模式实则是"以虚伪的方法掩盖当前医疗机构中对患者的控制"。斯塔克和博齐恩（Stark & Bobzien，1988）提出患者依赖性风险的警告，即患者将完全依赖于"仁慈的护士"，从而丧失所有自主权，而护理人员实际上是在满足自己的需要而非患者的需求。这种说法可能有些极端，因为在某些情况下，护理人员必须提供全面、彻底的护理，同时需要具备同理心。此时人们仍会质疑，例如一个处于昏迷状态的患者还保留多少自主权。

在深入理解系统平衡理论后，护理人员可以恰当处理这类问题。总而言之，护理人员关注的焦点应当是病患系统，它可能是一个个体、一个家庭、一个群体，甚至是社会的一部分。无论在任何更大的系统中，个体作为具有感知能力的子系统其重要性都不容忽视。

八、系统性个体护理

个体（即患者）作为一个独立的病患系统，可能会遇到生理或心理问题，或者二者兼有：生理上可能表现为组织器官的结构发生病理性改变或使生理功能紊乱，心理上可能表现为难以克服的焦虑。为了让自己得到更优质的护理，个体必须认识到护理在提高生活质量以及恢复身体健康方面的必要性与可能性。

个体护理发生在一个临时组成的互动系统中，个体和护理人员为其子系统。斯塔克（Stark，1993）指出，该互动系统旨在促进个体健康。该过程从宏观角度出发，并不涉及制订具体的治疗方案或满足个体的需求，而更侧重于护理人员与个体对现状的共同分析以及创造性利用，聚焦于个体拥有的能力和资源，而非仅仅关注其问题和需求。莱帕波特（Rappaport，1987）将上述过程描述为"赋权"（Empowerment），即个体调动自身力量以改善现状。在护理中，"赋权"则意味着护患双方共同挖掘患者追求健康的内在力量。根据系统平衡理论，该过程旨在让患者自行设定系统的运作目标并为之努力，从而最终实现和谐一致或健康的最高目标，而护患双方合作的首要前提是组建互动系统、建立系统联系。

建立系统联系

建立系统联系的第一步通常由护理人员主动发起，以拉近与患者的距离。护理人员的个性在营造开放舒适的氛围中发挥了关键作用，这种氛围不仅为患者提供了心理支持（Veit，2004；Bauer，1996），还为护理人员与患者建立系统联系创造了前提。

如果护患双方的系统和谐一致，即双方的系统运行模式存在相似性或互补性，那么能量就可以自由流动，彼此就会产生亲近感。反之，如果双方系统的运行模式、运行规律、价值观、思维方式存在本质区别，能量则会相互碰撞，从而抑制能量的自由流动，彼此就会产生疏离感。在护理时，如果患者的行为或态度违背了护理人员的价值观，那么这种冲突往往会迅速显现。例如，对于一位非常讲究卫生的护理人员来说，当他遇到一位邋遢的患者时，可能第一眼会不喜欢这位患者。而一位坚强并善于隐忍痛苦的护理人员可能很难去理解一个无助痛哭的患者。

造成互动系统失调的原因往往难以确定。但只要护理人员意识到系统失调，并找到调节方法，就能实施全面细致的护理。因此，护理人员应充分思考、了解现状，以便理解患者的护理需求。

那些难以与他人建立系统联系的患者可能会因缺乏和谐一致而感到沮丧、苦恼或痛苦。为了深度参与这类患者的生活，护理人员首先需要在尊重患者隐私的前提下保持适度的好奇心。其次，他们需要勇敢地敞开心扉，调整自身系统的运行模式和运行规律，以便与病患系统保持一致。在全面了解患者的价值观和健康状况之前，护理人员应避免过早地利用专业知识来指导护理行为，而应更多地让患者发挥主导作用。这对护理人员提出了以下三点要求：第一，真正地参与到患者的生活中，避免草率地做出评估和判断；第二，表现得成熟、自信，打消患者的焦虑和不安；第三，与患者家属、医生、同事及其他健康行业从业者合作。在此过程中，护理人员不应局限于护理角色，还应该充分发挥自己的个性，在新的经历和认识中成长。

在互动过程中，如果患者也愿意对护理人员敞开心扉，接受建立系统联系的邀请，那么双方就能建立起信任。由于患者会产生恐惧心理，并在自己的周围筑起一道屏障，所以这一步并不容易。然而，护理没有成败之分，更没有功过之分，仅取决于护患双方参与和接受护理的意愿。并非在每一段关系中，护患双方都能百分之百地信任彼此、实现共同成长。

波莱蒂（Poletti，1985）强调，护理人员通过发展个性，能够与患者充分交流并提供高质量护理服务。

在实践中，通过灵性关怀建立信任并非易事，护理人员需要具备同理心才能更好地理解患者。个性的发展是培养同理心的基石，使护理人员能够超越表象，深入理解患者及其行为背后的复杂情境。例如，虽然护理人员无法容忍某些恶劣行径（如虐待儿童），但他们仍然会从施虐者的角度出发，设身处地地考虑施虐者所处的暴力环境，并尝试去理解他们。

随着经验的积累，护理人员与他人建立系统联系会越来越容易。患者有时会主动寻求与他人建立系统联系，这为护理人员提供了宝贵的机会，尤其是对于缺乏经验的护理人员而言，他们应该勇敢地把握这些机会，以便在未来更好地与难以沟通的患者相处。在护理中，护理人员同样可以通过灵性关怀的方式，与患有言语障碍、精神疾病，处于精神混乱甚至无昏迷状态患者建立系统联系。达成系统间和谐一致的关键在于护理人员能否与患者之间进行有效交流。这种交流不仅限于口头，还包括眼神、手势、肢体接触和面部表情等非言语沟通方式，旨在对患者坦诚相待，表达关心并与之产生共鸣。尽管患者感知到的可能有限，但这种交流依然能反映在他们的行为中。

护理程序

当护患双方建立起系统联系后，他们就会允许对方参与自己的生活。由于所有人的健康都在不断遭受冲击，因此，当患者在生活中更注重于和谐一致与健康时，他们将从系统联系和护理中受益。正如下面这个例子，一位女性在经历了一场简单的外科手术后，向护理人员袒露了自己面临的心理困境，"情况"因而变得复杂。因为躯体疾病患者不仅需要生理上的照护，还需要心理上的关怀。他们往往非常担心自身系统失去稳定，不能再通过惯常行为来维护系统，身体的变化也威胁着自身的协调统一。特别是对于慢性疾病患者或处于疾病终末阶段的患者来说，他们必须不断保持自身的协调统一，并通过个性化和改变系统来重新确定生活重心。护理人员的职责就是帮助患者度过这一艰难的阶段。

根据系统平衡理论，理想的情况是护患双方能够坦诚相待、齐心协力，在开放舒适的氛围中进行护理。护理人员应从双方角度出发，全面考虑关键因素，并重新评估当前情况。这不仅会使他们对护理产生新的见解，还有助于他们自身成长。病患系统的运作目标（如灵性、成长等）是恢复健康的关键。为此，护理人员需要遵循以下基本步骤：

第一步：K—依据四个维度，划分系统运作过程；

第二步：O—用简单的语言解释系统平衡理论和系统运作过程；

第三步：N—调查需要改变哪些运作过程；

第四步：G—认可并支持患者的适当行为；

第五步：R—让患者重复适当行为，并加以巩固；

第六步：U—改正不当行为；

第七步：E—让患者尝试新的行为；

第八步：N—检验改变的有效性和成果；

第九步：Z—给予安慰、鼓励和称赞。[1]

以上九步无须严格按照顺序进行，其中的第五步至第七步通常会同时进行。在护理过程中，护理人员往往需要重新评估进展和遇到的问题，这意味着要从第三步重新开始。第九步也不应只在最后进行，而应贯穿护理过程的始终。

在护理过程中，护理人员需要用心倾听患者的心声，提出切中要害的问题。在解读信息时，应从患者的角度出发，提供恰当的指导和建议。护理人员应与患

---

[1] 在德语中，以上九步第一个单词的首字母依次排列，刚好组成和谐一致（Kongruenz）。
　　——译者注

者紧密合作，深入探讨身体的症状，理解疾病背后的行为模式，并共同探索身体机能及其与健康促进因素之间的联系。如有意见分歧，双方需要尽可能达成一致，以确保护理顺利进行。

护理程序的第一步：通过收集信息了解患者的生活状况，分类或评估患者自身系统的运作过程。

基于系统平衡理论，表1列举了可供护理人员参考的话题。根据患者的个人情况，有些话题需要详细询问，而有些话题只需简单提及或略过。后续章节将详细介绍护理人员如何收集和分析信息。为此，护理人员需要掌握谈话和沟通的技巧以及相关的科学知识，以便识别出关键因素之间的联系。

表1　在收集个人信息时，可供护理人员参考的话题

维护系统	
生理功能	• 呼吸 • 消化 • 排泄 • 神经系统的功能 • 心血管系统的功能 • 性功能 • 内分泌系统的功能 • 免疫功能 • 感觉器官 • 骨骼／肌肉
自我照护	• 个人卫生 • 饮食 • 运动 • 助眠方法 • 服用药物 • 缓解疼痛 • 治疗方法 • 自我感觉舒适的护理方式 • 预防疾病 • 防范危险

续表

生活模式	• 日程安排 • 工作 / 职业培训 • 家务劳动 • 家庭成员的照顾 • 经济状况 • 责任 / 家庭角色 • 节日活动
日常生活节奏	• 生活作息 • 睡眠 / 清醒 • 工作 / 休息 • 过去取向、现在取向、未来取向 • 时间规划
自我发展相关的需求	• 身体需求 • 社交需求 • 性需求 • 心理需求
精神生活	• 艺术 / 音乐 / 话剧 • 文学 • 讨论 • 对日常生活的感悟
休闲活动	• 邀请 / 聚会 • 独处 • 享受自然 • 体育运动 • 做手工 / 爱好 • 实践活动 • 电视 / 电影 • 游戏 / 娱乐
宗教信仰	• 宗教派别 • 宗教仪式 / 宗教节日

续表

协调统一		
保持内心平静	• 祈祷 / 冥想 • 控制愤怒情绪 • 接受自己的不足 • 理解疼痛、苦难、疾病 • 宽容 • 探讨人性、衰老、丧失、死亡	
联系	• 享受艺术 / 音乐 • 亲近自然 • 尊重物品 / 文化符号 • 关心他人 • 人际关系 • 依赖性 / 独立性	
价值观 / 观念	• 传统 / 文化 • 身份认同 • 角色认知 • 尊重文化符号 • 个人价值观和原则	
个性化		
成就	通过以下途径成长： • 工作和创作 • 技能培训 / 职业培训 • 家庭任务 • 社会责任 • 政治活动 • 体育 / 艺术成就 • 服务他人 • 实现自我	
联系	在以下角色中成长： • 朋友 • 配偶 / 伴侣 • 父母 • 照护者 • 同事 • 社会地位 / 对他人的影响 • 交流意见	

续表

对环境的理解	通过以下途径成长： • 信息 • 文学 / 艺术 • 自然 • 旅游 / 探索 • 更高层次的秩序
情况	通过以下途径成长： • 日常生活 • 个人发展 • 重要经历 • 病痛 / 苦难 • 重大变故
改变系统	
哲学和意识形态	通过以下途径成长： • 宗教信仰 / 哲学观 • 社会活动 / 政治活动 • 意识形态运动 • 寻找意义
价值观变化	通过以下途径增长见识： • 根据特定情况而发生的变化 • 人际关系的变化 • 角色的变化 • 环境的变化
用于适应变化的资源	• 灵活性 / 生活态度 • 给予帮助的同伴 • 物质资源 • 教育 / 学习能力 • 有效的适应策略 • 信念 / 毅力 / 信心
适应过程中遇到的问题	• 固化系统 • 固守价值观 • 缺乏自信 / 协调统一 • 焦虑 • 人际关系问题 • 与外部环境不协调

　　收集完信息后，护理人员首先需要系统地整理信息，以便更清晰地认识患者。随后便可开展护理程序的第二步：用简单的语言向患者解释系统平衡理论以及其中的关键概念，如系统联系、和谐一致、运作过程的四个维度、健康等。这一步通常发生在信息收集结束后，但在某些情况下也可同步进行。为了方便患者理解，护理人员可借助系统平衡结构图或其简化形式进行解释，患者也可据此自行得出结论。在探讨系统运作过程时，护理人员可能会收集到更多的信息，因此也就需要进一步解释，从而使患者明白问题是从哪个维度提出的，并有针对性地进行回应。

　　护理程序的第三步：调查需要改变哪些运作过程。为此，护理人员需要综合考虑患者的症状、感受和行为，并据此提出假设。这些假设主要围绕疾病引发的反应和感受。在整个护理过程中，所有参与者都应保持开放的态度。因此，只要有助于促进健康，护理人员有时也应分享自己的感受，特别是当护理人员的个人经验有助于解释特定情况或加强与患者间的系统联系时。然而，患者需要明白，这些分享的目的仅在于解释概念或提供参考，并不意味着自己的情况与之完全相同。通过与护理人员共同反思自己的生活状态并权衡不同假设，患者可以自行决定加强或削弱哪些系统运作目标，以实现理想的平衡状态。

　　护理程序的第四步：认可并支持患者适当的行为。在此阶段，护理人员需要依据四个关键维度，细致分析患者的日常行为，特别是患者对稳定、成长、调控、灵性这四个运作目标的重视程度。在设定具体目标时，这四个运作目标必须被考虑在内。例如，对于大多数人而言，稳定是基本需求，有些人可能为此不惜一切代价来维护系统。虽然这种努力在一定程度上可以得到周围人的支持，但在某些情况下，坚决维持原有的系统是不现实的，人们不得不改变系统，重新定义系统的运作目标。面临这样的转变，患者可能会经历困难和痛苦。因此，他们极度需要他人和家庭的理解与支持，以赋予他们克服困难、迎接挑战的勇气。在此过程中，护理人员的任务不仅是观察和支持，更重要的是认可患者的每一分努力。

　　当患者对自身情况有了清晰的认识，并找到康复途径后，护理人员就可以实施第五步至第七步：实施恰当的护理措施，减少不恰当的护理措施，甚至尝试新的护理措施。护理人员需要引导患者适应新的行为，并在患者感到不安时给予鼓励。我们将在后续章节中借助案例来详细地阐述这一过程。通常情况下，护理人员只需采用患者熟悉的行为。这些行为有时也适用于更复杂的情况或新的情况。只有当惯常行为无法再为患者的康复带来任何实质性进展时，护理人员才需要与患者探讨尝试新的行为（见护理程序第七步）。无论是新的生理照护方式、康复运动训练，还是与家人的沟通方式，护理人员都需要引导患者进行练习，并为其提供帮助。

针对有认知障碍和言语障碍的患者，护理人员需要做出适当调整，例如为其设定具体的目标。如有可能，这一步应由护理人员与其家属或其他相关人员共同完成。护理人员要善用其他信息来源，比如其他家庭成员和家庭医生提供的信息，掌握的信息越多，护理就越有针对性。

针对处于昏迷状态的患者，护理人员还需要考虑一个问题：患者能否为自己的健康负责。此类患者的系统运作目标几乎完全集中于稳定和灵性。稳定可以通过生理照护实现，即由护理人员独自完成维护系统维度下的相关行为，旨在维持患者的生理机能，使其能够再次产生足够的能量，让患者最终康复或安详离世。

灵性则涉及护理中的人际交往，它基于以下重要假设：每个人，只要他活着，就需要与其他系统建立联系。这一步聚焦于维护患者的协调统一。护理人员应该尽可能地与患者家属或其他相关人员共同制订护理目标，并密切观察患者的非言语行为，如反射、按压、肌肉放松等。如果患者出现上述反应，护理人员需要适时地做出反馈。通过这种方式，护理人员会对护理工作产生新的认识，促进其个性化发展，还为患者提供了舒适体贴的护理。

针对残疾患者，护理人员应依据其残疾类型实施护理，以促进患者自身能力的发展。护理人员与患者、家属或其他相关人员沟通后，所有人共同设定预期目标，评估患者当前自护行为的有效性，并以此为基础实施新的护理措施。在某些情况下，残疾患者可通过护理人员的准确指导或演示习得新的行为。

护理程序的第八步：检验变化的有效性和成果。如有可能，这一步同样需要全体家庭成员共同参与。护理取得良好效果最显著的标志是患者的焦虑感减少、幸福感增强。这是患者的主观感受，必须由患者本人或其家属进行评估，护理人员只能起到辅助作用，补充自己的观察结果，并提醒患者留意自身的进步。这种正向反馈有助于激励护理人员继续实施已采用的护理措施。护理人员应该精确记录护理结果，对成功案例进行总结。由此，全套护理程序被认定为注册护士的规范化护理服务，护理人员也能获得相应的报酬和奖励。

解除系统联系

解除护患系统间的联系通常随着患者的出院或去世而终结。这种关系的持续时间越长，就越需要仔细考虑如何妥善地解除彼此系统之间的联系。理想情况下，护理人员和患者应在护理关系建立之初就对此达成共识，明确双方在护理计划中的角色和预期的持续时间。护理人员应向患者明确表达自己的期待，指出在康复的过程中，患者应逐步减少对护理人员在生理照护和适应新生活方式方面的依赖，从而促进患者的独立性和自主性。

然而，一段长期系统联系的结束往往会给护患双方带来巨大的失落感。当互动系统中的相关人员已经建立起了高度的协调统一，并且他们对于彼此来说都具有重要意义时，这种失落感会格外强烈。因此，在解除系统联系前，双方应该交流彼此的感受，这能防止产生疏远感、愤怒、失望等负面情绪，帮助双方回顾共同取得的成就，坦率地表达彼此对自己的重要意义。接下来，双方应该考虑这段经历如何丰富和改变各自未来的生活。

在临终关怀时，护理人员与患者的对话内容也与之类似。其主要目的在于让护理人员接受这种失落感，将这段经历看作个人成长和职业发展的宝贵财富，从中汲取的经验和教训能够丰富他们的人生，并在未来的护理实践中发挥积极作用。

九、系统性家庭护理

家庭护理将个体护理模式拓展至更高层次的系统层面，如互动系统、家庭系统或外部环境中与家庭合作的系统等。实施以家庭和环境为中心的护理时，人们首先要认识到，家庭与患者的联系是最重要、最密切的。相较于"个体护理"，家庭护理视整个社会系统为病患系统，涵盖了对互动系统和整个家庭系统的护理。在互动系统层次，护理关注的是家庭成员或家庭的子系统（如父母、兄弟姐妹），旨在通过深入了解家庭成员间的关系和沟通方式，解决因家庭成员患病而引发或加剧的问题，进而促进整个家庭系统的健康。理想情况下，家庭护理能够帮助病患系统（即家庭）合理分配责任，促使家庭成员相互尊重、相互理解。

将整个家庭视为病患系统进行护理，旨在促进家庭健康运作。这种护理模式认为，增强家庭系统的和谐一致，也能促进每位家庭成员的健康。这种假设建立在两个基本观点之上：首先，家庭成员之间相互影响、相互依赖；其次，每个家庭成员都扮演着特定的角色，这些角色不仅对家庭系统的稳定运行至关重要，同时也有助于增强每位家庭成员的协调统一。

家庭护理的最高层次是将护理工作拓展至家庭所处的环境中，与社区内提供支持的系统进行合作，如社会福利机构、教会、学校、工作单位等。家庭系统的最高目标是实现与外部环境之间的和谐一致，并从中获取维护家庭系统的必要资源。

建立系统联系

以家庭和环境为中心的护理模式适用于所有严重失调的系统。在互动系统中，这种护理模式适用于家庭成员之间出现沟通障碍、决策困难或认同危机的情况。例如，一名男子在患病末期，他的妻子为了避免给他增添额外的心理负担，选择将所有的烦恼深埋心底，但这反而使她自己承受了巨大的压力；一位老太太，因为过度依赖女儿而不敢为自己的未来作出决定；一位患有糖尿病的儿童，虽然他已经尽力控制自己的饮食，但由于母亲不认可他的努力，不断地批判他，导致他违背饮食规定来证明自己。

当整个家庭系统需要适应重大变故，如家人去世、孩子先天残疾或罹患艾滋病时，这种护理模式就变得尤为重要。面对命运的无力感，家庭可能需要更加重视灵性和成长，以恢复系统平衡。家庭成员必须直面这些挑战，审视自己的价值观。通过增强彼此间的协调统一，他们可以得到彼此的支持，在改变系统中整合新的价值观。此外，通过鼓励和支持家庭成员的个性化，他们将能够在面对生活挑战时发现和尝试新的应对策略，顺利渡过难关。

　　为了帮助家庭顺利度过这一艰难过程，护理人员需要组织一次家庭会谈，邀请所有家庭成员共同参与，向他们说明各自如何受到当前情况的影响，并强调每个人在解决问题方面发挥的关键作用。即便是年幼的孩子，他们诚实地回答和新颖的想法也能带来启发（Stierlin，Rücker-Embden，Wetzel & Wirsching，2001；Boszormenyi-Nagy & Spark，2006），但护理人员需要以符合他们年龄的方式引导他们参与谈话。

　　在护理过程中，护理人员有时需要作为子系统参与到家庭系统中，以吸收和适应家庭的能量、节奏和模式。但他们有时也需要脱离该系统，从旁观者的角度进行观察。此外，在保持客观的情况下，护理人员还应根据实际需要，从关注家庭系统转向关注个体。与家庭建立系统联系的过程类似于与个体建立系统联系。在与家庭进行交流时，护理人员需要用心倾听、理解对方，而不是直接给出建议。护理人员还需要仔细观察自己，留意自己在谈话过程中以及作为家庭"一员"时的感受，因为他们能够反映出家庭成员在陌生环境中的心态。花些时间进行一次看似"无关紧要"的交流，巧妙地运用一些幽默的表达，有助于缓解家庭内部的紧张气氛。如果家庭内部的"晴雨表"显示为愉快，那么就表示护理人员成功地与家庭建立起系统联系，从而可以开展实质性的护理工作。

护理程序

　　与个体护理相同，在家庭护理中，家庭成员和护理人员会相互开放，共同参与到彼此的生活中。家庭生活不仅反映了每个人的个人历程，也展现了家庭作为一个整体的共同经历。与此同时，家庭生活还展现了其内部的多元观点，其中一些可能相互支持，而另一些可能存在分歧。在这种情况下，护理人员需要认真倾听，密切关注家庭动态，了解成员之间的关系，鼓励内向的成员勇敢表达自己的观点，同时引导善于倾诉的成员倾听他人。当某一问题频繁在交流中暴露出来时，护理人员应专心倾听每位成员的看法，提出更具体的问题并开始收集相关信息。

　　家庭护理的程序与个体护理的程序相同，分为以下几个步骤：

　　第一步：K—依据四个维度，划分系统运作过程；

第二步：O—用简单的语言解释系统平衡理论和系统运作过程；

第三步：N—调查需要改变哪些运作过程；

第四步：G—认可并支持患者的适当行为；

第五步：R—让患者重复适当行为，并加以巩固；

第六步：U—改正不当行为；

第七步：E—让患者尝试新的行为；

第八步：N—检验改变的有效性和成果；

第九步：Z—给予安慰、鼓励和称赞。[1]

　　护理人员应当参考运作过程的四个维度和系统平衡结构图，梳理收集到的信息，正确划分家庭系统的运作过程。而在收集信息时，护理人员需要了解以下几点：家庭的日程安排、如何应对困境中的问题、家庭主要的互动系统、患者在家庭中所承担的角色和任务（以此确定家庭系统应该在哪些运作过程上做出重大改变）。为了能够顺利收集信息，表2列举了适合与家庭一起探讨的话题，但并不全面，仅供参考。

表2　在收集家庭信息时，可供护理人员参考的话题

维护系统—家庭系统	
家庭结构	• 家庭成员（共同居住） • 其他家庭成员 / 相关人员 • 儿童 • 照护者 • 护理对象
住宅	• 农村 / 城市 • 住宅类型 • 生活水平 • 家居设施（必需？实用？豪华？）

---

1 在德语中，以上九步第一个单词的首字母依次排列，刚好组成和谐一致（Kongruenz）。
　　——译者注

住宅	• 装饰、文化符号 • 私人空间
角色结构	• 决策 • 家务劳动 • 经济状况 • 养育子女 • 行为准则 • 促进健康 • 促进人际交往 • 促进思想发展 • 情感支持 • 照顾病人 / 老人 / 残疾人
生活模式	• 日程安排 • 日常惯例 • 工作 • 娱乐活动 • 宗教活动 • 集体活动 • 个人活动 • 日常交流 • 传统和节日 • 为家庭付出的时间和精力
日常生活节奏	• 活动 / 放松（生活作息） • 睡眠 / 清醒 • 工作 / 休息 • 过去取向、现在取向、未来取向 • 规划时间、有条理地生活 • 不规划时间、随性地生活 • 家庭成员所处的发展阶段
精神生活	• 艺术 / 音乐 / 话剧 • 文学 • 讨论 / 辩论（对象与频率？）
休闲活动	• 邀请 / 聚会 • 独处 • 享受自然

续表

休闲活动	• 体育运动 • 做手工 / 爱好 • 实践活动 • 电视 / 电影 • 游戏 / 娱乐
宗教信仰	• 宗教派别 • 宗教仪式 / 宗教节日
存在的问题	• 对角色的理解相互矛盾 • 对家庭责任的看法不同 • 个人生活模式相互矛盾 • 生活作息相互矛盾 • 价值观、兴趣截然相反 • 生活模式固化（适应性差） • 家庭结构过于松散 • 家庭结构过于紧凑
维护系统—互动系统	
结构 / 目标	• 互动目标、互动成果 • 归属标准
角色 / 生活模式	• 权力分配（谁负责谁的什么事？） • 责任分配
存在的问题	• 缺乏默契 • 相互矛盾的期望 • 过度依赖 • 角色压力 • 虐待
协调统一—家庭系统	
联系	• 家庭认同感一致 • 关心家人 • 家庭关系 • 投入精力 • 交流（理解与被理解） • 安全感 • 享受艺术 / 音乐

续表

联系	• 亲近自然 • 尊重物品 / 文化符号 • 依赖性 / 独立性 • 共同兴趣 • 体验彼此的生活 • 资源共享
价值观 / 观念	• 相同的价值观 • 传统 / 文化 • 角色认知 • 维护家庭习俗和家庭文化符号
存在的问题	• 对不合理的期望感到愤怒 • 价值观冲突 • 缺乏包容 • 过度压榨 • 缺乏忠诚
协调统一—互动系统	
联系	• 情感纽带 • 角色认同 • 双方的义务
存在的问题	• 误解 • 被迫抑制自身需求 • 虐待 / 家暴
个性化—家庭系统	
家庭	• 促进成长 • 接受不同观点
新体验	通过以下途径增长见识： • 工作和创作 • 职业培训 / 学校教育 • 社会责任 • 政治活动 • 体育 / 艺术成就 • 服务他人 • 自我发展

续表

联系	通过以下途径增长见识： • 人际关系 • 交流意见 • 家庭任务 • 自我发展
与环境进行交流	通过以下途径增长见识： • 信息 • 文学 / 艺术 / 媒体 • 旅行 / 探索文化 • 亲近自然
情况	通过以下途径增长见识： • 日常生活 • 个人发展 • 重要经历 • 病痛和苦难 • 重大变故
哲学和意识形态	通过以下途径增长见识： • 寻找生命的意义 • 宗教信仰 / 哲学观 • 意识形态运动 • 审视价值观
存在的问题	• 无法实现个性化发展 • 威胁系统稳定 / 产生恐惧 • 危机 • 成瘾 • 社会孤立
改变系统—家庭系统	
价值观变化	• 根据特定情况而发生的变化 • 人际关系的变化 • 角色的变化 • 环境的变化 • 家庭成员价值观的变化

续表

用于适应变化的资源	• 灵活的观点 / 生活态度 • 伙伴支持 • 高度协调统一 • 物质资源 • 教育 / 学习能力 • 有效的适应策略 • 信念 / 毅力 / 信心
存在的问题	• 系统固化 • 固守价值观 • 家庭成员的角色和观念固化 • 缺乏自信和协调统一 • 缺乏个性化 • 对系统稳定感到焦虑 • 无法与外部环境 / 他人达成和谐一致

表2可指导护理人员理解家庭运作过程。在实践中，护理人员应视情况简化、延伸或略过某些话题。信息的收集可以通过有组织的家庭会谈进行，或在与家庭的日常相处中进行。重要的是，虽然护理人员会围绕表2中的主题进行讨论，但也应鼓励家庭成员自由地表达自己的想法和关注点。每个家庭成员都为家庭的整体画像贡献了一个独特的视角，这些视角共同构成了对家庭情况的全面理解。护理人员需要与家庭紧密合作，融合这些个体视角，以形成对整个家庭状况的综合评估。这一评估不仅涉及家庭成员之间的共识，也包括他们之间的价值观差异和观点分歧。

当前关注的焦点是，如何在家庭视角中体现出个体视角。由于个体需求有时对家庭至关重要，所以在收集信息时，护理人员必须在家庭系统与个体系统之间灵活地切换视角。具体而言，在家庭会谈中，护理人员需要兼顾表1和表2中的话题。例如，在与家庭谈话的过程中，如果谈及某位家庭成员的问题，护理人员应该暂停询问家庭病史，转而系统性地询问该成员的个人情况，直至收集到足够信息，全面了解该问题及其对整个家庭的影响。

收集信息往往与家庭护理同步进行，旨在从家庭视角出发，关注家庭的现有资源和现存问题，促使家庭成员重新审视自己的行为和观点，为改变系统创造必要条件。在此过程中，护理人员需要兼顾家庭系统的运作目标以及家庭成员的需求和能力，从而为家庭理解系统平衡理论奠定基础。在探讨家庭资源和问题的同时解释家庭运作过程，将有助于家庭成员更好地理解当前情况，并在此基础上按照第三步的指导（调查需要改变哪些运作过程），制订家庭系统的运作目标。同时，护理人员也应该与他们一同思考，采纳他们的建议，询问他们改变系统会对个人及整个家庭产生怎样的影响。最后，为了使家庭成员能够牢记家庭目标，护理人员应该与他们进行详细的探讨，并通过文字、图画、角色扮演或生动的家庭文化符号记录下来。

在护理程序的第四步至第七步中，家庭成员共同明确了为实现家庭系统目标所需的具体行为，这些行为覆盖了运作过程的四个维度。一旦与自身情况相符的行为达成一致意见，家庭成员就应该坚持并巩固这些行为。在家庭会谈中，他们便可以开始尝试这些行为。

有时，家庭中的某个人或几个人可能需要采取一种新的集体行为，为此他们可能需要做出改变并主动适应。在此情况下，护理人员应该暂时将注意力集中在他们身上并提供帮助，绝不能让他们感到内疚或认为自己是问题的根源。护理人员需要照顾到所有人（Stierlin，Rücker-Embden，Wetzel & Wirsching，2001），理解每个人的难处，并肯定他们的价值。有时护理人员可能需要特别照顾某些成员，比如用言语和肢体动作来鼓励脆弱敏感的成员，或在精神上给予他们支持与帮助，鼓励互动系统（如夫妻）加强彼此间的协调统一。家庭成员应该相互倾诉，分享自己对行为方式、获得认可和支持以及共同生活等方面的期望，一起探讨其中哪些符合实际，可以转化为具体的目标。

在家庭会谈中，家庭成员可以通过角色扮演来尝试新的行为模式，并在护理人员的支持和鼓励下，将这些行为模式应用到日常生活中进行练习。关键在于不断强调这些新行为带来的积极效果，特别是对家庭健康的促进作用。护理人员的角色不在于指摘家庭的不足，而在于突出那些能够帮助家庭成功达到目标的方法，进而激励家庭成员找回信心和勇气。护理人员需要牢记，每个家庭都在利用自身资源努力克服困难、摆脱困境。因此，护理人员应持续进行自我反思，避免对家庭持有偏见或轻率提出符合"标准家庭"模式的建议。护理的目的不在于改变家庭，而在于协助家庭成员根据自己的理解和需要优化家庭系统。在这个过程中，护理人员不仅能丰富自己的经验，还有机会探索职业生涯的新路径。接下来的部分将详细介绍这种护理模式的具体应用。

因此，在条件允许的情况下，护理人员应当定期组织家庭会谈，尤其是在长期护理的情况下。虽然许多家庭不了解系统思维，但在护理人员的帮助下，只要家庭成员迈出改变的第一步，那么他们很快就能获得反馈。经过一段时间后，家庭成员和护理人员可以一起回顾并评估这些尝试性行为的有效性和成果，为后续的发展带来全新动力。

总而言之，护理旨在帮助成员更清晰地认识自己所选择的道路，认识到自身所拥有的资源和能力，从而朝着既定目标不断迈进。在此过程中，护理人员的作用是为他们提供建议、指导和支持，帮助他们成功实现目标。

解除系统联系

护理工作何时结束取决于实际情况。即便在长期护理中，家庭也应保持自主性。与治疗相比，护理更注重支持家庭当前追求健康的过程。在护理过程中，家庭能够全程积极参与，并自主决定发展方向。当家庭掌握了独立解决问题的方法，并开始自行追求健康生活时，护理人员便可逐渐淡出互动系统，从而使家庭恢复完全的独立性。

护理工作是否成功也取决于实际情况。有时开展护理工作可能会遇到困难，需要跨学科合作。因此，护理人员必须认识到自身能力的局限性。当家庭成员在谈话中强烈地指责对方、怀有明显敌意或感到绝望时，护理人员就必须采取其他方法，例如建议家庭接受深入治疗。护理人员如果想要正确地评估个案，就必须对自身能力和局限性有足够专业的认识。

家庭护理作为一种系统性护理，显著地拓展了健康护理的实践领域。然而，许多护理人员对尝试家庭护理仍然有所犹豫。事实上，在与护理人员的互动中，无论是个体还是家庭，都渴望得到理解和认可，希望借此获得支持和力量。护理人员通常能够提供有关诊断、疾病和护理方面的客观建议，但在面对关于行为模式和解决问题策略的提问时，他们却并不了解，甚至有时候不愿意回答。为了摆脱这种窘境，护理人员需要不断地扩充自己的专业知识，而这些知识往往是在长期陪伴患者和家庭的过程中逐渐累积的。

只要护理人员能够按照上述原则开展工作，并严格要求自己，那么护理工作通常会取得成功。理想情况下，护理人员能够暂时融入家庭系统。这样不仅能够深入洞察家庭的内部动态，还能与每个成员进行有效沟通。然而，重要的是护理人员需要学会在家庭系统内外之间设定明确的界限，灵活地进行角色转换（Stierlin，Rücker-Embden，Wetzel & Wirsching，2001）。为了全面评估家庭情况，护理人员可以通过暂时中止互动、给出客观评价或提出客观问题等方式从家庭系统中抽离出来。

有时，家庭可能会对护理工作感到不满，但这并不代表护理人员的能力不足、职业素养低下或曾出现失误。这也许是因为这些家庭面临的困境可能还不需要通过改变系统来缓解，或是有些家庭无法对护理人员建立起必要的信任。尽管如此，如果护理人员仍然能够对个体和家庭坦诚相待，表示自己愿意继续倾听，那么家庭往往会在日后向护理人员寻求帮助。

第二章
家庭运作过程的影响因素

第一节 绪 论

家庭结构、家庭发展阶段和家庭文化是影响家庭系统平衡及其家庭成员健康的三个重要因素。本章从社会学的角度简要概述了家庭的发展历史，其目的并非详尽阐述现代家庭形式如何由中产阶级家庭形态演变而来，而是旨在帮助护理人员对家庭的历史脉络和社会政治背景有所了解，进而激发好奇心，根据个人兴趣进行深入研究。本章通过一系列案例，结合系统平衡理论的思维方式，深入分析各种因素对家庭健康产生的影响。尽管这些案例及其分析并不全面，但它们可以鼓励读者运用系统平衡理论来分析自身情况。

第二节 家庭结构

一、家庭结构的多样性

本节介绍了当今社会中存在的各种共同生活形式。家庭结构对于护理来说至关重要，因为它与个体系统和家庭系统密不可分，涉及家庭成员数量、角色分配、任务分工、家庭内部互动模式以及家庭与其所处环境的关系。在系统平衡理论中，家庭结构被视为维护系统维度的一部分，推动着所有追求和谐一致的运作过程。

在进行家庭护理时，针对收集信息方面，我们不仅要关注个体的健康状况，还需深入调查家庭结构（见表2）。因为家庭结构既可以阻碍，也可以推动家庭的运转，所以在家庭护理中至关重要。然而，一个家庭能否最终达成和谐一致，并非仅仅取决于其结构本身，还受到与维护系统和协调统一密切相关的其他因素的影响，例如家庭成员所处的发展阶段或文化烙印（见下节）。此外，即使家庭结构相同，其运作过程也可能千差万别。因此，护理人员在定义家庭结构时，应当避免使用单一的"家庭刻板印象"来概括。本节通过一系列案例，阐述了家庭结构对某些家庭运作过程的影响，旨在帮助读者更好地理解这些复杂的运作过程。

家庭结构不仅关乎家庭系统的稳定，还影响着其成长与发展。从社会历史视角来看，家庭结构的演变是多种因素交织作用的结果。参照文化转型的过程（见第二章第四节第一小节），系统平衡理论认为，改变系统也是一种演变过程，它可能源于家庭成员与外部环境的互动，也可能源于个体的个性化发展。而个性化也对家庭目标的设定和实现同样至关重要。由于社会政治系统对意识形态和经济层面具有深远影响，家庭价值观也会受到社会价值观的影响。通过观察家庭目标的发展历程，我们可以更加清晰地认识到这一点。

　　在社会学领域中，中欧家庭的发展史备受关注。学者们针对 17—18 世纪（Sieder，1987；Gugerli，1991；Lüscher，Schultheis & Wehrspaun，1990；Hennings，1995；Rosenbaum，1996；Hettlage，1998）以及新时代（Gestrich，Krause & Mitterauer，2003）家庭形式的变化进行了广泛研究和讨论。梅斯梅尔（Messmer，1991，引自 Fleiner-Gerster et al.）在对西欧国家历史人口统计的研究中得出以下结论：在 17—18 世纪，每对夫妇平均生育 5~6 个孩子，家庭规模平均为 4~5 人。通过限制婚姻和计划生育，人口增长得以与有限的资源相协调。另外，儿童的高死亡率也限制了家庭的规模，且当时仅有一半的人能够活到 60 岁。泰瑞尔（Tyrell，1990）在吕舍尔（Lüscher）、舒尔泰斯（Schultheis）、韦尔斯泡恩（Wehrspaun）合著的《家庭作为原始机构》（*Die Familie als Urinstitution*）一书中，详细描述了中产阶级家庭如何在几个世纪内直线发展成今天的核心家庭。工业化带来的社会和经济变革是家庭规模变小的主要原因（Rosenbaum，1996）。与此同时，随着经济功能逐渐从家庭中分离出来，家庭结构也变得更加简化（Hennings，1995）。18 世纪，富裕的中产阶级家庭成为主要的家庭类型。直至今天，中产阶级家庭也一直被视为家庭的典范和理想。古格利（Gugerli，1991）描述了 20 世纪现代社会国家以家庭为中心的制度。在瑞士，中产阶级家庭的观念源于新教，并受到民法的保护。可以看出，福利制国家努力从家庭出发，试图通过这一途径来缓解社会问题（Hettlage，1998）。

　　调查研究显示，理想的核心家庭通常具有以下特征：由父母和孩子两代人组成，男性和女性在家庭中各司其职，分别负责家庭的经济来源和日常生活——父亲外出工作，母亲照顾家庭和孩子。无论是 18 世纪的中产阶级家庭，还是当今的理想家庭，其强大之处都建立在婚姻关系、亲子关系以及废除童工的基础之上。这些关系以爱和亲情为纽带，并根据性别和年龄划分角色和职责。即使生活在资本主义社会，核心家庭仍然能够为家庭成员提供足够的空间和机会来实现自我价值。过去，养育子女主要是母亲的任务（Sieder，1987），但现在，随着越来越多的母亲走出家门参与工作，父母双方都在经历角色转变，家庭角色也逐渐分化（Nave-Herz，2002）。然而，无论时代如何变化，养育子女始终是父母的首要任务，也是帮助孩子实现自我价值的重要途径（Sieder，1987）。

历史经验表明，直接将大家庭转型为中产阶级核心家庭，并视其为家庭形式的终极理想，这一观点仍有待完善。现如今，我们已经意识到，历史学家们在探寻影响家庭运作过程的相关要素时，往往忽视了其他家庭形式的存在（Hettlage，1998）。此外，人们还发现，无论是过去还是现在，家庭类型都会因社会阶层、经济状况或生活条件的不同而呈现出较大的差异（Ley，1991；Lettke & Lange，2007）。

这些研究结果都与系统平衡理论不谋而合。家庭与外部环境之间的互动持续影响着家庭。当外部环境发生变化时，家庭必须做出相应调整以适应这些变化。不同家庭追求目标的方式不同，因而对外部环境的反应也不同。即使面临相同的环境影响，由于社会阶层、身份地位、宗教信仰、从属职业等不同（即协调统一维度下的价值观念），每个家庭也会对其产生不同的理解和反应。因此，同一环境影响因素对不同家庭的影响也千差万别。

在城市中，经济条件相似的富裕家庭催生了中产阶级家庭类型（Rosenbaum，1996），这类家庭因获得社会认可和地位而得以发展。同时，在启蒙运动的影响下，养育子女、婚姻和伴侣关系的基本原则不仅成为中产阶级生活的组成部分，也构筑了一种思想体系（Sieder，1987；Hettlage，1998）。随着科学的进步，这种思想体系逐渐普及，至今仍将家庭描绘为一个理想的、近乎完美的社会单位。即使是在不同地理和经济环境中发展起来的不同家庭类型，也都会受到这种思想体系的影响，逐渐吸纳中产阶级的价值观。如今，这一由经济、政治和媒体支持的家庭理念，以及由此衍生的普遍规范，仍在塑造和指导着人们在家庭相关决策和行为上的选择（Sieder，1987；Hettlage，1998；Beck-Gernsheim，2000；Nave-Herz，2002）。"现代核心家庭"同样采用了中产阶级家庭的结构特征。然而，它并非一成不变，而是通过不断地调整来适应政治、经济和法律的变化。

最新的研究成果将家庭形式的多样化发展归纳为"后现代家庭"，这恰恰反映了社会学中经常提及的"家庭形式多元化"的观点，即家庭结构是一个动态变化的过程。福克斯（Fux，1994）就敏锐地注意到了成年人（通常指18岁或更大岁数的人）及其在成长过程中的各个阶段所展现的生活方式的多样性。贝克-格恩斯海姆（Beck-Gernsheim，2000）则更为前瞻地探讨了家庭未来的发展方向，她乐观地预测，家庭将变得不同甚至更好。她描述了多种新型家庭，如协商型家庭、轮流抚养型家庭、多元家庭、离异家庭、再婚家庭以及同性家庭等。虽然这些列举并不全面，但已足以展现家庭形式的丰富多样。贝克强调，这些新形式为家庭带来了新的机遇。纳韦-赫尔茨（Nave-Herz，2002）同样支持生活形式的多元化观点，并探讨了家庭结构变化对子女教育和成长产生的影响。家庭变革对后代产生的影响不可避免，但目前我们还不清楚这些影响会为后代带来怎样的改变。对于系统平衡理论来说，关键在于人们现在应该认识到"为适应文化多样化的外部环境，家庭形式会变得越来越多元"。如今的后现代家庭主要包括以下家庭形式：无子女婚姻家庭、有子女或无子女事实婚姻家庭（未婚，但以夫妻名义共同生活）、单亲家庭、再婚家庭、多段连续婚姻家庭、集体生活家庭以及混合家庭。这些家庭形式都被视为适应多样化外部环境的运作过程，随着外部环境影响的增加，家庭的稳定性会逐渐减弱（Beck-Gernsheim，2000）。

由此可见，对家庭进行分类变得越来越困难。因此，在护理每个家庭时，护理人员都要对其进行独立的观察与考量。如上所述，可以通过观察到的行为来识别家庭，进而深入了解他们的目标和价值观，以及他们如何保持家庭内部的和谐一致。虽然至今理想家庭模式仍被家庭政策和媒体所推崇，但它不应被视为普通家庭的刻板印象。相反，我们应该更加细致地研究这种理想家庭模式对家庭准则、价值观和系统维护策略的构建以及对意识形态引发的冲突产生了哪些影响。以下将通过实例来解释其对家庭成员的影响。

二、现代核心家庭

　　这里的现代核心家庭结构指的并不是中产阶级家庭的理想模式。现代核心家庭由双亲及其亲生子女组成。根据 2009 年德国家庭报告，德国出生率开始上升，离婚率逐步下降（Bundesministerium für Familie, Senioren, Frauen und Jugend [BMFSFJ], 2009）。2006—2007 年，育龄妇女生育率（每个妇女平均生育子女的数量）从 1.33 上升到 1.37，这是自 2004 年以来的首次上升；27~45 岁的育龄妇女（尤其是 33~37 岁生育高峰期）生育率明显上升。生育率上升的原因之一可能是德国联邦政府于 2007 年推出了育儿津贴，这不仅减轻了在职父母的家庭负担，还使越来越多的父亲能够在领取到可观津贴的同时休到育儿假。此外，四分之三的人表示，家庭是他们最重要的支柱（出处同上）。根据联邦统计局 2007 年的人口普查微观数据，德国有 860 万名已婚夫妇育有未成年子女（占家庭总数的 74%），在有子女家庭中占比最大（出处同上）。其中超过一半的家庭只育有一个孩子（53%），11% 的家庭育有至少三个孩子（出处同上）。相比之下，2004 年瑞士的育龄妇女生育率为 1.37，创历史新低。2007 年，生育率略有回升，达到 1.46，其中婚生子女占比为 83.8%，非婚生子女占比为 16.2%，略低于欧洲平均水平（德国非婚生子女占比为 30%）。出现此情况的原因在于，生活中许多领域都因此得到简化和规范化（Bundesamt für Statistik, 2008）。该家庭结构本身并无问题，但也无法带来健康的改善。就目前情况来看，这实际上是许多家庭可选择的最佳家庭形式。不过，如果发生重大转变，这种家庭结构很可能会瓦解。以下将举例说明维护或威胁这种家庭结构的情况：

　　K 先生是一家保险公司的文员，他的妻子 K 太太曾接受过销售培训。二人在结婚之前就已经同居。结婚前，他们的收入相当，可以自由地安排自己的空闲时间。但是否要结婚生子，对于 K 太太来说是个艰难的抉择。一方面，她意识到如果自己成为母亲，就意味着自己将失去经济收入、与外部环境脱节；另一方面，她又认为没有孩子的生活是不完整的，母亲的身份是她人生的一部分。30岁时，她怀着无比喜悦的心情迎来了第一个孩子。然而不久后，现实就给了她沉重的打击。因为要照顾孩子，K太太每天只能待在家里，失去了和同事的联系。而K先生下班回家后也很疲惫，他不愿意花太多时间照顾孩子，反而还希望妻子能够对他嘘寒问暖。家庭经济状况每况愈下，K太太不再购买奢侈品。为了满足自身需求，K太太开始兼职做售货员。周六，孩子由K先生照顾，周日则由邻居帮忙。第二个孩子意外来临之前，一切都还算顺利。然而，随着第二个孩子的出生，K太太面临着更大的生活压力和困难，于是她决定辞去兼职工作，全职在家照顾孩子。她投入了大量的时间和精力来教育孩子，辅导孩子做功课，丰富孩子的课余活动。K太太觉得自己有责任照顾好他们，让他们健康成长，并推动他们的社会性发展。K先生时不时会陪孩子们一起玩耍，他也每晚都和K太太聊孩子们的日常琐事。K太太十分赞同K先生提出的理性观点，K先生也对K太太把家庭生活打理得井井有条非常满意。

在这个例子中，家庭的成功与维护系统以及协调统一这两个维度密切相关。工作分配的合理性，以及基于性别和年龄的角色设定，都是至关重要的因素。然而，决定性的因素在于家庭的组织结构是否与家庭成员的价值观和期望一致。这种一致不仅确保了家庭系统的协调统一，也为每个成员在各自角色中实现个性化发展提供了可能。核心家庭要想保持其稳固与正常运作，就必须构建一个让所有成员都感到满意的组织结构。这样的家庭为成员们提供了很大的行动自由，但这种自由只有在与现有价值观相符时才能发挥作用。

通过上述K家庭的例子，我们可以看到，除了可观察到的家庭组织结构发生了明显变化之外，家庭的价值观也随着他们决定生孩子以及孩子们的成长而发生变化。最初，K夫妇的伴侣关系建立在性别平等和职业自我实现的基础上。然而，由于中产阶级家庭的价值观念，可能已经在K夫妇的童年时期就对他们产生了影响，因此出现了价值观上的冲突。尽管他们推迟了生孩子的计划，但当K太太年近三十时，她开始担心错过生育孩子的最佳时机。在随后的几年里，K家庭一直努力在男女平等与父母角色之间找到平衡点。起初，他们的尝试还算成功。然而，随着家庭生活的日益复杂，K家庭开始更多地依赖中产阶级家庭的价值观来指导决策。尤其是K太太，她不得不逐渐调整自己的价值观。她放弃了原本追求的职业自我实现，转而接纳了母亲角色的重要性，并从中找到了个人满足感和健康。虽然K太太放弃了她最初的某些目标，但在母亲的角色中，她实现了自我个性化，与孩子们建立了深厚的情感纽带。她体验到了个体系统的和谐一致，家庭之外的职业生涯对于她来说变得不再那么重要，因为它可能会对她的健康造成压力。当然，这种情况并非一成不变，随着孩子们的成长，K太太的价值观可能会再次发生变化。

作为家里的"顶梁柱"，K先生的角色相较于K太太并没有发生太大变化。他的个性化发展主要体现在家庭之外。不过，随着时间的推移，他作为父亲的角色内涵得到了进一步的丰富，从中也收获了满足感。如今，家庭的维护系统方面需要他对孩子们承担起一定的责任，而这也使他感受到了自我价值。因此，无论是作为丈夫还是父亲，他都在家庭内部实现了个性化发展。家庭任务因家庭而异，通常分为家务劳动、子女教育和赚钱养家。在农耕家庭中，为了减轻家庭成员的负担，这些任务的分工可能较为灵活，既可以由女性承担，也可以由男性承担。有时，男女双方既是同事，又是夫妻，他们在同一家公司工作，也在同一个家庭中生活，形成了工作和家庭的共同体。在某些情况下，伴侣的职业能力也可能成为选择伴侣时考虑的因素之一。如今，职场对于女性和男性而言，都是展现自我、实现个性化发展的重要舞台，而养育子女、家务劳动以及赚钱养家则构成了家庭组织结构的核心，是维护系统稳定不可或缺的部分。家庭成员在家庭中扮演的角色，受到他们各自的价值观、抗压能力及精力和能力等因素的影响。例如，如果K太太仍在工作，那她作为家庭主妇和母亲所肩负的责任将更为沉重。特别是在孩子们年幼或学业繁重，而其他人又无法给予足够支持的情况下，她可能不得不独自面对这些挑战。尽管 K 先生已表示愿意在工作之余尽力协助照顾孩子，但这需要建立在 K 太太对他能力的信任，以及她愿意将更多责任交付给他的基础之上。从这个例子可以看出，女性的意识和要求发生了变化。然而，相比之下，男性在家庭和工作领域的价值观则基本没有发生变化。

总体而言，核心家庭的结构并非完美无缺，但也并非问题重重。不论家庭成员以何种方式共同生活，他们都需要通过改变系统、协调统一和个性化来实现自身的目标和价值观。然而，在这一过程中，核心家庭面临着价值观冲突等潜在威胁。因此，吕舍尔（Lüscher，1991）和赫特拉格（Hettlage，1998）提出了建议，主张在讨论家庭形式时加以区分，摆脱对家庭形象的"理想化"束缚。对于一个主要由两个成年人支撑的家庭系统而言，这是一项艰巨的任务。当家庭成员的价值观发生冲突、意见产生分歧时，家庭系统的和谐一致将受到威胁。这种威胁不容忽视，它是离婚率居高不下的原因之一。因此，我们不仅需要与亲朋好友的家庭就家庭变化进行交流讨论，更需要在社会层面展开深入的讨论。这是因为其他对家庭至关重要的系统，如教育机构、职场和社会保险等，其运转往往基于传统核心家庭的模式，即男主外、女主内的传统家庭结构。因此，我们需要全面审视和讨论家庭变化所带来的影响，以便更好地适应和支持现代家庭的多样性。

最后需要指出的是，根据系统平衡理论对家庭的定义，实际上只有少数家庭符合真正核心家庭标准。因此，在收集与护理相关的信息时，我们必须明确界定家庭结构。在这一过程中，我们不仅需要考虑居住在同一屋檐下的成员，还要关注属于家庭网络或更大家庭系统的成员（Nave-Herz，2002）。这种家庭网络通常承担着维护系统稳定的职能，是影响核心家庭系统稳定的重要因素。

三、单亲家庭

数据显示，德国几乎每五个家庭中就有一个是单亲家庭（BMFSFJ，2009）。所谓"单亲家庭"，是指只有父亲（或母亲）一方与一个或多个子女共同生活的家庭。2007 年的统计数据显示，德国共有 157 万个单亲家庭，占比为 18%。其中单亲母亲约占 90%，这些单亲家庭中共有 218 万名子女。相比之下，1997 年该比例仅为 14.2%。然而，在过去两年中，这一比例略有下降，减少了 0.2%。瑞士的情况与德国类似，城市中的单亲家庭数量在持续增长。1970—2000 年，德国有 16 岁以下子女的单亲家庭数量相对于所有家庭增长了两倍以上，从约 3.6 万户增加到约 9 万户，占比从不足 5% 上升至 12.5%（Bundesamt für Statistik，2008）。同样，在瑞士，单亲母亲的比例约为 90%。具体来看，根据德国联邦统计局 2007 年人口普查微观数据分析，在德国，42% 的单亲家庭是由离婚导致的，17% 的夫妻处于分居状态，5% 的家庭因另一方去世而成为单亲家庭，另外 5% 的单亲家庭形成原因是未婚先孕（Schneider，2003）。随着社会的发展与变迁，"单亲家庭"作为一种家庭形式亦在不断演变。许多单亲父母会寻找新的伴侣，开启新的生活篇章。根据阿伦巴赫研究所 2008 年的民意调查，有 83% 的德国单亲父母希望与新伴侣共同生活，而仅有 14% 的单亲父母选择继续独自生活。他们渴望收获新的爱情，享受爱情与幸福，同时不必承担长期的责任和义务。

菲纳克思（Fthenakis，1995，1998）提出，自 20 世纪 80 年代后半期以来，不断攀升的离婚率及其带来的单亲家庭增多是家庭变迁的表现。离婚逐渐成为家庭发展路径中的一个节点。下述案例进一步说明了建立家庭联系的重要性。

> 离婚后，对工作和生活，A 女士变得更加坚强和自信。虽然她的生活并不富裕，但她的孩子却很独立开朗、乐于助人。A 女士对新的感情关系十分谨慎，她绝不会随意把孩子的抚养责任交给另一个男人。尽管她曾尝试建立两段新的恋情，但一旦发现这些男人试图利用她，她便果断地结束了这些关系。她的朋友一直陪伴在她身边，与她分享喜怒哀乐，不断给予她勇气，让她保持独立和自信。

A 女士的例子表明，单亲家庭中存在着与核心家庭相似的困难。作为单亲母亲，她必须勇敢地克服困难。A 女士生活在社会底层，受教育水平较低，因此收入微薄。但她的家庭却给予了她极大的支持，让她能够更好地应对生活中的挑战。

A 女士的家庭成员包括她的父母、兄弟姐妹及其子女，还有她的朋友。从上述案例中我们可以看到，她的朋友在维护系统的稳定中发挥了关键作用。A 女士父母的家实际上也是她生活的一部分，兄弟姐妹及其家人经常在这里相聚，交流彼此的近况，并在需要时互相帮助。尽管 A 女士经历了离婚，但得益于大家庭的支持，她的家庭系统并未因此崩溃，仍能保持着协调统一。A 女士的家庭结构与传统的核心家庭有着显著差异。A 女士对孩子的个性发展并不那么看重，而是更注重让他们体验家庭的归属感，学习如何独立生活。她认为，家长不应过度干涉孩子的成长，而应接受他们的天性。这种思维方式让 A 女士避免了因过于强调传统家庭价值观而产生的负罪感。相反，如果她过于迎合传统的家庭价值观，她肯定会感到内疚。在工作中，A 女士不断学习与成长，促进自身个性化发展；在生活中，她更多的是通过社交来满足自身的精神需求，而不是通过艺术、音乐、文学等智力活动。相较于传统的核心家庭，A 女士更容易度过离婚危机。一方面，因为她对这段婚姻关系的期望较低。即便是离婚了，她也没有过多失望，也不会将离婚视为个人的失败。另一方面，A 女士从未感到孤立无援。单亲家庭的幸福与否，往往取决于父母一方能否实现个性化成长。如果单亲父母对幸福美满的生活抱有的期望过高，那么他们可能会感到失望，而 A 女士巧妙地避免了这种情况。作为单亲母亲，她依然注重个人的发展，通过工作、兴趣和爱好来丰富自己的生活，与外部世界保持联系，从而获得满足感。这种积极的生活态度使得 A 女士在单亲育儿的同时，也能够实现个人的成长和满足。

上述例子指出了影响单亲家庭健康的重要因素，强调了与大家庭保持紧密联系或建立社会支持网络的重要性，这有助于单亲父母满足自身的个性化需求。同时，对于孩子的健康而言，家庭的和谐稳定至关重要。如果孩子将父母的离异看作一种巨大的损失，觉得自己失去了完整的家庭和父母的关爱，那么这将严重影响到单亲家庭的健康状态。反之，如果家庭内部关系稳定，孩子通常会获得安全感与支持。

四、重组家庭

据统计，近50%的夫妻离婚后会选择重新组建家庭。这些重组家庭的形式多样：有的夫妻双方都没有孩子，有的则至少有一方在之前的婚姻中育有子女，或是拥有与其长时间共同生活的孩子（包括收养的孩子）。当他们组成新的家庭后，往往也共同诞育自己的子女。上述所有情况都涉及两个家庭的合并。双方都积极调整各自原有的家庭运作过程和生活模式，以便能更顺利地融入新的家庭系统中。正如初次婚姻一样，重组家庭也需要在价值观、观念和行为习惯上不断磨合和协调。然而，重组家庭的结构相对复杂，这常常会带来一系列问题，如孩子与不在身边陪伴的父母、继兄弟姐妹、继父母之间或新家庭与祖父母之间产生矛盾。在如此复杂的情况下，建立一个健康的家庭需要充分的耐心、不懈的努力和极大的灵活性。

W先生是一家银行的信息技术专家，他和前妻共同抚养他们14岁的女儿。每到周末和假期，女儿都会来陪伴W先生。在一次旅行中，W先生邂逅了现在的妻子——W太太。两人相识相爱，并最终决定步入婚姻，组建新的家庭。W太太的前夫在10年前移民到澳大利亚后，便不再支付赡养费，此后便杳无音讯。迫于无奈，W太太只好自谋生计，她现在在一家旅行社工作。W太太有一个12岁的女儿，她现在和W先生的女儿共用一个房间。她很快就适应了新环境，也很高兴终于有了父亲的陪伴。由于W太太工作繁忙，而W先生的公司又离家不远，所以W先生经常陪小女儿吃午饭，共度这段温馨的时光。

相比之下，W先生的女儿却难以接受她的新继母，只把她看作这个家的外人。父母离婚后，她与父亲的关系更好。相较于母亲，父亲虽然有时粗心，但却更加理解她、纵容她，对她有求必应。然而，在新家庭中，她感到不自在，拒绝接受继母制订的规则，因为她觉得她的母亲从未这样要求过她。她还常常捉弄年幼的继妹，不断制造新问题。W太太很难与继女交流。为了避免激怒她，W太太将这个任务交给了丈夫。对于继女的不良行为，他们往往选择容忍，以避免引起更多纷争。但也不能过分纵容，因为这对小女儿不公平。一个月来，家庭内部的谈话并不顺利，因此W先生和大女儿开始接受心理治疗。自从邀请了W先生的前妻参与某次会谈后，家庭紧张的气氛似乎有所缓和。尽管新家庭仍面临着挑战，但W先生和W太太下定决心，共同面对，继续生活在一起。目前，他们有意识地减少了与大家庭的联系。因为大家庭中的祖父母似乎还没有完全接受这个新的家庭结构，这在某种程度上加剧了孩子们之间的不信任和愤怒。

该案例中的问题几乎存在于所有的重组家庭中。这对夫妻的首要任务是加强家庭的协调统一。他们经常抽出时间进行讨论，就孩子的管教问题交流各自的观点。在应对不断出现的新问题时，他们始终在积极寻找新的解决方法和达成共识的途径。他们并不强迫女儿改变她的行为，而是积极地调整教育方法，使之与女儿的行为方式相协调，以达到和谐一致。这是一个追求灵性的过程。该过程并不容易，需要夫妻双方付出很大的耐心。虽然他们难免会犯错误，但父母与孩子间经过不断的沟通，终能化解彼此间的矛盾，最终实现和谐相处。

在这样的家庭中，维护新系统往往需要通过改变系统来实现。这要求家庭成员展现出灵活性，勇于摆脱原有的价值观和思维模式，而这个过程往往非常痛苦。对于经历过危机和创伤的孩子和成人而言，仅靠善意和良好愿望并不足以为他们提供情感支持，也无法满足他们对和睦家庭与亲情的期待。在某些情况下，虽然大家庭也可以参与讨论，帮助解决问题，但他们的介入也可能带来负面影响，比如一些祖父母可能会重提旧事，阻碍家庭的发展。

五、其他家庭形式及单身

本小节主要介绍其他家庭形式。这些家庭形式受人口、经济和人际关系变化的影响。需要注意的是，独居、非婚同居或合作家庭等形式通常不能被视为独立的家庭结构，而仅作为应对特殊情况的解决方案。它们可能是临时的，也可能是永久的；可能是自主决定，也可能受外部影响。经济、社会或人际因素都会对共同生活的多样性产生影响。

如今，人们越来越倾向于使用相对数字来衡量独居人口的增长情况。数据显示，德国独居家庭所占比例高达38.7%，数量庞大，并呈现上升趋势（Statistisches Bundesamt，2007）。从结构来看，独居家庭主要分为两类：一类是30岁以下的单身年轻人，另一类则是60岁以上的老年人。老年人选择独居，往往是因为他们渴望在家中安享晚年，不愿给子女增添负担。但他们并非真正意义上的孤单。亲朋好友常来看望他们，儿女也住在附近，特别是女儿和儿媳，往往承担着照顾父母或公婆的任务。此外，邻居和社区居委会也会不时伸出援手，共同构建了一个充满爱与责任的大家庭网络。这个大家庭虽然跨越了多个家庭，但只要分工合理，这个大家庭便可发挥巨大的优势。但也需要注意其中隐藏的问题。当家庭过度依赖某一个人时，可能会导致这个人负担过重，让家庭陷入困境。通常情况下，这个人会是长女或未婚的女儿，人们称其为"夹心一代"。他们既要对上一代负责，又要对下一代负责，没有足够的时间精力来考虑自己的需求（Künemund，2002）。

受中产阶级意识形态的影响及经济发展的要求，年轻人受教育时间不断延长，因而经济独立也随之推迟，这无疑给家庭带来了较大的经济负担。随着年龄的增长，他们追求决策自主，希望在自己的生活和职业等方面有更多的话语权，但为了保证生活品质，他们又不得不依赖家庭的经济援助（Lempp，1993）。随着社会经济水平的提升，新的家庭形式也应运而生。越来越多的年轻人选择独居，或与伴侣、同龄人共同生活。他们的教育背景、生活阶段和价值观相似，与父母一代的观念往往存在差异。尽管如此，只要年轻人还在接受教育，他们与父母之间就仍然存在情感联系，这主要体现在母亲为子女提供生活上的支持和建议。在年轻人完全实现经济独立之前，这种与父母的情感联系为他们提供了一个平稳过渡到完全独立的缓冲期，有效缓解了因追求独立性而可能产生的冲突。

还有一种家庭结构是合伙式家庭，指的是一群出于共同目的而生活在一起的个体。这种家庭形式始于 20 世纪 60 年代末，通常基于相同的意识形态或宗教信仰，形成了非血缘关系的集体居住模式。合伙式家庭旨在挑战传统的社会结构，并对中产阶级的核心家庭观念提出批判，以展现一种不同于传统的新型生活方式。现如今，合伙式家庭的形成往往基于经济原因和人际交往需求。例如：一些年轻人为了节省开支，会选择合租住房；单亲母亲可能会选择与其他单亲母亲合租，以互相扶持，共同应对经济负担；有些年轻人为了摆脱原生家庭的影响，会选择与志同道合的人一起生活，抱团取暖；还有一些无家可归的人，虽然四处流浪，但他们也可能会和某个特定的人定期见面，共享微薄的收入。对于那些与家庭关系不和或由于某种原因失去家庭的个体来说，合伙式家庭可以作为一个替代原生家庭的港湾。同时，合伙式家庭中的成员仍能与自己的原生家庭或其他亲友保持亲密的关系。

合作家庭同样可被视为一种家庭系统。在进行护理时，护理人员首要的任务是了解该家庭系统的成员结构、复杂的角色分配、内部关系以及与其他系统的联系。然后，护理人员可以进一步探讨以下几个方面：家庭系统的组织结构是否能够持续运作（维护系统）；家庭成员是否将自己看作系统的一部分（协调统一）；他们是否能通过这种联系获得自我发展（个性化）；家庭成员之间的合作是否足够灵活，能够应对他们的需求和情况的变化（改变系统）。总而言之，护理人员需要评估家庭成员的健康状况。

综上所述，护理人员应当运用此方法全面评估本书所讨论的各种家庭结构。这些家庭结构囊括了所有对个体及家庭福祉产生积极或消极影响的成员。因此，在与家庭合作时，应更加注重关系的拓展、稳定和质量。

个体或家庭的孤立状态潜藏着巨大的风险。在这种状态下，他们的社交需求无法得到满足，严重时需要依靠家庭或其他社会机构的帮助。这类问题在社会中十分常见，例如：被边缘化的个体、孤立无援的移民、吸毒者、单身父亲、收容所里无家可归的人、酗酒者的家庭成员等。这类人可能会因身体问题寻求帮助，但如果缺乏一个健康的支持系统，他们将很难恢复健康。

本书结合家庭的发展历史及人口和社会因素的影响，并通过举例来探讨家庭结构。在护理实践中，我们必须认识到，家庭理想仍然在社会中占据主导地位。护理人员应避免用这一理想化的标准去衡量和评判其他形式的家庭。本书提及的所有案例都是基于追求协调统一的健康家庭。这些家庭的健康状态源于其灵活性，即能够不断适应新情况，同时尊重并满足家庭成员的需求。这足以证明，起决定性作用的因素并非家庭结构本身，而是家庭运作过程。为了准确分析一个家庭或家庭中患病成员的情况，护理人员必须深入理解家庭结构对追求健康的影响，从而把握系统的优势和存在的问题。这种理解是实施全面整体护理的基础，而关于全面护理的详细内容，将在后续章节中进一步探讨和阐述。

第三节　家庭的发展阶段

一、家庭发展阶段概述

家庭的发展与家庭成员的成长阶段息息相关，只有不断适应每个家庭成员的需求，家庭才能成长壮大。我们对家庭发展的理解，以及家庭与处于不同成长阶段的孩子和成年人之间的关系并非一成不变，而是深受当时社会主流观念的影响。家庭结构及社会所推崇的家庭运作过程，共同决定了如何满足不同年龄阶段家庭成员的需求。

例如，罗森鲍姆（Rosenbaum，1996）对17—18世纪的农民家庭进行了深入研究，发现这些家庭与我们现在以儿童为中心的核心家庭形成了鲜明对比。在当时的农民家庭中，儿童被视为心智和体力上略逊于成年人的"小大人"，他们从小就开始参与家庭劳作，分担生产的重担。另一方面，斯德尔（Sieder，1987）提出，儿童的高死亡率是导致父母和孩子情感疏离的重要原因。在他看来，只有在经济条件较好的家庭，特别是中产阶级家庭结构中，才能真正感受到母爱的温暖。这些研究都为我们理解家庭与成员发展的关系提供了宝贵的视角。

如今，促进儿童个性发展已成为家庭的重要任务，为儿童谋求幸福与独立性更是教育的重中之重。国家不仅为家庭提供必要的支持，还会在必要时对其施加压力，确保家庭切实履行儿童教育的责任（Vinken，2007）。在努力落实"儿童政策"（Lüscher，1991）的过程中，父母应当珍惜与孩子共度的时光，为他们营造安全稳定的成长环境，使他们能够茁壮成长。从社会政治的角度来看，儿童教育的目标是引导孩子接受社会主流文化的价值观和行为规范。近年来，教育方式发生了显著变化，从过去的命令和禁止，转变为给予孩子更多的活动空间和决策权，旨在培养他们的独立性和责任感（Nave-Herz，2002）。为此，国家和社会通过各种渠道向父母提供建议和指导，如开设咨询课程、推广益智玩具等。然而，仍有部分家庭难以适应这种新型的教育方式。为了缩小这一差距，国家领导和社会专业人士正积极引导家庭采用符合社会普遍标准的教育方法，家庭政策在社会各阶层取得了初步成效（Berger & Berger，1983；BMFSFJ，2009）。儿童教育对家庭提出了较高要求：家庭需要不断适应孩子的成长变化，并根据他们的成长阶段调整家庭运作过程，同时避免这些调整对成年人之间的关系产生负面影响。对于孩子年龄跨度大或涉及多代同堂的家庭来说，儿童教育显得尤为复杂。福克斯（Fux，1994）在瑞士进行的研究显示，当前家庭政策主要致力于更好地平衡工作与家庭的需求。同时，自2007年以来，德国政府一直致力于此，通过推出育儿津贴政策和大力发展托儿所等措施来满足日益增长的儿童教育需求（BMFSFJ，2009）。

家庭生命周期理论为儿童教育提供了精准而实用的指导。这一理论由美国学者格利克（Glick，1947）首次提出，并在后来的研究中得到了进一步的完善。格利克将家庭的发展划分为六个主要阶段，分别是形成、扩展、稳定、收缩、空巢和解体。这些阶段涵盖了夫妻从结婚开始，相互磨合，到生育子女，再到子女独立成长，最后到配偶离世、面对生命终点的全过程。家庭生命周期理论不仅符合中产阶级理想家庭的期待，而且在实际应用中展现出很高的价值。通过参考人口统计数据和直观的图表，父母可以清晰地了解每个阶段的时间跨度和特点，从而得到针对性的指导。

家庭生命周期理论虽然至今仍被广泛采用，但由于缺乏更为完善的理论模式，我们需要以辩证的视角来看待它（Diekmann & Weick, 1993）。首先，这一理论模型在非传统家庭形式中的适用性确实有限。在现实生活中，家庭的成长阶段并非总是按照固定的顺序逐一进行，而是可能出现交叉或不同步的情况。例如，在重组家庭中，由于孩子的年龄差异较大，家庭可能会在不同时间经历相同的发展阶段。此外，人们在如何真正满足孩子需求的问题上往往难以达成一致意见。社会学家虽然在一些基本需求上达成了共识，如保护儿童、提供饮食起居、治疗疾病和鼓励学习等，但满足这些需求的关键在于稳定的家庭结构和父母的关爱（Berger & Berger, 1983）。然而，尽管社会学家提供了专业建议，他们却未能充分考虑到家庭的多样性，并且在制订固定规范时也未进行充分的审查和讨论。

虽然本节难以给出适用于不同年龄人群的护理策略，但有一点是明确的：无论社会规范如何，促进家庭健康的护理措施都至关重要。这一原则有助于我们消除护理过程中的偏见，避免护理人员过于强调某些特定规范，进行无用的说教，或是盲目追求所谓的"更优"策略。在这里，护理的真正含义是支持所有能够促进健康的运作过程。每个家庭都渴望获取资源，以便及时发现发展过程中出现的问题，并努力解决这些问题，以实现家庭内部的和谐一致。

系统平衡理论把家庭的每一个发展阶段都看作一个维护系统的过程，这个过程伴随着家庭的整个生命周期。随着孩子逐渐长大，父母的教育方式会相应调整，但这并不会改变家庭的基本结构和价值观，即不会改变系统。通常情况下，父母会根据与孩子相处的经验，以及通过交流和媒体获取的信息，逐渐形成一套关于如何养育子女的价值观和方法。当家庭进入新的发展阶段时，他们会按照自己的理念来行动。虽然这些策略在新的阶段中可能是第一次尝试，但它们已经受到了现有价值观和目标的影响，因此并不属于改变系统。如果一个家庭在维护系统的过程中，采用了最有利于孩子成长的生活方式，那么这个家庭就会更加稳定和健康。然而，如果家庭成员之间的生活方式和价值观存在矛盾，或者缺乏必要的适应能力，家庭就需要通过改变系统来达成和谐一致。在这个过程中，家庭是否需要外界的帮助，取决于家庭本身是否具备解决问题的资源。以上论述说明了维护系统与改变系统两个维度之间的联系。

二、幼儿家庭

S女士和K先生拥有一对可爱的儿女，大的4岁，小的才两个月大。这对夫妻是十足的理想主义者，在夫妻相处和子女教育方面有着自己独到的见解。他们并未选择结婚，因为在他们看来，婚姻可能会改变他们目前这种基于纯粹自愿的关系，使其失去原本的意义。孩子们成了他们情感的纽带和象征。他们一家四口居住在城中的一座简约的公寓里，其中一间房还是K先生的工作室。

K先生在一家广告公司担任平面设计师，每天有一半的时间都在公司工作。除了工作，他还是个热衷于绘画的业余画家，常常利用空闲时光沉浸于创作之中。而S女士则是室内乐团的大提琴演奏家，同时她还是一位音乐教师，细心指导着15名学生。这对夫妻在工作与家庭之间找到了完美的平衡点，他们相互合作，共同分担家务和抚养孩子。K先生非常期待成为一个好父亲，他十分享受和孩子们在一起的时光。当S女士忙于工作时，K先生便主动承担起家务和照顾老大的任务。为了哺乳方便，S女士有时会将老二带到学校，利用课间休息或上课时间喂奶。她曾阅读过大量关于自然分娩、母乳喂养和育儿的文章，并坚定地决定母乳喂养孩子两年。虽然K先生对此持有不同意见，但他依然全力支持妻子的决定。在独自照顾老大的时候，K先生偶尔会允许老大吃一些甜食，起初S女士对此并不赞同，两人甚至因此有过小争执，但最终也都化解了。

长期以来，夫妻二人与老大的相处并不轻松。在老大两岁之前，他常常与父母同床共眠，每当夜里醒来，S女士都会温柔地给他喂奶。S女士总是担心孩子会害怕黑暗和孤独，而K先生则认为这种担忧是多余的，他认为孩子应该逐渐学会独立，同时夫妻也需要一些独处的时光。两年过去后，S女士终于同意丈夫的建议，让老大独自睡觉。起初，老大为自己拥有了一张大床而感到自豪。然而好景不长，他经常在半夜醒来，然后又回到父母的床上继续睡觉。S女士总是不忍心拒绝他，而K先生曾两次试图将他送回自己的床，结果却引发了激烈的争吵。从那以后，他们每晚都会被孩子的哭闹声打扰，S女士甚至觉得，如果孩子继续和他们一起睡，或许情况会更好些。直到老二出生，K先生终于忍无可忍。他告诉S女士，他也有权参与孩子的教育，他有自己的需求和想法，现在他决定要行使自己的权利。他要求S女士必须在他和孩子之间做出选择。最终，S女士含着泪水，选择了接受K先生的建议。K先生向老大解释说，他已经长大了，晚上应该一个人睡觉。他和妈妈都需要休息，不希望再被打扰。他还说，他会把卧室门反锁。那天晚上，老大在门外放声大哭，但半小时后，他便默默地回到了自己的小床上。第二晚，他只哭了十分钟便停止了。这让S女士感到非常为难，但她也明白，她必须把权力交给丈夫。同时，她也意识到自己在教育孩子方面过于迁就，应该让孩子遵守规则，避免让他成为"家里的小霸王"。从那以后，S女士开始更加尊重丈夫的意见，他们会共同制订规则，商量如何更好地教育孩子。

上述案例向我们展示了这对父母如何一步步引导大儿子学会独立入睡。通常情况下，护理人员可能会迅速向父母提出建议，或是解释称孩子不宜长时间依赖母乳喂养，而应逐步增加辅食的摄入，以确保其营养均衡发展。然而，在不了解这个家庭具体情况的前提下，护理人员给出的这些建议并不见得适用。事实上，K家庭的情况较为特殊，他们的家庭结构稳定，夫妻之间的协作非常默契，这使得他们能够坦诚交流，共同应对各种问题。在孩子的教育方面，这个家庭有许多值得我们借鉴的优点。

这对夫妻各自承担起了责任，配合得相当默契。K先生作为父亲，发挥了至关重要的作用，赢得了妻子的尊重。不过，和两个小孩相处也确实不容易。大儿子常常打扰K先生的睡眠，这对他在维护系统方面产生了负面影响，从而引发了不满。这些负面情绪也进一步影响到夫妻关系。为了维护自己在家庭中的权威，K 先生开始积极寻找解决办法，并发出了"最后通牒"。或许他从自己的父母那里学到，教育孩子有时得用"强硬手段"，得给他们设立明确的界限。S 女士看到丈夫的干预取得了不错的效果，也开始改变自己的观念。她之前总觉得不该强迫孩子，得尽量满足他们的需求。但现在她明白了，孩子们也得学会遵守规则，为他人着想。此时，S 女士的行为就属于改变系统这一维度。她的改变不仅影响了自己，更会对孩子们产生深远的影响。

K 家庭在面对家庭发展中的矛盾时，能够灵活应对并做出必要的改变，这种能力实际上比单纯学习科学知识还要重要。我们有充分的理由相信，他们未来能够预见到可能出现的紧张局势，仔细权衡自己和孩子的需求，共同商讨出解决问题的有效策略。但值得注意的是，并非所有家庭都具备这种应对能力。这时候，护理人员的作用就显得尤为重要。他们能够为那些无法独立解决问题的家庭提供宝贵的支持和指导，帮助这些家庭充分利用自身资源来化解矛盾，从而在子女教育方面做出适当的调整，使家庭关系更加和谐、健康。

三、青少年家庭

近年来，青少年的成长在很大程度上受到家庭发展的深刻影响。伦普（Lempp, 1993）在《转型期家庭》（*Familie im Umbruch*）一书中详细阐述了这一现象。随着工作与家庭逐渐分离，青少年与成人之间的界限日益清晰，不同代际之间的生活也变得越来越独立。比如，青少年会有自己的休闲娱乐活动，而儿童则更多时间待在托儿所、学校或幼儿园。亚当森（Adamson, 2008）指出，联合国儿童基金会发布的一项最新研究显示，在西方发达国家，大多数青少年都是在家庭以外的环境中成长，这种情况是前所未有的。他特别强调了神经科学的研究成果，指出爱、稳定、安全感，以及父母和亲朋好友的鼓励，对孩子的全面发展至关重要，尤其是在孩子小时候。然而，目前我们还不清楚这种变化对未来社会和儿童生活将产生何种影响，因此他呼吁进行更多的研究（出处同上）。伦普（Lempp,

1993）也曾发出警告，如果把养育子女的责任交给其他人，父母可能会逐渐失去在家庭中的权威。相较于家庭，青少年的价值观将更多地受到社会和学校的影响。

青春期本身就是一个充满不确定性的时期。在这个阶段，青少年的身体机能会突然发生变化，同时他们的价值观可能与父母产生冲突，导致父母在家庭中的权威受到挑战。这些因素交织在一起，很容易让青少年感到不安全。心理学家埃里克森（Erikson，1965）就明确指出，青春期是个体寻找自我、建立自我认同的关键时期。从这时起，青少年开始渴望独立，逐渐与家庭拉开距离，探索属于自己的世界。一旦父母失去了在家庭中的权威，孩子的教育就可能面临困难，青少年也会因此感到深深的不安。这些因素犹如定时炸弹，随时都可能引发家庭危机。在这样的困境下，青少年往往会选择向同龄人寻求安慰和支持（Berger & Berger，1983），逐渐形成了他们特有的青年文化。然而，这种文化与主流社会文化的脱节，可能会对社会秩序产生负面影响。即便是原本和谐健康的家庭，在孩子步入青春期时也会遇到种种问题。如今，社会环境日新月异，部分传统的教育方法已经难以适应新时代的挑战。过去几十年里，那些曾经备受推崇的传统教育方式逐渐失去了其原有的价值。而相比之下，更为开放自由的教育方式为青少年提供了更多协商与选择的余地（Nave-Herz，2002）。然而，并非所有的父母都能迅速适应这些全新的教育观念，以下将通过具体案例来进一步说明这一点。

H先生和H太太有一个16岁的儿子，他们一家三口住在城里的一个三居室公寓。这对夫妇一直秉持着传统的价值观，非常注重个人形象，认为外表要干净利落，穿着要整洁得体，举止要端庄大方。H先生是地产公司行政部门的一名职员，每天早出晚归，工作忙碌。而H太太则是一名全职主妇，主要负责儿子的教育。平时，H先生很少插手儿子的教育，一旦家里出现冲突，他就会出面采取一些惩罚措施，比如限制儿子出门、扣除零花钱等。而H太太则总是陪伴在儿子身边，无论是写作业还是与老师和同学相处，她都会给予儿子耐心的指导和帮助。无论何时，她都会坚定地站在儿子这一边。然而，最近儿子的叛逆行为让H太太感到非常头疼。他不再像以前那样专心学习，写作业时也不听从管教，经常和朋友玩到深夜才回家。他的学习成绩直线下降，个人卫生也越来越差，不洗头、戴耳环、穿脏裤子，也不换衣服。H太太虽然一直在尽力忍耐，但几天前发生的一件事让她彻底崩溃了。那天睡觉前，她发现儿子竟然不在家，可一个小时前他还和自己道了晚安。H太太坐在客厅里，一整夜都无法入眠，直到凌晨四点儿子才回来。H先生看到这一幕后大发雷霆，威胁要把儿子每天晚上锁在房间里。H太太则伤心地哭了，她不知道该如何应对儿子的叛逆行为。

后来，她渐渐意识到，可能是自己的教育方式出了问题。她害怕失去儿子的信任，也深知儿子需要一些属于自己的空间。于是，放学后，她尝试与儿子沟通，坦诚地告诉他，自己对他最近的行为感到失望，也对他的未来充满担忧。她主动询问儿子，是否觉得她在教育上有哪里做得不对，但儿子却沉默不语。这时，她温柔地告诉儿子，她相信他是一个善良且聪明的孩子，明白成绩不佳会让他感到烦恼。她也理解，他渴望独立，不希望再被时刻监督着写作业。因此，她提议找专业的辅导老师，教他如何更好地管理时间，专注地完成作业。她强调，只有真正掌握了这些技能，他的学习成绩才能有所提升。她还计划亲自去学校咨询，看是否可以得到这方面的帮助。听到这些，儿子如释重负，因为他不仅没有在母亲面前丢脸，还感受到了被理解。他欣然接受了母亲的建议。之后，H太太与丈夫商量了此事，得到他的支持后，为儿子安排了额外的补习辅导。现在，儿子在家里的心情明显好转，虽然他的裤子还是脏兮兮的，但那是因为他把更多的精力放在了更重要的事情上。他的父母也逐渐接受了这个事实。儿子更加尊敬父母，也深感自己有责任不再让他们失望。

在上述案例中，H太太成功地化解了与儿子之间的僵局。尽管儿子一度紧闭心扉，但H太太能够设身处地地理解他的行为和感受。等到H先生的怒火平息后，在妻子的引导下，他也重新审视了问题的本质。原来，儿子反感母亲过多干涉自己的生活，渴望拥有私人空间，因此不得不违逆父母的意愿，表现出反抗的态度。然而，在母亲的引导下，儿子逐渐找回了自我，重新接纳了与父母之间的亲情纽带。母亲也学会了放手，给予他更多的自由空间，并借助外部力量帮助他提升学习成绩。这个家庭在改变系统维度上实现了转变。H 太太不再过分强调外在形象的整洁干净，而是通过与儿子的深入交流，建立起更为重要的价值观联系。

虽然很多家庭有能力解决青少年成长过程中遇到的问题，但不断增多的青少年问题也反映出，部分家庭确实缺乏必要的资源和支持。有些家庭的生活模式已经跟不上现代社会的步伐，因此，护理人员不仅要了解青少年的心理，更要深入了解他们所处的家庭环境。对于那些有多个年龄段的子女的父母来说，他们可能还要照顾自己的父母，或者自己正面临人生中的困境，因此他们需要掌握更多的应对策略。"夹心一代"的父母，他们既要照顾年幼的子女，又要照顾年迈的父母，同时还要应对自己生活中的种种挑战，这无疑耗费了他们大量的时间和精力。虽然他们肩负着重大的责任，但这并不意味着他们在子女面前就能拥有绝对的权威和影响力。相反，他们应该与孩子进行更多的协商和交流（Clignet，1990；Nave-Herz，2002）。然而，这样的互动过程中，父母和子女都有可能受到伤害。此时，护理人员的作用就显得尤为重要，他们需要理解并帮助这些家庭，让他们认清自己的处境，并给出合适的护理建议。

四、成年人家庭

成年人家庭可以分为以下三种类型：无子女家庭、父母与尚未经济独立的成年子女组成的家庭、成年子女与年迈的父母组成的家庭。数据显示，瑞士无子女家庭占比高达 67%（Bundesamt für Statistik，2008）。而在德国，有 370 万个家庭的最小孩子已经成年（即年满 18 岁），而另有 860 万个家庭仍有未成年子女（BMFSFJ，2009）。然而，值得注意的是，当前的家庭政策主要聚焦在有子女的家庭上，大多数研究也更多地关注孩子或母亲在家庭中所扮演的角色。相比之下，对于成年人家庭的研究和关注则显得相对匮乏。

无子女家庭涵盖各年龄段的成年人，其形成原因复杂多样。有些伴侣可能因追求职业自我实现、面临经济困境，或者对生活持有悲观态度而选择不育。在这一过程中，女性对职业目标的更高追求和伴侣间对自我实现的新价值观可能发挥了重要作用（Beck-Gernsheim，1997；Hettlage，1998；Konietzka & Kreyenfeld，2007）。无子女伴侣主要作为一个互动系统存在，维护系统需要双方对角色分配感到满意，且保证自身的自主权。这种关系纽带必须足够坚实，既要保证双方能够相互支持，又要给予彼此自由发展的空间。然而，他们往往并不将彼此视为一个完整的家庭，而是将父母、兄弟姐妹及其子女视为家庭成员，这些成员在维持家庭系统稳定方面发挥着重要作用。在这个更大的关系网络中，伴侣双方并非孤军奋战，他们也会从其他家庭成员那里获得支持。当两人产生分歧时，家人可能会成为调解者；当冲突升级时，家人也会成为"避雷针"，为该互动系统带来更多转机。

无论是与成年子女同住，还是与年迈父母同住，这类家庭都涉及两代成年人，因此他们往往会面临相似的挑战和困境。拥有成年子女的家庭，可以说是时代发展的一个缩影。随着经济的不断发展，社会对成年人的教育程度和综合素质提出了更高要求（Sieder，1987）。这使得很多人需要更长的时间来实现经济独立，从而不得不长期依赖父母的经济支持。而近年来，随着失业率的不断攀升，找到一份足以支撑自己独立生活的工作变得更加困难，这也使得这种经济依赖关系变得难以割舍。

照顾家中年迈的父母，无疑是每个家庭最为重要的任务之一。报告显示，家庭在德国护理体系中扮演着至关重要的角色，不仅是"最大的护理服务机构"，更是被广大民众所依赖的核心力量（Landtag Nordrhein-Westfalen，2005）。有92%的居家被照护者都是由其家属亲自照顾，这无疑给家庭带来了沉重的负担，也时常引发家庭内部的矛盾和冲突（Infratest Sozialforschung，2003）。许多年迈的父母出于各种原因，更倾向于在自己的家中接受照料。可能是因为子女的居住空间有限，或许是因为子女担忧独自承担起这份照顾之责会带来过大的心理压力。

而更为普遍的情况是，老人们不希望给子女或其他家庭成员带来额外的麻烦，因此选择留在自己熟悉的家中。如果我们进一步将年迈父母与成年子女作为两类独立的成年人家庭来考虑，那么这一数字将会更加惊人。随着个体化趋势日益明显，家庭成员之间的关系也变得越来越疏离。老中青三代人由于成长环境、价值观念和生活需求的差异，常常产生代际冲突。以青年人与中年人之间的冲突为例，青年人在接受教育期间往往需要在经济上依赖他人，他们可能难以在工作中获得成就感，也无法立即获得工作带来的社会认可。然而，在其他方面，如性观念和社交活动上，他们可能已经展现出相当的独立性和探索精神。中产阶级家庭通常会对子女设置一定的限制和规矩，而青春期的孩子往往会对此产生反感和叛逆。他们既渴望获得自由，又希望能够从父母那里得到一些能让他们在同龄人面前炫耀的东西，比如零花钱、时尚的衣服或开家里的车等。然而，父母的慷慨往往是有限的，面对孩子的这些要求，他们可能会感到力不从心。更令父母担忧的是，孩子的这些行为似乎与他们所倡导的谦虚、感恩等价值观背道而驰。

老年人和中年人之间，同样存在着一些类似的难题。随着个体的不断发展，他们对生活系统的需求也在不断变化。老年人面临着体力减弱、身体机能逐渐衰退等一系列问题。由于年纪已高，他们可能无法再像年轻时那样取得辉煌的成就，因此保持独立生活对于他们来说尤为重要。衰老是一个缓慢的过程，在这个过程中，老年人会逐渐减少对生活的调控，而更多地追求内心的宁静与灵性。很多时候，老年人不再热衷于家庭和社区中的热闹活动，而是更倾向于享受沉思与平静的时光。他们常常发现自己难以适应子女家中的生活节奏，子女忙碌的工作、朋友的聚会、激烈的讨论以及吵闹的音乐都让他们感到难以忍受。这样的生活环境打破了他们所期望的宁静生活，破坏了他们自身系统的平衡，导致一系列不良后果，如易怒、害怕失去存在感等。

在上述两种情况中，身处其中的"夹心一代"经常需要给予家人极大的理解和关心，但这也常常让他们忽略了自身的需求。家庭的健康与灵性紧密相连。通过坦诚的沟通、对家人的关爱以及妥善解决冲突，一个健康的家庭可以携手共渡难关，共同享受幸福美好的生活。

　　总的来说，家庭成员各自的发展阶段以及整个家庭的结构，都会对家庭系统的平衡产生重要影响。因此，护理人员在进行护理工作时，需要充分考虑到这些因素。在家庭信息收集表中，与个体成长紧密相关的行为方式被归为维护系统维度（见表2）。在护理过程中，护理人员需要重点关注以下三个方面的信息：首先，孩子在智力发展和社交能力培养方面，是否得到了足够的支持和教育？其次，家庭的期望是否与孩子的实际年龄相匹配？最后，家庭的教育方式是否能够在不过度限制孩子个性发展的前提下，达到预期的教育效果？除此之外，护理人员还需要关注家庭中其他成员的需求，特别是老年人的需求。同时，中年人的需求同样不容忽视，护理人员应当协助他们找到个性化发展与家庭归属感之间的平衡点，这样才能确保整个家庭系统的和谐与稳定。

　　在收集个人信息时，护理人员应参考表1，一旦发现任何问题，都应深入探究这些问题对家庭系统可能产生的具体影响。例如，在促进孩子智力发展方面，有些家长可能会遇到"没有时间""没有兴趣""缺乏理解"等困扰。对此，护理人员应深入了解这些困扰对家庭其他成员和整体系统的目标产生的影响。在信息收集的过程中，护理人员不仅要关注维护系统维度下的"角色结构"和"生活模式"等因素，还需注重协调统一维度中的"联系"和"与环境的交流"等要点（见表2）。这样，护理人员才能更全面地了解家庭状况，为后续的护理工作提供有力支持。

　　为了准确评估家庭的健康状况并提供科学的咨询建议，护理人员需要深入了解个人的成长过程，并具备扎实的相关知识。这些知识仅仅通过本书的学习是远远不够的，还需要在专业的培训和实践中不断补充和完善。

　　上述案例向我们展示了健康的家庭如何携手共进，共同寻找解决方案，应对成员个人发展所带来的变化。要让家庭在面对成员个人发展变化时找到解决方案，就需要家庭保持灵活性，成员间能够相互理解并经常沟通。而能否成功应对这些变化，关键在于家庭维护系统的灵活性程度以及每位成员的个性化程度。在寻找解决方案的过程中，家庭改变自身价值观的效果，将取决于家庭为实现协调统一所付出的努力。

第四节　文化影响

一、文化和文化转型

本节主要探讨了家庭与环境之间的关系，详细阐述了各种因素如何相互影响，并引导读者了解如何帮助家庭找到追求健康的正确途径，以实现与环境的和谐一致。

文化是这一过程的核心。在系统平衡理论中，文化并非单纯指精神遗产或文学艺术，而是按照社会学的定义，涵盖了人类世代相传的各种生活模式。在系统平衡理论中，文化受到两个重要过程的影响：一是文化守护，它更注重系统平衡结构图上半部分的稳定目标；二是文化转型，它更侧重于系统平衡结构图下半部分的成长目标。这两个过程共同影响着文化的演变与发展。

关于家庭结构的论述表明，维护系统维度中的生活模式如何逐渐固化，进而形成家庭传统，从而确保家庭的延续。这一过程涉及文化守护的层面。然而，家庭成员在追求个性化的过程中，会将新的信息引入家庭系统，这些传统也会逐渐发生变化。如果这些新信息触及了家庭的基本价值观，家庭就不得不调整系统或进行文化转型。通过这种方式，经过改变的价值观往往会在潜移默化中影响家庭的结构和运作过程。新的价值体系及其衍生出的文化，作为家庭的传统或维护系统的方式，会自然而然地传递给下一代。总之，上述运作过程在家庭系统和文化传承中呈现出高度的协调性与互动性。家庭运作过程是孕育文化的"摇篮"。在这一过程中，家庭成员不仅继承了家庭世代相传的文化遗产，还在成年后继续将其传递给自己组建的家庭。然而，文化转型则与之不同，它始于个人层面，首先是个人对某些事情产生新的认识，从而改变了个人价值观；随后，这一文化转型的过程必须融入家庭，使新的价值观和行为方式被家庭接受。

从理论层面来看，对文化转型的理解实际上与从历史角度对家庭的观察或从社会学角度给出的普遍解释并不相悖。早在 1932 年，盖格尔（Geiger，1967）就指出，不同社会经济地位的人会通过他们特有的精神面貌得以体现。从事同一行业的人由于共同的利益和面临相同的问题，逐渐形成了特有的思维方式和生活方式。这些观念和价值观在他们的家庭中也得到了强烈的体现。盖格尔的阶级理论认为，生产活动不仅创造了消费品，更塑造了整个社会的生活模式，并以此为基础划分出不同的阶级。罗森鲍姆（Rosenbaum，1996）对盖格尔的观点表示赞同，并指出这一理论与马克思（Marx）、杜尔克凯姆（Durkheim）等的思想不谋而合。当人们存在共同利益、感受到生存条件受威胁时，便会形成团结意识，进而产生强烈的认同感和阶级意识。

然而，罗森鲍姆（Rosenbaum，1996）也指出了这些理论的不足之处。他认为，阶级的划分过于笼统，无法充分体现日常生活中存在的重大差异。实际上，即便在同一个阶级内部，也存在着多种不以生产力为唯一标准的划分方式。为了更深入地解释这一现象，布尔迪厄（Bourdieu，1984）提出了基于地位和声誉的符号权利理论。他认为，阶级与经济因素密切相关，而地位则更多地取决于个人的社会关系和社会身份。这样一来，我们就能够更全面地理解社会结构的多样性和复杂性。

罗森鲍姆（Rosenbaum，1996）进一步解释说，文化也可以独立于其他因素，建立在特定的价值观和规范之上。有的价值观能够保持稳定，而有的则会随着时代变迁而发生改变，这就导致文化内部出现了越来越多的差异，甚至有些差异是无法被社会所接受的。而系统平衡理论也涉及类似话题。以家庭为例，它既要保持系统的稳定，比如传承和延续特定的文化意识与生活习惯；同时也要追求成长，比如探索和发展新的家庭结构和生活模式。通过维护家庭系统以及进行协调统一，那些经过时间沉淀的模式得以保留，并传递给下一代。正如第一章中对"人"和"家庭"这两个概念的描述，家庭对环境的适应过程，其实就是家庭成员通过个性化发展以及改变家庭系统、实现与环境的和谐共生的过程。

社会学对家庭如何适应文化的过程给出了不同的解释。谢尔斯基（Schelsky，1967）提出了"文化滞后"的概念，他指出，家庭在适应社会结构变化时往往显得迟缓，这就造成了某种程度的延迟。例如，过去的农民家庭大多倾向于几代人共同生活、共同劳作，但随着时间的推移和社会的变迁，这种大家庭的观念逐渐演变，形成了如今更为普遍的小家庭观念。但普朗克（Planck，1964）等其他农业社会学家则对此提出反对。他们认为，现代农民家庭与小家庭之间存在结构性的差异，而且这种差异并不会因为时间的推移而消失，因为在农民家庭中，工作和家庭生活紧密相连，这种紧密的联系至今仍然在很大程度上决定着家庭的结构和生活方式。

系统平衡理论为我们提供了一个协调双方观点的平台。文化适应往往会涉及改变系统维度。家庭的结构和运作过程实际上也参与了自身文化的演变过程。在这一过程中，家庭的基本价值观和维护系统的行为模式将起到关键作用，它们会决定哪些来自环境的信息应该被整合到系统当中。在此过程中，如果家庭能够保持灵活性，并批判性地审视不同的思维方式、意识形态、看法和观点，那么这样的家庭就具备了整合这些信息的良好条件。在维护系统维度上，家庭就更容易进行必要的调整，而不会影响到系统本身及其核心的价值体系（见第一章第二节第五小节）。

但事实上，每个家庭在维护系统时，都会倾向于排斥那些与家庭价值观相冲突的信息。这是因为适应新的社会结构是一个循序渐进的过程，那些促使家庭调整价值观的信息和观念，往往需要时间去逐步地融入，才能被家庭系统所接受和整合。只有当家庭面临巨大的压力时，才会出现颠覆性的系统变革。这也正是文化滞后现象的理论解释。

然而，每个家庭都会努力与环境中特定的一些系统保持和谐一致，这些系统通常与家庭的价值观和运作方式最为契合，从而避免可能引发冲突的系统变化。由于当前环境中存在着诸多不同的系统、意识形态和社会结构，这些元素在价值观和目标上往往大相径庭。尽管如此，大多数家庭仍能够做出令自己满意的决策。以一个信奉宗教的家庭为例，与外界交往时，他们更倾向于与宗教团体内志同道合的家庭建立友谊。同时，他们也会影响和审视孩子的日常活动和人际关系，以确保孩子不会受到（家庭认为的）不良影响。这样，家庭就能在与环境的互动中保持和谐与稳定。

系统平衡理论进一步印证了普朗克（Planck，1964）的发现，即每种类型的家庭都在不断适应其特定的环境。因此，我们也不难理解，尽管今天的农民家庭受到了中产阶级意识形态的影响，但他们仍然会回归到传统的生产价值观，并据此相应地调整自己的行为模式。

在某些特定情况下，文化转型对护理工作具有举足轻重的意义。当我们试图深入理解文化转型对家庭系统产生的种种影响时，需要结合之前探讨过的家庭结构以及家庭成员所处的发展阶段来进行综合分析。这样做有助于我们更全面地把握文化转型对家庭系统产生的深远影响，从而制订出更加精准有效的护理策略。

本节接下来将围绕三个相关主题展开讨论：中产阶级家庭中的矛盾、来自不同文化圈的家庭、介于两种文化之间的生活。

二、中产阶级家庭中的矛盾

正如之前对家庭结构的分析所揭示的，历史上中产阶级家庭所遵循的规范和守则已经逐渐演变成为一种深入人心的意识形态，并因此具有系统性和持久性的特征。这种意识形态不仅促进了中产阶级家庭内部的稳定与和谐，还使其被其他类型的家庭所接纳。如今，中产阶级家庭的规范和价值观已经成为社会和政治信仰的重要组成部分，并在税法和社会保障法中得到体现和落实。

然而，在如今这个多元化的时代，新的规范如雨后春笋般蓬勃发展，它们找到了肥沃的土壤，并逐渐渗透到每个家庭中。每个家庭都有权选择接受或拒绝各种价值观。如今，中产阶级所推崇的价值观，如母爱的伟大、自我责任感和自律精神，正受到物质主义、女权主义、个人主义、宗教信仰和环保主义等多种对立意识形态的挑战。根据不同的政治理念，一些家庭政策的倡导者会对中产阶级家庭进行批判；而另一些人则认为多元意识形态的发展对家庭有害，将其视为衰败的根源。以下这个例子，描述了一个家庭如何在日常生活中融合相互矛盾的意识形态。斯德尔（Sieder，1987）将这种矛盾称为双重标准，这种现象在当今社会并不罕见。

L先生是一位备受尊敬的牙医，社会地位颇高。他的妻子则负责教育他们11岁的儿子。两人从小在乡下的同一个村子里长大，感情深厚，后来一同前往大城市打拼。在大学期间，L先生专心学业，而L太太则担任银行职员，为家庭提供经济支持。如今，L太太给人的印象是一位细心体贴的家庭主妇，她无微不至地照顾儿子的饮食起居，关心他的学业，还陪伴他学习钢琴和运动。然而，她对儿子的期望极高，要求他在学习、钢琴、国际象棋和游泳等各方面都取得卓越的成绩。为了面子，她甚至不顾儿子在数学和德语上的困难，坚持让他为上高级文理中学做好准备。现在，L先生和L太太的生活几乎是完全分开的，两人也经常抱怨没有团聚的时间。他们的兴趣爱好也不相同。L先生热爱帆船运动，而L太太则经营着一家画廊，喜欢用名贵的画装点家居。在社交场合，他们总是极力掩饰彼此间的疏离感，假装家庭和睦，并炫耀儿子的优秀表现。儿子在这样的环境下承受着巨大的压力，但他因为害怕失去母亲的喜爱而不敢反抗。

由于L先生的职业特性，这个家庭已经变成了一个L先生和L太太都不太熟悉的社会空间（Bourdieu，1988）。在这个空间里，他们只能尽力模仿他们父母的一些行为来适应这个对于他们而言全新的环境。

在这个家庭中，虽然没有直接提到双重标准，但是在理想家庭和个人主义之间，却隐约显现出一种矛盾。在外人面前，L太太总是将中产阶级的意识形态展现得尽善尽美。她是一位无微不至的母亲，全心全意地照顾着儿子，让整个家庭看起来和谐美满。然而，在这美好的表象之下，追求面子和夫妻双方强烈的个人主义却像一把隐形的剑，威胁着家庭的安宁与和谐。在追求优渥的物质生活和卓越的成就时，家庭的凝聚力和那份温暖的人情味，即家庭的协调统一被牺牲了。这样的家庭培养出来的孩子，在成长过程中会逐渐对原生家庭产生反感，甚至会站在对立面。从长远来看，这种双重标准对家庭成员的身心健康都构成了潜在威胁。它可能导致一些成员染上毒瘾或其他成瘾行为，甚至引发各种生理和心理疾病（Sieder，1987）。

关于这些或类似的共同生活模式到底有多普遍，目前我们还无法给出明确的结论。但有一点是肯定的，那就是每个家庭中或多或少都存在着"双重标准"。在家庭中，可能会存在一些不诚实的行为，或者对某些敏感话题选择避而不谈。有时，出于害怕家人的道德指责和排斥，家庭成员甚至会保守一些秘密。对于护理人员来说，通过与家庭成员建立坦诚的关系、详细收集家庭信息，他们或许能察觉到这类问题。在评估家庭双重标准的程度时，护理人员需要综合考虑家庭及其成员的其他运作过程和目标。重要的是，我们不应该简单地将存在双重标准的家庭视为堕落或道德败坏的家庭，而是应该努力发现和强调那些能够平衡家庭关系、维护家庭健康的积极因素。

关于家庭是否真正处于颓废状态，还是只是暂时陷入危机，社会科学界至今仍在激烈讨论（Berger & Berger，1983）。赫特拉格（Hettlage，1998）指出，个体化趋势预计会持续下去。家庭这种传统的共同生活形式正面临着其他形式的挑战，多样化的同居形式越来越受欢迎。尽管如此，我们仍然需要保持一种谨慎的态度，不应该轻易把那些不符合传统中产阶级家庭标准的家庭视为"颓废"的家庭。特别是当家庭结构的变革并没有涉及两性关系或家庭政策中的性别问题时，我们更应该谨慎对待，避免做出过于简单或片面的判断。福克斯（Fux，1994）在研究中发现，尽管许多人坚守着婚姻等传统价值观，但他们对男女平等的态度往往持否定立场。因此，护理人员需要时刻保持警觉，认识到社会价值观的广泛分化不可避免地会导致家庭形式的多样化。尽管这些多样化的家庭形式在结构和运作过程上可能是健康的，但却与中产阶级的传统理念存在较大冲突。

三、来自不同文化圈的家庭

里多（Riedo，1991）在其著作中详细描述了来自不同文化圈的家庭在瑞士定居时所面临的种种困境。20 世纪 60 年代，欧洲一些高度工业化的国家正迈向繁荣发展的关键时期，其中就包括瑞士。由于劳动力短缺，瑞士急切地欢迎来自西班牙、意大利、葡萄牙、土耳其的劳动者前来务工。随着时间的推移，一些人选择留在瑞士定居。尽管这些外来务工者为瑞士的繁荣发展作出了积极贡献，但他们却未能与本地居民共同享受这些成果。由于收入微薄，他们通常只能维持最低生活水平，难以融入社会。瑞士较高的生活成本更加剧了他们融入社会的难度。此外，瑞士的法律体系也在致力于将现行的主流文化规范纳入法律体系。例如，劳动法规定，外来移民的配偶无法自动获得工作许可，必须单独提出申请。这些规定无疑增加了移民家庭在瑞士生活的难度。

上文描述的情况也同样发生在德国。20 世纪 60 年代，德国热情地接纳了首批"客籍劳工"。但这个称谓本身就透露出一种态度，那就是德国人并没有打算让这些外籍劳工长期留在德国，更没有考虑过他们的家人能否移居至此。然而，40 年过后，德国媒体才开始反思：昔日所施行的"外国人政策"究竟是如何导致这些人群难以融入德国社会？调查显示，德国已有 730 多万人具有移民背景，占总人口的 8.9%。这个庞大的数字无疑是对过去政策的一种无声质问（Bundesministerium des Innern，2004）。

这些劳工大多出身于农村大家庭，由于受教育程度较低，他们无法用当地语言进行交流。尽管工作环境异常艰苦，但他们仍不辞辛劳地工作，却只能换来微薄的报酬（Loncarevic，2001）。工作之余，他们或是与远在故乡的家人团聚，或是选择回国探亲，寻求一丝家的温暖。对于这些劳工而言，他们以维护自身系统为首要任务，始终保持着本民族的生活方式，对传统的重视程度甚至远远超过了那些留在原籍国的人（Riedo，1991）。出于对本民族的情感依恋，这些移民家庭尝试在两种文化中寻求平衡。瑞士一项针对意大利女性移民的研究表明，第二代移民对本民族的情感依恋几乎与第一代移民相差无异（Allemann & Meyer，1991）。在移居之前，这些家庭通常遵循大家庭的运作过程，即以家庭为中心。然而，当他们移居国外后，为了避免这种以家庭为中心的思想与当地以个人为中心的思想发生冲突，他们不得不调整原来的运作过程（Tuna，2001）。尽管大家庭的生活方式给成员们带来了安全感，规范了他们的社会行为，并共同分担了养育子女的责任，但它也忽视了个人为家庭所作出的牺牲，尤其是女性所承受的压力。在高度工业化的国家中，许多移民家庭既缺乏提升自身能力的机会，也没有足够的资源来维持大家庭的家庭结构，更难以适应新的家庭角色和工作角色。因此，他们在新环境中仍然坚守着本民族的生活模式。下面将通过具体的案例来展现这一点：

M先生是土耳其人，五年前在哥哥的引荐下，顺利进入瑞士一家建筑公司工作，并在此定居。起初，兄弟二人和两位朋友挤在一间小公寓里。一年前，他把妻子和三个孩子也接到了瑞士。尽管他已经攒了不少钱，但高昂的房租和日常开销还是让他倍感压力。这些沉重的负担让他变得不再幽默，每当同事们在饭桌上取笑他不能喝酒时，他都会感到莫名的愤怒。作为穆斯林，他坚守着自己的信仰，但这却成了同事们调侃的靶子，也让他觉得自己失去了自主权。M先生一直渴望家庭团聚和工作顺利，但现实却让他感到无助。为了缓解这种无力感，他在家中努力扮演好传统的丈夫和父亲角色。因为担心妻子会离开自己，他有时会采取一些极端行为，过度管控妻子的生活。在穆斯林文化中，丈夫有责任保护自己的妻子，但M太太却觉得这是丈夫过度干涉自己生活的借口。她曾提出想去工作贴补家用，但遭到了M先生的强烈反对，甚至动手打她，还觉得这理所当然。此外，M先生对孩子也是动辄打骂，严令禁止他们与瑞士孩子一起玩耍，生怕孩子们与自己疏远。当儿子7岁时，M先生不得不妥协，将他送到瑞士学校就读。然而，学校的老师并不认同他的文化，并经常插手孩子的教育，这让他感到了威胁。不过，他也必须承认，学校是孩子提升社会地位的关键。M太太整日郁郁寡欢，她时常想念远在土耳其山区的家人和村庄。那里的生活虽然清贫，但简单纯粹。在那里，她对自己的角色定位十分明确，也总能及时得到帮助。而在这里，她却感到异常孤独，尤其是被丈夫锁在公寓里的日子。因为不懂德语，她无法去瑞士的商店购物，只能和丈夫一起去土耳其小超市购物，但那里的商品价格往往更高。

后来，在一位土耳其同事的热心帮助下，M先生一家的生活状况得到了明显改善。这位同事已经成功地适应了瑞士的生活，他的妻子是一名保洁员。这位同事为M先生的妻子介绍了一份保洁工作，并告诉M先生，这份工作对于女性来说并不危险，并向他分享了自己的经验。自从妻子开始工作后，心情变得愉悦多了，家里的经济状况也明显好转。在同事的耐心劝说下，M先生终于打消了顾虑。于是，M太太开始从事保洁工作，她凭借出色的表现赢得了雇主的认可，也证明了自己的能力。从那以后，她接连收到了多份工作邀请，感觉自己的生活变得更加自由了。与此同时，她对瑞士的生活方式也有了更深入的了解，甚至还成功说服了丈夫和她一起到大型商超购物。现在，他们都很热衷于品尝那些从未吃过的特色美食。更让M太太高兴的是，一位女雇主还资助她去学习德语。她乐在其中，还经常和孩子们一起练习德语。

相较于父母，孩子们在适应瑞士生活和学习语言方面遇到的困难较少。不过，即使是现在，他们与父母之间也时常会有摩擦。父母觉得他们努力融入瑞士的文化是一种不好的习惯，总是要求他们遵守传统习俗，履行传统的家庭角色。

外来移民在融入新环境的过程中，总会遇到各种各样的挑战，也难免会遇到各种质疑和冲突。上述案例虽只是冰山一角，但也很好地展示了家庭的适应能力和应对策略。起初，M先生深受传统保护者角色的影响，强烈反对妻子外出务工，认为这将威胁到他在家庭中的权威地位。不过，在朋友的开导和日益加剧的经济压力下，他最终作出了改变家庭系统的决定，给予妻子更多的自主权。这样一来，家庭的经济状况也得到了改善。实际上，M先生面对的是两种相互矛盾的价值观：一方面，他希望妻子能在家照顾家庭；另一方面，他也明白只有当妻子外出工作时，家庭的经济状况才能得到改善。因此，为了增加家庭收入，他不得不调整观念，不再固执地坚守保护者的角色。当然，M家庭在生活方式、生育观念、子女教育、个人权利等方面可能还会遇到各种冲突和误解。我们无法保证他们每次都能及时做出调整，但由于 M 家庭所展现出的灵活性，我们有理由相信，在未来面对其他挑战时，M 家庭也能像这次一样，顺利地解决问题。M 先生所遇到的适应问题，不仅仅源于文化差异，还与周围人的态度有关。不同于系统平衡理论，文化有时会被误解为差异主义的概念，将某一群体的特征、语言、风俗习惯和价值观都归为他们的文化特色，从而将其他群体视为"异类"（Dibelius & Uzarewicz，2006）。这种文化刻板印象不仅使得某一群体自身的文化和行为变得合理化，还可能导致对"异类"的歧视和排斥。M 先生就在许多方面遭受了这种歧视，因此，他并不认为自己在社会中享有平等地位。

护理人员应当深入反思这种偏见的存在。在审视 M 先生的行为时，人们往往过于草率地给予负面评价，将其性格刻画为暴戾，并施以压力迫使其停止对妻子的暴力行为。然而，这种片面的判断忽略了对 M 先生文化背景的理解与尊重。由于缺乏对 M 先生文化背景的深入了解，外界的施压反而会让 M 先生感到极大的威胁，从而引发极度的恐慌和悲愤，导致情况进一步恶化。尽管 M 太太是家庭暴力的受害者，但对于她来说，失去婚姻和家庭才是更加痛苦的事情。她无计可施，即便知道自己会彻底失去个性化的机会，也只能试图通过追求灵性来重新实现夫妻之间的和谐一致。根据差异主义对文化的理解（出处同上），以及中欧的行为规范和价值观念，她的行为可能会被描述为依赖、软弱、依附、不成熟等。但从土耳其的文化角度来看，她则是一位值得尊敬的女性。为了丈夫的健康和家庭的幸福，她默默地忍受着痛苦，愿意将自己的需求和愿望置于次要的位置。

为了能够更好地理解那些观念与我们不同的患者，护理人员首先需要深入了解他们的文化背景。在与他们互动时，护理人员应当避免主观臆断，而要以他们的具体生活状况、个人经历和切身利益为出发点，真正做到感同身受（Dibelius & Uzarewicz，2006）。深入反思文化，不仅有助于我们理解来自其他文化背景的人和家庭，也能帮助我们更好地认识自身的文化。我们的文化已经深深地融入家庭系统的运作过程之中，了解自身文化就是在了解我们的家庭、身份、价值观、观点和行为模式。为了更好地理解文化差异，我们可以借助书本或网络来了解不同文化的特点。这些信息在我们观察并理解他人的行为方式以及进行人际交往时会提供极大的帮助。不过，我们也要保持警惕，因为这些信息中可能会包含对不同文化群体的刻板印象。如前所述，即使是在同一个民族中，每个家庭的灵活性和适应能力也各不相同。因此，护理人员若想真正了解家庭的健康状况，就必须深入了解该家庭系统的运作过程。通常，护患双方会面临语言障碍，需要借助翻译人员进行交流。尽管如此，护理人员仍应保持真诚的态度，努力与家庭坦诚相待。只有这样，护患双方才能携手克服各种阻碍，实现有效的护理。当护理人员不再过分强调彼此之间的差异，而是努力寻找共同点时，他们就更有可能与家庭建立坦诚、友善的关系。灵性使护理人员的系统与病患系统处于平等的地位。只有当患者感觉自己得到接纳和理解时，他们才会信任护理人员，愿意接受他们的帮助，共同寻找解决问题的方法。在对外来移民（尤其是难民）进行护理时，这一点尤为重要。这些难民往往没有家人陪伴，且来自战乱国家，通常以年轻人居多。他们被迫与其他难民同住在简陋的合租房里，生活充满了不确定性。在这种情况下，合租伙伴便成为他们的"临时家人"。因此，护理人员需要格外关注他们的心理需求，为他们提供必要的支持和帮助。

正如前文所述，移民可能正面临着巨大的压力。因此，在为他们提供护理服务时，护理人员必须具备跨文化素养。迪贝利乌斯和乌扎雷维奇（Dibelius & Uzarewicz, 2006）指出：护理人员在开展工作时，应该将患者当前的生活状况及其移民经历作为重要的考量因素。所谓的跨文化素养，主要包括以下几个方面：

- 反思自己的个性和文化背景；
- 深入了解病患系统的运作过程；
- 与患者建立联系。在此过程中，护理人员需要将自身的行为模式与患者的行为模式相结合，而不是单纯以自身的价值观与准则为行动指南。这个过程也包括对自身价值观的审视和反思；
- 筛选双方之间的异同点，并以此为基础，共同制订行动策略。

在进行跨文化护理时，护理人员不仅需要具备认知能力，更要具备同理心，能够进行自我反思，并深入了解患者的复杂情况。护理人员可以在系统平衡理论的指导下收集信息，了解关于患者及其家庭和文化背景的必要知识，以便为开展战略性的干预措施奠定基础。

四、介于两种文化之间生活

布里姬特·伯格（Brigitte Berger）和彼得·伯格（Peter Berger）对一类人的生存方式进行了这样的描述：他们被夹在传统与现代两种文化之间，生活得既传统又现代（Berger & Berger，1983）。特别是在那些坚守原教旨主义或受传统主义影响的家庭中，文化分裂的问题尤为突出。这些家庭中的孩子，虽然身处现代社会，却不得不接受与现代社会大相径庭的家庭价值体系。这种矛盾导致他们的价值体系出现分裂，使得他们难以甚至无法实现自我价值的和谐统一。同样，移民家庭中的孩子也可能会面临这种文化分裂的困境。

W先生的父亲是一名手艺精湛的泥瓦匠。1962年，他的父母带着对美好生活的憧憬，从意大利的那不勒斯迁居到瑞士。不久后，W先生便在瑞士出生。他和妹妹一起在瑞士的学校读书，但由于他来自意大利，所以经常成为同学们嘲笑的对象。他感觉自己像一个孤岛，同学们的戏弄更是让他怒火中烧。不过好在W先生很有数学天赋，他希望能够借助这一优势赢得同学们的尊重。不出所料，他的想法很快就奏效了。同学们经常向他请教数学问题，老师们也对他赞不绝口。W先生逐渐成为得意扬扬的胜利者，很多人都想和他成为朋友。这种变化让W先生重拾自信。然而，他的妹妹却与他截然相反，她刻意与学校里的同学保持距离，没有结交任何朋友，只想按照自身文化的要求进行个性化发展。而W先生则是在新的文化中得到了认可，努力想要融入新的环境，成为朋友们那样的人。因此，他变得越来越叛逆，做了许多自身文化严令禁止的事情，甚至觉得父亲的一些观念也显得过时。渐渐地，他成为家里的"怪人"。W先生逐渐意识到，在与家庭和朋友的相处中，都存在一些他不能逾越的界限。为了避免被二者所排斥，他开始小心翼翼地行事。

成年后，想要过上健康的生活，我们就得确保自己的生活模式与内心的价值观相契合。但对于W先生来说，这并非易事。他面临两个艰难的选择：要么完全脱离家庭，抛弃家庭的价值观；要么压抑自我的个性，融入意大利文化。前者让W先生深感恐惧，害怕失去安全感和身份认同；而后者又让他感到愤怒，因为家庭束缚了他的自由发展，无法帮助他提升自我。他必须在家庭的协调统一与自身的个性化之间做出抉择，这让他陷入两难的境地。他不愿做出这种非此即彼的选择。于是，在一段时间内，他暂时过着双重标准的生活：在家中，他按照既定的角色行事，表面上迎合家庭的价值观；但在家庭之外，他却秉持着另一种价值观。布里姬特·伯格和彼得·伯格（Berger & Berger，1983）将他的这种矛盾状态称为"创造型精神分裂症"。为了实现自我的协调统一，他在努力寻找一种理想的解决方法。最终，他决定搬出父母家，这样他就能摆脱父母的束缚，不断探寻如何在意大利社区（新的文化）中扮演好相应角色，同时与身边的朋友保持良好的人际关系。随后，为了更好地改变自身系统，他开始思考如何将自己的身份认同与受家庭影响的身份认同区分开来。为此，他将自己的观点分为两类：一类与家人的观点相同，另一类与家人的观点相悖。在寻找解决方案的过程中，他逐渐意识到自己完全可以同时过两种生活。虽然这两种生活建立在不同的价值体系之上，但它们也可以实现协调统一。此外，他还认识到：价值观并非一成不变，而是深受文化因素的影响。要想在不同的文化环境中游刃有余，他就必须不断调整自己的价值观。不再只是扮演家人期望的角色，而是真正地活出自我。

这个案例表明，虽然W先生的价值观念存在难以调和的矛盾，但他仍然能够保持自我身份认同和内心的协调统一。然而，并非所有人都能像W先生那样拥有智慧和冷静的判断力。尽管我们经常观察到类似的解决方案，但改变系统的解决办法究竟能否持久仍然是未知数。例如，W先生可能会选择一位非意大利社区的女性作为伴侣，但如果他的家庭无法接受她，那么他就不得不与家庭断绝关系；

又或者，如果他选择了意大利社区的女性为妻，也不能排除她可能会要求 W 先生过上更为传统的生活。尽管这个案例较为极端，但实际上，移民家庭的后代（包括第二代甚至第三代）都有可能遇到类似的问题。莱塞（Leser, 1995）在其著作《老年与移民》（*Alter und Migration*）中详细探讨了两种文化交织下的生活给步入成熟阶段的家庭带来的挑战。有的外来移民在退休后，由于各种原因生活陷入贫困。他们在工作时未能顺利融入社会，导致晚年遭遇诸多不公和困境。当然也有不少人积攒了一笔钱，选择返回原籍国，但回到阔别几十年的故土对于他们来说无异于二次移民。尽管他们会受到家人的热烈欢迎，但在官方看来，这些人有着"双重身份"，他们既是移民又是归乡者。

总而言之，每个家庭或多或少都会存在一些分裂的情况。这种分裂主要来源于代际间不同的价值观。在那些有经济尚未独立的年轻人的家庭中，年轻一代常常会表现出某种程度的"创造型精神分裂症"。这类问题往往与年轻一代的性欲表达有关。家庭推崇一种禁欲、注重成功的生活方式，而大多数年轻人则清楚，在与家人分享自己的经历时，有些内容需要隐瞒，而对此他们也很少感到愧疚。

行为规范通常是同一个民族、从事相同生产活动或处于相同社会环境的群体所共有的。这些群体可以根据社会阶级、社会地位或职业阶层来进行划分。不过，由于每个家庭系统的运作目标和运作过程都各不相同，这导致即使在同一个群体内部，也常常出现巨大的差异。此外，家庭的结构和每个人在家庭中所处的发展阶段也不同，这又进一步加剧了彼此间的差异。对于护理人员来说，一方面，他们需要关注共同的行为规范或文化模式，以便对出身不同的患者的生活模式形成大致了解；另一方面，他们也不能忽视家庭之间的差异，以避免形成刻板印象。

家庭的健康状况不仅取决于家庭结构、发展阶段或文化等单一因素，而且是由这三者的相互作用及其对家庭运作过程和环境适应性的影响共同决定的。举例来说，有时我们会发现，尽管两个家庭的生活模式非常相似，但由于其中一个家庭系统的运作目标和过程能够与环境相契合，而另一个家庭系统的运作目标和过程难以得到环境的支持时，那么这两家的健康状况也可能存在显著的差异。对那些行为方式、价值观或生活习惯与大多数人显著不同的家庭，我们不能轻率地贴上颓废的标签。在评估这些家庭时，护理人员需要细心地收集关键数据，了解家庭系统在四个运作过程维度上的运作机制、运作目标及其与环境之间的和谐一致程度。特别是当个体同时处于两个行为规范大相径庭的系统之中时，护理人员应格外关注这些系统间的共同点和差异，并深入探究它们可能对个体健康产生的潜在影响。通过这样的细致分析，护理人员能够在护理过程中提供更加全面、细致的照护，确保个体得到最优质的护理体验。

最后需要注意的是，医疗机构中也有自己特定的文化，患者需要逐渐适应其中的规章制度。当患者的价值观与医疗机构的价值观相契合时，他们与医护人员之间的合作就会更加顺畅有效。然而，当护患双方的文化背景存在难以调和的差异时，患者往往表现出不配合的态度。关于这一点，本书将在第三章进行更为深入的探讨。

第三章
针对患病、残疾和临终人群的家庭护理

第一节 绪 论

本书第三章共有两部分，第一部分讲述急性躯体疾病和急性精神疾病的护理和临终陪伴，第二部分讲述躯体疾病和精神疾病的长期护理。在讨论儿童护理的部分，我们可以清楚地看到，在面对长期健康问题以及由此产生的身体和精神运动限制时，儿童及其家庭并没有被缺失感等消极情绪主导，而是抱着不放弃任何可能的积极心态。护理不仅关乎患者本身，还涉及患者家属。他们需要与医院、诊所或精神病院等医疗机构进行交涉，共同探讨有助于患者恢复健康的治疗方案。即使在患有急性躯体疾病或急性精神疾病的情况下，患者及其家庭也应该坚持寻找并参与到维护健康的过程中，这一过程是护理的重要组成部分。正如本书第一章所述，系统的运作过程以健康为最高目标，且躯体疾病患者同样有机会获得系统健康。因此我们必须谨记：即使深陷危机、感到绝望，我们也可以重拾健康；护理的技巧恰恰在于，在帮助患者寻找健康并为其提供支持时，护理人员能够不被先入为主的思想左右，一视同仁地对待每一位患者。

不过，根据以往经验，护理人员深知，许多重症患者及其家庭都处于危机之中。长此以往，家庭危机可能会演变为长期的困境，给家庭照护者带来巨大的负担。他们将无法维护自身的稳定，持续的压力会影响他们自身的幸福，甚至整个家庭的运作过程。为了学会应对这种情况，护理人员需要掌握心理危机的动力学知识。

危机理论之父杰拉尔德·卡颇兰（Gerald Caplan）在进行系统研究后，首次提出"心理危机"的概念（Caplan, 1964）。他认为，当个人丧失解决问题的能力、无法发挥自身作用时，就会产生危机。危机由突发事件引起，将受现有条件或因素的影响进一步加剧或减弱（Liken, 2001）。这些因素可以来自个人、人际关系或外部环境，它们决定了家庭能否化解危机。以往处理危机的经验、生理和心理健康等个人因素影响个体对危机事件的感知。此外，家庭的支持和外界的关怀也会影响个体对危机严重性的评估。而经济状况、工作环境以及（如果涉及疾病）疾病进程等外部因素，则对危机的发展起着决定性作用（Greef, Vansteenwegen & Ide, 2006）。简而言之，危机的演变过程和家庭运作过程一样，可以借助系统平衡结构图来理解。卡颇兰认为，家庭可以使用惯常的策略解决问题，但其成效取决于对情况和可用资源的感知。随着时间的推移，家庭能够不断积累经验，逐渐走出危机。但在某些情况下，外界的帮助也很重要。护理人员应当主动与患者最亲近的人密切合作，努力为患者提供最佳的护理服务。

坎特和莱尔（Kantor & Lehr，1975）在研究中发现，某些家庭惯常的行为模式尽管无法解决问题，但却得到了频繁的使用，这反而加剧了危机的严重程度。为了避免这种情况的发生，护理人员应该积极地问询和观察有关家庭运作过程的信息，为家庭和患者提供有效的指导。危机的典型结构图可以参见图5。

恐惧是危机情境中最显著的情绪体验，会导致暂时的瘫痪效应（Whyte，1997）。陷入危机时，家庭中的每个成员都会感到孤独与恐惧，他们的协调统一也都会被降至最低。为了应对系统失调的状况、减少对系统崩溃的恐惧，他们强化了系统维护的行为模式，以获得对整个系统的控制权。然而，这些模式并不适用于当前的危机情境，因此效果并不显著。某些家庭成员提出了自己的观点，但却常常受到其他家庭成员的反对，最后爆发争吵。同时，这些个人主张也阻碍了整个家庭的协调统一和对家庭组织结构的维护。家庭系统一旦失去组织结构，就

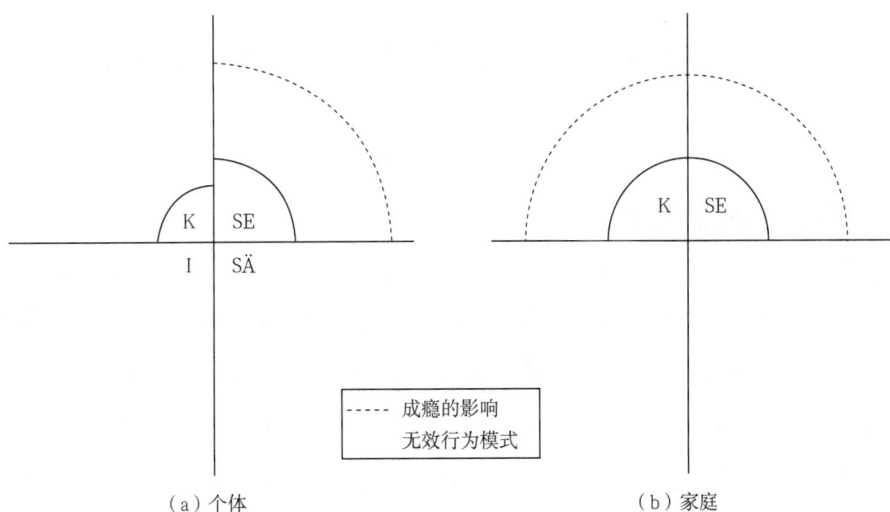

图5 危机结构图
K= 协调统一，I= 个性化，SE= 维护系统，SÄ= 改变系统

会面临崩溃的风险，无法实现有序的成长。因此，陷入危机的家庭系统会呈现出缺乏个性化和改变系统这两个维度的特征。

克服危机的关键在于家庭成员能否团结一致，集结各自的潜力、技能和资源，共同解决问题。对于健康的家庭来说，危机是一种挑战。它使家庭成员意识到，维持现状比彻底改变家庭结构更令人痛苦；对于陷入混乱的家庭而言，危机也许是他们改变系统的一次契机。当家庭面对危机时，他们通过寻找其他解决问题的办法来确定必要的行为模式，最终实现成长的目标，并重新获得健康。威尔斯、卡格莱、布拉德雷和巴恩斯（Wells, Cagle, Bradley & Barnes, 2008）将克服危机描述为通过转变或调整内在价值观来改变系统的过程。

如前文所述，对于陷入危机的家庭，护理人员应为系统运作过程（以健康为终极目标）——即家庭度过危机的过程——提供指导与支持。化解危机是一个痛苦的过程，每位家庭成员需要在这个过程中相互理解、协调统一。他们必须理解共同解决问题的意义并接受这项挑战（Greef, Vansteenwegen & Ide, 2006）。只有这样，他们才能找到新的解决方案，将其转化为能量来维持系统的正常运作。接下来的章节将通过案例介绍护理人员如何帮助家庭度过危机。

第二节　急性躯体疾病和急性精神疾病的护理

一、病患系统的情况

本节将探讨针对急性躯体疾病（通常借助先进的医疗技术进行治疗）、急性精神疾病以及临终患者的护理实践。同时，我们还将通过实例展示如何在系统平衡理论的框架下制订并实施有效的护理计划和措施。这类患者的护理工作通常在急救中心展开，这里是如今大多数人迎来新生或告别生命的地方。医护人员会通过手术、诊断、深入治疗和心理治疗等手段，促进患者的健康，帮助其重新过上正常的生活。作为一个社会系统，医院拥有一套独特的系统运作过程。它不仅是各年龄段患者及其家庭所处的环境，更是护理人员提供护理、治疗和其他相关服务的场所。

二、急性躯体疾病的护理

入院通常是一种令人难以承受的体验，在这个过程中，对于生命短暂的恐惧会被完全暴露出来。奥克斯曼（Ochsmann，1993）分享了厄尼斯特·贝克尔（Ernest Becker）对哲学心理学的见解。贝克尔（Becker，1992）提出，所有人都通过否认死亡来抑制恐惧，如若不然，人就无法塑造性格和实现自我价值。根据系统平衡理论，我们可以提出如下假设：当躯体症状无法再被忽视时，被抑制的恐惧就会被重新点燃。疾病通过症状表现影响个体的协调统一和维护系统的惯常生活模式，阻碍个体系统实现稳定和调控的目标，从而破坏个体系统的和谐一致和健康状况。

医院关注的重点是疾病，而不是患者本身。因此，一切医疗手段的目的都是治愈疾病或缓解病情，同时预防其他疾病的发生。社会和许多医护人员只能意识到，生病并非好事，会对人们产生威胁，每位患者都需要得到专业的帮助。然而事实上，当一个人生病时，他可能在社会和家庭中产生挫败感。他认为自己无法继续履行自己的职责，只会成为他人的负担，由此产生负罪感。在医院里，生病的人被赋予一个新的身份——患者。他们被看作无法自理的"未成年"，失去了原有的身份和地位，完全受医学的支配（Rhode，1962；Ulcar，1991）。出于对无法满足某些需求的无意识恐惧，他们可能完全陷入依赖他人的"患者"角色，或变得具有攻击性，或因貌似无人理解他们真正的痛苦而选择听天由命，被动地接受一切安排（Rhode，1962）。

医院既是患者的生活环境，又是家属经常出入的地方。家属与患者一样，被迫遵守某些规则，在这个过程中逐渐失去个性化发展（Deppe，Friedrich & Müller，1989；Stucki，1994）。尽管家人患病，但家庭系统通常还是会尽力维持原来系统维护的行为模式，以保持系统稳定。在医院，家属虽然十分担忧患者的病情和生活质量，但却无法为患者的康复提供专业的帮助。出于这种原因，家属在医院里常常会感到无助。同时，他们也会因为得不到他人的关心而缺乏温暖和安全感（Käppeli，1989；Stucki，1994）。

下面的例子从系统平衡理论的角度对护理工作进行了阐释。护理旨在实现患者、家庭、护理人员和医院之间的和谐一致。为此，所有相关的系统必须在追求稳定的同时，保持彼此间的协调统一。第一个案例按照表1对信息收集和护理程序进行了逐步说明。后续所有案例都以这个例子为模板，但会减少对细节的描述。

F先生，55岁，目前在一家中心医院的监护病房接受治疗。五天前，他因直肠大出血入院，在紧急手术中确诊结肠癌转移，接受了结肠切除手术，并安装了一个人工肛门。三天前，F先生在输血后出现严重的过敏反应，情况危及生命。目前，他的病情已经稳定，但仍然非常虚弱，需要注射麻醉剂来缓解疼痛，无法长时间进行交谈。

医生已经将诊断结果告知给F先生，并提到为他安装了人工肛门。F先生对此表现得非常平静，也没有提出任何问题。护理人员对F先生的处境深表同情，意识到接受这样的结果对于F先生来说并不容易。在对人工肛门进行护理时，她注意到F先生的术后恢复情况良好。她鼓励F先生与医生进行交流，但她也明白，F先生还没有做好面对这一切的准备。F先生非常感激护理人员的照顾，并表示会在需要时找她。他非常担心他的妻子，所以请求护理人员把他的病情告诉他的妻子。此前，护理人员已经和F太太进行了一次简单的谈话，向她说明了病房的日常情况，并询问了她最近的状态。现在，她决定和F太太再进行一次有针对性的谈话，确定F先生及其家庭需要哪些具体的护理。护理人员参考信息收集话题进行谈话，其间也说了一些自己的看法，尽力去活跃气氛。

现对护理计划的相关信息进行如下总结（依据表1中的话题）。

维护系统

F 先生非常信任专业的医护人员。除了术后疼痛外，他没有出现其他身体上的不适。在物理治疗师的帮助下，F 先生开始接受锻炼肌肉的康复训练，如独立活动手臂或在外力的帮助下张合双腿。在个人卫生方面，他能够做到自己刷牙、洗脸和擦洗手臂，但这些活动很快就会让他感到精疲力竭、疼痛难忍。F 先生表示，这些护理和医疗手段带来的疼痛经常让他难以入眠。

F 先生是一家涂料店的老板，手下有 7 名员工。生病前，F 先生每天工作很久，很少休息。除了待在办公室，有时他也会亲自参与装修工作。最近，订单数量逐渐减少，资金也变得越来越紧张，这让 F 先生对未来感到担忧。但 F 太太却认为，他总是杞人忧天，即使是员工之间的小摩擦，也会令他感到手足无措。每当他表现得很恼火时，F 太太就知道是店里出了问题，F 先生根本无法对店里的事放心。

家庭生活已经形成了一套惯常的流程。F 先生一整天都待在店里，只有中午休息一会儿。晚上，他回家吃饭，看一会儿报纸和电视，之后就上床睡觉。他累得无暇关心家人。F 先生每天只睡六个小时，甚至周末也起得比 F 太太早。他偶尔会做些平常不做的事，比如洗车或修理家里的东西。除此之外，F 先生几乎没有其他活动，也很少出门。他对文化活动不感兴趣，也从不读书，而且从小就对宗教不感兴趣。他的兴趣全都围绕着装修生意。

F 先生在服兵役时认识了一个朋友，他们偶尔会一起看足球赛或参加一些节日活动，还会在周末一起喝酒。每年的假期，F 先生都会在山上租的度假屋里度过。那里有一条河，他可以坐在河边垂钓很长时间；即使没有收获，他也会感到十分放松。F 太太表示，她的丈夫最近不太开心，喜怒无常。她不知道原因，但能清楚地感觉到，不论怎样，他都不满意自己的生活。

协调统一

F 先生是一个独来独往的人。即使在家里，他也表现得冷漠寡言。没人知道他的想法，他也不会主动谈论这些。他从不主动做任何事情，但若是他的妻子提出一些要求，他也会照办。几年前，F 先生想实现自己的梦想，用自己的积蓄买了一块地，计划盖座房子。据 F 太太的回忆，他当时甚至做了美好的规划，但最后梦想还是破灭了。修建下水道需要一笔高昂的费用，F太太建议他放弃计划，况且她原本就不喜欢住在离城镇太远的地方。从那以后，F先生变得更加孤僻了。他经常坐在椅子上，静静地看着远方，对工作似乎也失去了之前的热忱。

F先生和F太太亲密无间，互相扶持。F太太是他最信任且能理解他的人。两人之间交流不多，却默契十足。他们是一个整体，无须多言，便能体会到彼此间的深情厚意。F太太是F先生与亲友之间的桥梁，为他带来了生活的动力和能量。而F先生则早已失去了父母，与兄弟姐妹也逐渐疏远。

F先生主要负责赚钱养家，以预防未知风险。工作上取得的成就和认可大大增强了他的自我价值感。同时，他的子女也都已长大成人，在自己选择的职业中努力奋斗，他为他们感到骄傲。F太太主要在情感沟通和哲学思想方面发挥自己的价值，F先生对此表示完全支持。妻子在他的生活中扮演了非常重要的角色，填补了他生命中的空白，有了妻子，他似乎才是一个完整的人。

个性化

与妻子建立互动系统使F先生获得了个性化发展。在妻子的帮助下，他成为一个完整的人。当他对生活感到疲惫不堪时，妻子会引导他从不同的角度看待困境。她教会他如何肯定生活，发现生活中的美好。虽然F太太积极乐观，内心充实，但她表示自己也需要丈夫。尤其是财务问题和那些在丈夫看来毫无意义的争论上，她特别欣赏丈夫的理性，希望他能发挥主导作用。至于灵性这一话题，F先生则很少谈及。F太太认为，以她对丈夫的了解，F先生最有可能通过她来寻找灵性。他最大的恐惧是失去她，最大的愿望便是在天堂与她相聚。虽然她并不知道，丈夫是否相信上帝。

改变系统

F先生有一个不幸的童年，他对自己所遭受的伤害一直耿耿于怀。他无法原谅伤害他的人，自己的孩子也不例外。F太太接受他真实的样子，但她认为F先生并没有处理好盖房失败所带来的失望情绪。她知道，他将盖房子看作一种对自我的肯定，而且无法改变这种价值观。现在，他总认为自己的人生已经结束了，再也看不到值得为之奋斗的目标。F太太担心他的病会加深这种想法，让他对生活彻底失望。

综合分析

通过与F太太的交谈，护理人员对F先生的生活模式有了全面的了解，掌握了许多有用的信息。F太太似乎比她的丈夫更了解他的需求。护理人员现在与F太太针对系统平衡结构图进行讨论，以说明她认为家庭系统应该在哪些方面做出调整。最终，她们达成了以下共识（见图6）：

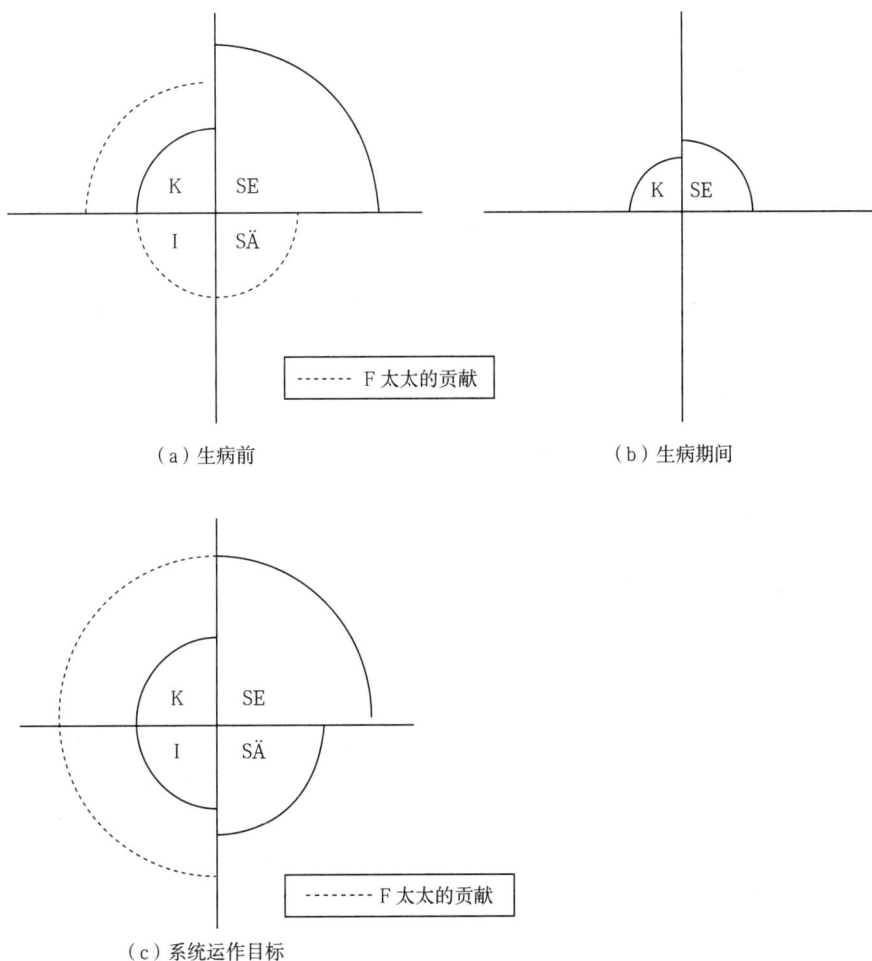

（a）生病前　　　　　　　　　　　　（b）生病期间

（c）系统运作目标

图6　F先生的系统平衡结构图
K=协调统一，I=个性化，SE=维护系统，SÄ=改变系统

对于 F 先生来说，稳定是系统最重要的运作目标。他通过工作、个人习惯和对妻子的依恋来维持稳定。他并没有强烈的成长欲望，失去现有的稳定反而会令他感到十分恐惧。他对调控和灵性这两个运作目标的追求程度基本相同。在工作方面，F 先生掌控着自己的装修生意，以确保工作平稳有序地进行。在家里，他负责财务管理、车辆保养和各种物件的维修。他觉得自己有责任保护妻子。妻子是 F 先生的灵性来源，只有同妻子在一起，他才感觉自己是一个完整的人。妻子让 F 先生找到了作为人的价值以及与家庭和自然之间的联系，获得了自身系统的协调统一，简而言之，就是找到了生命的意义。在妻子的帮助下，他找到了个性化发展的途径，即允许他的妻子以爱的方式进入他的内心世界，帮助他找到自我，促进他的个人发展。

F 先生至今仍未能从童年的阴影中走出来，这影响了他自身的协调统一。他需要从妻子身上汲取能量，从而获得完整的自己。对于 F 先生而言，取得成就与认可就是他获得协调统一的途径。然而，由于为妻子建造房屋的梦想已经破灭，家庭也失去了经济保障，F 先生不再能依靠这条途径，自然也无法获得协调统一。F 先生在维护系统维度下的生活模式已经固化，这在极大程度上阻碍了他改变系统。他可以在妻子的帮助下获得个性化发展，但前提是妻子能够带着极大的同理心谨慎地与他相处。

总之，F 先生目前需要通过个性化来改变系统。首先，他必须解决身体上的问题，否则他将无法实现和谐一致和健康的目标。其次，F 先生还应该放下盖房子的执念，重新找到自己的价值。他必须改变自己的价值观，不再将保障家庭的经济状况视为获得尊严的先决条件。

在对患者情况进行评估时，护理人员极有可能将 F 先生误判为完全依赖型的患者。惯常来看，F 先生应首先学会摆脱依赖，独立生活。只有这样，他才能从疾病中解脱出来。然而，这种观点所依据的价值观与 F 先生个体系统的价值观并不相符。如果按此行事，可能会适得其反，导致 F 先生无法实现自己的系统运作目标。系统平衡结构图显示，F 先生的依赖性恰恰是他最大的优势。在妻子身上获得的归属感能为他打开生活的大门，让他看到人生的另一种可能。这一发现还让护理人员认识到，如果想为 F 先生提供有效的护理，必须从丈夫与妻子的互动系统和整个家庭系统的层面来理解 F 先生与家庭的联系。

经过详细讨论后，F 太太感到安心了一些，对丈夫生病前的经历也有了更多的了解。她一直担心是自己给 F 先生带来了负面情绪，并为此感到内疚。她计划在丈夫有所好转后，试着与他谈一谈病情与新的生活，并希望护理人员能够对此给予帮助，但护理人员却并不建议这样做。她认为，目前他们应该先共同商量整个家庭如何帮助 F 先生恢复健康，以解决此次家庭危机。于是，她安排了第二次谈话，根据表 2 收集家庭信息。

维护系统

F 夫妇有两个儿子。大儿子 27 岁，已婚，有两个小孩。小儿子 20 岁，还住在家里，即将从师范院校毕业。F 太太的母亲和他们住在同一个村子里。她的母亲虽已 85 岁高龄，但生活仍能自理。F 太太的两个姐妹也住在附近，三姐妹经常互相看望对方，至少逢年过节时团聚一次。上文也提到了一些其他重要人物，比如夫妇二人的朋友，他与 F 太太关系很好。还有 F 太太的两位同学，与 F 夫妇多年来也一直保持联系。

F 家庭在村子里有一套四居室的公寓，生活简朴但舒适。F 太太是一名家庭主妇，负责照顾儿孙。她经常看望母亲、姐妹和孩子，所以对家里的事情了如指掌。F 先生也参与家庭生活，但大多只作为一个沉默的旁观者。只有其他人找他或向他征求意见时，他才会参与其中。有时，他会对活泼的孙辈们发火，说一些尖酸刻薄的话。每当这时，F 太太就充当调解人的角色化解双方的矛盾。

小儿子在家庭的日常生活中也扮演着很重要的角色。小儿子有一个女朋友，但很少带她回家。他的生活节奏很少与家庭一致，他总是很晚回家，也不在家吃饭。但 F 太太总是会多备些饭菜放在冰箱里，以便儿子回家时还有饭吃。他们母子二人相处得十分融洽。小儿子希望有自己的空间，F 太太也能够理解他的想法，并不会强迫他分享自己的感受。她认为，他和他的父亲很像，他们父子二人其实都很喜欢彼此，但不乏会因为意见分歧产生一些小摩擦。对这些小摩擦，F 太太会想办法尽快解决。

至于 F 先生和 F 太太之间的关系，上文已经有所描述。夫妇二人互相理解，能够在日常生活中保持步调一致。F 太太对生活总体上感到满意，因为"被需要"的需求已经得到了满足。但在一些细节上她也曾有所抱怨，因为 F 先生对孩子的照顾微乎其微，而且从不主动承担家庭任务，也不参与家庭活动。从性的角度来看，F 太太对这段婚姻很满意，F 先生温柔体贴，考虑周到，能够满足妻子的性需求。

然而目前，F 太太承认，夫妻关系有些紧张。F 先生情绪低落，性情暴躁，不愿谈及家庭中出现的问题。F 太太觉得丈夫把建房失败的责任归咎于她。一方面，她希望丈夫的怒气可以慢慢平息；另一方面，她需要克制自己，尽量不与丈夫争吵。儿子们并没有将父亲的情绪放在心上，他们更倾向于与父亲保持距离，冷淡处理。

协调统一

F 先生在家庭中有些与众不同，他一直清楚自己的兴趣所在，有一套自己的行事准则。他是一个传统的人，对家庭成员的观点和行为有特定的要求。在他面前，孩子们必须谨慎行事，好好表现。他们为此感到很失落，因为他们不能展现自己的真实个性。F 先生与小儿子最亲近，特别关心他的教育问题。F 先生不在家时，家人之间相处得更加轻松融洽。F 太太比较包容，能够幽默地化解家庭中的紧张氛围。

F 家庭似乎特别重视某些价值观。首先，F 先生认为勤奋努力和做事认真很重要，其他家庭成员也对此表示认可。其次，避免争吵是他们的原则之一。对一些不愉快的事情，家庭成员要学会忍受，减少抱怨，将其看作生活的一部分。尤其是 F 太太，她似乎非常不愿意把自己的想法和情绪强加于他人。对于她来说，最重要的是让家人满意，和善地对待每个人。护理人员对此提出疑问，其中是否会存在被迫快乐的情况？也就是说，为了满足 F 太太的需求，她的家人假装快乐。F 太太表示，她以前从未想过这种问题，但她愿意思考一下这个问题。

个性化

在 F 家庭中，几乎所有成员都没有得到个性化发展。孩子们虽然可以相对自由地追求自己的兴趣爱好，但他们会受到家庭的影响，认为自己理应把凡事做到最好。父母很少与外界接触，为数不多的朋友也都与他们想法一致，无法启发他们产生新的思想。不过，F 太太喜欢看书，尤其是能够启发人生思考的书。大儿子在当地政府工作，会接触到很多时事话题，因此也可以将新观点带入家庭的交谈，与成员进行讨论。但 F 先生对此大多都不感兴趣。

改变系统

尽管 F 先生不愿做出任何改变，但 F 家庭还是找到了办法。F 太太知道如何潜移默化地影响 F 先生，让他不知不觉地放宽原有的立场。大儿子也会给她提出一些建议，帮助她说服 F 先生接受新的观点。如果这种改变对 F 先生产生了积极的影响，他之后也会更容易接受它。

目前的情况已经影响到整个家庭，每个人都很担心 F 先生的病情。最重要的是，孩子们和 F 太太的母亲都非常担心 F 太太无法应对这种情况。

现在亟待解决的问题是，家庭运作过程进行到什么程度才可以帮助 F 先生恢复健康。

综合分析

多年以来，F 家庭运行得有条不紊，F 太太认为没有理由改变它。调控似乎是 F 家庭的首要目标。为了实现这一目标，家庭需要采用维护系统的策略（见图 7），以协调成员间的不同观点、制订行为准则和分配各位成员的家庭角色。

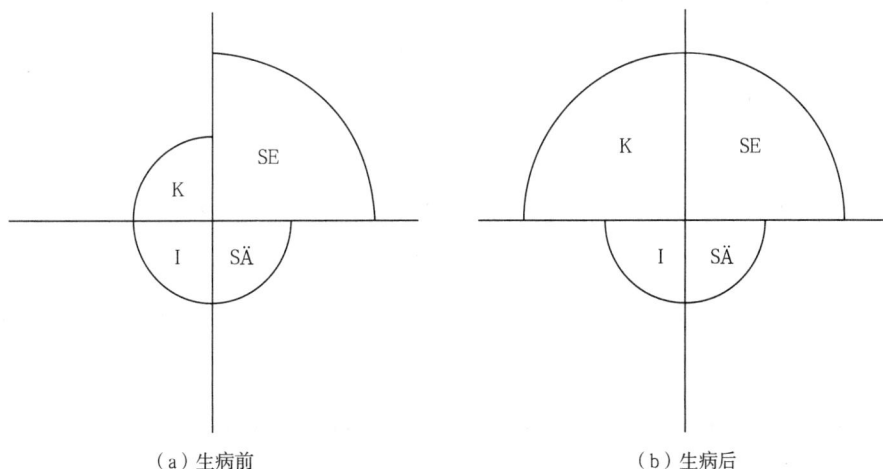

（a）生病前　　　　　　　（b）生病后

图7　F 家庭系统平衡结构图

　　K= 协调统一，I= 个性化，SE= 维护系统，SÄ= 改变系统

在这个过程中，F太太是关键人物，负责掌管家庭的日常事务、制订重要决策、策划活动以及协调沟通。F先生主要负责赚钱养家和财务规划。其他家庭成员更侧重于促进家庭的协调统一，而不是维护系统。大儿子支持母亲巧用策略来改变系统，而站在对立面的小儿子则与父亲一队。这虽然是一种两极分化的现象，但并没有给家庭带来严重的矛盾，反而带来了平衡，因此它也不失为一种积极发展。

尽管个别的互动系统形成了高度的协调统一，例如父亲和母亲、母亲和大儿子、父亲和小儿子，但这并不意味着整个家庭的协调统一。于整体而言，这种协调统一刚好适度，不会阻碍家庭的个性化发展。F太太鼓励家庭成员进行个性化发展，F先生对许多新观点却不予以采纳，认为它们会对家庭系统产生影响。不过，在F太太精心制订的策略下，家庭系统也有可能发生小幅变化。家庭成员对整个家庭的抱怨并不多，由此可以认为，家庭内外已经达成了一定的和谐一致，足以促进整个家庭系统的健康运作。F太太和护理人员决定延续已有的家庭运作过程，以帮助F先生应对当前的困境。

促进家庭的健康运作

护理人员建议F太太重新思考F先生的系统平衡结构图，并与她的大儿子讨论如何为F先生提供最有效的帮助。同时，护理人员告诉F先生，他的妻子非常担心他，他对于妻子而言意义非凡。几天后，F先生感觉身体好多了。在F太太的要求下，小儿子给父亲写了一封信，告诉他自己的近况并表达了自己对他的思念。

当F太太再次探望丈夫时，护理人员按照约定旁听了他们的谈话。F太太向F先生讲述了她与护理人员的谈话内容，并表示自己已经意识到建房失败对他产生的巨大影响。F先生听后陷入了沉思。F太太补充说，她很清楚他是多么想为她做成这件事，最终没能成功并不是他的错，她对他没有任何不满。相反，她认为在经历了这段不愉快后，他们之间需要一个新的开始。F太太说，她被这场病吓坏了，非常害怕失去他。她问F先生钱真的那么重要吗？他回答说，他一直在想，不盖房子或许是件好事，如果他不在了，还能为她留下一笔钱。F太太听后红了眼眶，轻轻牵起丈夫的手，两人相互依偎着。这时，护理人员悄悄离开了病房。

护理程序评估

在促进家庭健康运作的过程中，护理人员并没有发挥多大的作用，这令她感到十分惊讶。家庭才是最有能力解决自身问题的系统，这一假设得到了印证。护理人员只是为 F 家庭指明了寻求健康的途径，并借助系统平衡结构图为他们提供了解决问题的工具。在此过程中，F 太太没有预料到的是，F 先生居然自己想通了。现在，F 先生认识到，无论未来如何，他都能为妻子提供经济保障，他也因此从失败的沮丧中解脱出来。F 太太已经与丈夫达成了和谐一致，她的情绪就是最好的证明。F 家庭现在变得更加勇敢、更加团结，因而能够更加积极乐观地面对未来的挑战。在护理人员的帮助下，F 先生已经可以接受安装了人工肛门的事实，不再排斥让妻子照顾自己，同时也正学习自我护理。护理人员可以开始着手 F 先生出院的准备工作了。

在急性躯体疾病的护理中，家属通常可以为护理工作提供重要支持。但事实上，家属往往比患者本人更需要帮助与护理。上述例子表明，与家属沟通并建立护患关系是一项有意义的工作。在护理过程中，护理人员努力理解 F 先生，这让他感觉自己得到了认可，同时变得不再那么无助。除此之外，护理人员还关注 F 太太的情绪与健康，帮助她在家庭中重获自主权，同时减少她在医院时的无力感。在系统平衡理论的指导下，护理人员能够与患者及其家属一同构建出家庭的系统平衡结构图，以便理解问题所在，找到解决方案。当护理对象的受教育程度偏低时，护理人员可以对系统平衡结构图进行简化，并用简单的语言向他们解释运作过程的四个维度。

三、急性精神疾病的护理

与伊丽莎白·施莱尔合著

与躯体疾病患者相比，精神疾病患者很少主动寻求治疗。2004 年，瑞士联邦卫生局（BAG）对世界范围内的研究数据进行统计后指出，全世界约有 20%~25% 的人口被确诊患有精神疾病。此外，超负荷的社会压力更容易诱发精神疾病（Kocher & Oggier，2007）。这些数据表明，精神疾病不仅影响患者本身，还会波及他们所处的环境和家庭。

当精神疾病患者必须接受治疗时，他们不仅要独自承受来自外界的怀疑和偏见，甚至被打上"脑子有病"的标签，还需要面对他们的家庭和所处的环境。精神疾病本身所引发的不确定性因素也会带来巨大的负面影响。这些因素可能会给所有相关者的生活带来阻碍，甚至造成创伤性体验，极大地降低他们的生活质量（Rüsch，Berger，Finzen & Angermeyer，2004）。

无论是对于患者，还是对于护理人员和其他工作人员而言，精神病专科医院的日常生活都与其他医院大不相同。两者不仅采用了不同的治疗和照护方法，而且在学科内和跨学科合作方面也有着不同的侧重点。系统思维在精神病学领域中已经得到了广泛的应用和发展，特别是在研究环境和群体作为动力因素对精神疾病的影响这一方面（Sauter，Abderhalden，Needham & Wolff，2006）。施皮希格、凯塞林和德吉斯特（Spichiger，Kesselring & DeGeest，2006）提出了护理的定义，为护理人员的核心任务指明了方向："专业护理旨在促进和维护健康，预防疾病，在治疗过程中为护理对象提供支持，帮助他们应对疾病和治疗产生的诸多影响并接受治疗，从而实现最佳的治疗和护理效果，帮助处于各生命阶段（包括临终阶段）的患者提高生活质量。"只有家庭和周围环境给予支持并积极参与，护理人员才能全面实现这一目标。

系统平衡理论认为，护理人员不应只着眼于精神疾病患者，还应考虑到他们与家庭及更广泛环境间的互动联系。该理论不仅可以帮助护理人员从系统的角度思考精神疾病及其影响，还能为分析患者生活状况提供思考框架。例如，精神疾病患者及其家属在哪些方面投入了他们的全部精力？调整关注焦点是否有助于实现个体和系统之间的平衡？在整个过程中，家庭在哪些方面需要哪些支持？对此，系统平衡理论可以帮助护理人员确定家庭运作需要采取行动或提供支持的环节以及已经具备足够优势的环节。下列例子将对此进行具体说明。

T先生今年26岁，这是他第三次因妄想型精神分裂症入住精神病院。

在家里住了六个月后，他突然再次发病。有两天夜里，他站在母亲床头喃喃自语，把她吵醒。他一只手拿着菜刀对着母亲，另一只手缓慢地抚摸着刀刃，眼神呆滞，望着空气发愣。出于恐慌，他的母亲不得不强制他入院接受治疗。

T先生小时候总是独来独往，好胜心极强，非常不受同学欢迎。19岁那年，在高中的一次考试前，他跟一个交往不久的女孩分手了。这次经历成了他第一次发病的诱因。T先生十分害怕，他觉得自己被警察跟踪了，时常会听到一些声音，命令他脱光衣服趴到床下。他静静地待在床下，不吃不喝，因寒冷和恐惧而瑟瑟发抖。第一次发病时，他没有出现任何攻击行为，但随着发病次数的增加，攻击行为也逐渐显现出来。病情有所缓解后，他开始搬回家里住，由母亲照顾。

结合T先生母亲的陈述，我们可以借助系统平衡结构图对T先生在绝望中不断挣扎、追求健康与和谐一致的过程进行如下描述：即使是现在，T先生仍然非常害怕再次突然发病。每到急性发病期，他原本健康的运作过程就会完全崩溃，仿佛有魔鬼占据了他的身体，迫使他放弃所有的调控目标。他无法控制那些困扰他的声音，也无法选择如何应对它们。更糟糕的是，他忘记了自己究竟是谁。他的系统稳定遭到破坏，对自身的成长方向失去控制，走向扭曲，灵性则驱使他服从于这个"魔鬼"。康复后，T先生回到父母家中，拼尽全力寻求新的稳定。为此，他停止了所有追求成长的运作过程，极力寻找自己的调控目标。他认为，这一目标只能通过追求灵性来实现。为此，他像一个无助的孩子一样紧紧依偎在母亲身边，希望借助母亲的协调统一来弥补自己失去的协调统一。

护理人员根据表1进行信息收集时，T先生的母亲观察到如下行为：

维护系统

T先生非常注重对生活节奏的把控权。如果他在做某件事情时感受到压力，他会以激进的态度进行反击。对于他而言，最重要的是证明自己的权力。他会在电视机前坐到深夜，白天则一觉睡到下午，他也坚决拒绝帮助母亲分担任何家务。

心情好时,他会去附近的售货亭买香烟和报纸,或者在购物中心闲逛,希望能遇到年轻漂亮的女人。他拒绝跟家人一起吃饭,饿了就从冰箱里拿自己喜欢吃的东西,或在餐间吃甜食。他吃药完全看心情,有时几天不吃药,有时突然一次吞下好几片。除了家人外,T先生几乎没有任何其他交际。他很喜欢一位爵士低音萨克斯手,两年前,他得到了这位萨克斯手的签名照。从那时起,他就收集了这位萨克斯手的所有唱片和CD。T先生自己也有一把萨克斯,试图模仿他的偶像。独自在家时,他就自娱自乐,进行即兴演奏。一年前,家人给他报了一些音乐课,但由于T先生并没有在课后及时练习,所以并没有取得成效。这次失败导致他第二次被送进精神病院。在日常生活中,T先生既希望能够维护系统的稳定,又希望保持自主性,以加强自身的协调统一。

协调统一

由于受到母亲的过度保护和同学们的排挤,T先生早在生病前就已经缺乏自我价值感。那时,他曾试图用优异成绩来弥补这种不足,但现在,他自身的协调统一似乎完全遭到摧毁。T先生在妄想中构建了一个自我形象,认为自己是知名萨克斯手,受到众多乐迷的追捧。他梦想着自己在一个著名的爵士乐队获得一席之位,有朝一日可以功成名就。然而,现实与此恰恰相反。他每天被突如其来的焦虑所困扰,不敢进餐厅,不敢坐电车,也不敢接电话,理发和买衣服都需要人陪。他将母亲看作"仆人"或自我的替代品,让母亲为他做一切事情,但这一切又让他感到恐惧。他依恋母亲,但当母亲要求他为自己负责时,他又很快将母亲推开。

个性化与改变系统

T先生的系统里几乎没有导向成长的活动(见图8)。他不再相信自己能够取得任何成就,对失败充满恐惧。虽然抗精神病药物让他摆脱了那些折磨他的声音,但恐惧却让他感到前所未有的糟糕。他还觉得自己失去了所有的能力,感到昏昏欲睡、疲惫无力。每当停止服药,他就会产生更多幻觉与妄想。逃避现实于他而言是一种解脱。自从高中分手后,T先生将自己束缚在幻想的内心世界中,这导致他的系统运作过程都被冻结,更别提通过个性化来与其他人以及环境中的其他系统建立联系了。

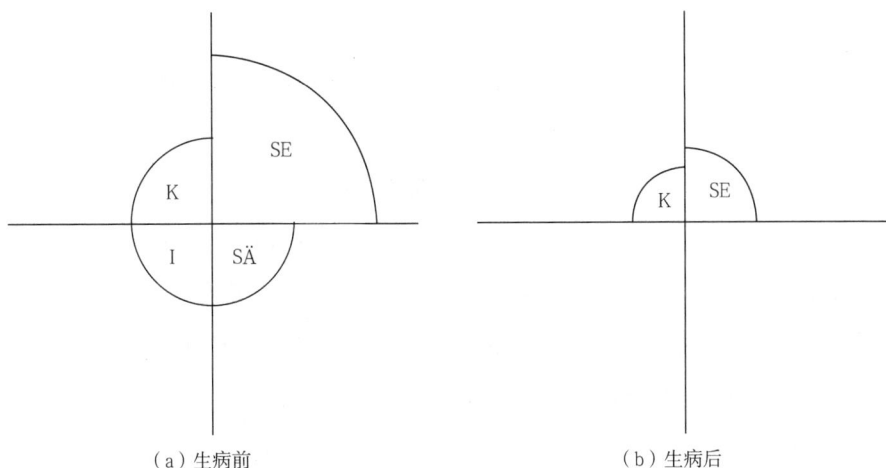

（a）生病前　　　　　　　　　　　　（b）生病后

图8　T先生的系统平衡结构图
　　K= 协调统一，I= 个性化，SE= 维护系统，SÄ= 改变系统

　　如前所述，过度强调个人的运作目标或运作过程而忽视其他方面，就会失去健康。一直以来，T先生的系统运作过程极不稳定，需要通过成长的运作目标与协调统一的运作过程来长期维系。但在急性发病期，这种不稳定的健康状态显然比混乱的系统运作过程更值得优先考虑。若能得到环境中其他系统的支持，T先生便有可能实现新的成长。反之，T先生的家庭如果因他的疾病而不堪重负，就将难以为T先生提供必要的支持。参考表2进行信息收集，并据此对家庭动态特征进行如下描述：

维护系统

　　T家庭由母亲、父亲和独生子T先生组成，父母与其他亲戚不常走动。父亲出身于一个工人家庭，家中有人常年酗酒。他通过努力考上大学，成为一名工程师，现在在一家大型机械工厂工作。而母亲出身于知识分子家庭，因为与父亲结婚而与家人断绝了关系。现在，她是一名家庭主妇，负责打理家务和照顾T先生。尽管父亲是家中的经济支柱，但他不如妻子聪明，妻子掌控了家中大权，在重要事项上都由她做出决策。夫妇两人的关系也因此日渐疏远：父亲喜欢沉浸在工作的世界中，而母亲虽然内心对父亲不满，但却从不直接表达，而是通过拒绝与父亲发生亲密关系来发泄。对于母亲来说，T先生是她的一切，而父亲则感觉自己被排斥在他们母子紧密的关系之外。父亲曾对 T 先生优异的学习成绩感到骄傲，但现在他对妻子溺爱儿子且剥夺他作为丈夫应有的权利感到十分愤怒。

T 先生的母亲也很痛苦，因为她觉得自己既不能让丈夫满意，也无法让儿子开心。她非常担心儿子 T 先生的状况，密切观察他的一举一动，尽力避免任何冲突，同时隐藏自己对儿子不负责任的生活方式和冷漠言行的愤怒和痛苦，生怕他再次陷入精神错乱。T 先生在完全依赖母爱和挣脱母爱的束缚之间反复徘徊，他在服药问题上的态度变化正是这种矛盾心理的体现。由于母亲的严格控制，T 先生有时会"忘记"服药，母亲因此大发雷霆，并以夸张的方式对他予以警告，T 先生也通过大发脾气来反击母亲的强硬要求。随后，他又被强烈的负罪感所困扰，多次服用过量的药片。这种类似于自杀的行为促使惊慌失措的母亲加强了对他的控制，事情由此形成了一个恶性循环。

T 家庭的生活模式建立在对家庭系统分崩离析的恐慌之上。家庭成员习惯相互回避、保持沉默，以避免引起冲突。每个家庭成员都在默默地忍受痛苦，渴望却得不到温暖和交流，只能屈从于僵化的家庭现实，看不到丝毫改变的希望。

协调统一

尽管家庭成员无法理解彼此的苦楚、关系紧张，但他们被家庭系统所束缚，如同"奴隶"一样生活着。父亲认为，妻子和儿子的痛苦是由他造成的。他承受着道德上沉重的负罪感，仿佛无法摆脱这个系统的牢笼。上文提到的维护系统维度下的行为旨在维护家庭的协调统一。一旦这种协调统一被打破，家庭成员就会觉得受到了威胁。因此，每个家庭成员都在这种束缚中变得孤独无援，受控于他人，同时也无法认清自己的个性所在。

个性化与改变系统

成长不仅对于 T 先生来说遥不可及，对于他的家人而言也是如此。他的父亲每天都要上班，母亲在家里忙忙碌碌，虽然他们都在机械地履行着各自的职责，但内心却感到空虚与寂寞。

综合分析

负责 T 先生精神疾病的护理人员在与他的母亲面谈以及与他的父亲电话交谈

后收集了上述信息，并利用系统平衡结构图进行了信息整合。她在病房里观察 T 先生接触其他病人或护理人员时的行为，并将这些行为与他和家人间的互动进行比较，观察其中的差异。然而，无论是通过观察，还是通过与精神科医生的交谈，护理人员都没有获得任何启发。

不过值得注意的是，T 先生的系统平衡结构图与其他家庭成员的一致（见图 9）。现在的问题是，谁才是这个家庭里真正的病人。出现症状的人并不是家庭中唯一的病人，他的病情也并不比其他家庭成员更加严重。这种认识源于家庭治疗中常见的观察结果（Bateson & Jackson，1964）。因此，护理人员意识到，如果不采取措施帮助家庭缓解系统运作过程僵化的问题并为他们追求和谐一致提供支持，那么让 T 先生再次出院回家也只是徒劳。护理人员认为，解决问题的关键在于母亲的个性化。强大的凝聚力和乐于奉献的精神是家庭的优势所在。然而，只有当家庭成员摆脱桎梏、实现自我发展时，家庭的协调统一才能发挥其优势，达到健康的状态。护理人员向团队提交了自己的分析结果，并在所有参与人员一致同意后，邀请父母双方参加第二次谈话。但由于母亲无法说服父亲，所以谈话只有母亲参与。

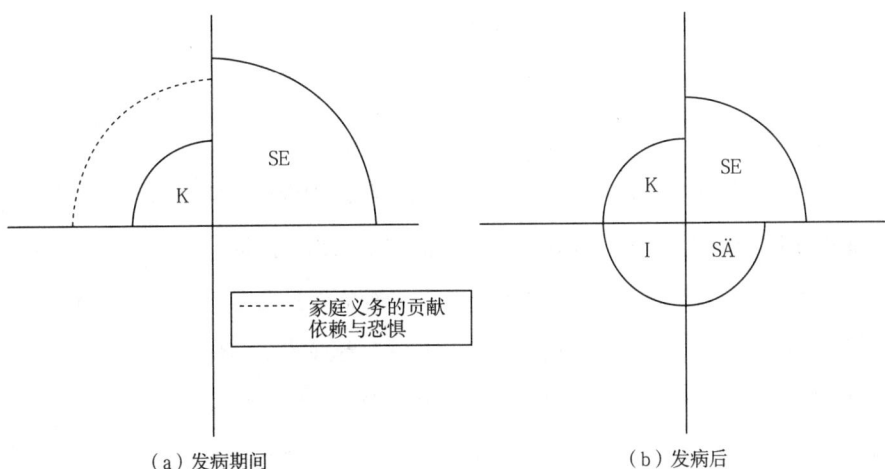

（a）发病期间　　　　　（b）发病后

图 9　T 家庭的系统平衡结构图
　　K= 协调统一，I= 个性化，SE= 维护系统，SÄ= 改变系统

当母亲听到护理人员对自己家庭情况的描述时，她泣不成声。过了一会儿，她平复情绪后表示，虽然感觉被冒犯，但这却是第一次有人能真正理解她的处境。对于她而言，与世隔绝的生活是一种无法形容的痛苦。在接下来的谈话中，护理人员将焦点转向母亲的困扰，并引导她思考如何促进个体系统的健康运作，询问母亲自身的需求以及她对幸福生活的憧憬。母亲提到自己非常害怕儿子回家，但她目前又不愿意让T先生在精神病院接受康复治疗，因为这会给她带来巨大的挫败感。护理人员耐心地向母亲解释，T先生有着独立成长的需求，即使他住在精神病院，他们之间的母子关系也不会因此而中断。同时，她也鼓励母亲追求自己的梦想和目标。母亲表达了重新投入工作的愿望，她渴望与人交流、拓展社交圈，并锻炼自己的思维能力。护理人员认可了母亲的想法，但也提醒她，这一切的前提是T先生能够得到妥善的照顾。她建议母亲先好好休息一晚，再仔细考虑这个问题。

在接下来的几次谈话中，T先生的母亲向护理人员倾诉了她的痛苦和困扰。在此期间，她成功地找到了一份工作，这让她感到非常开心和满足。最终，她做出妥协，让T先生自己决定是否入住精神病院，并提出了让T先生周末回家的方案。随着新生活的展开，T先生的母亲仿佛重获新生，长久以来，她第一次对未来充满了希望与憧憬。她计划先从兼职开始，逐步适应工作节奏，看看效果如何。令人惊喜的是，她还首次主动提及了她的丈夫，并表示丈夫对她的计划非常支持。她害羞地笑着说，他们昨晚久违地共度了一个美好的夜晚。

随着T先生病情的显著改善，他也开始参与到护理程序中。护理人员借助系统平衡结构图，与他探讨了家庭状况以及他的个人需求。同时，精神科医生也介入了谈话，为T先生详细解释了康复计划和精神病院的日常生活安排，确保他不会感到被家庭排斥或不再受欢迎。随后，T先生参观了精神病院，母亲也承诺会经常探望他或带他回家小住。最终，T先生同意入住精神病院。随着母亲工作的开始，T先生也终于正式入院。最后，护理人员建议T先生的父母接受夫妻治疗，并向他们推荐了两位精神科医生。

上述例子说明，成功的护理得益于系统平衡理论的应用和家庭自己解决问题的能力。不过，这种能力唯有在护理人员敏锐地觉察到之后，才能得到充分的发挥。当家庭系统经历难以忍受的痛苦阶段时，它会寻求新的创造力，通过改变系统结构来追求成长。在这一过程中，系统会诞生一个全新的结构，而作为这一转变过程的见证者和催化剂，护理人员也必然会受到影响。

四、临终患者及其家庭的护理

与伊丽莎白·施莱尔合著

　　相较于其他类型的护理，临终患者及其家庭的护理任务更加明确。在我们的社会中，临终和死亡是一个很少公开谈论的禁忌话题。这一话题几乎不会出现在家庭中。即使是在医院里，临终和死亡所处的地位也很特殊。作为一个生命阶段，临终和死亡常常遭到忽视、替代甚至排斥（Nuland，1994）。在对此类患者进行护理时，护理人员会获得截然不同的体验。他们往往需要回顾自己的生命历程，直视自己有限的生命，并以专业且共情的态度对待临终患者及其家庭（Sauter，Abderhalden et al.，2006）。如果死亡的原因和时间与预期不符，社会和医院就会判定它为"不合法"（Lau，1975）。在社会中，人们通常期望所有入院的患者最终都能康复出院。这意味着，陪伴和护理临终患者及其家庭这项工作，对于护理人员来说是一项极具挑战性的任务。倘若患者没有如预期一般顺利康复，护理人员会认为自己做得不够，甚至产生无助感，只能目睹和陪伴患者走向生命的终点，体会生命的不断流逝，并直面自己对死亡的感受（Ulcar，1991；Nuland，1994）。同时，护理人员也可能会缺乏与临终患者或家属谈论死亡的信心和经验（Lau，1975；Rička，1994）。因此，医护人员有时需要经过很长时间的心理建设，才能够与临终患者及其家庭直白地谈论死亡。家属可能对此早有猜测，但出于对患者的保护或自身的恐惧，他们通常会选择保持沉默。患者本人可能也对自己的命运有所预感，但认为家人们并不知情（Schmitz-Scherzer，1992）。这些情况都阻碍了有效的沟通，让患者感到更加孤独，经历"社会性死亡"（Glaser & Strauss，1965）。

临终患者渴望获得亲密感、温暖和支持（Ochsmann，1993），这些需求在医院冷冰冰的隔离环境中很难得到满足。对于护理人员来说，他们有责任满足患者的这些需求。不过，如果患者没有接受死亡的现实，护理人员所做的努力也只是徒劳。奥克斯曼将对死亡的恐惧描述为个体心灵的深层恐惧，它如同罗洛·梅（Rollo May）所描述的那样，是我们无法直接摆脱或消除的存在，因为人并不是恐惧的载体，而是恐惧本身（May，1977）。这与系统秩序理论不谋而合。该理论认为，人在经历过所有生命阶段后才能克服对死亡的恐惧，只有积极寻找生命的意义，认识到死亡是一个生命阶段，才能真正接受死亡的存在（Kruse，1988；Schmitz-Scherzer，1992）。奥克斯曼（Ochsmann，1993）提出，临终是个人主义的机制体现，也是孤独的最终形式。但从系统平衡理论来看，临终是改变系统的终点，也是人生中最重要的任务。它将个体从有限的意识中解放出来，指引我们建立新的联系。只有亲自实现灵性，人们才可能真正克服对死亡的恐惧。贝克尔（Becker，1992）表示，对死亡的每一种理解都与宗教信仰有关。宗教（即再连接）本质上是一种与上位者（神明）之间的联系，它让我们认识到宇宙中存在着超越一切的力量，从而放下自以为无所不能的幻想。尽管死亡的具体情况对于我们来说仍是未知，但贝克尔认为，医学和护理的责任之一是帮助人们树立这样一种信念：有一股超越的力量存在，它能通过死亡的过程带来某种形式的治愈。这种信念鼓励我们在面对死亡时，保持一种积极的态度，死亡不仅仅是生命的结束，也可能是通往更深层次理解和治愈的一条路径。

对于护理人员而言，亲自深入探究临终护理中可能遇到的各类问题至关重要，因为照顾临终患者是他们职业生涯中一项尤为艰巨的任务。莱尔（Lehr，1983）的研究显示，如果将生活中的各种压力情境视为需要完成的人生任务，人们就能更有效地应对它们。同理，学习陪伴临终患者的技巧也构成了护理人员职业生涯中一项至关重要的任务。

46 岁的 Z 先生住在单人病房，因卧轨自杀未遂导致严重内伤入院，目前昏迷不醒，濒临死亡。他身材高大但瘦弱，留着一头稀疏的灰色长发。两周前，他的病情似乎有所好转，但现在却患上了败血症，高烧不退。Z先生长期抑郁，曾两次接受精神治疗，这次是他第三次自杀未遂。由于没有亲人在身边照顾，他的过往经历也无从得知。

　　护理人员一直负责为Z先生提供个人卫生护理，努力缓解他的疼痛。就在她刚为Z先生擦洗完身体后，突然间，Z先生的呼吸变得急促起来，不断发出嘶哑声，间或停顿两三秒。护理人员感到一种难以抗拒的冲动，想要尽快离开房间，但又有所顾虑。她的恐惧攀升，双手变得冰冷，甚至可以听到自己颈动脉快速跳动的声音。Z先生奇怪的呼吸声在寂静的房间里反复回荡，每一次停顿都不禁让人感到紧张，仿佛是彻底停止了呼吸。为了掩盖这种时断时续的呼吸声，护理人员开始一边仔细观察Z先生，一边同他讲话。"Z先生，您为什么要孤独地死在这里？您的家人在哪里？如果他们在您身边的话，您就不会这么孤独了。"话音刚落，Z先生的胳膊带动着手短暂地抽搐了一下，接着Z先生好似放松下来了。他的呼吸变得安静平缓。护理人员握住他冰冷的手，继续说："Z先生，我会陪着您，不要担心，您的痛苦很快就会过去的。"她的脑海中浮现出这样的想法：奇怪，我根本不认识这个人，但却莫名感觉亲近。他想要告诉我一些事情，我不应该怕他。我已经不害怕了，甚至希望能了解他的生活。他是否也想对我说些什么呢？也许他真的愿意就这样死去。难道没有人爱他吗？他不该是个落得如此下场的坏人。也许他是一个天才，是个无名的先知？护理人员久久地望着他，觉得自己离他很远，她不知道自己在哪里，只听到屋外叽叽喳喳的鸟叫声。突然，她感觉到他的手抽搐了一下，便将他的手握得更紧了。护理人员心想：他想告诉我一些事情——是什么呢？如果换做是我，现在不得不死去，我肯定会非常怀念过去的生活和朋友。现在，他紧紧地抓着我的手，他就像青蛙王子一样，丑陋的身体里隐藏着巨大的秘密。"Z先生，您将很快在您的王国里醒来。"她俯下身，用另一只手轻轻地抚摸着他的脸颊。忽然，他舒了一口气，把手抽了回来，彻底停止了呼吸，身体也渐渐放松下来。

"Z先生，再见。"她说着，一滴眼泪从她的脸颊滑落。

克鲁斯（Kruse，1992）指出，临终患者身上会发生许多我们无法理解的事情。在Z先生身上，护理人员感受到了贝克尔所说的死亡具有的治愈力量，并被深深触动。在与Z先生共度的最后十分钟里，她的个体系统发生了变化，并与Z先生的个体系统产生了共鸣：死亡为Z先生原本看似毫无价值的生命赋予了新的意义。经历了Z先生的死亡，她意识到自己也会死亡，并且对死亡的恐惧也有所减少。她帮助Z先生与宇宙系统的秩序建立了联系。库伯勒－罗斯（Kübler-Roß，1971）提出，只有在理想的情况下，临终对话才可能发生。但上述例子表明，临终关怀并不一定需要语言交流。即便面对无意识的患者，也能建立起系统的联系，患者和护理人员都能在这个过程中获得个性化发展。一方面，护理人员通过自我感知和反思来理解自己的感受；另一方面，在临终患者彻底失去生命体征前，她们通过细心观察临终患者的微妙变化，感受其散发出的生命能量。

然而，死亡并不总是一件美好的事情。急诊室的护理人员深知死亡的残酷。并非所有临终患者都有足够的时间做好准备，从容地面对死亡，但每位临终患者都有可能在死亡过程中获得个体的进一步发展。系统平衡理论认为，在更高层次的系统中发生的改变系统，并不受地球时间（作为环境基础条件）的限制。

在临终护理中，大多数家属和患者一样需要关怀。护理人员的首要任务是换位思考，认真对待患者及其家庭的恐惧情绪，为他们提供支持与关怀。在这个过程中，经验丰富的护理人员可以通过引导家属回顾患者的美好经历来减少他们的恐惧，其间无须向他们灌输自己的观点。即使在临终阶段，个体也仍然能够以自己的方式继续发展。护理人员应该认可每位患者的能力，并允许他们为自己负责（Kruse，1992）。下文将举例介绍如何在系统平衡理论的指导下为家属提供护理服务：

在一家儿童医院里，9岁的莫妮卡刚刚停止呼吸。她皮肤苍白，安详地躺在病床上，床边站着她的母亲B女士。在过去的两个月里，B女士每天都待在医院里。尽管白天要去上班，但她还是经常在医院过夜，陪着女儿。B女士通过在银行兼职来维持生计，她的丈夫在一年前离开了她。他声称莫妮卡的病令他痛苦不堪，并且认为B女士也已经做出选择，决定和她的朋友一起过更好的生活。莫妮卡于三年前确诊白血病。确诊初期，她尝试接受化疗，但由于出现不良反应，只能被迫停止化疗。莫妮卡很懂事，能够坚强地忍受剧烈的病痛，还总是尽力安慰她的母亲。甚至在临终时，她还对母亲说："你不必伤心，这对于我来说是种解脱，我们总会再见，一切都会好的。"女儿去世前，B女士的情绪控制得很好，表现得格外坚强，护理人员对此表示由衷的钦佩。然而现在，女儿已离她而去，B女士终于卸下了那层坚强的伪装，一度濒临崩溃。面对B女士的现状，护理人员深感忧虑，担心她将如何度过这段艰难的时光。在过去几周里，护理人员了解到以下信息。

维护系统

B女士一直以来身体都非常健康，很少去看医生，这让她倍感自豪。她说："人只要不生病就行了。"睡眠是唯一令她困扰的问题。她经常失眠，或者半夜被噩梦惊醒。她把自己的生活打理得井井有条，住所也十分干净整洁。虽然时常感到疲惫，但她仍然保持积极的心态，努力工作并严格要求自己。在银行工作期间，她常常因为超额完成任务而受到表扬，工作几乎是她生命的全部。B女士几乎不知道应该如何放松，她已经四年没有休假了。她也没有时间阅读或参加文化活动，尽管以前的她非常热衷于此。

协调统一 / 个性化

B女士的灵性并不体现于宗教信仰，而体现于她与女儿莫妮卡的关系。她在莫妮卡身上找到自己内心深处枯萎的美好、随性和创造力。与莫妮卡在一起，她才能感受到完整的自我。她相信，通过与莫妮卡共度苦难，她能够成为一个真正的人。在与他人相处时，她表现得冷漠且高傲。但在与护理人员进行交流时，她曾坦言自己害怕面对那个无情而残酷的环境，感觉自己必须不断地挣扎才能保持浮在水面。

综合上述信息，我们可以得出以下结论，B女士将自己的能量用于追求调控，以克服恐惧。特别是现在，她害怕因为变化而失去完整的自我，因此她的个体系统已经呈现出高度的结构化。由此不难推测，一旦失去工作，她的个体系统就很有可能会面临崩溃。她的创造性和灵性目标需要他人的支持才能得以实现。女儿的离世对于B女士而言是巨大的打击，她的生活仿佛看不到一点希望，护理人员对B女士的境遇深表同情。目前看来，个性化发展是B女士恢复健康的关键，但她该如何做呢？

B女士的原生家庭与她现在的家庭相似：高度结构化、勤勉且富有条理，但家庭成员间却缺乏情感联系。共同的自我肯定价值观和事业上的成功是家庭协调统一的基础。然而，家庭的这种协调统一受到了干扰，B女士成为家里的局外人。首先，在还没离婚时，B女士把所有心思都放在照顾好身为音乐家的丈夫身上，这使得她逐渐忽略了家庭中的其他成员。其次，尽管她的哥哥因同性恋关系被家族排斥，她却一直与他保持着紧密的联系。作为一名专业演员，虽然哥哥的才华从未得到认可，但B女士却认为他极具魅力。他是家里唯一一个常来看望自己和莫妮卡的人。B女士认为，哥哥富有想象力的游戏为莫妮卡带来了许多快乐。有趣的是，这位哥哥的性格与她的前夫有着相似之处。他们都擅于为自己营造一个梦幻世界，用来麻痹自己，忘却痛苦。实际上，B女士非常羡慕他们。她还没有从离婚的痛苦中走出来，她很怀念自己的丈夫，他曾是她艰难生活中的慰藉。但后来的遭遇让她觉得自己遭到了丈夫和家人的不公对待和背叛。在原生家庭中，B女士的个性化发展受到了严重的阻碍，B女士也无法从家庭中获得安慰。她的父母认为，这完全是她自己选择的命运。不过，B女士和她的哥哥在家庭系统的边缘组建了一个子系统，以实现彼此的成长。他们虽然无法与原生家庭分享共同的价值观，但却因此找到了一个独特的身份，将他们紧密地联系在一起。

护理人员意识到B女士需要一个机会来挣脱束缚。她希望能够陪着B女士一起面对丧失爱女的痛苦。同时，她意识到自己对死亡的恐惧可能会阻碍 B 女士家庭系统中能量的正常流动。为了避免这一情况，她需要去到一个自己感到和谐一致的环境。于是，她来到病房，将手轻轻地搭在 B 女士的肩上，说："您愿意和我一起散散步吗？几分钟就好，请跟我来吧。"B 女士说，她不能丢下莫妮卡一个人。护理人员回答说，会有另外一位照顾过莫妮卡的护理人员来陪着她，帮她"打扮"一下，这样 B 女士回来和她道别时，她也能漂漂亮亮地。B 女士听后打消了顾虑，和护理人员一起去了医院附近散步。起初，二人都沉默不语。突然，一只小老鼠窜过小路，B 女士惊呼道："快看，小老鼠！莫妮卡看到一定会很高兴的！你知道吗，她很喜欢这样的小动物。"护理人员说："确实，住院时她经常抱着两只毛绒玩具，看起来非常喜欢它们。"B 女士听后不禁流下了眼泪。护理人员将她紧紧抱在怀里，她的身体因抽泣而不断颤抖着。然后，她们坐在树桩上。护理人员擦了擦自己的眼泪，说道："我也会想念莫妮卡的，她是一个开朗的孩子，总是能为大家带来快乐。"B 女士说："现在她不会再痛苦了，她一直期待这一天的到来。"她们两人聊了许久。B 女士表示，自己的婚姻对莫妮卡的生活造成了很大的影响，为此她感到十分内疚；不过，莫妮卡非常懂事，对她从未有过任何怨言。护理人员也很赞同这一点并告诉 B 女士，大家因此都很喜欢莫妮卡，她在帮助他人的同时也一定收获了许多温暖。

回到医院后，尽管 B 女士身体疲惫，但她却感到如释重负。护理人员问道："您今天不能一个人回家，有没有人能陪在您身边呢？"B 女士认为这没有必要，但护理人员还是问她，她的哥哥是否知道莫妮卡去世的消息。在 B 女士给出否定回答后，护理人员主动提出可以帮她给哥哥打个电话。B 女士接受了这个提议。在电话里，她的哥哥希望能与 B 女士通话。在通话过程中，她又哭了起来，之后她告诉护理人员，她的哥哥会来接她，晚上也会在家里陪她。

从人类理性的角度来看，患者去世后，护理人员应当为家属提供一切必要的关怀和安慰。沃登（Worden，1987）提出了哀悼的四项基本任务：接受逝者已逝的事实；处理哀伤的痛苦；适应一个没有逝者的世界；寻找一个纪念逝者的方式，同时步入接下来的生活。前两项任务在医院时就可以开始进行，上述例子也展示了护理人员如何创造机会来引导家属完成这些任务。而从系统平衡理论的角度来看，第三项任务实则是要求家属改变原有的系统。在这个例子中，B女士应该通过新的个性化来完成这项任务，她的哥哥也许可以为她提供一些帮助。第四项任务是最重要的任务，即寻找新的和谐一致，这是一个漫长的过程，且大多只能在停止护理后进行。人们不应该将哀悼看作一种具有不同阶段的模式，这会固化人们对哀悼的认识，并对哀悼行为形成刻板的预期（Jerneizig，Langenmayr & Schubert，1991；Lutz & Künzer-Riebel，1991）。系统平衡理论为改变系统和寻找新的和谐一致提供了众多可能。即便逝者已逝，他们在家庭系统中往往也还会占据重要地位，继续影响家属的生活。因此，家属能否找到一个纪念逝者的方式，同时步入接下来的生活是个不容忽视的问题。每个人的哀悼方式都取决于他们自己。判断哀伤是否得到缓解，应依据亲属恐惧程度的变化，而非其痛苦程度。完全摆脱痛苦的生活并不现实。况且，痛苦也可以带来积极的影响，帮助个体实现成长并获得新的生活领悟。

本小节介绍了如何在家庭环境内进行个体护理。此类护理需要投入大量的时间和精力，还需要深入探讨患者的生理照护需求。同时，我们必须认识到，并非每位患者都适合或需要家庭护理。我们往往过于轻率地认为护理工作简单易懂，从而忽视了患者表达自身问题的权利。实际上，患者的复杂性并不完全取决于其身体的医学状况，更多的是与其个人动态特征密切相关。因此，即使是一个因常规问题入院的患者，他的护理情况也可能比想象中更加复杂。遗憾的是，这类患者可能永远无法得到护理人员足够的关注，这无疑增加了护理工作的风险。在遵循系统平衡理论进行护理时，我们首要关注的是护理人员的基本态度。这种态度不仅使他们能够以同理心对待患者，更能促使他们采取符合伦理道德的正确行动，确保每位患者得到应有的关心和照顾。

一般而言，医院系统不太可能拒绝提供此类护理，因为对医护服务满意的患者会更配合治疗，而感觉良好的家属也会对护理人员表示感激。然而，对于短期住院的患者来说，将整个家庭视为"护理对象"，并将护理重点放在家庭运作过程上，这种做法并不现实。下一节将对家庭的系统护理进行详细介绍。

第三节　躯体疾病和精神疾病的长期护理

一、患者情况介绍

慢性病给患者带来了长期的影响和挑战，它会对患者的个体系统造成根本性的改变。为此，家庭需要帮助患者适应这些改变，以实现新的系统稳定。这是一个艰难的过程，且仍会受到退行性疾病的威胁。布罗达（Broda，1987）提到，患者在适应过程中需要不断应对维护自我价值和规划生活的挑战。换言之，社会环境持续发生变化，患者需要不断适应新的病症。尽管如此，患者也要保持自身的协调统一，以实现系统稳定。

二、慢性躯体疾病与残疾的护理

让娜·尼克拉斯－福斯特（Jeanne Nicklas-Faust）与

玛丽－路易丝·弗里德曼著

引言

慢性病和残疾是伴随患者及其家庭一生的经历。疾病本身以及应对疾病的方式会给生活带来一些变化，这些变化的形式和过程在不同的病程阶段、生命阶段和家庭系统中都会有所不同。基于此，系统平衡理论提供了一种分析病例的新方式，帮助护理人员剖析个体的不同特征，并将其整合到一个包含患者及其家庭在内的整体系统中，从而为患者提供有针对性的护理。

慢性病和残疾的应对策略

通常在确诊前，慢性病或残疾患者的身体会经历一段时间的症状期。即使许多人对此已经有所预感，但当诊断结果真正到来时，还是会给人的心理带来巨大的冲击，令人感到无所适从（Corbin & Strauss，2004）。与此同时，一个全新的过程也随之开启——那就是采取应对策略来抵抗疾病。所有应对策略都旨在维护个体的完整性和功能能力（Miller，2003）。一方面，当面对疾病给生活带来的重大改变时，人们会进入不同的反应阶段。库伯勒 - 罗斯（Kübler-Ross，1976）首次在临终患者的研究中对此进行了描述。另一方面，人们会识别出不同的反应模式，采取应对策略以接受生病的事实并将其融入生活中。

拉扎勒斯和福克曼（Lazarus & Folkman，1984）提出了经典的应激理论，强调个体面对压力时的认知评价与应对策略。而科尔宾和斯特劳斯（Corbin & Strauß，2004）提出，慢性病是一系列不断变化的挑战。这些挑战要求患者与他人进行互动与协商，以灵活管理和应对疾病所带来的各种复杂情况。谢弗和莫尔斯（Schaeffer & Moers，2008）基于广泛的实证研究，综合了护理学中的不同理论思想，提出了一个全新的阶段模型。这一模型不仅细致地划分了慢性疾病的各个发展阶段，还详细描述了与各个阶段相对应的疾病应对模式。尤为重要的是，该模型强调了患者视角的核心地位，这一观点直到 21 世纪初才开始逐渐受到德国学术界的关注（Schaeffer & Moers，2008）。在此次理论整合中，他们将疾病的应对策略称为"生存策略"，并指出这种策略不仅关注疾病的治疗，更强调在疾病影响下，患者及其家庭如何通过各种策略来维持和优化生活的质量。

对于残疾人士而言，他们面对疾病时的应对模式与慢性病患者相似，特别是由疾病引起的残疾。在德国，脑卒中是最常见的护理情况（Bienstein & Halek，2007）。大部分残疾都由后天因素造成，尤其是在老年时期。对于先天性残疾或儿童时期形成的慢性病，其应对措施往往对家庭系统产生尤为深远的影响（Lambeck，1992），而且在患病初期，他们通常比患者本人受到的影响更大。对于患者来说，残疾不仅仅是生活的现实和挑战，也是塑造个人身份的一个重要因素[1]。

---

1 弗雷迪·萨尔（Fredi Saal）是一位患有严重身体残疾的作家。他在著作《人要为自己而活》（*Leben kann man sich nur selber*）以及"没有我，我怎么能成为我？"的回答中对此做出了精简的阐述（Saal，1991）。

　　无论疾病由何导致，它对于患者及其家庭而言都是一种巨大的挑战。患者需要重新安排自己的生活，接受残疾带来的缺陷和限制，并将其融入自己的生活。如上所述，残疾的应对过程与慢性病的应对过程类似。但从系统平衡理论的角度来看，患者在应对残疾的过程中，应着重于个性化发展。

　　事实上，大多数患者及其家庭都具备有效应对慢性病或残疾的能力。关于生活质量的研究表明，在经历了艰难的抗争和重新定位后，患者的生活质量与常人几乎没有任何差异。顺利度过该阶段的关键在于判断慢性病或残疾是否属于规范性生活危机[1]，如许多老年人慢性病；或是否属于非规范性生活危机，如先天性残疾或早期患上的残疾和慢性病。非规范性生活危机是指出现在某个生命阶段并影响后续发展的罕见性挑战。由于这一危机缺乏应对（角色）模型，所以人们很难制订出应对策略（Heckmann，2004）。在这种情况下，护理人员的支持与陪伴尤为重要。

　　随着病情的发展，患者及其家庭渴望寻找有类似经历的人，通过参与同伴咨询（例如自助小组）寻求帮助，并从中获得关于病程和生存期的信息以及经验。规范性生活危机在家庭和生活圈中较为常见，但对于患者及其家庭来说，这种危机也可能成为一种难以应对的挑战。安东诺夫斯基（Antonovsky，1997）提出了健康本源论，瓦尔舍（Walsh，2006）又提出了家庭弹性模型。这些概念与系统平衡理论类似，都更加注重促进健康发展的因素，将患者及其家庭实现健康与和谐一致的能力视为关键。由此来看，护理人员的任务便是促进患者及其家庭的自身发展，帮助他们找到实现目标的途径（Koch-Straube，2001）。众多经验报告[2]表明，

1　规范性和非规范性生活危机是指生活中能够引发转变的事件。规范性生活危机包括入学、结婚、生子、入职或退休等预期中的生活事件。非规范性生活危机则是指超出生活预期的挑战性事件，例如子女患有先天性残疾、早年患上癌症，或者彩票中大奖（Kritische Lebensereignisse bei Filipp，2007）。

2　例如，朱莉安·吕申波勒（Juliane Rüschenpöhler）的《癌症来了，癌症去了——生活还在继续！：一位乳腺癌患者的康复之路》（*Krebs hin，Krebs her—das Leben geht weiter！：Eine unspektakuläre Heilung von Brustkrebs*）或者赫尔穆特·杜比尔（Helmut Dubiel）的《大脑深处：我与帕金森病共存的生活》（*Tief im Hirn：Mein Leben mit Parkinson*）。

尽管疾病和残疾带来了诸多挑战，但它们也可以在生活中发挥积极作用。大多患者并没有将疾病的解释权完全交给医疗系统，而是选择遵照自己的理解。这时，系统平衡理论的优势也就得以彰显。该理论从系统的角度出发，以追求个体与家庭系统之间的和谐一致为重点，为患者提供一种解释疾病的模式。

护理人员的支持与陪伴

对于受到慢性病或残疾困扰的患者及其家庭而言，护理人员通常会在医院（如诊断或治疗期间）和居家环境中提供支持和陪伴（Koch-Straube，2001）。在医院环境中，护理人员专注于患者的直接护理。而在居家护理中，护理人员的角色则更为多元。他们不仅是患者的护理者和联系人，也是患者家属的重要沟通桥梁。无论家属是否直接参与护理工作，护理人员都应及时向家属提供患者的健康信息，确保家属了解患者的状况。

系统平衡理论着眼于个体所在的系统，旨在识别在追求和谐一致的过程中需要更多关注的维度。凭借其清晰的表述，该理论不仅能够帮助患者理解个体以及家庭系统的运作过程，还能指引他们找到重获系统平衡的途径。在这个过程中，患者也可以重新找回在诊断过程中常常丧失的自我效能感[1]。确诊慢性病和残疾通常被视为生活中不可预测、无法控制的重大变故，患者可能会因此感到无助和失控，从而降低自我效能感。

面对诊断结果，人们往往会本能地坚守原有的生活方式，试图维持生活的稳定。从心理学的角度来看，这种现象反映了人们在困境面前会不自觉运用否认和压抑的心理防御机制，医护人员可以举出很多这样的例子。比如，一位 45 岁的教师在夏天被诊断出胰头癌后，他仍计划在明年春天去滑雪度假；一位 84 岁的住院患者已经得知自己癌症转移，但在医生下一次查房时，他却再次询问为什么自己感觉如此不舒服。

随着病情的发展，人们往往会逐渐接受生病的事实。倘若患者仍然非常依赖过去的生活方式，继续侧重追求稳定，整个系统就会濒临崩溃，而患者往往对此

---

1 自我效能感或自我效能期望是指个体对自己能够取得成功的信念。在应对疾病方面，这种信念起着重要的作用。

浑然不觉，也未能意识到其他应对策略。在这种情况下，护理人员的角色变得尤为重要。他们应该认识到系统成长的必要性以及系统据此应该做出哪些改变，从而引导患者重新定位自己的生活，帮助他们在日常生活中接受疾病的存在。

下面的具体实例将对上述内容进行详细阐述。无论是患者的个体系统，还是其周围环境中的系统，都会在某个特定系统中与其他系统产生相互影响。通过观察这些系统间的相互作用，护理人员可以清楚地观察到每个个体的独特情况，找到改变系统的切入点，指导患者主动进行改变。这种个性化的方案适用性极高，能够帮助护理人员和患者根据当前情况采取有针对性的措施。

卒中中心的 S 先生

S 先生今年 73 岁，长期患有高血压，与妻子一起生活，有自己的公寓。五天前，他突发脑卒中，导致左侧偏瘫，目前在卒中中心接受治疗。尽管医生详细介绍了各种治疗措施及其必要性，他仍拒绝接受物理治疗，只想尽快回家。他只希望恢复以往每天坐在沙发上看电视的生活。过去几十年的工作已经足够辛苦，他并不想把时间浪费在治疗上。

根据阶段模型，S 先生目前处于否认阶段：在确诊之后，他仍不承认自己患病的事实。此外，他还否认疾病和残疾对他的生活、未来规划以及家庭状况造成的影响。在这种情况下，通过应用系统平衡理论，我们可以找到进一步发展的切入点，帮助患者及其家庭重新评估健康状况。这些切入点需要得到患者和家属的认同和采纳，以便他们能够共同应对当前的挑战。

S 先生曾是一名自由职业管道工，退休已近十年。他过去经常外出工作，但退休后开始回归家庭，很少出门。他喜欢下棋，但却没有棋友，于是经常在电脑上玩下棋游戏。不过，他一天中的大部分时间还是在电视机前的沙发上度过，尤其钟爱自然类节目或讲述外国风情的节目。他的两个女儿都已结婚生子。她们每次来访时，他在一开始都会感到非常高兴，但仅仅一杯咖啡的时间后，他就会感到倦怠，并保持沉默。S 太太是一名家庭主妇，经常参加一些体操俱乐部的活动。S 先生对此表示非常支持，因为他深知，这样的生活能让妻子感到充实和满足。在妻子的眼中，她和丈夫的退休生活已经足够完美：无论是参与俱乐部的活动，还是与女儿们频繁地相聚，都让她心生满足。她深信，两人在婚姻的旅途中早已铸就了深厚的默契，彼此能够包容理解，互相扶持，无论各自的兴趣爱好如何不同，都能和谐共处。然而，自从 S 先生生病住院后，他们的关系似乎发生了微妙的变化。S 先生对 S 太太的态度变得冷淡，甚至在她探望时也不愿多说话。这让 S 太太感到十分困扰和担忧，她不明白为何丈夫会突然变得如此冷漠。同时，S 太太也十分担心丈夫的未来。她知道丈夫是一个独立且自主的人，但现在他的身体却不再允许他像过去那样自由行动。她不知道丈夫该如何去适应这种新的生活状态，也不知道自己该如何去帮助他。

通过参考个人信息收集的话题（见表1），护理人员对 S 先生的病史进行了深入分析。分析结果显示，S 先生非常重视维护系统的稳定与和谐。自退休以来，他的个性化和系统改变并不明显，且这些改变大多是在妻子和成年女儿的协助下实现的。相比之下，S 太太表现出更强烈的个性化需求，且在过去也能够很好地应对家庭系统的变化，比如女儿离家或丈夫退休等情况。因此，她可能难以理解丈夫为何如此抗拒改变系统，甚至觉得这种抗拒是"不合理的"。鉴于此，护理人员安排了一次与夫妻双方的会谈，共同探讨住院期间的后续计划。在介绍了康复治疗的常规流程以及可能的治疗方案后，护理人员询问了夫妻二人对后续治疗的期望和目标。S 先生表示，他只想尽快回家，恢复之前的生活。然而，S 太太却指出，由于丈夫目前尚无法独立行动和照顾自己，因此这个想法并不现实。她反问丈夫，是否希望她整天待在家里陪伴他？这一反问让 S 先生意识到，自己拒绝参与治疗的行为对妻子造成了很大的困扰。护理人员抓住了这个机会，指出 S 先生目前正面临着适应新生活的挑战。同时，她也肯定了这对夫妻在过去的生活中建立的默契与和谐。在此基础上，S 先生和 S 太太开始了一场深入的对话，讨论未来的生活安排。最终，他们达成一致：S 先生将积极参与治疗，努力提高居家自理能力；同时，他希望在家中接受康复训练，以便尽快恢复正常生活。在过渡期间，他们将寻求居家护理服务机构的帮助，以支持 S 太太照顾丈夫。除了具体的治疗方案和康复目标外，护理人员还注意到，这对夫妻在关系层面也开始表现出更多的成长意愿。他们希望通过共同努力，更好地应对 S 先生残疾带来的挑战，从而进一步巩固和发展他们的婚姻关系。

上述例子讲述了对家庭病史的分析。然而，下一步的护理干预通常需要较长的过程。以下示例展示了一位残疾老年妇女在入住疗养院后的护理情况。

I女士现年80岁，终身未婚，一周前入住疗养院。三年前，她因脑卒中导致偏瘫和轻度失语。退休前，她是一名小学教师，一直致力于社区的公益事业。即使退休后，她也仍然在儿童和学校教育领域继续工作，为教育和福利事业服务。她住在可以俯瞰苏黎世湖的公寓里。在她的姐夫去世后，姐姐搬到了她的公寓，姐妹俩相互扶助，彼此相处得非常融洽。患病前，姐妹俩都保持着积极又独立的生活态度。在州立医院的康复诊所，I女士属于积极寻求治疗的患者，她为自己设立的目标是重新学会走路和与人交流。医生为她制订了物理治疗、作业治疗和语言治疗计划，她在医院的日子过得非常充实。为了能够尽快回家过正常的生活，I女士积极配合治疗，也因此受到了很多表扬和鼓励。不久后，I女士学会了站立、坐下和拄拐走路，并且可以轻松地完成一些日常活动。她的语言能力也有所改善，虽然她经常找不到合适的词语来表达意思，但只要耐心倾听，听者通常能理解她的意思。I女士的姐姐表示愿意在个人卫生、穿衣和上床睡觉等方面给予她帮助，并承担家中的主要事务。姐姐的大女儿也愿意承担一些繁重的家务。

刚回到公寓，I女士很高兴能够回到熟悉的环境。然而，很快她就意识到自己生活上的诸多不便。即使是拿东西这样的小事，她都需要姐姐的帮助。她的外甥女也悉心照顾她，让她不要见外，但这反而给她带来了沉重的负担。I女士经常对外甥女态度不佳，但又会立刻意识到自己的不对。她对此感到非常愧疚，试图保持沉默，但这只会进一步激化她对自身处境的愤懑。当I女士独自在家时，她逐渐意识到自己的缺失之处。她开始慢慢地接受这个事实，一改往日的乐观心态，明白回归过去的生活只是一个不切实际的幻想。由于行动受限，她只能整日待在家里，这让她感觉备受束缚。阅读也变得非常困难，她还注意到自己的语言日渐混乱，写下的东西与说出的话一样难以理解。I女士对自己的病感到越来越愤怒，情绪变得非常不稳定，I女士的姐姐和外甥女因此也承受着巨大的痛苦。她经常为一点小事大发脾气，不停地抱怨，甚至提出无理要求，把他人的帮助看作理所应当。另外，她还开始拒绝练习走路、洗漱，有时甚至拒绝进食。一天，外甥女忍无可忍了，大声斥责I女士，告诉她自己已经受够了，她应该振作起来，而不是四处埋怨。第二天夜里，I女士服用了一把安眠药，希望结束这毫无意义的生活。幸运的是，她的姐姐发现了空药瓶，并及时拨打了急救电话，挽救了I女士的生命。

经过短暂的住院治疗，I女士转到了一家疗养院。精神科评估结果显示，她患有反应性抑郁症。护理人员从I女士的姐姐那里了解到她的过往经历，同时，I女士从自己的角度也补充了一些信息。为了对I女士在身心方面的经历有更全面的认识，护理人员需要细致地探究她患病之前的生活模式，并将其与当前所具备的资源及潜力进行对比分析。接下来，护理人员会进一步询问I女士及其家属如何看待她的过往经历。同时，她还会关注I女士对未来生活的期待。

维护系统

疾病给I女士的生活带来了巨大的冲击，她惯常的生活模式几乎完全被打乱。过去，她能够维持良好的个人卫生、遵循日常习惯、参与家庭和社区活动，享受阅读、园艺和散步等休闲时光。但现在，这些活动对于她来说都变得异常困难，甚至无法实现。对于I女士来说，失去对生活的掌控感是极其难以接受的，因为她非常注重生活的规律和秩序。患病前，她的工作、独立性以及在社区中的声望可以帮助她获得自我价值感和协调统一。然而患病后，她的生活发生了翻天覆地的变化。虽然I女士的思维依旧敏捷，视听能力也未受影响，且具备一定的交流和阅读能力，但行动上的不便让她不得不依赖拐杖行走。这种身体上的限制让她倍感沮丧和无助。更令人遗憾的是，I女士并没有充分利用自己剩余的能力，也没有意识到她仍然具有通过学习重新获得独立生活的潜力。

协调统一

I女士所患的疾病主要影响了协调统一。只有当自我价值感受到严重打击时，人才会产生自杀这样的极端念头。I女士对自己所失去的一切感到绝望，她把家人的关爱和帮助视为一种束缚，认为这些阻碍了自己恢复对生活的控制。这些善意的支持让她感到愤怒和不满，也让她认识到自己的无助。在外甥女斥责她的那一刻，I女士意识到自己对外甥女的依赖程度之深。她感到非常恐惧，担心自己已经完全耗尽了外甥女的耐心。这种孤立无援的感觉让她更加坚信，自己已经失去了他人的尊重，同时也失去了对自己的信心。

个性化

只要I女士还沉浸在抑郁中，不敢直面自身缺陷，她就无法获得个性化发展。健康老龄化的特点是更加注重灵性追求，因此，她的身体障碍也可能成为I女士重新寻找自我，获得健康的一个契机。帮助I女士获得个性化首先要改变她对自己的态度。她需要认识到，尽管身体存在局限，但她依然是一个完整而独特的个体。她需要摆脱社会普遍存在的对老年和残疾的刻板印象，即认为这是一种缺陷或不足。相反，她应该学会在自己身上发掘那些比年轻时的独立、调控更为重要的价值观。这样，她才能重建自己内在的协调统一，找到新的希望。

改变系统

如果I女士能够获得个性化发展，那么个体系统的结构将发生变化。这种变化包括维护系统和促进和谐一致的新模式。如何将这些模式投入使用，只有I女士自己知道。不过现在，护理人员的任务是帮助I女士认识自身现有的资源。为此，她还可能需要家属的帮助。

护理计划

目前，护理人员意识到，I女士遭遇的危机给家庭带来了沉重的负担。经过痛苦的挣扎，姐姐和外甥女不得不承认自己已经无法应对当下的局面，并最终决定将I女士送进疗养院。她们对此感到十分内疚。特别是外甥女，她认为是自己的情绪失控造成了这一切，这让她备受煎熬。现在，两人都认为让I女士在疗养院得到恰当的护理才是当务之急。她们试图与护理人员协商并给出建议。但遗憾的是，大多数护理人员都非常忙碌，对两位女士视而不见，交谈时也是心不在焉。姐姐和外甥女感到很沮丧，她们想了解I女士的护理计划，但却屡屡受阻。探访I女士对于她们而言也是一种不小的压力。I女士几乎不与她们交流，而且她们还发现疗养院里还有很多无助和孤独的患者，他们使这里的氛围更加压抑。I女士的姐姐和外甥女非常希望与护理人员进行交谈，以此来缓解压力。

首先，护理人员告诉家属，自己负责I女士的护理工作，如果家属想了解护理方面的信息或遇到问题，可以与她见面咨询或通过电话交流。接下来，她与I女士的姐姐和外甥女进行了大量讨论，并根据I女士的日常生活模式制订了护理计划。在交流过程中，她们谈到了I女士在人际交往方面遇到的难题，护理人员也感受到了两位女士过去和现在所承受的痛苦。她表达了自己对这些问题的看法，并安慰她们，对I女士的行为，她们的反应是完全正常的，而且她并不认为两位女士应该为此承担责任。接着，护理人员用系统平衡结构图向她们解释了I女士改变系统时出现的问题。她努力让她们意识到，问题的根源不在于她们，而是I女士需要时间来接受自己的残疾，并为未来制订切实可行的目标。

图10展示了I女士及其家庭的系统运作过程。图10（a）描绘的是患病前的状态，它代表了一个让所有家庭成员都感到满意的基本模式。在这个模式中，I女士本人更加重视维护系统，这源于她长期从事的教育工作和后来的社区活动。她通过不懈地努力、严谨的生活方式、分析性思维和参与学校社区规划，成功实现了对生活的掌控（调控），从而获得了显著的影响力。这些活动帮助她实现了协调统一，并获得了他人的重视和认可。与协调统一维度一样，个性化维度也让她感到很满意，因为在这些活动中以及在与家人的互动中，她也体验到了成长与新事物。最后，由于I女士善于适应新的挑战和角色，改变系统维度下的行为表现对于她来说也是自然而然的事情。

然而，如图10（b）所示，疾病使I女士陷入了危机。她失去了对日常活动的掌控，无法继续通过常规途径获得个性化，也难以找到弥补这些缺失的其他方式。由于她在维护系统、协调统一和个性化维度下的原有行为模式已无法维持，她的系统运作过程因此受到了阻碍。I女士无法接受生病的事实，抗拒对原有的生活方式做出调整，极力重塑过去的生活，但却没能成功。她错过了通过掌控自己的丧失来促进个性化和系统改变的机会，这进一步加剧了她的困境。

图 10（c）展示了 I 女士学会接受疾病后可能适用的解决方案。当她将自己视为有价值的人并能够克服困难时，系统的协调统一就会增强。她需要在一切可能的范围内重新评估自己的表现，停止与常人作比较。同时，家属对她的适应问

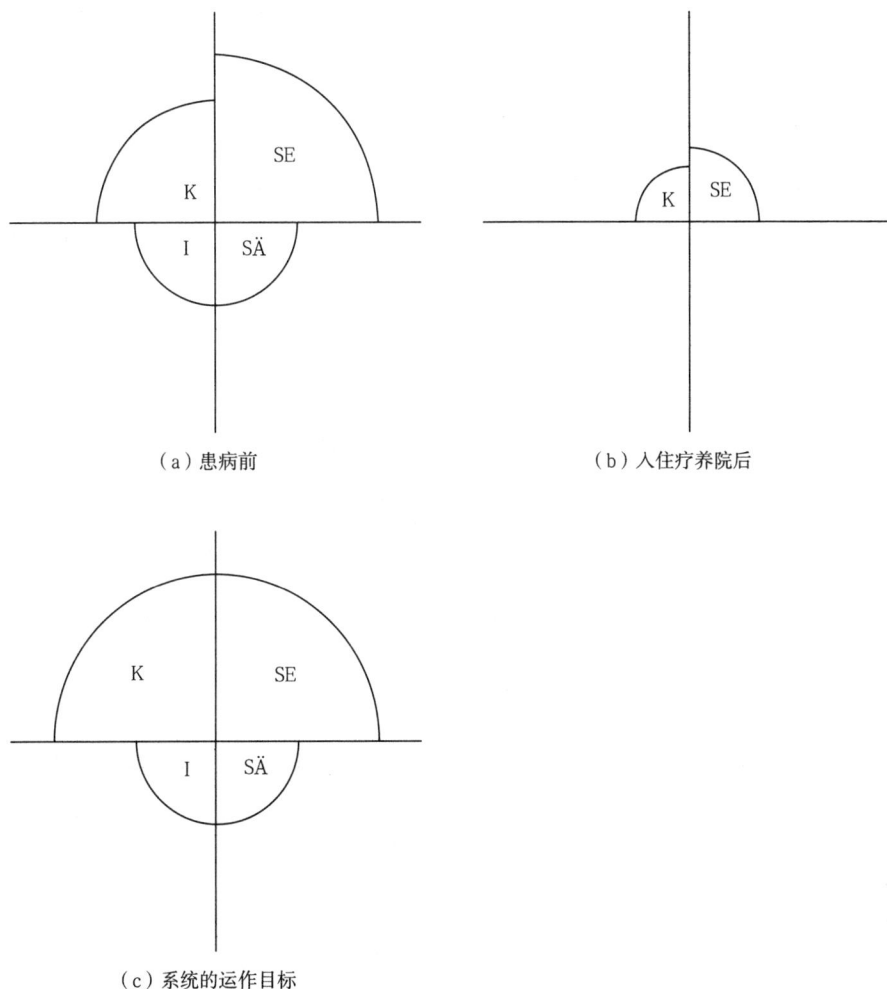

（a）患病前　　　　　　　　　　　　　　（b）入住疗养院后

（c）系统的运作目标

图 10　I 女士的系统平衡结构图

　　K ＝协调统一，I ＝个性化，SE ＝维护系统，SÄ ＝改变系统

题有了更好的了解，她们的持续支持也会进一步巩固系统的协调统一。积极的心态可以帮助她获得个性化，并完全接受自己的残疾。由此，她才有可能开启新的生活，并在疗养院开始对系统做出改变。最初，护理的目的是尽可能保持 I 女士的自主性，正如图 10（a）所示。但此时，系统的运作目标将更侧重于追求灵性。通过加强协调统一和个性化维度下的行为模式，她能够推动个体系统的改变。

图 11 展示了 I 家庭运作过程的变化。最初，这是一个健康的家庭系统［图11（a）］，拥有强大的组织力和凝聚力，并且具备敏锐的洞察力去实现成长。然而，突如其来的危机［图 11（b）］打破了这一平衡。家庭成员间充满敌意的互动削弱了家庭的凝聚力。在沉重的情感负担下，他们难以实现个性化发展，整个家庭系统也无法应对当前的困境。为了摆脱这一困境，家庭成员需要加强彼此的理解和沟通，增强凝聚力，同时努力减少恐惧和负罪感，以期重新获得协调统一和个性化发展。当家庭内部能够认同并接受这种新的解决方案时，他们将会做出必要的改变和调整，从而恢复家庭原有的和谐与稳定。

干预措施

在护理程序开始时，I 女士因绝望和抑郁的情绪，对任何关于未来的计划都

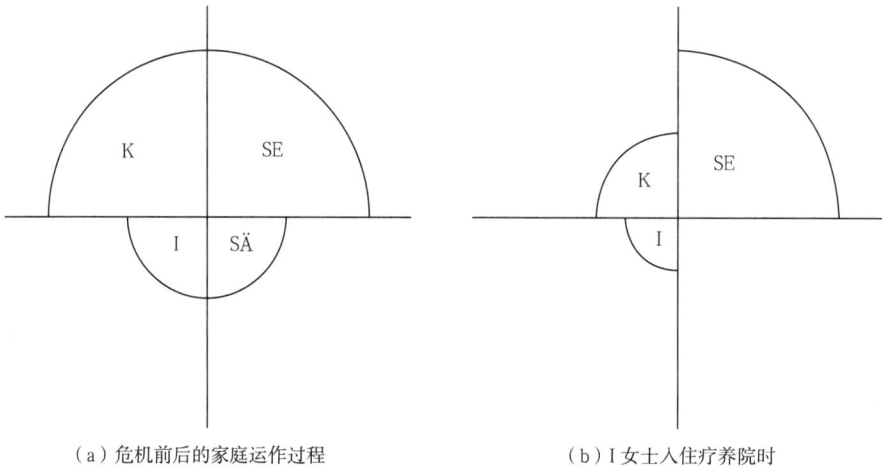

（a）危机前后的家庭运作过程 　　　　　　　　　（b）I 女士入住疗养院时

图 11　I 女士家庭的系统平衡结构图
　　　K＝协调统一，I＝个性化，SE＝维护系统，SÄ＝改变系统

持抵触态度，这使得护理工作变得尤为艰难。然而，护理人员并未因此气馁，而是决定循序渐进地引导I女士，逐步改变她的心态，以便她能够接受个性化的护理方案。在与I女士的交流中，护理人员不仅分享了自己与家属的沟通内容，让I女士感受到家人的关心与担忧，还不断鼓励她，让她相信自己有能力克服眼前的困境，实现更多的成就。同时，护理人员也强调了I女士的诸多优点，如她的智慧、能力以及她未受影响的身体部分的力量，帮助她重拾自信。当I女士愿意尝试行走练习时，护理人员便陪同她进行练习，并邀请其他患者一起参与。在练习过程中，护理人员始终秉持客观、细致的态度，及时向I女士反馈她的进步，让她能够看到自己的成长与变化。同时，其他患者的鼓励与支持也为I女士带来了极大的鼓舞。到了第三天，护理人员安排I女士与一位有着相似残疾经历且心态积极的患者见面。在轻松的氛围中，护理人员沏了一壶茶，同她们坐在一起聊天。护理人员讲述了这位患者最初遇到的困难，而这位患者也积极分享了自己的经验和感悟。当谈话逐渐深入，I女士主动向这位患者请教如何应对自我价值感降低的问题。两人之间产生了很多共鸣，这让此次会面变得格外有意义。鉴于她们之间的相似经历和相互理解，护理人员决定在今后安排她们一起用餐，以便她们能够有更多的机会相互支持、共同成长。这一举措不仅有助于改善I女士的心理状态，也将促进她与其他患者之间的交流与互动，从而推动整个护理程序的顺利进行。

　　经过三天的精心护理，I女士的情绪明显好转。她与护理人员和其他患者交流变多，但对待家属仍然非常拘谨。在此期间，护理人员将I女士的进步告诉了家属，并鼓励她们多多沟通。在下次访问时，她与三位女士进行了一次谈话，询问她们对未来理想家庭的设想。其中一个最基本的问题是，I女士应该继续留在疗养院还是回家。I女士觉得自己应该继续待在这里，以免给家人带来很多麻烦，但她的姐姐却不这么想。护理人员接着又问，I女士如何才能生活得更加独立。她借助系统平衡结构图提出建议，每个家庭成员都应该思考并调整自己的行为模式，以维持家庭系统的和谐与稳定。在此基础上，大家展开了一场具体而深入的讨论。一个关键的突破点是：如果I女士能够相对轻松地爬楼梯，那么I女士就可以与姐姐一起散步、参加一些老年活动，多接触外面的环境。护理人员认为，只要 I 女士能够坚持进行物理治疗，这些活动都是有可能实现的。接着，I 女士及其家属就此制订了一个明确的目标，并计划为此付出努力。同时，她们也开始探讨 I 女士未来可能希望并应该学习的家务和其他活动，以便她能够过上更加充实和自主的生活。

随后，讨论的话题转向了家庭成员协调统一和互相帮助的问题。护理人员提出了一些问题，旨在引导这三位女士敞开心扉，分享她们在危机中的真实感受、内心的恐惧以及对这些挑战的回应。她深知，即使度过了眼下的危机，冲突和分歧在未来依然难以避免，但关键在于如何面对和解决这些问题。护理人员强调，她们三个人其实有着相互理解的基础，一直将彼此放在心上，也具备开放沟通的能力。她特别提到了家庭在患病前展现出的团结一致，这意味着她们完全具备重新获得协调统一的潜力。为了让她们能够更深入地思考并作出决定，护理人员决定给她们留出一些独处的时间。她不想过多地干涉家属关于 I 女士是否应该回家的决策过程，而是希望她们能够根据自己的感受和理解，做出最符合家庭整体利益的决定。

第二天，护理团队组织了一场会议，邀请 I 女士及其家属共同参与，共同制订治疗方案。会议的目标非常明确，那就是帮助 I 女士追求自身的发展与进步，而 I 女士也乐于为实现这些目标而努力。在整个过程中，护理人员扮演了多重角色，例如团队的协调者，家庭利益的代表，重要信息的传达者以及出现问题、困扰或误解时的咨询顾问。她会支持和鼓励 I 女士，表扬她已经取得的进步，并反复强调她的目标，以激励她继续努力。

在长期护理领域的研究中，患者入住疗养院的初始阶段尤为关键，上述例子刚好对应了这一阶段，完美地展示了这些研究结果（Meier，1989；Soder，1991；Niederberger-Burgherr，1994）。在这个阶段，家属时常感到无助，因为他们通常不希望放弃照顾患者，但又别无选择（Käppeli，1989）。即使患者的病情没有恶化，家属也会感到内疚和担忧。此外，患病的家庭成员，尤其是老年人，也会因为被迫入住疗养院而感到愤怒或沮丧。家属往往有强烈的倾诉需求，他们唯有通过参与护理工作，才能在一定程度上缓解心理压力。但不幸的是，护理人员通常很少与他们交流，也不考虑他们的护理建议。由此，家属会感到自己被忽视、被排挤。入住疗养院是一个进行有效合作的机会。家属希望，护理人员能够倾听他们的心声，提供具体信息，并将他们纳入护理计划（Stucki，1994），而不是将护理视为独立于家庭环境之外的活动（Käppeli，1988）。因此，在不了解所有家庭成员情况时，期望他们做出承诺和牺牲的这种行为也是不恰当的（Soder，1991）。在这个例子中，护理人员觉察到了两位家属的痛苦，对此表达了同情，并成功地激发了她们的合作意愿，让她们参与到护理计划中。这样一来，她们可以协助疗养院为 I 女士的个性化发展创造条件，并将其纳入生活中来（Meier，1989）。同时，她们心理上的痛苦也因此得以缓解。

长期护理和康复治疗在近年来取得了巨大进步。其中，"激活护理"已成为一个热门话题，其目标是激发患者的自我责任感，培养他们的独立生活能力（Matthes，1989），以提升他们的自主性（Kemm & Welter，1987）。然而，威尔特（Welter，1991）指出，并非所有医院和护理机构都能够通过"专业激活"达到这些理想目标。这种护理的关键在于，治疗计划以患者的个体目标为导向，同时医护团队需要进行跨学科合作。只有这样，患者才能实现全面康复，护理人员也可以作为协调者发挥作用。

马特斯（Matthes，1989）指出，即使在良好的外部条件下，激活护理也并不适用于所有患者。如果不尊重患者的个体差异，那么这种一刀切的处理方式往往难以奏效。此外，如果患者没有参与护理计划的制订过程，即使他们有自行决定的需求，也可能逐渐陷入"习得性无助"的境地（Seligman，1979）。这种心理状态会使患者感到自己的决策能力被剥夺，从而产生一种无助和依赖感。在凯姆和威尔特（Kemm & Welter，1987）的研究中，他们详细描述了住院病人在适应机构日常规则的过程中，如何逐渐丧失自主决策的能力，并最终被一种消极的顺从和依赖所取代。这种现象不仅影响了患者的康复进程，也削弱了他们的生活质量。

不过，也有一些学者在其著作中提出了整体护理的可能（Johnstone，1992）。他们建议护理人员了解患者的个人特点（Richter，1980），并结合患者的生平经历开展护理工作（Matthes，1989）。这个例子充分展示了护理人员角色的拓展性，即从患者及其家庭的角度出发，将深入了解他们的生活视为护理工作的核心任务。此外，这种护理理念也契合了凯姆和威尔特（Kemm & Welter，1987）以及科德宝（Freudenberg，1990）的建议，即首先帮助患者及其家庭完成哀悼工作，从而释放能量，转而投入更具创造性的活动中。虽然哀悼工作必须由患者本人及其家庭亲自完成，但在此过程中，训练有素的护理人员也发挥着无可替代的作用。他们能够帮助患者及其家庭探索系统之间的联系（Christen，1989），并理解生理和心理痛苦之间的相互作用。

I女士的例子足以证明，患者在适应过程中遇到的最大挑战并非发生在住院期间，而是在"康复"并回家后（Mäurer，1989）。当I女士下次出院回家时，护理人员以及I家庭应该努力保障I女士的改善生活条件，并支持她实现系统的运作目标以及适应新学会的生活模式（Mäurer，1989）。同时，I太太必须重新参与家庭的日常活动（SAA，1990）。在这个过程中，家属既不能给予她过度的照顾，也不能对她提出过高的要求（Freudenberg，1990）。克里斯汀（Christen，1989)建议，在这种情况下，护理人员可以通过提供居家护理来帮助家庭减轻负担。不过，由于目前的居家护理还不够成熟，所以提升护理质量成为目前的首要任务。护理质量低的主要原因在于，护理人员接受的培训不足以支撑他们在家庭成员个人问题及人际冲突的处理上提供建议。我们期待系统平衡理论的实践应用能够推动居家护理角色的扩展，将患者及其家庭整体纳入护理的考虑范畴，从而提供更全面、更有效的护理服务。

W 先生的居家护理

最近，W 先生开始接受居家护理，由护理人员负责照料。15 年前，W 先生不幸患上 2 型糖尿病，在过去的一年半里，他一直在接受透析治疗。前段时间，他切除了左前足上的糖尿病坏疽，医生叮嘱他每天更换敷料。术后恢复阶段，W 先生还需每隔一天接受透析治疗。但由于外出需要穿减压鞋，无法开车，因此他只能乘坐出租车去医院。护理期间，护理人员察觉 W 先生和他妻子的关系十分紧张。一天，在 W 先生接受治疗时，W 太太主动找到护理人员，希望与她聊一聊。对此，护理人员并不感到意外。W 太太向她倾诉道，定期的透析治疗为她的丈夫带来了巨大的困扰，剥夺了他的自主权。在不需要接受透析的日子里，他虽然还能像过去一样驾车长途旅行，但由于无法随心所欲地挑选时间，他还是觉得自己的自由受到了极大的限制。因此，自接受透析治疗以来，丈夫经常对她发脾气、感到不耐烦。"你应该能想象到，目前的状况对于我丈夫来说有多么糟糕。"不过现在，丈夫的情绪似乎发生了变化，他不再像过去那样乱发脾气，而是经常感叹生活失去了意义。他变成了一个彻头彻尾的残疾人，只能待在家中。

随后，护理人员向 W 太太询问她丈夫在其他方面的生活状况（见表 1），并了解到：W 先生曾是一名建筑施工负责人，他工作繁忙，常常四处奔波。退休后，他几乎每天都会出去转转。在结束多年的辛勤工作之后，他希望能与妻子尽情享受生活。夫妻二人没有子女，熟人也很少。即便已经离开公司，W 先生也仍对它怀有深厚的情感，时常自豪地提及他曾负责的工程项目。在思想意识方面，他既不坚持特定的世界观，也不拥护某一政治党派。在家庭分工方面，W 太太负责料理家务，和周围邻里更加熟悉，也是日杂商店的熟客；W 先生则负责家里的小修小补以及汽车的维修保养。W 太太与她的妹妹来往较多，她的妹妹经常看望她或与她通电话。令 W 太太感到遗憾的是，她没什么朋友。不过，她始终认为，丈夫和妹妹足以填补这一空缺。在完成信息收集后，护理人员和 W 太太约定，第二天与他们夫妻二人再进行一次谈话。

护理人员注意到，W 夫妇并不重视改变系统和个性化，反而非常重视维护系统和适度的协调统一。在 W 太太身上，她发现了个性化和改变系统的迹象，但在 W 先生身上，这种迹象似乎完全没有出现。因此，护理人员决定引导这对夫妇关注改变系统和个性化这两个运作过程，并充分利用他们夫妻之间的深厚情感作为改变的动力。在第二天的谈话中，护理人员询问这对夫妇对彼此的期望。W 先生陷入沉思，最后回答道，他希望妻子在未来能够更加独立自由，去做些对于她来说真正重要的事情。W 太太听到后感到惊讶，问他认为她想要做什么。W 先生表示，虽然他不清楚具体是什么，但他感觉妻子想要做的事情比现在所能够做的要多。W 太太说，虽然她也想再次参加女子体操活动，但她更想和他共度美好时光。她觉得丈夫总是埋怨自己的病，而不是去享受他们在一起的生活。他完全可以想一想，除了郊游以外，他们还可以一起做些什么。听到这里，护理人员决定暂时结束此次谈话，约定过几天再进行一次谈话。

从这次谈话可以看出，W 夫妇在此之前从未以这种形式进行过沟通。不过，我们还是可以清楚地感受到，W 太太对丈夫消极看待所有事物的态度多有责备，她并未真正理解丈夫受疾病限制的痛苦和他为此所做出的抗争。W 太太提到，像他这个年龄的人能通过透析治疗存活下来已经是很幸运了。尽管 W 先生同意她的观点，但他又觉得妻子在这点上并未认真体会过他的感受，他的病一直都是他心中难以愈合的伤痛。因此，护理人员强调，在适应新生活的过程中，W 先生需要付出巨大的努力。她向 W 太太指出，这是她的丈夫必须克服的一项重大挑战。尽管如此，W 先生还是对自己的生活状况持消极态度：他感觉自己受到了束缚，无法自由地生活，这令他感到生气。对此，护理人员询问他向往什么样的生活。W 先生表示，他希望能够经常外出郊游，但他同时也希望能与妻子亲密相伴，共享美好生活。

因此，W 先生在个性化发展及其在婚姻中的角色面临着巨大的挑战。在接下来的半年里，他们在护理人员的陪同下又进行了多次谈话，最终确定了新的生活方式：现在，W 太太定期参加女子体操活动，并根据透析治疗的时间安排与丈夫共同规划活动。W 先生的伤口终于愈合了，他又能自己开车了。对于他来说，透析治疗已经成为生活的一部分，他甚至可以毫不避讳地与他人开玩笑说起这件事。尽管他偶尔会因为自由受限而感到痛苦，但他已经找到了与妻子平静讨论这个问题的方法。同时，W 太太对他的困境也表现出更多的理解，这对于他来说是极大的安慰。

综上所述，本小节所列举的例子都追求同一护理目标，即促进健康、推动患者及其家庭的生活模式恢复和谐一致。我们需要分析患者的具体情况，并给出建议，帮助他们找到将慢性病或残疾融入生活的途径，或者在出现并发症时重新制订护理计划。在这一过程中，尤其需要强调个性化发展，以便患者能够接受自身的局限，并找到新的价值观和生活意义。慢性病和残疾与急性病不同，它们对患者及其家庭的生活产生持久的影响。相较于残疾，慢性病可能在较短时间内就使病情明显恶化。然而，无论是慢性病还是残疾，当疾病进入终末阶段时，它们都会给患者带来极大的限制，甚至威胁到生命。尽管如此，但外界还是希望每一位患者可以积极面对这些挑战，努力实现自我的成长。

三、慢性精神疾病与智力障碍的护理

与让娜·尼克拉斯－福斯特合著

智力和精神残疾不仅严重影响到患者的生活，而且还对其家属和社会构成了严峻的挑战。医学领域将智力和精神残疾分为三种形式：智力障碍、精神疾病和失智症。这三种形式在病因、症状和病程上存在显著差异，护理人员需要据此采取针对性的干预措施。根据定义，智力障碍通常发生在18岁之前，主要表现为智力损伤、缺乏独立生活的能力。精神疾病类型繁多，大多发生在成年早期或中期。许多精神疾病为阵发性疾病，患者发病时难以独立生活。因此，如何适应发病期和稳定期的生活以及有效地稳定病情对于患者及其家庭来说是一项巨大的挑战。与精神疾病不同，失智症多发生在老年期。其特点是进行性病程，患者会逐渐出现记忆障碍、思维障碍、人格障碍以及运动障碍。这些症状将严重损害患者的生活能力，最终致其死亡。

对于智力障碍患者来说，建立全纳社会[1]并尽早提供全面支持至关重要。这两点是使他们尽可能过上自主生活、参与集体活动的首要前提。在治疗精神疾病患者时，医护人员需要运用多种治疗方法来缩短发病时间，预防其再次发作并尽可能让患者回归正常生活。在诊断和治疗的过程中，判断患者是否发病以及区分疾病症状和患者个性特质，都是十分困难的任务[2]。在对失智症患者进行护理时，护

---

1 在这个社会中，所有人都能无阻碍地参与各个社会领域、享受社会服务，从而能够在社会的帮助与支持下，全面发展自己的个性。全纳社会始终秉持社会学模式的残疾观，即认为残疾是由社会条件而非个人缺陷所造成（Lebenshilfe, 2007）。

2 德国联邦精神疾病患者协会（非营利自助组织）呼吁：我们需要发展以患者为导向的精神病学。这种精神病学应以我们的生活经历和经验为基础，通过对话的方式理解精神疾病和抑郁症的本质，并充分考虑我们的需求。我们希望正视自己的疾病以及病情恶化的可能，以承担更多个人责任（Zweck des Vereins, 2009）。

理人员应以维护患者的独立性为护理目标。例如，护理人员可以根据病情调整患者的周遭环境，或运用恰当的沟通策略。在失智症的早期阶段，患者常常会出现抑郁症状以及行为异常，这是因为他们开始意识到自己在空间定向和自我认知方面出现了障碍。在这种情况下，护理人员应充分利用各种辅助手段和方法，帮助患者确定方向，以减轻他们的焦虑情绪。

系统平衡理论指导下的护理理念同样适用于以上三种疾病。它旨在帮助患者调整自身的生活模式，以使他们获得满足感、找到生活的意义以及实现和谐一致。这一护理理念基于一种人性观，即无论是否残疾，每个人都具有发展的潜力。每个人都渴望得到他人的关爱和接纳，而这种需求可以通过与他人建立共鸣和理解的生活关系来得到满足（Baier, 1991）。此外，这一护理理念还建立在这样的认知之上：残疾人能够以一种个性化的、创造性的方式将自身能力投入追求和谐一致的行动中，从而过上对于他们来说富有意义的生活。护理的目标也包括帮助他们适应周围环境，但在此过程中，绝不应限制他们在生活方面的创造力。对于护理人员来说，在帮助患者应对环境要求与满足患者自身需求之间找到平衡，并尽可能帮助他们过上独立自主的生活，无疑是一项充满挑战的任务。由于残疾人的生活模式往往异于常人，因此护理人员需要具备高度的同理心，从患者的角度出发并根据他们与环境之间的和谐一致来评估在外界看来异常的行为。这种护理理念强调对残疾人能力的尊重与肯定，而非过分强调他们的缺陷；强调人的尊严和自主权，而非仅仅关注其经济效用。

在过去，系统平衡理论指导下的护理理念曾多次与传统康复模型发生分歧。传统的康复模型通常基于社会准则制订干预治疗措施，聚焦于改变病理行为模式以及弥补患者缺陷（Böker & Brenner, 1991）。这些康复模型受到了多位学者的严厉抨击。例如，费尔德曼（Feldmann, 1989）指出，护理人员对患者进行教育、再教育和训练往往是为了让他们更好地适应社会，学习社会所推崇的功能和行为方式。这种护理完全忽视了患者的实际需求，违背了护理的初衷。

如今，赋权理念、全面提高和发展自主性的护理概念与终身教育相结合，为智力障碍患者的生活带来了更多可能，并进一步改变了他们的现实生活。这些护理概念也适用于极重度残疾人，他们在过去曾被认为无法接受教育（Theunissen，2005）。参与型护理的概念应侧重患者的成长，而非维持现状，同时要维护每一位患者的尊严，并积极探寻患者（包括极重度残疾人）实现独立自主的可能性（Fornefeld，1997）。

慢性精神疾病患者的康复同样具有挑战性。大多数患者是在家或在与人同居的情况下接受治疗和护理（Häfner & Rössler，1989）。这种康复以帮助患者重新融入工作和社会生活为目的。不过，约三分之一的患者通常在成年早期就已经丧失了工作能力。

约65%的失智症患者由其家属照顾，他们通常与居家服务或日间照料中心合作来提供护理。只有在疾病晚期，患者才会选择接受临床护理，其中最常见的护理场所是养老院或为失智者设计的集体公寓。就目前的医学水平来看，失智症治愈的可能性较小。因此，护理人员在患者的生命旅途中发挥着至关重要的作用。他们应始终致力于维护患者尊严并保障其生活品质，直至患者生命的最后一刻。系统平衡理论为此提供了一种可能性。

人们普遍认为，对残疾人的护理，不仅要控制症状（Feldmann，1989），更重要的是让他们在适宜的环境中享受优质的生活（Egli，1991），即患者能够根据自身能力，在社交、情感和精神层面上实现个体发展（Mazenauer，1991）。因此，该理论中的系统思维秉持着人人平等的理念，帮助护患双方在疾病中共同探寻其他生活方式（Guntern，1993）。

下面的例子将展示系统平衡理论在具体实践中的运用：

> D女士今年77岁，已丧偶十年。丈夫去世后，她便对生活失去了热情。五年前，她开始变得越来越健忘，常常因为琐事而发怒，逐渐疏于家务。D女士的儿子自认与母亲关系亲近，他觉得母亲此时正需要自己的照顾。所以他和妻子将母亲接来与他们同住，这样她也就不用住进疗养院。与此同时，在对D女士进行细致的检查后，家庭医生诊断D女士患上了阿尔茨海默病。D女士在儿子家住了三年，但病情却并未有好转，反而出

现了明显的恶化。她指责儿媳侵占了她的财产，每天给她的朋友打许多通电话，让她把自己从监狱里救出去，还声称自己受到了虐待。后来，她甚至认不出自己的儿子和儿媳。每晚，她都会收拾行李，想去找她的丈夫。儿子试图打消母亲的这些念头，向她保证她在这里会过得很好。而她却把儿子当作想把她从家里带走的警察，这让她感到更加生气。D女士不听任何人的劝，她整夜不睡，到处走来走去。为了防止她在外面发生意外，儿子和儿媳不得不把她锁在屋子里。此外，她拒绝更换衣服和洗澡，这导致她的个人卫生问题越发严重。她的儿媳再也无法忍受这种情况，开始指责丈夫让自己受尽折磨，两人之间由此发生了激烈的争吵。最后，他们不得不承认，他们根本无法独自应对母亲的情况，因此开始向外界寻求帮助。

家庭医生为他们制订了一套居家护理方案：每周为D女士洗澡两次、进行个人卫生护理，并安排D女士去日间照料中心。实践证明，这一解决方案的效果非常理想。它既不需要将D女士送往疗养院，又能为她的儿媳留出空闲时间去做自己感兴趣的事。日间照料中心有一位专门研究老年学的护理咨询师，她是整个家庭的强力后援。D女士很喜欢去那里，即使偶尔不想去，也很容易被说服。护理咨询师与D女士的儿子和儿媳进行了一次很长的谈话，收集了有关D女士个人经历和家庭的信息。她认为，D女士正试图在混乱之中重新恢复自身系统的稳定。为了验证这一观点，她对D女士进行了为期三天的密切观察，以深入了解D女士的生活模式。护理人员猜测，D女士采取的一些行为可能是为了抑制自己对完全失去调控的恐惧。她认为，帮助D女士认识到自己的价值是维护其尊严的关键。在此过程中，维持和加强她与家庭的联系变得尤为重要。家庭需要帮助她维护自身系统，并确保在她的感知范围内，这种帮助不会对其系统的和谐一致产生威胁。但到目前为止，D女士的儿子和儿媳对她的思想和感受仍缺乏理解。面对D女士无端的发怒和指责时，他们总是感到恼火与不知所措。因此，护理人员应该优先考虑他们的需求，并对其进行密切的指导。为了制订护理计划，护理人员收集了许多信息，这些信息主要涉及 D 女士的个体系统和家庭系统。结合观察，护理人员对收集到的各种信息进行了综合分析。

维护系统

阿尔茨海默病是一种器质性障碍，这会导致 D 女士记忆力逐渐衰退、丧失时间观念。她生活在过去与现在交织的混乱状态中。尽管她的思维混乱，但这并非毫无意义。费尔德曼（Feldmann，1989）在其著作中指出，这种混乱思维实则是"患者试图维持一个世界，避免其陷入混沌的尝试"。这个世界由过去的片段组成，D 女士试图借此弥补现在的无意识行为和定向障碍。思维的混乱为她开启了新的世界。在这个世界中，尽管她患有精神残疾，但她仍能保持人性完整与健康，并缓解自身系统的紧张感以及对失去协调统一的恐惧。混乱的幻想对于 D 女士来说具有不可估量的重要性，任何与之相悖的事物或试图让她认清现实的做法都会让她感到极度恐惧，甚至导致她出现无法控制的过激反应（Mace & Rabins，1991）。D 女士经常会忘记自己做事的意图，因此在无外界协助的情况下，她无法独立进行日常自我护理。此外，她还患有运用障碍（失用症），这降低了她手部的灵活性。在过去的美好生活中，D 女士充满了活力，能够通过各项活动和任务获得自我价值感。这些价值观至今仍体现在她的幻想中。D 女士希望自己能够尽可能独立地完成日常活动，也愿意接受别人的帮助。例如，每当她想要放下牙刷时，只要有人能给予她温柔而恰当的提醒，她就可以像以前一样在饭后刷牙。过去，D 女士非常重视个人卫生和外表的干净整洁。因此，她现在非常喜欢为日间照料中心的其他患者梳头，或者为他们搭配服饰。除此之外，她也愿意做一些简单的家务活，如擦干餐具或者切菜。但对制作手工艺品，她既不感兴趣，也不了解。

协调统一

D 女士需要构建一定的结构来维护自身系统的稳定。她可以从一些有意义的日常活动中获得自我价值感。例如听舞曲，她喜欢随着音乐的节奏和旋律哼唱，甚至几个小时后还能回忆起那些节奏和旋律。尽管她患有失智症，但她却能清晰地感知到音乐的力量。这种与音乐的深度联系仍是对自身结构的一种认可，也证明了她尽管遭受了种种损失，但人格依然健全。这一点在 D 女士身上体现得尤为明显：当她听音乐时，原本僵硬的四肢会放松下来，身体会随着舞曲的节拍轻轻摆动。有时，她甚至会从椅子上站起来，尝试随着音乐节奏移动双脚。她的脸上洋溢着喜悦，仿佛完全沉浸在自己的世界里，全神贯注。这种体验似乎让她找回了自以为已经失去的活力。音乐或许能让她体验到一种超然的感觉，让她觉得自己与宇宙的结构和规律相连，从而感受到系统之间的和谐一致。

个性化

D 女士能够清晰地感知人与人之间的亲疏关系。她渴望被他人需要，因此在日间照料中心，她希望能真正融入集体，成为其中的一员。对那些与她同频的人，D 女士会做出积极的回应。在她的想象中，这些人将会成为与她相亲相爱的朋友或是家人。而面对那些对她的想法持反对态度的人，她则会感觉自己受到了威胁，并对他们产生愤怒和抵触情绪。D 女士总是在寻找已经失去的东西。例如，她总是焦躁不安地四处走动，试图寻找自己的丈夫以及他带给自己的安全感。丈夫离世后，这种感觉令她难以忘怀。

改变系统

如果痛苦能够引导我们寻找新的道路，进而改变自身系统，实现和谐一致，那么我们就可以据此推断，这种方法同样适用于 D 女士。D 女士的精神残疾是不是开辟了一个非残疾人无法进入的真实世界？又是否正因为这种局限，D 女士才比非残疾人更接近宇宙秩序的本质？外界所能看到的，仅仅是 D 女士努力适应不断发生的丧失、寻求系统间和谐一致的一小部分过程。然而，这一过程的绝大部分发生在 D 女士的无意识和情感层面。当她不再有恐惧、绝望等情绪时，这就表明她已经成功地适应了自身系统的变化。

通过以上的综合分析，护理人员能够真正地与 D 女士感同身受，并察觉到 D 女士为重新实现和谐一致所作的努力。她注意到，D 女士正在积极地回应她所作出的努力，并试图通过追求灵性来理解自己的内心世界。对于 D 女士来说，家人的理解至关重要。因此，护理人员希望能将护理的重心首要放在家庭系统上。

家庭护理有以下三个目标：①与家属一起探讨患者情况。D 女士的儿子和儿媳可以补充自己的想法和印象，以纠正任何可能存在的误解。②明确家庭的生活模式。③与家属合作并为其提供指导，共同实现创造性护理。同时，护理人员应充分考虑家属的自身需求，引领他们过上美满充实的生活。

为了达成第一个目标，护理人员请D女士的儿子和儿媳至少到日间照料中心待两天。儿媳接受了这一提议，但儿子由于工作原因未能参加。

护理人员给他们分享了一些关于精神错乱患者的护理参考资料。在日间照料中心的第一天，家属只需在一旁观察，护理人员会为他们演示如何与D女士相处。当D女士出现精神错乱时，护理人员并不急着去纠正她的混乱想法，而是接受并给予回应，或试图通过感同身受的方式转移她的注意力。例如，当D女士执意要去看望丈夫时，护理人员不会直接告诉她丈夫已经离世的事实，而是告诉她不用着急，火车明天才开。然后她会耐心地询问，现在要不要一起吃些点心。当D女士接下香喷喷的小面包时，她就成功地转移了D女士的注意力。护理人员接着还演示了如何帮助D女士完成一项简单的任务，以饭后收拾餐桌为例。每当D女士中途放下抹布、停下时，护理人员就会温和地提醒并将抹布递回给她。这样的情况大约重复了六次，而D女士也始终保持配合。D女士顺利完成任务后，护理人员也会夸奖她做得很好。第一天的观察结束后，护理人员与D女士的儿子和儿媳进行了一次谈话。她计划向他们介绍D女士的系统运作过程。在此过程中，她多次提及了白天行之有效的护理策略。在家里时，D女士的儿子和儿媳很难鼓励D女士做些什么。而在日间照料中心，一切却变得如此简单，这让他们感到十分惊讶。护理人员告诉他们，护理并没有固定规则，而是需要他们设身处地为D女士着想，尝试按照她的思路继续思考。当出现问题时，他们尽量不要生气，而要保持冷静，尝试寻找其他解决方案。护理人员建议第二天由儿媳负责护理，如果她遇到束手无策的情况，护理人员会为她提供相应的建议。

随后，为了能够更全面地了解D家庭所面临的问题，护理人员与儿子和儿媳又展开了一次谈话。此次谈话中，她收集了有关家庭系统运作过程的信息，并以三个人都在家的周末生活作为例子进行分析。

维护系统

新的一天很早就开始了，D 女士通常在天亮之前就在家里来回走动。六点时，儿媳会为她准备早餐，这样儿子就可以安稳地多睡一会儿。但每日的早餐期间总是会有各种状况发生。例如，D 女士有时会拿着餐刀挥来挥去，把果酱抹在桌上，而不是面包上。当儿媳试图从她的手中取走餐刀时，她便会奋力反抗，大声尖叫，并破口大骂。在挣扎的过程中，餐刀上剩余的果酱飞溅过餐桌，划出一道长长的弧线。正当儿媳怔愣之际，儿子被这场骚乱吵醒了。他火冒三丈，快步走进厨房，一边将母亲扶到扶手椅上，一边与妻子激烈地争吵。然后，他试着给母亲喂麦糁粥，但由于他的催促，D 女士变得更加焦躁，最终将口中的粥吐在了地上。儿子因此怒不可遏，匆忙离开房间，稍后便出门购物并洗车。这样的场景几乎每天都会上演。

到了周末，儿子和儿媳会共同分担家务和照顾母亲。天气好的时候，他们会带母亲出去散步，这对 D 女士产生了非常积极的影响。吃饭时，他们会播放 D 女士喜欢的音乐，试图帮助她舒缓情绪。D 女士经常重复折叠和展开毛巾，从中找到一种满足感，有时甚至会睡着。但偶尔，她也会因为无聊或者有了其他的想法而感到烦躁不安。如果她在白天已经睡了觉，晚上她就不太愿意上床休息。D 女士以前每周六都会去购物中心，但在公共场合她会大吵大闹，这让她的儿子和儿媳感到很没面子。出于羞耻感，他们现在尽量避免共同外出，也减少了拜访朋友和亲戚的次数。

协调统一

巨大的压力、不安和挫败感严重影响了这个家庭的团结。儿子和儿媳深感自己应该竭尽所能满足母亲的需求，但他们也对她的冷漠和她带来的巨大困扰感到愤怒。尽管儿媳能够理解丈夫的责任感，但她仍然认为自己是受害者。丈夫总是指责她、说她无能，她只能忍气吞声。她经常感到沮丧，抱怨自己的精力不足。不过，自从 D 女士开始去日间照料中心后，家庭的紧张氛围得到了一定的缓解。儿媳每周都有了一些属于自己的时间，做完家务后可以看书放松心情，甚至还有时间去拜访自己的朋友。与儿媳不同，儿子仍然无法得到自由。无论是下班后还是闲暇时，妻子都希望他能照顾母亲。他渴望假期，想要重新做回自己。此外，他还希望和妻子聊天时不要谈论有关母亲的事。有时，他也会想起他们过去的时光：与朋友一起打牌、周末外出郊游、去海边度假、听音乐会，或打理自己的小园圃。

个性化

总的来说，儿子和儿媳认为与母亲相处是一种苦恼。但尽管如此，他们还是向护理人员表示，这些经历使他们变得更加成熟，并在某种程度上对自己有了更加深入的理解。过去，他们认为放松、娱乐和社交活动很有意义，但现在他们却很少怀念这些了。困境让他们有更多机会去思考生命的意义和母亲所承受的痛苦。不过，到目前为止，他们仍然很少对这些话题进行交流和讨论。

改变系统

D女士给家庭带来了许多变化，这些都已经超出了家庭的可控范围。出于无法实现调控目标的恐惧，家庭将运作过程的重点放在维持家庭的稳定上。但前提是D女士能够适应家庭的日常生活。然而最近，D女士的破坏性行为却再次引发了家庭危机，这让儿子和儿媳开始怀疑她是否真的能够成功适应。他们觉得不能再任由事态这样发展下去，否则他们都将沦为受害者。虽然他们不知道未来会发生什么，但现在的他们已经无路可走，只能向外界寻求帮助。

护理人员意识到，这个家庭需要做出根本性的改变。D女士的病情使她已经无法适应现在的家庭生活。因此，儿子和儿媳需要将她的疾病视为个性化的开始，帮助D女士实现灵性目标。在此过程中，他们的首要任务不是与疾病进行抗争，而是在家属患病的情况下努力提高生活质量。他们如果能够接受这种观点，那么就会获得全新的认识和经历，同时重新实现协调统一。

首先，护理人员向D女士的家属介绍了系统平衡结构图和D女士的系统运作过程，并告诉家属她为维护系统稳定做出过抗争。通过这种方式，护理人员向两位家属指出了D女士尚存的能力和人格价值。她还表示，D女士的过激反应并非恶意的人身攻击，而是健康的表现，是她为生存而与病魔抗争的证明。护理人员深知，无论是在努力理解D女士混乱想法的过程中，还是对其进行护理的过程中，他们都遇到了不少的问题与挑战。她对他们所表现出的奉献精神表示由衷的赞赏。

其次，护理人员与家属共同讨论了家庭运作过程。图 12（a）展示了处于危机中的家庭运作过程：系统的改变程度极高，几乎无法控制。这破坏了家庭的协调统一，导致维护系统的常规方法失去作用。面对这样的困境，家庭成员深感绝望，不知如何进行个性化发展。图 12（b）则描绘了家庭所追求的目标：通过更深入地理解 D 女士的情况并积累护理过程中的经验，家属们能够采取更加符合家庭系统当前状态的行动。这些行动不仅有助于维护家庭系统的稳定，同时也使得家属们更容易满足自己的个人需求。此外，他们希望能够进一步改变家庭系统。他们将通过制订有针对性的计划来控制和调整家庭成员的行为，以适应 D 女士的性格转变。

在日间照料中心的第二天，儿媳负责 D 女士的护理。在此过程中，护理人员为她提供了体贴的指导，帮助她理解 D 女士的混乱想法。他们多次解读 D 女士各种反应背后的动机，并采取不同的策略帮助她恢复记忆和舒缓情绪。实现成长是一个缓慢的过程，需要长期的支持与帮助。护理人员希望，随着理解的加深，儿子和儿媳能够逐渐减少因 D 女士的行为而产生的羞耻感。这样，他们一家就能不时外出郊游，让生活变得更加丰富。护理人员后来还询问两位家属，是否愿意加入自助小组以及是否安排 D 女士短期入住疗养院。如果他们愿意，那么他们就能

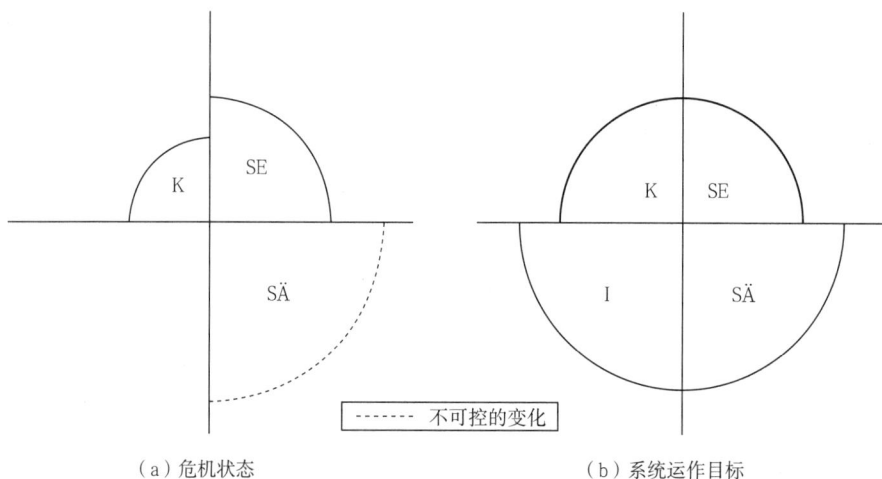

（a）危机状态　　　　　　　　　　　　　　（b）系统运作目标

图 12　D 家庭的系统平衡结构图
　　　　K= 协调统一，I= 个性化，SE= 维护系统，SÄ= 改变系统

外出度假，去过二人世界了。

上述例子清楚地表明，只有家庭充分了解残疾成员的需求，并在规划家庭运作过程中满足其他家庭成员的需求，残疾成员才能真正融入家庭并得到支持。在上述家庭中，儿子和儿媳愿意承担照顾 D 女士的责任，但这种责任感通常是有限的。D 女士在日常生活中提出的过分要求以及突然发怒、无端指责等异常行为，都会促使家庭将其（通常处于失智症晚期）交由疗养院等机构照顾。然而，这样的决策与家庭成员的情感紧密相关，可能导致他们产生激烈的反应，最终可能引发家庭关系危机。为了有效应对这类反应，护理人员应将工作重心放在促进家庭团结以及家庭的协调统一上。只有当所有成员都能被接纳时，他们才会觉得自己的家庭是一个整体。对于 D 家庭而言，护理的关键在于将 D 女士视为一个完整的个体，尽管她身有残疾，但仍是一个有价值的人。D 女士努力通过一些看似无意义的行为来克服她的无助感，但这些行为在她的想象中却充满了意义，是她维护自身尊严的尝试（Feldmann，1989）。因此，护理人员的任务是帮助家庭成员明确一个令人满意的护理目标，以促进家庭系统的健康运作。

因此，在对家庭进行指导时，护理人员首先要向家庭成员解释患者的系统运作过程。护理的第二步则是维护家庭系统、有序地改变系统或商讨家庭责任和角色分工。这些安排必须根据 D 女士行为模式的变化以及其他家庭成员的需求和能力来制订。护理人员则负责协助家庭成员对护理进行规划、检验和评估，确保所制订的护理计划既切实可行，又能有效减轻家庭的日常负担。

在上述例子中，护理人员希望参与护理的家庭成员能够在充满挑战的情况下获得成长，同时找到满足感并恢复家庭系统的和谐一致。此外，护理人员也特别关注儿媳和儿子的个性化需求，确保这些需求不会受到任何形式的抑制。在 D 女士接受居家护理服务后，儿媳获得了一些空闲时间。就目前的情况来看，虽然儿子的需求尚未直接得到满足，但在护理情况得到改善后，D 女士的情况也许会有所好转，家庭也许很快就能外出郊游。这样一来，儿子就能过上更加自由的周末，偶尔拜访一下朋友或打理花园。

在照顾患有慢性精神疾病或智力障碍的家庭成员时，家庭可能会出现上述危机。患病成员的行为方式与社会所期望的规范不相符。尽管社会对残疾和失智症的理解已经有所转变，但残疾人和失智症患者仍被视为社会的边缘人。许多患者家庭也因此处于社会孤立的状态，羞于和患有疾病的家庭成员一同外出（Menlo，1991）。如今，更多智力障碍患者选择居家护理。对失智症患者，许多地方也都会提供居家护理服务和日托护理服务。这不仅减轻了家属的护理负担，还帮助患者及其家庭摆脱了社会孤立状态。这一点在上述案例中得到了具体体现。无论是精神疾病患者还是智力障碍患者，他们都与 D 女士一样，具有个性化发展的潜力，并且需要与他人共同生活。因此，家庭和外界环境必须深入理解这些患者，并在其系统运作过程中予以支持与帮助。

根据系统平衡理论，所有人的系统运作过程都致力于实现一个共同的目标，即和谐一致。然而，慢性精神疾病患者和智力障碍患者所体验的现实却与社会公认的规范有着显著差异。奥利弗·萨克斯（Oliver Sacks）凭借自己独特的共情能力，观察到了极重度残疾患者不同寻常的生活模式（Sacks，1987）。这种模式帮助患者建立了系统结构，确保他们在与外界环境进行互动时仍能保持人格的健全。这一发现让萨克斯坚信，只要未被环境所忽视，每个人都有权享有尊严。如今，萨克斯的这一观点已成为公认的事实：他的观察和结论得到了芭芭拉·福内菲尔德（Barbara Fornefeld）等特殊教育学家以及美国伦理学家伊娃·费德·基泰（Eva Feder Kittay）的认同（Fornefeld，1997；Kittay，2003）。2006 年 12 月，联合国大会通过了《残疾人权利公约》，该公约的第一条明确将尊重残疾人的固有尊严作为公约宗旨，并在序言中指出，人的固有尊严同样适用于残疾人，且不可分割。

鲁弗尔（Rufer，1991）借助具体案例阐述道：重度精神疾病患者也同样努力在混乱的世界中通过系统运作追求平衡。与 D 女士类似，精神疾病患者通过构建自己的现实世界来重新恢复系统平衡。他们的妄想、幻觉或抑郁情绪是他们理解自己与外界环境之间的联系，进而找到生活意义的必要手段（Hatfield，1990）。系统平衡理论与鲁弗尔的观点相吻合，认为精神症状并非疾病的标志，而是个体应对紊乱的自我意象和充满威胁的环境时所能做出的最佳适应。因此，这些症状不再被视为健康的阻碍，而是通往健康路上的指示牌。

系统平衡理论指出，护理这类患者时应着重于支持他们追求系统运作目标，维护自主性和自我意象，并调整周围环境以满足他们的需求。因此，精神疾病护理的第一步是深入了解患者的系统目标和生活模式，尤其要关注患者的潜在能力。其次，应根据患者的系统需求调整其周围环境，包括家庭、企业文化或工作场所等，以确保在没有精神疾病症状的情况下，患者能够保持自我意象和人格的完整性。

因此，护理人员与家庭建立紧密合作关系显得尤为关键，这有助于家庭更全面地了解精神疾病患者的情况。许多家庭对患有精神疾病的成员缺乏深入了解。在与精神病医生探讨治疗方案时，家庭希望通过功能康复训练帮助患者恢复正常生活。但在此过程中，他们所关注的往往只是导致患者生活模式出现症状的特定运作过程，而忽视了其他重要因素。

综上所述，本小节所列举的例子追求的护理目标可概括为：关注患者的生活模式，支持并促进他们恢复健康。不过需要注意的是，精神疾病不仅影响患者本身，还会对其家属产生深远影响。因此，护理人员在提供护理服务时，必须充分考虑患者家属的需求。在与其合作的过程中，护理人员应明确如何有效促进整个家庭系统的健康发展。对那些没有家属或家庭无法给予帮助的患者，护理人员也应运用相同的护理原则，关注他们的重要联系人、共同居住者或是医疗机构的相关部门，确保他们得到必要的关心与支持。

在下一节中，我们将深入观察和分析家庭在照顾失智症患者时所面临的情况以及社会对失智症的看法。

四、失智症老人的长期护理

丹尼斯·迈瓦尔德（Denis Maiwald）、安妮·帕普洛（Aenne Päplow）与
罗斯维塔·斯特尔（Roswitha Sterr）著

患者的家庭情况

随着社会老龄化的不断加剧，失智症现已成为护理工作的关注重点。目前，全球 60 岁以上的人口占比较高且仍在持续增长，高龄化现象也在日益凸显。人口

老龄化是失智症多发的重要因素之一。实际上，德国目前并没有关于失智症的准确流行病学数据，而部分预估数据也存在显著差异。根据联邦统计局于 2006 年公布的第十一次人口预测报告，德国有超过 120 万人患有中度或重度失智症，其中约三分之二患有阿尔茨海默病，这是一种原发性神经退行性失智症。如果德国始终无法在原发性失智症的预防和治疗领域取得突破性进展[1]，那么预计到 2050 年，德国失智症患者的总人数可能会攀升至 250 多万人（Priester，2004）。

齐格勒和多布哈默尔（Ziegler & Doblhammer，2002）从全德国法定医疗保险的参保人员中抽取 230 万人进行样本分析，并将其按照年龄和性别进行划分，于 2009 年发表了有关失智症患病率和发病率的调查研究结果。调查结果显示，在 60~64 岁的人群中，失智症的患病率不到 1%。不过，随着年龄的增长，患病率开始急剧上升。在 100 岁以上的女性人群中，患病率已超过 40%（见表 3）。这些数据清楚地揭示了患病风险与年龄之间的紧密联系，进一步强调了解决失智症问题对整个社会的重要意义。失智症是最常见的老年性精神疾病之一，其护理期限较长、所需费用极高。根据《国际疾病分类》第 10 次修订本（ICD-10），失智症的主要诊断依据为记忆力减退、思维能力下降和人格改变，这些症状会严重影响患者的生活自理能力。只有当患者没有意识障碍，且上述症状已持续 6 个月以上，医生才能将其确诊为失智症（ICD-10）。另外，记忆障碍不仅会影响患者过去的记忆，还会影响患者对新信息的接收、存储和再现。当失智症患者丧失这方面的能力时，他们便无法再依赖理性思维做出判断。

表 3　按年龄和性别划分的失智症患病率（%）

年龄	全德国	
	女性	男性
60~64 岁	0.6	0.8
65~69 岁	1.3	1.5
70~74 岁	3.1	3.2

---

1 失智症病例中约 90% 为不可逆的原发性失智症，约 10% 为继发性失智症（Weyerer，2005）。

续表

年龄	全德国	
	女性	男性
75~79 岁	6.8	5.6
80~84 岁	12.8	10.3
85~89 岁	23.1	17.9
90~94 岁	31.3	24.2
95 岁 +	38.0	29.7
100 岁 +	43.5	29.7

资料来源：Ziegler&Doblhammer，2009.

　　这一病症对患者、家庭和护理机构都产生了深远的影响。目前，大约有60%的失智症患者住在家中由家属照顾（DIAS，2008），当患者的病情达到一定的护理级别时，家属通常会得到居家护理机构的帮助。事实上，家庭和居家护理机构在多数情况下都承受着巨大的压力和挑战。为了提供优质的护理服务，护理人员不仅需要掌握老年精神病学方面的专业知识和护理经验，还需要具备共情能力，能够给予患者关爱，并在面对各种情况时保持沉着冷静。此外，当家庭面对失智症患者不堪重负，濒临崩溃时，护理人员也需要为其提供必要的时间与空间，帮助他们舒缓压力、调节情绪。在护理过程中，家庭常常面临多重挑战：患者自理能力下降，需要予以大量帮助来维持基本活动；与家人沟通困难；难以达成一致、拒绝帮助与建议；做出令人难以理解的行为；情绪波动大，或责备他人，或出现攻击性行为，或完全无精打采；出现妄想症、知觉障碍；生物钟紊乱导致失眠；对自己或他人的安全造成威胁，须全天候监护——所有这一切都会对家庭产生强烈的影响，同时也是对成员忍耐力的严峻考验。

　　如果一个人患上了失智症，那么不仅他本人会受到严重影响，他的整个家庭系统也会因此受到直接的冲击。鉴于原发性失智症目前仍然无法治愈，且如前文所述，它在所有失智症中占比最高，所以护理这类患者的核心在于提供持续的关爱与支持。改善失智症患者及其家庭的生活状况，由此成为整个社会，特别是护理机构亟须应对的重大挑战之一。

下面的案例[1]将说明失智症患者对其家庭运作过程的影响程度：

> E 先生今年 53 岁，负责照顾他 86 岁且处于失智症晚期的母亲。在母亲患病之前，E 先生就已经与她共同生活了许多年。最初，E 先生是因为和未婚妻关系破裂，暂无居所，才暂住在母亲家中。后来，母亲被诊断出患有失智症，他便决定长期陪伴在母亲身边。他们住在柏林一套两居室的小公寓里，空间非常狭小。护理人员在探访 E 家庭时，就注意到了他们简陋的居住条件。
>
> 从八年前开始，这位母亲便难以生活自理了。目前，她的护理级别为三级（在德国为最高级别）。受失智症的影响，她的体能和智能都已出现严重的衰退，只能通过喊叫来进行交流。她还出现了明显的行为障碍，经常敲打东西或晃动上半身，运动能力受到了严重的限制，只有在儿子的搀扶下才能安全地走动。由于她经常走来走去，随时都有摔倒的危险，所以 E 先生必须对她进行全天候的看护。
>
> E 先生有一个姐姐和一个妹妹，他们的父亲在妹妹出生后不久便离开了这个家庭，留下母亲独自抚养三个孩子。母亲患病后，E 先生的姐姐由于无力照顾母亲，逐渐疏远了家庭，E 先生也和他的姐姐就此决裂。E 先生的妹妹偶尔会帮助他照顾母亲，她每周都会在固定的两天中抽出几小时来照看母亲，如果有突发情况，她也会及时赶来给 E 先生帮忙。妹妹就住在母亲家附近，已婚并育有五个子女，有三个孩子仍住在家中，分别是 12 岁和 16 岁的两个儿子和 17 岁的女儿。E 先生和他的妹妹文化水平较低，由于长期承受巨大压力而出现精神问题，一直在接受精神治疗。两人目前都处于失业状态，经济状况尚不清楚。E 先生可能拥有一些存款，不符合领取社会福利金的条件，所以护理补贴都是直接汇到

---

1 在对失智症患者家庭的居家护理经历进行实证研究时（Maiwald, Päplow & Sterr, 2007），护理人员在患者在场的情况下，与患者的儿子 E 先生及其妹妹进行了一次访谈。

妹妹的账户上。在照顾母亲时，E 先生并未寻求任何的专业支持，这似乎是因为他的经济状况并不允许，但目前尚未得到确定。不过，他每周都会参加一次阿尔茨海默病家属互助会（AAI）的小组活动。

借助系统平衡理论［图 13（a）和图 13（b）］，护理人员对 E 家庭的情况进行了如下分析。

维护系统

E 先生母亲所患的是呈进行性发展的失智症。E 先生之所以决定承担照顾母亲的责任，一方面是因为他现在和母亲住在一起，另一方面是因为他与母亲之间有着深厚的情感纽带，而这也促使他对母亲照顾过度。

E 先生时常觉得他的姐姐和妹妹并不关心母亲的事情，他总是独自承担责任。讲到这里，他提到了一件事。这件事让他们全家认识到了家庭会议的必要性。在一次常规胸部 X 射线检查中，医生发现 E 先生母亲的肺部出现病变。为了进一步确诊，医生建议采集组织样本进行检查。但这样一来，母亲就必须住院观察。面对这一情况，E 先生决定召集全家人来共同商议并作出决定。在 E 先生讲述的过程中，妹妹流露出不安的情绪。她向护理人员保证，她之后一定会和哥哥一起商讨母亲的事情。随后，她分享了一个他们共同决策的例子。妹妹讲到，哥哥每天晚上都会陪母亲一起祈祷，这能给予母亲极大的心灵慰藉。后来，哥哥提出带母亲去教堂做礼拜的想法，他认为这可以让母亲得到片刻的放松与安宁。妹妹也同意哥哥的建议，她自豪地回忆道："于是我们就出发去了教堂！"

尽管 E 先生明白，母亲的病打乱了他们的日程安排，但他依旧尽量保持规律的生活作息。母亲经常早起上厕所，之后要再继续睡上许久，所以她的早餐时间为十点到十一点之间。母亲需要别人喂她吃饭、喝水，穿衣服时也需要别人帮忙。其他的日程安排，E 先生会视具体情况而定。无论出去做什么事，他都会带上母亲一起，这主要是因为他不放心让她独自待在家里。晚上八点左右，在哄母亲上床休息后，他会再看一会儿电视，然后也早早休息。他们没有对公寓进行任何改建。不过，考虑到他们住在六楼，而 E 先生的母亲走路也越来越吃力，所以医疗保险公司资助他们购买了一台"爬楼机"。

当被问及如何安排空闲时间时，E 先生说："我没有空闲时间，也不会再有私人生活了。"他谈到自己很热爱体育运动，以前经常参加一些活动。现在的生活太过忙碌，他也已经没有时间去了解时事政治了。此外，他还提到了自己的旅行计划，希望在来年春天能够和母亲一起去上卢萨蒂亚旅游。那是母亲的故乡，有亲戚在那里生活。他还有一个侄子也住在那里，他也想去看望他。

护理人员尚不清楚 E 先生的经济状况。他似乎生活比较拮据。

协调统一

虽然 E 先生没有过多谈论自己与母亲的关系，但我们能清晰地感受到他对母亲深切的爱与责任。在他的描述中，母亲是一个控制欲极强的人，旁人不得不听从于她。这种根深蒂固的行为模式在她患病后仍在延续，这对于 E 先生来说是一个不小的困扰。

值得注意的是，E 先生与他的母亲同睡一张床。当被问及此事时，E 先生解释说，家里空间有限，放不下两张床，而且他不想"让母亲一个人睡觉"，她可能会从床上摔下去。由此来看，我们有必要重新审视 E 先生与他性格强势的母亲之间所特有的紧密关系。从情感层面来说，E 先生难以在照顾母亲的过程中与她保持适当的心理距离，他似乎一直深受情感的牵绊，想要极力满足母亲的期望。这种状况表明，他与母亲之间存在一种紧密联系，确切地说是他无法摆脱对母亲的依赖，而父亲早年的缺席更是加剧了这种情况。这或许也可以解释母子同睡一张床的越界行为。不过，原因究竟是否如此，还需要精神科主治医生进行最终评估。

此外，其他家庭成员之间的关系自母亲患病以来也发生了一定的变化。至少在母亲患病后，妹妹对母亲的态度可以称得上关爱有加。家庭矛盾主要集中在 E 先生与其姐姐之间的关系上。之前，他的姐姐会帮助他照顾母亲，但这给她带来了巨大的压力。大约一年半前，她开始"完全不再参与对母亲的护理"。在采访的过程中，E 先生对姐姐的行为流露出极度的不解，指责她对家庭缺乏忠诚。他的姐姐认为，照顾母亲的责任今后理应由他独自承担，E 先生对她的这种想法感到十分生气。他讽刺道："她现在确实也没什么用了，既不知道怎么应对这种病，也不能适应它。"因为这些事情，E 先生与他的姐姐断绝了联系，而妹妹则在互不相让的二人之间扮演了调解者的角色，试图缓解家庭内部的紧张氛围。尽管如此，她还是无法理解姐姐为什么会完全疏离母亲。"她太冷漠了，甚至都没有打电话问问母亲过得怎么样。我和哥哥都很伤心。"另一个引起他们不满的原因是，姐姐似乎也没有承担其他的家庭责任。他们觉得她是在逃避自己的责任，这对家庭的凝聚力产生了负面影响。

E 先生与妹妹一直保持着紧密的联系。在访谈过程中，他多次表示自己非常依赖妹妹的支持。这些表达也进一步证明了 E 先生对妹妹的依赖日益加深。孙辈们对外祖母的病情有所了解，都非常关心她的身体状况。虽然他们没有安排固定的时间来照顾外祖母，但仍会提供一些力所能及的帮助。例如，17 岁的外孙女有时会帮忙照看外祖母几个小时。由于已经结婚生子，E 先生的妹妹与外界环境的交流密切，社交广泛。而相比之下，E 先生则处于社会孤立的状态。随着母亲病情的恶化，原本的朋友都与他渐行渐远了。

个性化

刚开始照顾母亲时，E 先生并没有选择直接放弃工作，而是试图在二者间寻找平衡，这为他带来了不小的压力。在家庭和工作的双重压力下，E 先生的精神开始出现问题，最终不得不住院接受治疗。第一次康复后，他并没有放弃自己的想法，再次做出尝试，但不幸的是，他并没有取得成功，反而引起了病情的复发。由此，E 先生终于意识到，自己根本无法兼顾二者，因此不得不选择放弃工作，全心全意地照顾母亲。E 先生非常关心母亲的病情，经常向医生询问母亲的情况。为了能够更好地照顾母亲，他报名参加了护理培训课程，还加入了阿尔茨海默病患者家属互助会，以此学习与失智症患者相处的方式以及各种护理知识和护理技能。

相比之下，E 先生的姐姐和妹妹对学习护理则不感兴趣。她们的个性化发展体现在其他层面。对于姐姐来说，母亲的病以及随之而来的护理需求是个不小的负担，她无力承受这种负担，因此选择了逃避，完全不参与护理，甚至不惜与家人断绝联系。与姐姐相反，妹妹则愿意帮助 E 先生一同负责母亲的护理。不过，妹妹的这种帮助并非全无条件。在协助护理的过程中，她占据了完全的主导权，可以根据自己的想法决定为E先生提供多少帮助。而且对她的支持和帮助，E先生必须心怀感激。造成这种情况的原因可以追溯到兄妹俩过去的矛盾。妹妹认为哥哥以前不够尊重自己，她说："现在的我已经不再是那个经常被他取笑的傻妹妹了。"由此可见，妹妹似乎在利用现在所占据的主导地位来重塑小时候被哥哥打击的自信心。在某种程度上，E先生的姐姐和妹妹也展现出了出色的自我护理能力，她们通过划分界线的方式，为自己保留了一定的自由空间。若我们进一步探讨姐妹俩的个性化发展，或许能够加深对该家庭系统运作过程的了解，但遗憾的是，这在E先生家中不可能实现。

改变系统

通过观察，护理人员发现，E先生目前的身体和精神状况已经达到了极限。他表示："我几乎睡不好觉，就算是不和母亲一起睡，我也睡不着，我总惦记着母亲，想着她起床后要去哪儿，但她忘了自己已经不能走路了。"E先生的这段话清晰地表明，他当前面临的最大问题是如何应对照顾母亲这一重任给他带来的巨大压力。

前文已经提到，母亲在过去似乎是家庭中的主导者。在母亲患病后，E先生和妹妹自然都陷入了角色冲突：患病的母亲不再是家庭的主导者，更像是一个无助的孩子。当谈及为母亲洗澡时，他们更加难以接受这种角色的转变。"母亲又变得漂亮了，只不过这次是我们把她打扮得漂漂亮亮的。"在他们眼里，母亲实际上已经变成了一个孩子。

在照顾母亲的过程中，E先生虽然只从家庭中获得了妹妹的部分支持，但却在阿尔茨海默病患者家属互助会中得到了莫大的支持。尤其是互助会成员组织的集体照护极大地缓解了他的压力。不幸的是，近几个月来，母亲的精神状态急剧恶化，变得异常焦躁，几乎整日整夜都在大声喊叫。鉴于这种情况，她暂时无法接受集体照护，互助会的负责人正在考虑安排其他人员单独对她进行护理。此外，E先生还加入了自助小组。在谈及"外界帮助"时，E先生还特别提到了他的邻居们。他们都很友好，非常理解他所面临的困境。不过，他也指出，通常只有在他主动寻求帮助时，邻居们才会向他伸出援手。他还再次提到了对妹妹的感谢并且表示，这些帮助即使没有完全解决问题，但对于他来说仍然不可或缺。

E 先生应该向他的姐姐和妹妹清楚表达出自己的需求，但他似乎对此感到为难，这导致他长时间陷于独自照顾母亲的困境。在这种情况下，E 先生根本无法获得自己的自由空间。日益明显的孤立倾向、母亲身心健康的每况愈下、姐姐和妹妹对他的期望（即能尽可能多地承担照顾母亲的任务），这些成为 E 先生生活的全部，让他饱受折磨。

综合分析

E 家庭的护理分工明显存在问题。图 13（a）和图 13（b）显示，E 先生的家庭系统和作为子系统的 E 先生都处于危机状态，下文将作详细阐述：

照护患有严重失智症的母亲让 E 先生不堪重负，只有来自外界（例如阿尔茨海默病患者家属互助会）和妹妹的帮助才能给 E 先生带来稳定。在这种情况下，E 先生感觉自己越发陷入一种矛盾的依赖关系。他当然希望家庭和谐，大家共同承担照护母亲的责任，但又不得不面对现实的困境。母亲的病给姐妹二人造成了威胁，为了维持对自身系统的掌控，她们或多或少地退出了母亲的护理工作。因此，尽管 E 先生觉得自己是受委屈的一方，理应得到她们的帮助，但为了减轻自己的负担，他不得不忍气吞声，成为请求帮助的一方。这种巨大的不满阻碍了家庭系统的协调统一。同时，E 先生牺牲自我的意愿也在一定程度上抑制了家庭系统的个性化发展［见图 13（b）］。

与图 13（c）相比，图 13（a）显示 E 先生正处于危机之中。我们可以清楚地看到，由于经济状况不甚明朗以及与社会脱轨，E 先生仅能将系统中的极少资源用于维护系统。尽管 E 先生对母亲和妹妹都怀有深厚的感情，但考虑到他与妹妹的关系微妙，加之他本就对母亲有着强烈的情感依赖，这些都导致他更加倾向于母亲，而忽略了整个家庭，从而忽略了自身系统内外的协调统一。E 先生渴望学习和成长，并且非常乐于接受别人的意见，所以他的个性化在一定程度上是可以得到发展的。不过，改变系统对于 E 先生来说则分外困难。一方面，E 先生的系统中目前几乎没有资源能够用于适应下一步的护理计划。另一方面，母亲之前

（a）目前主要照护者 E 先生的个体系统

（b）E 家庭的现状

（c）E 家庭的系统运作目标

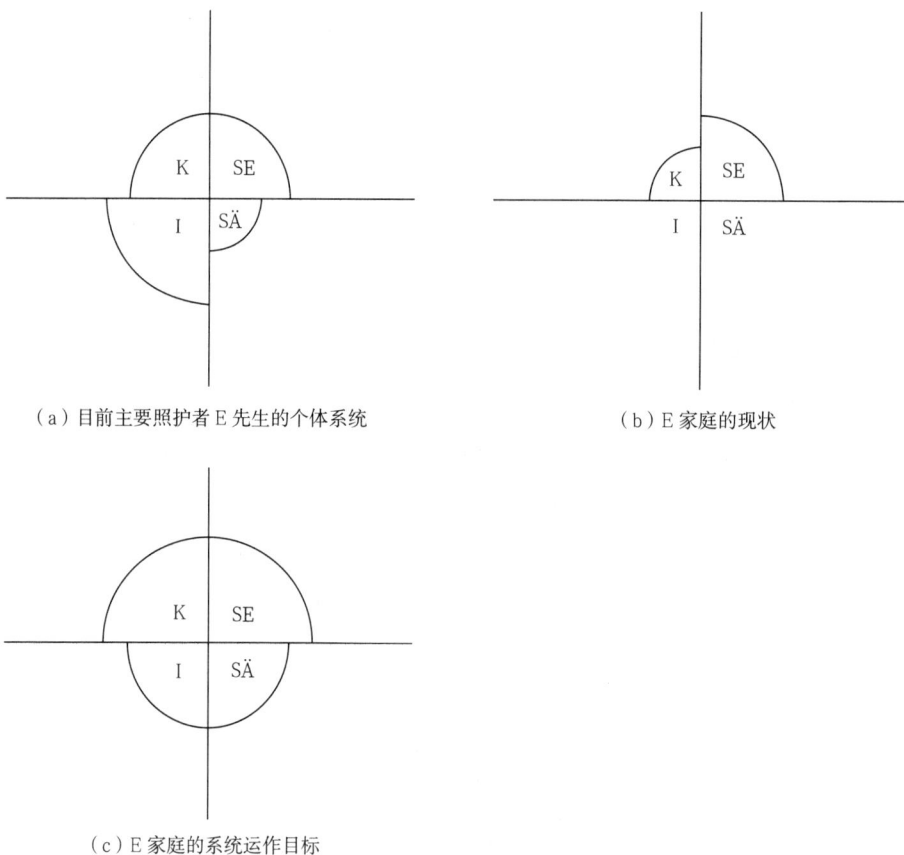

图 13　E 家庭的系统平衡结构图
　　K= 协调统一，I= 个性化，SE= 维护系统，SÄ = 改变系统

在家中占据主导地位，而如今由于母亲患病，她与兄妹间的地位发生了变化，导致他们陷入角色转变带来的冲突。

　　在对访谈信息进行综合分析后，护理人员接下来的任务是：为促进家庭适应变化而制订目标，并与家庭深入探讨合适的护理干预措施。在这种情况下，我们仅能从家庭的现状出发。本书所选的论文旨在达成以下目标和任务：在某个时间点对需要照顾失智症患者的家庭进行访谈，依据访谈中收集到的相关信息，对该时刻的家庭运作过程进行探讨与分析（见第五章第三节第六小节）。需要指出的是，在此过程中，护理人员并没有根据弗里德曼的理论为家庭提供护理指导。因此，下文描述的护理仅仅是根据系统平衡理论得出的一种备选方案。

　　在理想的护理程序中，护理人员应该首先依照四个系统运作过程，向所有家庭成员解释系统平衡理论与模型，然后向他们展示具体的分析结果。在信息收集的过程中，弗里德曼给出的话题不仅可以引导 E 家庭关注家庭的健康状况，还可以帮助他们认识到家庭当前存在的问题，后续谈话也正是围绕这些问题而展开。图 C 展示了 E 家庭可能实现的系统运作目标。如图所示，主要目标应集中在加强 E 先生的维护系统和协调统一。针对这一点，家庭可以从重新考虑并改变家庭系统中当前的任务分配和角色分工入手。

　　E 先生目前的身体和精神状况已经达到极限，无法继续长期承担照顾母亲所带来的沉重压力。因此谈话中探讨的第一个问题是，如何减轻 E 先生的身心负担以及如何解决其个人自由空间丧失和社会孤立的问题。护理人员必须探索家庭内外尚未利用的资源。根据现有信息，首先是姐妹俩的空闲时间，尤其是妹妹，她由于失业拥有了更多的空闲时间，可以为哥哥提供更为有力的支持。其次是护理保险的社会福利金。例如，护理人员在收集信息时了解到，E 家庭可能已经领取了住房改建补贴或接受了暂息护理服务，这些都能减轻 E 先生的负担。《长期护理保险结构改革法》于 2008 年生效后，失智症患者可领取的救济金有所增加（参见《德国社会法典》第十一编第 45 条 b 项）。因此，每周多天的老年精神病日托服务可成为一种备选方案，护理人员应与家属共同讨论这些选择，以寻求最适合家庭情况的护理方案。

　　为了进一步探索家庭内部的可用资源，护理人员必须将 E 先生的姐姐和妹妹纳入护理计划中。不过，鉴于姐姐此前的做法，我们可以推断，她暂时应该不会参与谈话。护理人员可以先同 E 先生和他的妹妹进行谈话，询问妹妹将护理的主要责任推给 E 先生的原因。在深入探讨妹妹与患病母亲相处时的恐惧和担忧之前，护理人员应先了解妹妹一家的身体状况。在认真倾听的过程中，如果妹妹表达出为母亲做更多事情的意愿，护理人员应积极给予支持，帮助她熟悉护理流程，提供指导并耐心解答她的疑问，确保她能够顺利融入照护工作。护理人员还应鼓励 E 先生向妹妹坦诚表达自己的感受，使妹妹认识到他正处于孤立无援的困境。在此过程中，护理人员可以询问家庭早期共同生活的状况以及当时妹妹在家庭中的地位，了解是否存在矛盾至今仍未化解，从而引发现在的冲突。这种做法可以激发妹妹的思考，使其通过自身的个性化发展帮助家庭改变系统。

接着，护理人员可以尝试与姐姐进行沟通，仔细询问姐姐完全放弃照顾母亲的原因。根据妹妹的说法，姐姐是因为无法和精神错乱的母亲相处，所以才放弃照顾母亲。虽然这种情况可以理解，但护理人员仍需努力改变姐姐的态度。首先，护理人员可以向姐姐介绍失智症的复杂症状表现，帮助她更好地理解母亲生活中的变化。其次，护理人员可以与姐姐共同分析她具备的优势。借助系统平衡结构图，护理人员可以向姐姐解释家庭凝聚力对护理成效的重要性，并征求她的意见，探讨如何增强家庭凝聚力。在谈话中，帮助姐姐摆脱愧疚感的束缚是一项重要的任务。在照顾失智症患者时，许多家庭成员往往都会感受到沉重的压力。护理人员可以建议姐姐加入互助小组，让她明白这些情感反应都是人之常情，从而消除罪恶感，更好地投入护理工作中来。

因此，在获得家庭允许的前提下，护理程序的下一个目标应致力于推动两姐妹的个性化发展，加强家庭系统的协调统一［见图 13（c）］。但仅凭这一点还并不足以减轻 E 先生照顾母亲的负担。尽管互助小组的集体照护为 E 先生提供了支持和慰藉，但由于母亲的行为问题日益严重，所以集体照护变得越发困难，E 先生很有可能再次面临独自照顾母亲的困境。为了让 E 先生的母亲能继续接受护理，护理人员应联系互助会，共同商讨为她安排专人护理的方案。假如 E 先生无力承担专人护理的费用，护理人员必须征求两姐妹的意见，确定她们能够提供的经济支持。此时，E 家庭窘迫的经济状况再次凸显了提供经济实惠型护理服务的重要性。这种护理既可以按小时计费，也可以是日间或短期护理。此外，邻居的帮助也是一个不容忽视的资源。护理人员可以从人道主义的角度，动员邻居们定期参与志愿服务活动，为 E 家庭提供帮助。同时，居家护理服务机构也应该组织关于失智症的普及教育和宣传活动，为更多家庭提供有意义的帮助。

种种迹象表明，由于父亲早年的离开，E 先生与他的母亲之间存在一种特别的情感依赖。鉴于此，跨学科合作对护理安排的重要性不言而喻。参与护理的不仅有患者家属与专业的护理人员，还包括家庭医生、心理治疗师、家庭治疗师和负责三位家属精神治疗的主治医生。所有人都应该建立紧密合作，共同为提高护理质量而努力。在这个过程中，护理人员应充分发挥自己在老年精神病学领域的专业优势，扮演好治疗师、利益代表、顾问和信息提供者等多重角色。不过，需要注意的是，E 先生可能患有的依恋障碍已超出护理人员的专业能力范畴，必须得到谨慎的对待。因此，在征得家属同意后，护理人员应当与 E 先生的精神科主治医生进行沟通，这对于护理程序来说至关重要。护理人员应根据医生提供的信息准备访谈问题，引导三位家属回忆护理过程，分享彼此的感受、恐惧和反应，其间要特别鼓励 E 先生表达自己的愿望和感受。通过访谈，三位家属坦诚地表达自己的感受和恐惧，这不仅可以增进他们彼此间的理解，还帮助他们建立信任，有效地减少内心的恐惧。

就目前的信息来看，母亲的认知功能已经严重衰退，记忆力和语言能力几乎完全丧失。对这种情况，护理人员需要向 E 先生和他的妹妹特别强调：即使他们的母亲完全忘记了自己的过去，但她依然能感受到来自亲友的关爱。E 先生深深地爱着母亲，因此有能力洞察母亲情感世界发生的变化。这是护理过程中不可或缺的一种资源，应当得到充分的开发和利用。基特伍德（Kitwood，2005）指出，若要在提升失智症患者幸福感的同时，尽量减少他们的异常行为，照护者必须重视满足爱与接纳、安慰、基本依恋、包容、参与和身份认同等首要需求。护理人员需要与家人讨论，当患者丧失语言交流能力时，他们应该如何继续满足母亲的需求、维护其固有尊严并始终对她予以尊重。事实上，除了口头语言外，患者仍能通过情感、肢体语言、语气、抚摸等方式进行交流。对 E 先生和他的妹妹带母亲去教堂的举动，护理人员给予了极大的肯定。特别是 E 先生，他能够细致入微地观察到母亲的需求，这对提高护理质量有很大的帮助，护理人员鼓励他继续保持这种护理态度。E 先生在护理课程中学到的实用技巧，例如识别患者的状态，也可以帮助他在母亲发病的时刻更好地理解母亲。

总结

根据系统平衡理论，护理患有失智症的母亲应关注以下几点：支持她追求系统运作目标、维护她的尊严和自我形象以及根据她的需求调整周围环境。尽管 E

先生一直无微不至地照顾着母亲，但如果母亲的其他子女不愿意分担，E先生就只能独自承担照护工作，久而久之，这将会给他带来巨大的身心负担。但谁又能确保他可以一直承担照料母亲的责任呢？在家庭系统中，E先生是用于照顾母亲最重要的资源，需要得到维护和支持。因此，护理人员的首要任务是明确E先生可以获得哪些支持。为了防止破坏家庭的稳定以及母亲的护理工作，护理人员首先应该了解所有家庭成员的系统运作目标和生活模式。一方面，E家庭应将行为模式聚焦于加强系统的协调统一；另一方面，护理人员可以与家人展开合作，帮助他们加深对母亲病情的理解，从而给予彼此更多的支持。协调统一有助于家庭系统的个性化发展，能进一步促进家庭合作，减轻每位成员的压力，从而为患有失智症的母亲提供更优质的护理［图13（c）］。

失智症不仅影响患者本人的生活，还可能对家庭系统，尤其是全权负责照护工作的家庭系统造成巨大的冲击。因此，失智症的护理既要关注患者，又要关注家庭。有时，家庭照护者会面临生理和心理的双重极限，以至于他们自身也急需得到护理，上述例子就是这样。此时，作为家庭的陪伴者、咨询者和支持者，专业护理人员的关键任务是及时发现威胁家庭稳定的运作过程并予以调整，使患者能够尽量生活在自己熟悉的家庭环境当中。需要注意的是，家庭运作过程十分复杂，每个人的抗压能力也有所不同。因此，在协助家庭应对疾病和危急情况时，护理人员应当贯彻以家庭为中心的护理，认真考虑每位家庭成员的生活模式，并与他们共同制订系统运作目标和护理方案。

五、儿童的长期护理

克里斯蒂娜·科伦著

系统平衡理论在儿童护理中的应用

对于家庭而言，一个新生命的诞生无疑是最幸福的时刻。但从系统层面来看，这也为家庭系统带来了巨大的变化。这些变化会对系统的稳定与和谐一致产生深远的影响，而适应这些变化对于系统来说也是一个不小的挑战。如果孩子不幸患病，家庭将面临更加严峻的挑战。看着心爱的宝贝突然遭受疾病的侵袭、饱受疾病的折磨，父母的内心往往充满焦虑与不安。许多父母都希望尽其所能地减轻孩子的痛苦。于是，他们总是在孩子的事情上表现得分外紧张，不允许出现任何差错。还有一些父母会产生深深的内疚感，怀疑是自己的某些不良行为危害到了孩子的健康。在这种情况下，家庭系统的协调统一和维护系统这两个运作过程受到了极大的影响，维持系统正常运作的任务压力也就由此增加。父母需要一定的时间来接受孩子生病的事实，从而形成新的认知和行为方式，以适应新的状况。人类本就不愿意承认生命的有限性，父母自然更不愿意承认孩子生命的有限性，毕竟孩子的人生才刚刚开始。如果孩子的病情极为严重，家庭系统的所有希望和梦想就会被毁于一旦。对于其他家庭来说理所当然的事情，在他们眼中都会变得遥不可及。

　　根据系统平衡理论，在处理与孩子有关的问题时，其所处的家庭环境发挥着至关重要的作用。护理人员在与家庭互动时，应当充分考虑家庭关系，帮助家庭成员制订重要决策、设定系统界限、明确任务和角色分工等。这些过程会对家庭系统的结构和功能产生直接影响，从而引起系统发生变化。对于孩子患有慢性病或残疾的家庭来说，这种影响更是深远且持久。从外部视角来看，家庭系统的变化也会影响其与周围环境的人际互动。例如，亲友们一开始也许很乐意帮忙，但是慢慢地，他们会出于内心的恐惧和犹豫而减少与这个家庭的联系。家庭对这种情况表现得十分敏感，会选择逃避社交（Dokken & Sydnor-Greenberg, 1998），由此便形成了一种难以打破的循环。

　　在此情况下，家庭成员的独特个性、家庭文化以及外部因素都会影响家庭适应和应对疾病的过程（Martin, 2000；Nolan & Nolan, 2000）。具体而言，这些影响因素涵盖了医护人员、健康行业从业者和社会环境提供的支持，同时也涉及儿童患者的疾病预后、个性以及身心发展水平（Dimond, 1996）。此外，儿童年龄尚小，通常难以理解自身及周围环境所发生的变化，这也会导致情况变得更加复杂。处于不同年龄和发展阶段的儿童会基于自身的认知能力和经验，对自身的健康状况和病情形成不同的主观想法，而这些对健康与疾病的看法和解释模式都遵循他们智力发展的内在逻辑。皮亚杰（Piaget, 1974）把认知发展分成以下四个阶段：感知运算阶段、前运算阶段、具体运算阶段和形式运算阶段。在前运算阶段，孩子会把生病归咎于违反规则的结果，即把疾病视为对他们不守规矩的惩罚（Lohaus，1990）。例如，如果孩子在明知父母禁止的情况下仍然偷吃甜食，而后又刚好生了病，他们就会将其视作一种惩罚，从而产生负罪感。在照顾这个年龄段的儿童时，护理人员应始终注意这点。

鉴于儿童在生理、心理、智力、社会层面上都处于持续成长和变化的状态，坚持以发展为导向的护理对于儿童患者的家庭来说至关重要。根据系统平衡理论，护理人员应该依据儿童的年龄和需求，为家庭和儿童的适应过程提供陪伴与帮助。作为个体系统，"儿童"必须通过完成各年龄阶段的发展任务，在个性化和改变系统这两个维度中不断进行调整与适应。无论是出现健康问题，还是患有疾病或残疾，儿童的基本生活条件都会对其个体系统产生深远的影响。这种影响不仅体现在当前状态，更关乎其未来的成长与发展。

孩子生病后，家庭氛围也会随之变得紧张。在这样的情境下，护理人员被寄予厚望，同时也面临着充分发挥自己的个性、同理心和专业技能的要求。我们曾开展了一项关于儿童居家护理经验的研究，结果显示，父母在护患关系中非常看重护理人员对家庭的关心程度以及护理在各个方面发挥的减压作用。除了专业技能之外，兴趣是护理人员与家庭建立互信关系、开展互动的前提，也是成功实施护理的坚实基础（Köhlen，Beier et al.，1999）。

重病儿童及其家庭的护理基本分为两种类型：一是前面提到的儿童居家护理，二是儿童临床护理。儿童居家护理的基本目标是以家庭为中心，它是一项高度专业化的服务。根据居家护理服务的规定，该护理只能由经过培训和认证的护理人员负责。其任务在于，当儿童及其家庭遭遇生活的种种困境时（如急性和慢性病、精神和身体残疾以及生命垂危），在家庭环境中为其提供护理、陪伴和指导［该定义也得到了德国家庭与儿童护理协会的认可。］。护理人员应根据家庭的个人情况、现有能力和资源来选择不同的护理方式，稳定患者或家庭的健康。居家护理意味着儿童不需要长期住院。而长期住院会影响家庭的正常生活，进一步损害家庭健康（Köhlen，Beier et al.，1999）。因此，儿童居家护理人员应侧重于帮助家庭应对儿童出现的严重健康问题，并"恢复家庭的正常生活"（出处同上）。特别是当孩子确诊患有慢性病时，许多家长会感到恐惧与不安，情绪难以平静下来，或是至少有一种"正常生活"被打破的感觉（Burmeister et al.，1989）。不过需要注意的是，本文所说的"恢复家庭的正常生活"仅仅指恢复家庭系统的平衡，即维护系统，使家庭系统保持稳定和协调统一。

与儿童居家护理相比，以家庭为中心的护理在临床护理环境中面临着截然不同的条件和要求。尽管如此，系统平衡理论仍然能为儿童临床护理提供全新的视角和思路（Holoch & Frech，2001）。近几十年来，在德国和其他欧洲国家，"陪床"已得到儿童医院的广泛应用。它是最初代表以家庭为中心的护理概念之一，其核心内容是让孩子的父母或亲友在孩子住院治疗期间陪伴在侧。这一举措不仅考虑到了亲人对儿童康复的特别意义，还缓解了儿童住院时产生的特殊心理压力。英国是最早实行"陪床"的国家。早在 1959 年，英国卫生部便在一份报告中倡导母亲应陪伴（5 岁以下的）孩子住院，同时强调医院不应限制父母的探视权，而应让他们参与到孩子的护理工作中。这极大地推动了以家庭为中心的护理理念在护理领域中的发展（Hutchfield，1999）。

借鉴英国的经验，我们不仅可以确定以家庭为中心的护理要素和重要先决条件，还可以深入剖析阻碍其实施的各种情况和观点，其中包括缺乏沟通与尊重、时间紧张、对家庭存在偏见以及护理差异。开展此类护理的先决条件有以下两点：护理人员具备基本的意愿并接受相应的培训；在父母能够并愿意参与护理的情况下，确定他们是否能为儿童护理带来积极影响（出处同上）。无论是用于预防上述问题，还是用于评估先决条件，系统平衡理论都非常适合被应用于以家庭为中心的护理。我们可以借助该理论预先对家庭的各方面情况进行分析，为实施过程提供建设性的指导意见。

儿童和青少年的护理：信息收集

与玛丽－路易丝·弗里德曼合著

在根据实际案例介绍系统平衡理论视角下的儿童及其家庭的护理之前，我们仿照个人（见表 1）和家庭信息收集（见表 2）的参考话题，制订了一份专门针对儿童、青少年及其家庭的参考话题表（见表4）。我们不仅完善了此前的表格，还将护理人员的观点加进表格，旨在阐明儿童护理理论，并明确对信息收集、护理程序和护理人员的要求。由于儿童护理只针对0~18岁的患者，所以表4仅适用于这一年龄段的信息收集。但需要强调的是，表4仅为参考框架，护理人员可根据儿童或青少年及其家庭的具体情况对其进行补充、删减或修改。

表4　在收集儿童及其家庭信息时，可供护理人员参考的话题

运作过程：维护系统			
体现方面	家庭系统	儿童的个体系统	护理人员的个体系统
家庭结构	• 家庭成员（共同居住） • 其他家庭成员 / 相关人员 • 儿童 • 照护者 • 护理对象 • 兄弟姐妹 • 年龄顺序	• 生理功能： 　呼吸 　消化 　排泄 　神经系统的功能 • 心血管系统的功能 • 性功能 • 内分泌系统的功能 • 免疫功能 • 感觉器官 • 骨骼 / 肌肉 • 疼痛	• 专业性 • 掌握护理技巧并直接运用于实践
住宅	• 农村 / 城市 • 住宅类型 • 生活水平 • 家居设施（必需？实用？豪华？） • 装饰，文化符号 • 私人空间	• 生理照护： 　个人卫生 　饮食 • 运动 • 助眠方法 • 服用药物，缓解疼痛 • 治疗方法，医疗和护理手段 • 预防疾病，防范危险 • 环境舒适 / 儿童房（有 /无） • 房间陈设（是否适合儿童？能否放置医疗设备？）	

体现方面	家庭系统	儿童的个体系统	护理人员的个体系统
角色结构	• 决策 • 家务劳动 • 经济状况 • 养育子女 • 行为准则 • 促进健康 • 促进人际交往 • 促进思想发展 • 情感支持 • 照顾病人 / 老人 / 残疾人 • 益友 • 决策者 • 家庭照护者	• 各年龄阶段的任务 • 接受教育 • 责任 / 家庭角色	• 对自身职业形象 / 家庭角色的理解
生活模式	• 日程安排 • 日常惯例 • 工作 • 娱乐活动 • 宗教活动 • 集体活动 • 个人活动 • 日常交流 • 节日和传统 • 为家庭付出的时间和精力 • 应对护理需求	• 日常安排 / 治疗方案 / 家庭探视 • 学校教育 / 职业培训 • 家庭成员的照顾 • 其他人的照顾 • 金钱观（零花钱） • 节日活动 • 学校教育 / 职业培训 • 家庭成员的照顾 • 其他人的照顾 • 金钱观（零花钱） • 节日活动	• 与（跨学科）团队商定护理计划 • 与家庭讨论护理的时间安排
生活节奏	• 活跃 / 放松（生活作息） • 睡眠 / 清醒 • 工作 / 休息 • 过去取向、现在取向、未来取向 • 规划时间、有条理地生活或不规划时间、随性地生活	• 生活作息 / 日常安排 • 睡眠 / 清醒 / 饮食 • 休息时间 • 上学 / 课余时间 • 特殊安排 / 习惯	

续表

体现层面	家庭系统	儿童的个体系统	护理人员的个体系统
生活节奏	• 家庭成员所处的发展阶段 • 人生规划，对孩子寄予的期望		
精神生活	• 艺术 / 音乐 / 戏剧 • 文学 • 讨论 / 辩论（对象与频率？）	• 自我发展相关的需求：身体需求，社交需求，性需求，心理需求，智力发展（学校？幼儿园？同伴群体？其他？）	
休闲活动	• 邀请 / 聚会 • 独处 • 享受自然 • 体育运动 • 做手工 / 爱好 • 实践活动 • 电视 / 电影 • 游戏 / 娱乐	• 在学校、幼儿园中的朋友，玩伴 • 郊游，儿童节	
宗教信仰	• 宗教派别 • 宗教仪式 / 宗教节日 • 宗教教育 • 是否参与宗教相关的活动		
存在的问题	• 对角色的理解相互矛盾 • 对家庭责任的看法不同 • 个人生活模式相互矛盾 • 生活作息相互矛盾 • 价值观、兴趣截然相反	• 依赖性 / 独立性	• 护理人员 / 家庭对护理角色的期望相互矛盾 • 对护理的不同看法 • 家庭的资源、能力和需求

体现 层面	家庭系统	儿童的个体系统	护理人员的 个体系统
存在 的问 题	• 生活模式固化（适应 　性差） • 家庭结构过于松散 • 家庭结构过于紧凑 • 对养育子女／疾病／健 　康问题／发展的看法 　不同 • 对自己的能力产生误 　判 • 拒绝承认不足和需要 　帮助		• 对自身的资源、 　能力和需求产 　生误判
结构／ 目标	• 互动目标、互动成果 • 归属标准	• 将儿童纳入／融入家庭 　生活	• 理解 • 信任
角色／ 生活 模式	• 权力分配（谁负责谁 　的什么事？） • 责任分配	• 关于儿童	• 支持 • 指导
存在 的问 题	• 缺乏默契 • 相互矛盾的期望 • 过于依赖，角色压力， 　虐待	• 受到忽视：生理方面， 　心理方面，智力方面， 　社会方面 • 支持不足／照顾不周	• 缺乏信任 • 缺乏专业知识 • 缺乏谦逊态度

运作过程：协调统一

体现 层面	家庭系统	儿童的个体系统	护理人员的 个体系统
联系	• 家庭认同感一致 • 关心家人 • 家庭关系 • 投入精力 • 交流（理解与被理解） • 安全感 • 享受艺术／音乐 • 亲近自然	• 在情感的滋养下健康发 　展 • 安全感	• 信任 • 把控与护理对 　象的距离／同 　情心

续表

体现层面	家庭系统	儿童的个体系统	护理人员的个体系统
联系	• 尊重物品 / 文化符号 • 依赖性 / 独立性 • 相同兴趣 • 体验彼此的生活 • 资源共享 • 关于儿童：解决需求 • 接受疾病 / 健康问题 • 接受不足 • 父母 / 兄弟姐妹对儿童的接受程度 • 理解疼痛、苦难、疾病 • 宽容 • 探讨人 / 儿童、丧失、责任和死亡		
价值观 / 观念	• 相同的价值观 • 传统 / 文化 • 角色认知 • 维护家庭习俗和家庭文化符号	• 身份认同 • 符合自身发展的文化符号 / 价值观	• 理解自身和家庭的价值观
存在的问题	• 对不合理的期望感到愤怒 • 价值观冲突 • 缺乏包容 • 过度压榨 • 缺乏忠诚 • 对患病儿童的情况及其对家庭产生的影响感到不知所措	• 感知：自己是家庭的负担、被忽视、不被理解 • 过度依赖 • 社交受到抑制	• 过于同情而无法提供有效的帮助 • 缺乏边界感
联系	• 情感纽带 • 角色认同（父母） • 双方的义务	• 与家庭的联系	• 被看作专家和顾问

续表

体现层面	家庭系统	儿童的个体系统	护理人员的个体系统
联系	• 关爱子女 • 理解作为子女 / 兄弟姐妹的角色		
存在的问题	• 误解 • 被迫抑制自身需求 • 虐待 / 家暴 • 界限模糊	• 抑郁 • 发展障碍 • 躯体形式障碍 • 行为问题 • 叛逆	• 过于投入 • 控制欲太强 • 用药错误 • 价值观不符 • 强制执行 • 拒绝接受患者意见

运作过程：个性化

体现层面	家庭系统	儿童的个体系统	护理人员的个体系统
发展	• 促进成长 • 接受不同观点	• 在娱乐 / 幼儿园 / 学校 / 职业培训中实现理想的成长 • 家庭任务 • 社会责任 • 体育 / 艺术成就 • 帮助他人 • 实现自我 • 青春期（性别认同）	• 在护理中成长
新体验	通过以下途径增长见识： • 工作和创作，职业培训 / 学校教育 • 社会责任 • 政治活动 • 体育 / 艺术成就 • 服务他人，自我发展 • 交流护理意见	• 通过完成各年龄阶段的发展任务实现成长 • 应对疾病或健康问题	• 学习和成长 • 关心和共同经历

续表

体现层面	家庭系统	儿童的个体系统	护理人员的个体系统
联系	通过以下途径增长见识: • 人际关系 • 交流意见 • 家庭任务 (配偶 / 伴侣, 父母) • 自我发展	• 在以下人际关系中实现成长: 家人, 朋友, 同学, 老师, 医护人员	• 监督 • 与同事、团队等讨论
情况	通过以下途径增长见识: • 日常生活 • 个体发展 • 重要经历 • 病痛 / 苦难 • 重大变故	• 应对疾病和当前处境 • 寻找意义 • 认知发展	• 积累、利用经验
哲学和意识形态	通过以下途径增长见识: • 寻找生命的意义 • 宗教信仰 / 哲学观 • 意识形态运动 • 审视价值观 • 寻找意义	• 有关儿童的状况和发展	• 审视个人价值观
存在的问题	• 缺乏个性化 • 威胁稳定 / 产生恐惧 • 危机 • 成瘾 • 社会孤立 • 溺爱 • 过度保护 • 忽视	• 情感障碍 • 躯体疾病 • 恐惧, 容易冲动 • 行为问题 • 在学校表现不佳 • 社交问题	• 精力耗尽 • 抑郁 • 缺乏工作热情、产生挫败感

续表

运作过程：改变系统			
体现层面	家庭系统	儿童的个体系统	护理人员的个体系统
价值观变化	• 根据特定情况而发生的变化 • 人际关系的变化 • 角色的变化 • 环境的变化 • 家庭成员价值观的变化 • 家庭、父母关系的变化（如父母离异）	• 身份的变化 • 通过其他方式维护自信 • 接受疾病	• 作为护理人员的角色转变 • 对护理的理解
用于适应变化的资源	• 灵活的观点/生活态度 • 伙伴支持 • 高度协调统一 • 物质资源 • 教育/学习能力 • 有效的适应策略 • 信念/毅力/信心 • 意义和方向	• 性格方面/身体方面/发展方面的资源 • 自信/协调统一，家庭支持，朋友	• 愿意监督和指导 • 与同事交流，提高学习能力
存在的问题	• 系统固化 • 家庭成员的角色和观念固化 • 缺乏协调统一和自信 • 缺乏个性化 • 对系统稳定感到焦虑 • 家庭中的问题和冲突 • 人际关系紧张 • 情绪问题	• 与儿童及其疾病/健康状况有关的问题 • 缺乏协调统一和自信 • 缺乏个性化 • 人际关系紧张 • 无法与环境达成和谐一致 • 恐惧 • 心理和生理上的症状	• 缺乏灵活性 • 固守护理价值观 • （自己和他人的）界限模糊 • 知识匮乏

乔和他的家庭

根据系统平衡理论，护理人员应在与家庭的协同下，为患病儿童提供居家护理，以实现患病儿童、其他兄弟姐妹、父母和护理人员系统间的和谐一致。在此过程中，维护系统稳定至关重要。上述所有系统应始终以此为基础，共同合作以应对疾病。在下面的案例中，我们将按照表4所列的主题依次介绍信息收集的过程和护理程序。

R家庭有一对双胞胎，分别是克里斯蒂安和乔。兄弟俩在母亲妊娠26周时早产，克里斯蒂安是哥哥，相对较重，身体状况良好。乔是弟弟，相对较轻，自出生便出现一系列健康问题，患有脑积水、癫痫和支气管肺发育不良。由于无法自己按需进食，乔出现了严重的营养不良，需要管饲喂养。乔的健康问题给R家庭带来了极大的困扰。自出生以来，乔就住在儿童医院里。三个月前，他出院回家。

自此，护理人员开始为这对双胞胎提供居家护理。现在，这对双胞胎已经有十个月大了。护理人员每周进行两次家访，她的职责是指导母亲如何全方位地照顾孩子。乔喂养困难，几乎只能通过胃管进食，这给母亲带来了极大的痛苦和困扰。

最初，护理人员并不了解系统平衡理论。直到护理进行到第四个月，她在家庭儿科护理机构中与一名护理教育者展开合作，在合作中她才接触到这一理论。这一理论为她此后的家庭照护工作注入了新的活力。

现依照表4的信息框架对该家庭的护理程序进行总结。

维护系统

乔和克里斯蒂安是R夫妇的头胎。R一家住在德国大城市工薪住宅区的一套宽敞老式公寓里，拥有三室一厅，其中一个房间是为双胞胎准备的儿童房。怀孕前，R太太29岁，是一名售货员，娱乐活动丰富，会定期约朋友健身。R先生33岁，是一名机械师。孩子出生后，R先生照常工作，因此只有R太太居家照顾孩子。

R太太的母亲住在城外，时不时会过来帮忙。

R家庭首次了解到儿童居家护理是在儿童医院。当时，医院建议R太太在家采用管饲喂养的方式照顾乔。起初，R太太对此并没有异议，因为她之前住院时就经历过这种情况。乔还在住院时，护理人员便与R家庭取得了联系，向他们推荐了儿童居家护理服务。乔出院后，在护理人员的照顾下，R家庭的日常生活逐渐恢复正常。儿童居家护理的介入不仅有助于维护系统，更确保了家庭系统的稳定运转。

在接下来的一段时间里，R夫妇结合自身情况进行了明确的角色分工以维持家庭系统的正常运转。但无论怎样，照顾双胞胎对于整个家庭来说都是一项极其艰巨的任务。尤其是R太太，作为主要照护者，她备受煎熬，显然无力应对眼前的困境。她经常生病，也频繁发生像脚踝扭伤这样的小意外。而事实上，在生孩子之前，她在工作中表现得十分出色，能够妥善地照顾自己，也非常擅长与人打交道。

护理人员认为她的任务就是减轻R太太的负担，确保乔能够健康成长。凭借丰富的儿童居家护理经验，护理人员在R家庭中展现出了出色的护理能力，把乔照顾得很好。这让R太太终于放下心来，并逐渐开始依赖护理人员的帮助。在家访过程中，护理人员会经常询问乔的饮水量以及R太太能否应付乔的喂养，还会适当控制乔的体重。必要时，她还会为乔更换胃管。乔是家庭中的重点关注对象，所以护理人员和R太太之间的谈话内容几乎都与乔的健康问题、病情和治疗进展有关。此外，R太太还会定期送两个孩子到早产儿护理中心，请专家监测他们的发育情况。

当乔十个月大时，他的体重只有4.5千克。R太太每天必须给他喂8~10顿餐。尽管他自己能喝大约30毫升的牛奶，但这对于他这么大的孩子来说显然远远不够。因此，R太太还要再慢慢地喂给他，以免他吃得太快，全部呕吐出来。乔身体虚弱，脸上常常没有血色，很少哭闹，但却对周围环境异常敏感。相比之下，哥哥克里斯蒂安的喂养情况就顺利得多。他重约8千克，活泼好动，强健有力，总是充满好奇地探索着周围的环境。当两个孩子都躺在地板上时，哥哥有时会爬到弟弟身边。这时，R 太太就会因为害怕他拔掉乔的胃管而拦住他。这样看来，乔的健康状况对这对双胞胎的兄弟关系似乎也有所影响。由于把注意力都放在了乔的身上，R 太太也自然而然地产生了这样的想法：为了保证乔的安全，有时需要抑制克里斯蒂安活泼的天性，约束他的行动。

护理人员注意到，由于 R 先生不愿意帮助妻子照顾孩子，他和 R 太太之间的关系一直都非常紧张。护理人员几乎很少与 R 先生交流，在家里也鲜少见到他的身影，所以这些情况都是她通过 R 太太了解到的。在护理人员的帮助下，R 太太针对现状尝试了各种办法来维护家庭系统。总体来看，护理人员的参与帮助 R 太太减轻了三方面的负担。首先，护理人员为乔的居家护理提供了专业的指导，所以 R 太太无须频繁地将乔送往医院；其次，当 R 太太在照顾孩子的过程中感到力不从心或遇到紧急情况时，护理人员能够及时为 R 太太分担压力；最后，在处理个人和家庭事务以及危机情况时，护理人员也是值得信赖的人，可以为 R 太太提供必要的支持与帮助。

协调统一

在孩子出生前，包括怀孕期间，R 先生和 R 太太都还是一对恩爱的夫妻，对未来满怀憧憬。在一番考虑后，他们共同做出生孩子以及 R 太太暂时辞去工作的决定。然而，他们并没有想过，孩子会意外早产，家庭也会随之发生翻天覆地的变化。自孩子出生后，R 先生几乎没有帮过忙，R 太太只能独自一人承担所有的照护工作。她十分细致地照顾乔，但乔的身体状况却没有好转，这让她产生深深的无力感。久而久之，R 太太开始觉得自己没有得到应有的尊重，也无法达成协调统一。她害怕自己无法胜任母亲的角色，内心充满了焦虑与不安。同时，她也开始质疑自己的行为是否有意义，由此陷入了迷茫。在此情况下，护理人员的出现让她逐渐相信有人可以理解她的困境，并成为她的依靠。

R 太太认为，兄弟两个对于她来说都很重要，但她又不得不承认，乔在她心中有着特殊的地位。她深知乔正在承受着巨大的痛苦，但又什么也做不了，无法为他分担，这常常令她痛苦不堪。她不希望自己的孩子再经历更多的疼痛，所以才拒绝亲自给他插胃管。

个性化

自孩子出生后，家庭系统就面临着内部失衡的问题。而且 R 太太的个性化发展在新的家庭环境中受到了严重的限制，这进一步加剧了她的痛苦。在护理人员的帮助下，这些问题，尤其是 R 太太缺乏个性化发展的问题，得到了暂时的缓解。

尽管如此，家庭的整体情况仍然不容乐观。从 R 夫妇的日常相处来看，他们目前没有表现出要做出任何改变的意愿，因此他们的关系仍然非常紧张。这意味着外界无法推动家庭系统做出改变，护理人员也就无法彻底解决家庭系统内部失衡的问题。

在 R 太太看来，只有乔能够自主进食，她才能实现作为母亲的自我价值，因此让乔尽快拔管是她行动的目标和意义。为了实现这一目标，她竭尽自己的所能，并向专业的护理人员寻求建议。护理人员对乔健康状况的深切关心让她觉得自己和孩子都受到了重视。但需要注意的是，无论是护理人员还是 R 太太，他们的关注点都主要集中在乔身上，在一定程度上忽略了整个家庭系统。R 太太认为，现在或许还不是开始新生活、重新思考自己角色和需求的最佳时机。

改变系统

对于家庭系统来说，生育本就是一种巨大的改变，R 家庭也不例外，所以最初他们只能顺应这种改变。然而，由于孩子的早产以及随之出现的健康问题，家庭的境况变得越加严峻，当务之急应该是确保乔的身体健康。为了实现这一目标，父母愿意做任何事情，并进行了明确的角色分工。在产后的最初一段时间里，R 太太选择在病房里"陪床"，以便时刻陪在孩子身边和学习如何照顾他们，这是她作为母亲的职责。与此同时，R 先生则正常上班，并定期到儿童医院探望家人。因此，与其他生产顺利、孩子健康的家庭相比，R 家庭的产后生活自然尤为不同。一段时间后，克里斯蒂安的健康状况趋于稳定，获得医生的允许，顺利出院，但乔还需继续住院接受治疗。这就意味着，R 太太不能继续在病房里"陪床"了，她必须回家照顾已经出院的克里斯蒂安。

之后，乔开始由儿童医院的护理人员照顾。R 太太则带着克里斯蒂安奔波于家和儿童医院之间。R 夫妇认为，只有乔顺利出院，他们一家才能过上正常的生活。他们并没有预料到，照顾两个孩子将会给家庭带来如此沉重的负担。尤其是对于 R 太太而言，这一负担让她痛苦不堪。在此之前，家庭已经经历了很多变化，原本用于适应新变化的资源已然消耗殆尽。R 夫妇很庆幸能够获得外界的帮助。R 太太也深知，倘若没有护理人员的帮助，她根本无法照顾好孩子们。值得注意的是，即使有护理人员的帮助，R 家庭至今也难以确定如何在系统内部做出更深层次的改变。显然，这并非他们单凭自身力量就能够完成的任务。

综合分析

结合系统平衡理论，我们对 R 家庭的复杂情况以及护理人员提供的护理进行了如下分析。在过去的几个月中，护理人员通过帮助 R 太太照顾乔减轻了 R 家庭的负担。但从长远来看，这种护理可能无法解决家庭危机。在某种程度上，她虽然为维护家庭系统作出了贡献，但同时也在无意中阻碍了家庭系统的内部成长。她受限于儿童居家护理人员的单一角色，只着眼于乔，而非整个家庭系统。因此，这种护理很大程度上强化了护理人员的个体系统，并限制了全面护理的可能，以至于其未能充分发挥自身的潜力来促进家庭系统的改变与成长。但不可否认的是，护理人员和 R 太太的定期谈话确实为 R 太太提供了与外界交流的渠道和倾诉的机会，以此减轻了她的心理压力。

如图 14（a）所示，R 家庭的系统平衡结构图对运作过程的四个维度进行了信息汇总，直观地描述了护理第一阶段中它们之间的关系。从图中可以清楚地看出，当前各个维度之间的关系呈现出明显不协调的态势。受家庭负担的影响，个体化和改变系统陷入了完全停滞的状态，而维护系统维度中却仍然存有大量的活力和能量。此外，协调统一维度虽然仍处于失衡状态，但对于家庭系统而言，其影响已经可以忽略不计了。

护理团队在结合系统平衡理论进行分析后，为护理人员提供了全新的干预方案，以促进家庭的健康运作：首先，护理人员应为 R 太太寻找在当前情况下获得个性化发展的机会。她已经承受了巨大的痛苦，极有可能被过重的负担压垮。我们需要思考：过去，她是如何汲取力量的？现在又有哪些资源可供她利用？其次，R 先生的帮助和参与对于上述过程来说不可或缺。他必须认真思考自己在家庭系

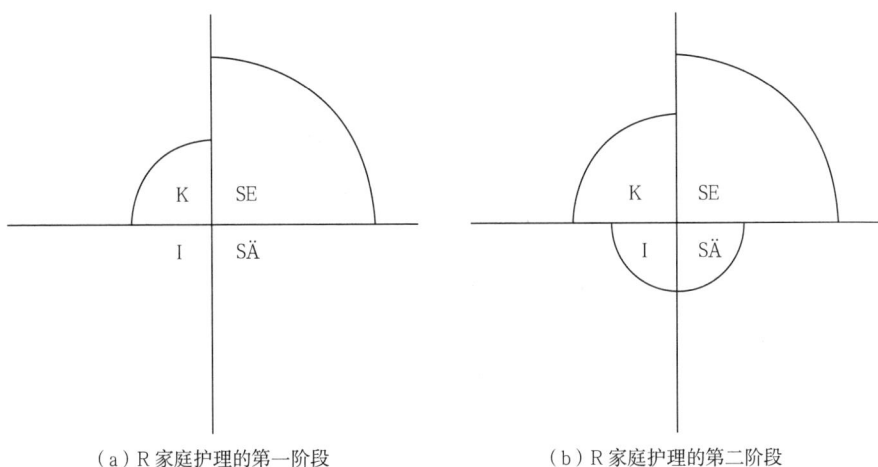

（a）R家庭护理的第一阶段　　　　　　　（b）R家庭护理的第二阶段

图 14　R 家庭系统平衡结构图

K= 协调统一，I= 个性化，SE= 维护系统，SÄ= 改变系统

统中的发展。他为什么不参与孩子的照护工作？在面对家庭现状时，他遇到了哪些问题？只有父母双方都获得了个性化发展，家庭系统才能发生改变。最后，需要注意的是，克里斯蒂安也是家庭系统中不容忽视的一部分。固然他的弟弟需要特别的照顾，但他在成长过程中同样需要父母的关注、支持和情感上的呵护。因此，R 夫妇必须摒弃旧的东西，建立新的价值观，并确定新的生活重心，这也会促进夫妻之间的协调统一。然而，这些转变并非一蹴而就，需要家庭坚持不懈地为之努力。在这个过程中，护理人员可以提供持续的陪伴以给予支持。以上的这些认识对家庭的发展具有积极的促进作用。

基于这些考虑，护理人员决定在下一次家访时与 R 夫妇进行一次谈话，分享她的观点并与他们进行深入的讨论。她希望能够鼓励 R 夫妇积极表达各自的看法，共同商议下一步的行动计划。

促进家庭的健康运作

令护理人员意外的是，在她提出共同谈话的建议后，R 夫妇竟然很快就同意了。起初，护理人员还担心他们难以敞开心扉，但后来 R 夫妇的表现彻底打消了她的顾虑。在与他们的交谈中，护理人员不止一次地觉察到，由于乔进食困难和丈夫置之不顾，R 太太痛苦不堪。她哭着控诉丈夫，对他表达了深深的失望。R 先生则对她的激烈反应感到惊愕不已。原来，他一直认为妻子对他缺乏信任，担心他照顾不好乔，因此不让他插手家中事务。同时，与乔相处时，他也感觉极度的焦虑和无助。相反，与克里斯蒂安相处时，他则倍感轻松，因为克里斯蒂安的反应表现更为直接。当然，他也承认有时确实会有逃离家庭的想法。

谈话的最后，夫妻双方都对彼此有了更深的理解。R 先生意识到，他的妻子需要更多私人时间；而 R 太太则明白，她必须在丈夫与乔相处时给予他更多的信任。护理人员答应 R 先生，会为他提供护理方面的指导，也会随时解答他的疑问。对此，R 先生表示感谢，并承诺只要他有把握照顾好两个孩子，他的妻子就可以去做些自己的事情。R 太太也表达了每周能有一晚和朋友们一起去健身房锻炼的愿望。除此之外，她还希望能与丈夫共度更多的二人时光，但她并不想把两个孩子交给其他人照顾。否则，即使是时常帮助她的母亲，也会因此而不堪重负。

经过几周的调整，R 夫妇之间的关系明显缓和。双方都尽力遵守约定，R 太太每周去一次健身房，其间由丈夫负责在家照顾孩子。乔的喂养情况有所改善，尽管还需管饲喂养，但已经能自己喝更多的牛奶了。此外，他的健康状况也还算稳定。医生建议父母陪他去社会儿科中心接受进一步检查，以确定他进食困难的具体原因。而 R 夫妇却对此犹豫不决，他们担心家庭系统内部会再次发生变化。他们实在不希望刚刚稳定下来的家庭系统再次陷入分崩离析的状态。同时，克里斯蒂安也逐渐明白，弟弟的身体不好，应该小心地对待他。R 夫妇可以放心地让两个孩子一起在毯子上玩耍，因为他们知道，克里斯蒂安不会再像往常一样拉扯弟弟的胃管。

几个月后，R 先生因人事调动而失去工作。这对于整个家庭来说又是一个打击，R 夫妇必须对家庭系统做出调整来适应这一情况。在征得丈夫的同意后，R 太太决定提前结束育儿假，重回职场，继续从事售货员的工作。如此一来，R 家庭的角色分工变成了 R 先生负责照顾孩子，而 R 太太则负责赚钱养家。

图 14（b）对运作过程的四个维度进行了信息汇总，直观地反映了护理第二阶段中它们之间的关系。随着时间的推移，之前失调的各个维度正朝着和谐一致

与家庭健康的目标积极发展。在个性化维度和改变系统维度中，尽管家庭面临着许多压力，但在护理人员的帮助下，他们仍然能够不断为自己创造新的资源和发展机会。这些都对家庭的生活产生了积极的影响。之前主要用于维护系统的活力和能量，现在可以流向其他的生活领域，从而在家庭系统内部实现新的稳定，达成和谐一致。最后，在协调统一维度下，家庭也重新获得了平衡感和归属感。

护理程序评估

在乔和克里斯蒂安出生后的一年半内，R家庭遇到了许多困难和问题。这段时间里，儿童居家护理机构的护理人员始终陪伴着他们。在照顾乔的最初几个月里，尽管护理人员认真履行了作为儿科护士的职责，但面对棘手的家庭和护理情况，她仍然感觉自己的能力有限，从而陷入了深深的无助。于是，她结合系统平衡理论对这些情况进行了剖析，并与R家庭一起开辟了一条全新的道路。在新的道路上，双方不仅实现了成长和稳定，还共同体验到了系统的和谐一致。令护理人员意外的是，在她弄清问题的根源后，她与R夫妇的谈话竟然对家庭系统产生了如此显著的正向影响。在交流过程中，她成功地向R夫妇展示了自己对家庭成员情况的客观认识，赢得了他们的信任。她对夫妻双方的感受、问题和需求予以充分的肯定，这种认可使得夫妻双方更加关注自己和对方的内心世界，进而找到家庭系统中蕴藏的潜在资源。因此，尽管后来乔仍然需要管饲喂养，他的健康问题也未得到解决，未来发展仍然充满不确定性，但R夫妇也不会再有被抛弃的感觉，反而会更加团结，共同去应对新的危机。R夫妇之间的相互支持正是家庭和谐一致的一种表现。这种和谐一致使得他们能够从容地应对M先生失业所带来的额外压力以及由此引发的家庭系统深层次的变化。

如果护理人员在初期就了解系统平衡理论，R家庭也许就能更早地实现健康运作，信息收集的工作也将变得更加有序。然而，由于父母一开始将所有的精力都放在了生病的孩子身上，无暇考虑自身需求，所以护理人员即使想改变系统，也应该给予父母一些适应的时间。护理人员可以将家庭系统的思想慢慢传递给父母，帮助父母接受和理解。但事实上，并非所有的护理人员都能做到这一点。在每个护理领域中，都会有一些护理人员不愿意将整个家庭视为护理对象并关注它的复杂情况。他们认为，照顾家庭并不属于护理任务。例如，儿童居家护理人员就认为自己的护理对象是孩子，而非父母。但从另一个角度出发，若护理人员在未充分了解孩子的情况下，就在家中对孩子进行护理，这种做法不仅极具挑战，而且往往也无法取得令人满意的效果。这种争论的存在，很大程度上源于护理人员的安全感不足和对工作负担过重的担忧。而 R 家庭的例子却恰恰表明，当家庭和护理人员都愿意接纳对方时，他们就能通过合作发挥出巨大的潜力。这与系统平衡理论的核心思想不谋而合。该理论引导人们将视角从居家患病儿童扩展到整个家庭系统，为患者家庭和护理人员提供一种全新的护理方式，旨在发掘创新的可能与尚未利用的资源，并将其纳入护理的考量范畴。

最后需要强调的一点是，根据系统平衡理论，在照护孩子年龄较大或多子女的家庭时，护理人员将会面临更为严峻的挑战。当家中患病或出现健康问题的是大孩子时，护理人员必须确保他们也能参与护理和家庭谈话。家庭的情况越复杂，护理工作的要求也就越烦琐。特别是当父母、患病儿童（或青少年）和家中的其他孩子三方的期望和忧虑存在明显差异时，护理人员会面临更大的困扰。护理不仅关系到家庭的成长，还关系到儿童（或青少年）在困境中，甚至是面临生死抉择时的个人成长。表 4 为大龄儿童患者的护理列出了家庭讨论和信息收集的参考话题。同时考虑到家中的其他孩子也会受到患病儿童的影响而陷入紧张状态，表中也针对性地提供了相关的护理建议。为帮助这些孩子实现成长、获得个性化发展，护理人员必须邀请他们参与护理工作和家庭谈话。因此，护理人员应先与父母、患病儿童（或青少年）、家中的其他孩子建立系统间的互动关系，再与整个家庭系统进行互动与交流。

结合系统平衡理论对儿童及其家庭开展护理，不仅为儿童护理领域注入了新的活力，还为其开辟了全新的视角。只要将系统平衡理论思想贯彻到底，我们将会为今后的护理实践开拓新的可能性，进一步拓宽护理人员的活动领域和作用范围，从而提供全面的、促进发展和健康的护理服务。

六、青少年的长期护理

克里斯汀娜·里切尔（Christiane Ritschel）与

安妮格雷特·奥古斯蒂尼克（Annegret Augustyniak）合著

囊性纤维化青少年患者情况

囊性纤维化（CF）是一种外分泌腺疾病，是白种人最常见的先天性和代谢性疾病，易致患者过早死亡。它是由位于第 7 对染色体 CF 基因突变引起的常染色体隐性遗传病，CF 基因突变会导致上皮细胞氯离子通道调节出现缺陷，从而引起体内各器官的复杂损伤。其中，肺部遭受的渐进性破坏通常会危及生命。此外，大多数患者的消化功能减退，表现为消化不良和体重减轻等症状（胰腺外分泌功能不全）（Dockter et al., 2000）。

20 世纪 40 年代，CF 患者平均存活时间仅为 1 年，1960 年为 10 年，1995 年为 30 年。根据寿命表进行分析预测，CF 患者的预期寿命将很快达到 45~50 岁（Reinhardt et al., 2001）。尽管患者的生存期有所增长，但囊性纤维化仍然是一种无法治愈的慢性病，其临床表现错综复杂，治疗费用也极高。对于儿童患者而言，囊性纤维化除了会损害他们的身体机能，还会对他们的情感世界、思维模式、内心渴求和日常生活的方式造成巨大的影响。同时，疾病的影响还会波及整个家庭：父母担心患病的孩子，凡事都以孩子为先；家庭中的其他孩子也需要为了患病的孩子而学会退让（Schmitt et al., 1996）。对于患者及其家庭来说，这将是伴随一生的负担。

囊性纤维化并非出生后就能立刻确诊，一般在出生后的几周到几年内，父母才会得知孩子患有这一疾病。对于父母来说，得知孩子患有这种可能致命的疾病无疑是一种沉重的打击。在面对疾病带来的问题时，有些家庭或选择独自积极应对，或依赖于社会的支持。然而，也有一些家庭在面对这一困境时，由于内心的恐惧和困惑，避免在家庭中提及这一话题，更难以找到有效的方式来应对。

在家庭进行内部沟通的过程中，成员们常常会陷入深深地自责。父母因孩子患上遗传病而心生愧疚，而患者则因未能满足父母期望而自责不已。与面对失去的恐惧和愤怒一样，这些内疚感也往往被家庭所忽视，很少被提及。改变这种情况是家庭的首要任务，通常需要第三方的帮助来缓解压力（Dockter et al.，2000）。当孩子处于婴幼儿或学龄阶段时，父母应该严格遵守治疗计划，时刻陪伴在侧，以确保治疗方案的顺利推进和有效监测。然而，当孩子步入青春期，开始像健康的同龄人一样脱离父母、融入同龄群体时，父母却往往难以适应这种变化。他们更倾向于将患病的孩子留在身边，加强监督，而不是像对待健康孩子那样给予他们更多的自由。这种倾向源于父母对孩子健康状况的持续担忧，但也使他们陷入了新的困境。

许多家庭在饭桌上也面临着巨大的压力。患病的孩子经常食欲不振，但为了预防营养不良，他们必须摄入高热量、高脂肪的食物。父母心疼孩子，但又无能为力。患者的病情加重（如季节性感染、住院治疗、疾病并发症）和频繁就医也会给家庭带来巨大的压力。许多患者需要定期前往囊性纤维化中心接受例行检查（半年一次，有时三个月一次甚至更频繁），但他们的住所离医院很远，这无疑给负责接送的家庭造成了不小的负担。部分儿童患者经常因病缺课，无法接受全面的教育，学习成绩较差。因此，许多患者的学历并不高，与他们的智力水平不符。此外，囊性纤维化患者由于疾病原因也无法从事任何职业，在择业方面受到严重限制，由此对未来发展产生担忧和恐惧。以下是一个囊性纤维化患者的真实案例，展现了他们所面临的种种困境和挑战。

玛利亚的情况

玛利亚今年 10 岁，患有囊性纤维化，由母亲独自抚养。她的母亲长期失业，带着她和外祖父母一起住在德国的一个小村庄里。玛利亚的父亲在她年幼时就离开了她们母女，组建了一个新的家庭。从与外祖父母的交谈中可以看出，他们似乎并不待见这对母女。玛利亚一家（H 家庭）生活拮据，经济紧张。当地发展落后，H 家也没有汽车，出行十分不便。玛利亚是一个聪明伶俐的女孩，兴趣广泛，但在学校里却经常受到同学的排挤和欺凌。老师对此几乎视而不见，班上只有两个女孩愿意和她交朋友。这使玛利亚感到十分悲伤，她将这一切归咎于自己的病。她说："如果我没有生病，我应该会交到更多的朋友吧。"因为生病，她经常无法控制地大声咳嗽，咳出黏痰，这让她苦恼不已。玛利亚从不和母亲说这些事，只会偶尔向朋友倾诉。但这并不代表玛利亚不依赖母亲，在母亲身边，她就像个永远长不大的孩子。由于家里经济紧张以及外界的排挤，她无法发展体育或戏剧等兴趣爱好。外祖父母农场里的动物以及家里养的狗成了她生命中非常重要的伙伴。在这些动物的陪伴下，她能得到心灵的慰藉，感受到真正的安心与接纳。与其他同龄患病儿童相比，玛利亚的身体状况显然更为糟糕。一方面是因为她患上的是一种特别严重的囊性纤维化，另一方面是因为她的母亲负担不起高昂的治疗费用。尽管主治医生不断努力优化治疗方案，以期改善玛利亚的身体状况，但由于母女俩在家中孤立无援，无法完全按照医嘱行事，所以治疗效果并不显著。母亲说："玛利亚生活得很艰难，她不喜欢这样的生活，也不愿意过这样的生活。"

　　每三个月，玛利亚会在母亲的陪同下去医院接受一次为期两周的输液治疗。她很期待去医院，因为在那里她感到非常舒服，不用顾忌自己的病，周围的人也都是和她一样的患者。母亲在生活中同样饱受着疾病的折磨。早年，她的右脸因患大面积血管瘤而毁容，每次出门，周围人惊恐的目光都会让她倍感痛苦。因此，她渐渐变得寡言少语，很少与人交往，更不愿踏出家门。这种对环境的胆怯无疑给现在的家庭带来了额外的负担。对于她来说，患病的女儿就是她唯一的生命寄托。

H 家庭的情况分析

维护系统

　　这个小家庭正在竭尽全力地应对疾病带来的挑战。母女俩认识到家庭系统是战胜病魔的重要因素，所以努力维护着系统的稳定。母亲不断加强对孩子行为的控制，同时努力"像对待健康孩子一样"对待玛利亚，以寻求内心的安全感。为了确保日常治疗和雾化吸入顺利进行以及按时进餐服药，母女俩制订了严格的作息规定。母亲形容这"只带来了无尽的压力"。即使她们付出了极大的努力，维护系统进行得似乎也并不如预期般顺利。母亲坦言，她们目前只是"得过且过"，没有长远的打算。此外，家庭系统中也缺少能够给予她们支持、帮助她们维护系统的重要角色，如朋友、其他家庭成员或与她们一同生活的外祖父母。虽然家庭系统已经具备治疗疾病所需的各种辅助资源，但这些资源能否得到充分且有效的利用，目前尚且不得而知。玛利亚虽然处于成长阶段，但因为经常请假，与老师的交流并不多，所以她的心理发展似乎并没有得到有效的引导。例如，玛利亚渴望培养自己的爱好，但却经常因住院治疗或共病发作而缺席课外活动，错失了与老师同学增进感情的机会，这是她无法解决的问题。玛利亚在校参加了戏剧小组的活动，她表示："老师觉得，反正玛利亚也不在，那就不用给她分配角色了。"

母亲对女儿的教育方式常常摇摆不定。她似乎十分溺爱生病的女儿，但又并不了解女儿的真实想法。母亲没有工作和其他事情可做，将所有的精力都放在做一个好母亲上，全心全意地照顾女儿，这在很大程度上助长了女儿对她的依赖。

协调统一

玛利亚3岁时就确诊患病。起初，她的母亲感到十分震惊，但很快还是接受了现实，承担起照护女儿的责任。相比于母亲，玛利亚显然没有完全意识到生病的严重性。她经常以生病为借口要求母亲做出让步，比如，因为太累而中断或跳过雾化吸入治疗。

尽管面临失业和严重的经济困境，母亲仍然努力维护家庭关系，加强成员间的情感联系。与前夫分开后，她还是尽量让父女俩保持联系，安排玛利亚不定期地去看望父亲。她知道这对孩子的成长至关重要，在这方面也做得很好。父母双方也为了孩子的健康成长相处得较为融洽。玛利亚的外祖父母没有工作，似乎从不参与这对母女的日常生活。玛利亚和她的母亲也从不在谈话中主动提起他们。在第一次访谈中，护理人员并没有了解到造成这种情况的原因。

母女俩在生活中很少坦诚相对，总是会隐瞒各自的担忧和恐惧。对于孩子来说，面对不理想的疾病预后无疑是一次巨大的打击，她很难接受这样的事实。但母亲还是试图讲出实情："……这种病确实很难治，干脆这么说吧，它还可能……导致死亡。"玛利亚很爱母亲，希望与母亲一起勇敢面对病魔："妈妈，一切都会好起来的，我们一起努力，我会好起来的。"这些话让母亲稍微放下心来。在学校里，玛利亚经常受到同学的排挤和欺凌，有时也会与老师产生矛盾。母亲每天都会问她在学校过得怎么样。玛利亚对此避而不谈，只是偶尔向朋友倾诉。朋友似乎才是玛利亚最信任的人。回到家，她只会"在自己的房间里偷偷哭泣"。母亲其实知道玛利亚在学校遭遇的一切，她尝试与老师进行沟通，希望得到老师的理解并改善玛利亚在学校的境遇。她尽量避免和他人直接接触，她认为，女儿在学校受到欺负，也许是因为她的容貌或者她在社会中的边缘身份。

个性化

母女俩的个性化意识都很薄弱。她们将自己视为独立的个体，但又彼此依赖，相互团结。致死性疾病严重限制了她们的个人成长，两人都在这段艰难的时间里"挣扎着"。据母亲说："……我的生活完全以玛利亚为主……"母亲没有自己的自由空间，对此也并不向往。她认为照顾生病的女儿就是她实现自我价值的途径。玛利亚也非常依赖母亲，无法正常完成各年龄阶段的发展任务。母女俩对自己当前的处境都缺乏清晰的认识和准确的评估。10岁的玛利亚追求独立，但却受到母亲的管束和控制，每次试图独立行动或做出决定时都会遭到母亲的斥责。尽管母亲倾尽了全力，但由于缺乏伴侣的支持，她仍然难以有条不紊地应对家庭日常生活中的所有任务，比如执行医嘱和坚持女儿的教育方式。为了能以更好的状态承担起这些责任，她会做一些其他事情来增强内心的力量。她没有选择冥想或放松练习等方式，而是通过偶尔去拜访村里的同学来寻求一些安慰。有时她会感到崩溃："……我开始哭，但我也不知道为什么。半小时后，我就不哭了。我会对自己说：'你不能再哭了！'"由于一直肩负着重任，即使母亲遇到了很严重的问题，她也能在大哭一场后迅速调整情绪，继续做她该做的事。

改变系统

对于这位生活并不宽裕的母亲而言，得知唯一的孩子被诊断出患有囊性纤维化，无异于晴天霹雳。她接受的教育有限，很难真正理解这种疾病，但为了能更好地照顾女儿，她积极地学习有关疾病的知识。在应对疾病的过程中，唯一令她无法忍受的是，看着女儿饱受病痛的折磨，而自己却无能为力。每当女儿的并发症或共病发作，或是病情恶化，她都会倍感绝望。她害怕病情的每一次变化，也不愿意面对女儿可能早逝的事实。她说："……我把它推得远远的，我无法面对它……没有女儿，我根本活不下去……"

玛利亚明确地表达了自己的愿望: "我真希望养一条无毒的绿瘦蛇。" 除了去澳大利亚旅行之外,养一只未曾见过的动物,暂时逃离自己的世界,也是这个身患绝症的孩子最大的心愿。她还有一个热切的愿望,那就是参加舞团,但经济困难让她对此望而却步。

在女儿住院期间,这位母亲偶尔会和医学生们聊一聊囊性纤维化给生活带来的影响。尽管学生们表现出来的兴趣仅源于他们医学生的身份,但他们的积极回应还是让玛利亚的母亲感到自己得到了重视。这种认可与接纳让她成功地迈出了与人交往的第一步。同时,她也能借此机会为医学教育作出贡献,帮助学生更深入地了解这种病,这对于她自身来说也大有裨益。

综合分析

在德国,CF患者家庭通常能够享受到良好的医疗服务,但他们还是会感到孤立无援、无所适从,尤其是确诊后的最初几年。虽然囊性纤维化中心的定期护理为患者及其父母提供了一定的帮助,但对于许多家庭而言,这仍不足以让他们清晰地认识和解决日常生活中的疾病困扰。H家庭便是其中之一。早在确诊之初,H家庭就应该向熟悉系统平衡理论且经验丰富的护理人员寻求帮助,以更好地应对疾病。不过,即便是在患病后期才寻求这类专业帮助,这也并不算晚。

各种因素和环境的影响使H家庭的生活陷入了困境。玛利亚的母亲努力维护这个小家庭,接受女儿生病的事实,并尽可能地将其融入两人的生活。然而,由于家庭和社会提供的支持有限,仅仅是照顾女儿这一项任务就已经让母亲感到力不从心。由此,玛利亚得不到理想的护理与治疗也就成了常事。母女间从不表达各自的担忧、恐惧和问题,这种隐瞒导致她们关系紧张,难以相互理解与支持。遇到重要的问题,她们也从不商量,只是独自解决,这进一步加深了彼此的隔阂。女儿在医院里感觉很自在,这在囊性纤维化儿童和青少年患者群体中并不常见。从许多家庭更倾向于在家进行静脉注射治疗这一事实就可以看出,绝大多数家庭都在尽量避免住院治疗。虽然这对母女在行为上互相隐瞒,但在情感上却有着强烈的依赖关系,都将彼此视为生活的全部。这种依赖在一定程度上形成了一种牵绊,严重限制了双方的个人成长与发展。由于与外界环境接触较少,家庭也很难获得个性化发展并做出必要的改变。不过，如果护理人员在与她们交流时展现出开放包容的态度，母女俩就会表现出强烈的交流欲望、包容态度和学习意愿。此外，H家庭在资源方面有很大的潜力，如果护理人员能为她们提供有效的咨询和陪伴，这些潜力就能得到发挥并被投入家庭的运作中。

根据系统平衡理论对H家庭状况的分析如图15所示。

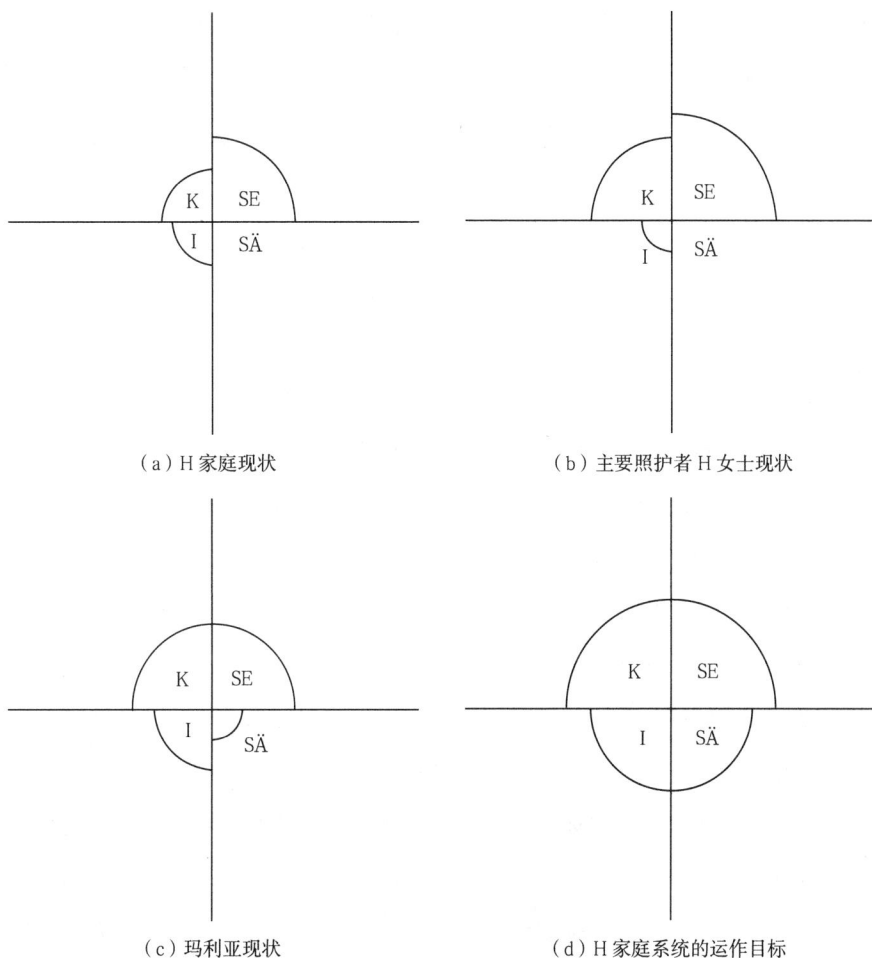

（a）H家庭现状　　　　　　　　　　　　　（b）主要照护者H女士现状

（c）玛利亚现状　　　　　　　　　　　　　（d）H家庭系统的运作目标

图15　H家庭系统平衡结构图
　　　K=协调统一，I=个性化，SE=维护系统，SÄ=改变系统

促进家庭的健康运作

就 H 家庭而言，护理的第一步是建立母女间的信任基础，并予以密切的关注，及时为她们提供支持与陪伴。护理人员应该在系统平衡理论的指导下，与所有家庭成员进行谈话，以实现家庭系统的运作目标［见图 15（d）］。最佳策略是由一名熟悉系统平衡理论实际应用且经验丰富的护理人员邀请所有家庭成员，主持召开家庭会议，向每位家庭成员介绍家庭行为的各个运作过程。护理人员应鼓励 H 家庭与外祖父母团结协作，肯定外祖父母作为资源的重要性。母女的个性化发展是护理干预的主要目标之一。随着年龄的增长，女儿应该逐渐独立发展，摆脱对母亲的依赖。母亲也应该为自己创造个人空间，以实现自我发展。此外，护理人员还应帮助母亲学会放手，让女儿能够按照年龄自然成长，同时鼓励母亲接受并支持女儿的独立。另一个重要的护理干预目标是引导母女俩接受玛利亚可能早逝的事实。勇敢地面对死亡是她们需要培养的能力之一。作者认为，到目前为止，家庭一直在逃避这个事实，因此护理人员的干预至关重要。为了使所有家庭成员能够继续正常地生活，家庭必须解决这个问题，并积极寻找应对既定事实的方法。

为此，H 家庭可以积极寻求地方临终关怀协会或自助小组的支持，与其共同探讨问题的解决办法。另一个行之有效的办法是向儿童临终关怀机构寻求帮助。儿童临终关怀机构可以为母女俩，甚至外祖父母提供多方面的帮助。在这些机构中，H 家庭可以暂时得以喘息，摆脱日常生活中的疲惫。此外，她们还能与牧师、心理咨询师和其他同样饱受疾病折磨的家庭进行交谈。通过这种方式，玛利亚的家人将逐渐接受她可能早逝的事实，并以积极的态度面对它。H 家庭系统由此发生改变，实现进一步的成长。

除此之外，H 家庭还需要社会（即学校和村庄）的帮助。H 家庭应该明确自身优势并将其发挥出来，克服对公众的胆怯心理。这对于 H 家庭来说并不容易，只有在护理人员的帮助下，她们才能完成这项任务。护理人员可以作为学校与家庭之间沟通的桥梁，全程陪伴并提供支持。同时，她还可以和母女俩一起做准备，帮助她们收集囊性纤维化的相关信息并向外界普及这种疾病。对于 H 家庭而言，这样的支持至关重要。只有这样，他们才能"打开内心的防线"，主动走进公众的视野。一旦成功迈出了第一步，H 家庭的自信心就会大幅提升。接下来，护理人员就可以开始计划让 H 家庭参与公众活动，比如，鼓励她们参加村里的节日活动。每完成一项任务，家庭和护理人员都应该对其进行评估。即使任务失败，他们也需要从中总结经验，吸取教训。随着护理的进行，护患双方应及时调整谈话的主要内容。护理人员提出的所有干预措施都应聚焦于增强家庭的自信心，帮助母女俩坦然面对自身的残疾，不畏惧公众的看法。当然，接受家人的容貌缺陷或生病的事实，并帮助她们认可生活的意义和价值也都属于护理目标的一部分。实现上述目标后，家庭系统才会发生根本性的改变，朝着消除恐惧、实现和谐一致的总体目标迈出决定性的一步。

在护理初期，家庭的护理应由一位经验丰富的护理人员负责，每周大约一次。当最初的目标达成后，护理人员可以根据实际情况逐渐减少家访频率。

除了上述干预措施外，护理人员还可以采取以下措施：首先，与母女一起重新思考并调整生活的日程安排，为她们创造自由空间。其次，让母女分开活动，合理利用这些自由空间。根据了解到的情况，玛利亚应该会选择参加她感兴趣的课外活动。因此，考虑到家庭的经济情况，护理人员应该努力寻找资助人，帮助玛利亚顺利参加舞蹈团。此外，护理人员还应协助安排其他家庭负责接送玛利亚。

对于这位母亲而言，重要的是培养个人爱好或参与其他有意义的活动，暂时转移对女儿的注意力，增强自信心并锻炼与人交往的能力。尽管母亲此前已经拒绝，但护理人员仍应坚持鼓励母亲参加当地的 CF 自助小组。与其他患者家庭经常来往可以为母亲提供有力的支持，并提高她的人际交往能力。针对母亲出行不便的问题，家庭也可以向自助小组寻求帮助。总体来看，让母亲与自助小组建立联系与交流是护理人员的首要任务。

护理人员必须定期与家庭一起评估目标的实现情况。如果任务失败，他们则应该一起制订新的目标。在评估过程中，护理人员应对家庭多加赞赏和鼓励，引导家庭从失败中寻找新的机遇和挑战。

作者认为，护理人员应尽可能长时间地陪伴患者家庭，直至患者生命的最后一刻，并在其离世后继续陪伴家庭一段时间。这种持续的陪伴对于患者家庭而言非常重要。它不仅能让家庭在疾病的困扰下，仍然维持有意义且有价值的生活，还能帮助他们感受到生活的真谛，真正活出生命的价值。

第四章

家庭危机：
外源性危机与内源性危机

第一节 绪 论

本书第三章的绪论简要介绍了危机的动态发展特征，以及护理人员如何帮助家庭顺利度过危机。

在面对突发问题时，不同家庭的应对能力各不相同，这取决于家庭的整体健康状况。换言之，家庭应对危机的能力取决于其能否按照自身愿景，平衡家庭系统的运作目标，从而在挑战中保持和谐一致。

家庭普遍容易受到危机的影响，尤其是那些由发展阶段变化所引发的危机（Aguilera，1998）。当家庭生活发生重大变化时（如搬家、移民、家庭经济状况出现严重问题或家庭成员去世），潜在的家庭危机便可能爆发。按其产生的原因，家庭危机分为外源性危机和内源性危机。本章将分别对这两类危机进行详细介绍。需要特别指出的是，危机往往不是单一原因造成的，而是多种因素共同作用的结果。因此，在实际生活中，这两类危机往往难以区分。每个健康的家庭都会遇到困难和问题，并努力去解决。有些问题可以迅速得到解决，而有些则可能需要数年时间。此外，家庭里堆积的诸多问题常常会一同涌现，从而共同威胁家庭健康。当某个家庭突发变故时，这个家庭背后早已隐匿着诸多问题。因此，家庭系统失衡的根源与其说是变故本身，不如说是长期积累的诸多问题在同一时间的爆发。家庭结构、家庭成员所处的发展阶段、家庭生命周期以及文化适应问题等因素，都可能导致危机产生。

本书第二章和第三章中的例子向我们展示了家庭应对危机、恢复健康的方法。与此相反，本书第四章将讲述危机产生的破坏性影响。例子中的家庭可能因未能妥善处理家庭成员间的内部关系而陷入困境，家庭成员所处的发展阶段也可能引发家庭矛盾。另外，家庭结构的变化、家庭内部的文化冲突和角色冲突，都是家庭危机的诱因。更为严重的是，这些问题引发的连锁反应——如家庭暴力或毒瘾——也可能成为危机的导火索，给家庭带来前所未有的沉重压力。

从"压力与应对研究"的理论角度出发，危机可能由重大突发事件引起，也可能由长期压力过载所致（Monat & Lazarus，1985）。当对惯常行为的要求超过家庭所拥有的资源和能力时（Liken，2001），家庭内部便会产生压力，从而引发危机。陷于危机中的家庭失去了目标，无法维持家庭的正常运作，简而言之，家庭运作过程陷入混乱。内外部的压力迫使家庭彻底改变，但家庭在短期内却根本无法适应。然而，随着时间的推移，健康的个人和家庭逐渐学会应对这些问题，并通过改变系统达到新的平衡状态。治疗和研究表明，在困境中，健康的家庭与问题家庭之间存在显著差异。在健康的家庭中，家庭成员在压力下会相互帮助和支持，从而加强家庭的协调统一。相反，问题家庭的成员往往无法找到共同的价值观和目标，这会导致已有的冲突进一步加剧。

弗里德曼等人对经济困难和失业家庭的研究（Friedemann，1987；Webb & Friedemann，1991，1995）也证实了危机的动态发展特征。他们与52对父母进行了结构化访谈，结果显示，家庭的经济问题严重加剧了家庭成员之间现存的关系问题。这种影响甚至在六年之后仍可对家庭系统和孩子产生影响。而那些一直相互理解与支持的夫妇则能够克服这些困难，从而实现共同成长。

彼特曼（Pittman，1987）定义了家庭面临的四种危机类型：境遇性危机、发展性危机、家庭结构危机、因承担照护责任而引发的危机。这充分展现了危机的多元性，它既可能源自外部环境的突变，也可能衍生自家庭内部的变化。本章节将深入剖析家庭的内源性危机与外源性危机。然而，尽管危机的起因各异，其产生的影响却是相似的。从本质上来说，每种危机都可以看作家庭运作过程中的内部系统性危机。在接下来的章节中，我们将通过具体案例来进一步阐述。

第二节　外源性危机

一、外源性危机的定义

外源性危机是指由外部环境变化给家庭带来重大负面影响的事件，主要有以下两种原因：第一，突发事件或重大变故对家庭的世界观和价值体系产生干扰，严重影响了家庭运作过程以及家庭成员对自身角色的理解,例如杀人、强奸、失火、失窃或严重的交通事故。而在当今社会中,失业也越发成为一个关键因素。第二,家庭成员在目标、角色、责任、支持方面的理解和期望产生分歧,导致家庭内部矛盾重重、冲突不断,逐渐演化成家庭危机。例如,职业女性面临家庭和工作的双重压力、老年人退休后的适应问题、职业危机、青少年逃学等。此类危机通常并非源于突发事件,而是源于长期潜藏的问题。这些问题在家庭成员身上往往表现为莫名的疲倦、精神不振或心理上的痛苦等症状。卡斯特(Kast,2009)将这类危机称为"潜在危机"。

二、重大变故

重大变故会直接或间接地波及所有家庭成员,要么让所有人都蒙受巨大损失,要么让某个人承受身心伤害,进而需要得到家人的照护和支持。家庭的价值体系基于行为规范和社会文化观念,为家庭成员提供了一个理解世界、指导日常生活的框架。基于这一体系,家庭成员会形成对未来的预期。然而,生活中往往充满了不确定性。当重大变故发生时,其对家庭的影响与其偏离家庭预期的程度直接相关(Neugarten,1979)。换言之,变故与家庭预期偏离的程度越大,其对家庭的影响就越显著。例如,家人的意外死亡比可预见的死亡更让人难以接受。因为在可预见的死亡情况下,家庭成员能够有所准备并与之告别。此外,逝者生前的家庭角色也会影响家庭处理危机的方式。

为了成功应对危机,家庭必须团结一致,在寻找和实施解决方案的过程中相互扶持、携手共进(Pittman,1987)。然而,只有当家庭能够理解和接受所遭遇的事件,将其纳入日常生活处理的范畴,他们才能成功应对这一危机。但事实上,实现这一点非常困难。例如,当犯罪发生时,人们会动摇心中对社会正义的信念,需要用新的价值观取而代之。在绝望中,受害者及其家庭通常会首先为自己遭遇的不幸寻找一个合理的解释。

寻找意义是治愈创伤的关键(Janoff-Bulman,2006)。对于那些无辜遭受暴力的人来说，这种经历往往是最难以承受的（Malt, 1993）。因此，在澄清事实和指控犯罪的过程中，人们会倾注巨大的情感能量。这也正是我们的司法系统以有罪或无罪为判定原则的原因，因为它反映了人类普遍渴望伸张正义的需求。然而，意外事故或自然灾害中往往不存在真正的肇事者。在这种情况下，受害者要么迁怒于社会、法律和上帝，要么将责任归咎于自己。关于这类心理机制的研究，尤其是关于强奸案受害者的研究，虽然存在，但结果并不一致。弗里兹（Frieze, 1979）在研究中发现，那些倾向于将问题归咎于外部环境的女性，通常能够用更具创造性和灵活性的方法来应对和解决危机。相对而言，那些首先将责任归咎于自己的女性则更为普遍。尽管将责任归咎于自己这种行为看似是一种消极或自责的态度，但研究发现，这样做的女性实际上可能通过这种方式重新获得对生活的掌控感，因为她们相信自己有能力通过改变自身的行为来避免未来发生类似事件。这种信念可以为她们提供一种积极的心理支持，帮助她们在面对困难时保持坚韧和乐观（Bulman & Wortman, 1977；Danish & D'Augelli, 1995）。

当所有家庭成员共同参与到探寻意义的过程中时，那些能够与别人达成共识的人自然会面临较少的困难。一个家庭若能保持高度的协调统一，并且秉持一致的价值观，那么这样的家庭更能形成深厚的凝聚力。相反，如果家庭成员对事情的意义与价值的看法存在巨大分歧，彼此间的支持和理解就会变得尤为困难。下面的例子就描述了一个家庭内部出现的这种分歧，以及护理人员如何通过努力来维护家庭的协调统一。

V 家庭住在农村，家中有三个女儿，爱丽丝是长女。父亲 V 先生在一家小公司做了 20 多年的地板装修工，几年前被提升为经理。母亲 V 太太是一名家庭主妇，平日里负责打理自家的花圃和菜园。爱丽丝的妹妹们在附近镇上的文理中学上学，爱丽丝则在大学攻读心理学。她成绩优异，获得了奖学金，和同学一起住在学校附近的一个小公寓里。爱丽丝是家里第一个大学生，也是两个妹妹学习的榜样，V 太太也为女儿感到骄傲。但 V 先生却有不同的看法，他认为，他们只是一户普通人家，爱丽丝未来找到一份普通的工作就够了。他不理解女儿为什么有那么远大的志向，况且这个家庭也需要爱丽丝提供经济支持。

两周前，一场意外突然降临。深夜，爱丽丝和同学正在屋里学习，突然看到两名男子撬开厨房的窗户，爬进了她们的公寓。她的同学惊声尖叫，吓得小偷顿时慌了，朝着有光亮的房间开枪后便仓皇逃跑，两个女孩随即倒在了地上。爱丽丝躺在地上不敢乱动，直到她确定那两个人已经离开后才爬了起来。她赶忙过去查看她的同学的情况，却发现她的鼻子正在出血，已经停止了呼吸。此后发生的一切，爱丽丝几乎都不记得了。直到她做完手术苏醒过来以后，她才意识到自己的手臂上有一处枪伤。

出院后不久，爱丽丝在父母的陪伴下再次来到医院复查。手臂上的伤口正在愈合，没有感染，但爱丽丝看起来却十分痛苦。护理人员从就诊记录中了解了爱丽丝的故事。在治疗室里，护理人员询问了爱丽丝的情况，以及她打算什么时候回学校。爱丽丝直勾勾地盯着地板，只是草草回答了几句。突然，她睁大眼睛，一脸绝望地看向护理人员。护理人员在爱丽丝身边坐下，轻轻搂着她的肩膀，询问道："怎么了？"爱丽丝绝望地回答说："我不知道。"护理人员说："我不能让你这样离开，或许我可以为你做点什么。"听到这里，爱丽丝再也无法保持平静，她像个无助的孩子一样，紧紧抓着护理人员的胳膊，不停地哭泣着。她大声喊着："他们杀死了我的朋友。他们跑了，我好害怕，他们还会回来吗？我睡不着，我总能梦到他们。我本来可以做点什么的，那样我的朋友就不会死！"护理人员轻抚着爱丽丝的头发，她的心情也久久不能平息。护理人员问自己，现在该怎么办呢？随后她意识到，在这种情况下，她既不能做什么，也不必做什么，只需聆听爱丽丝的心声即可。

过了一会儿，爱丽丝停止了抽泣，低声呜咽着，似乎平静了些。护理人员问："你的父母知道你这么痛苦吗？"在这种情况下，护理人员扮演着咨询师的角色，她仍将爱丽丝视为一个"孩子"，因此下意识地选择从"家庭"入手。爱丽丝愣了一下，回答道："不，他们让我感到更加痛苦。父亲不理解我，他总说这一切都是我的错，如果我按照他说的去做，这一切都不会发生。母亲试图为我辩解，然后他们两个就吵了起来，我就把自己锁在房间里。"护理人员接着又问了她未来的打算。爱丽丝表示，她想完成学业，但又不敢一个人住，而且也没有足够的钱。她已经在家里待不下去了，但她又害怕到城里去。经过一番询问，护理人员得知，爱丽丝的父亲在城里有一个远房亲戚，那是一位年轻的阿姨，爱丽丝也许可以住在她那里，但父亲可能会对此感到不高兴。

随后，护理人员将爱丽丝的父母也叫进治疗室，决定和他们聊一下。她先进行了简短的问候，然后告诉他们爱丽丝的伤口愈合得很好。她接着说，这种暴力事件所带来的心理伤害很难治愈，并且会改变很多事情。她问孩子的父母如何看待这件事、接下来准备怎么做。V太太认为，现在应该慢慢接受事实，事情已经发生，一切都无法改变。V先生激动地回答："如果爱丽丝当初听我的，这一切就不会发生！"护理人员安抚道，她理解V先生对女儿的担忧，也知道他曾建议女儿不要住在城里。稍作停顿后，V先生表示，自己也理解学业对爱丽丝很重要。虽然他从不认为学习是必要的，但他还是为自己聪明的女儿感到骄傲。然而，这次的事情让他彻底害怕了，他无法平静下来。护理人员说，从她与其他患者相处的经验来看，当发生这种可怕的事情时，人很容易失去冷静。不过她认为，现在，一家人团结起来支持爱丽丝才是最重要的，毕竟她受到的打击最大。

然后，护理人员将爱丽丝想搬回城里的担心和顾虑告诉了她的父母。V先生说，事已至此，就让它过去吧，生活还要继续——爱丽丝已经考虑与亲戚一起住了吗？V太太打断了他的话，生气地问，之前他的固执给爱丽丝带来了那么多的麻烦和困扰，现在又为什么突然转变了态度？护理人员阻止了他们的争吵，解释说，大多数陷于危机的人一开始都会想找个人来承担责任，因为他们感到极度痛苦却又无能为力。V先生想把责任归咎于家人，而爱丽丝认为朋友的死是自己的错。但现在，不幸已经发生了，爱丽丝想知道自己可以做些什么，以防止类似的事情再次发生。

四个人都思考了一会儿，然后 V 先生说："我给我亲戚打个电话，她家虽然离学校有点远，但附近环境不错，而且住在四楼。"V 太太接着说，爱丽丝也许应该上一节防身术的课。爱丽丝笑着说，这是个好主意，但谁掏钱呢？V 先生说自己还有一些积蓄，他还会建议他的亲戚安装一个电子报警器，费用由他承担。他不想让爱丽丝再为此害怕。护理人员最后总结道，每个人都献出自己的一份力，共同去解决问题，这才是切实可行的解决方案。她建议他们敞开心扉，继续沟通，因为现在正是需要团结一致的时刻，任何误解和冲突都可能引发更多问题。

在 V 家庭的例子中，系统平衡理论帮助护理人员获得了重要的启示。在观察危机结构图（见图 5）时，护理人员回想起了曾经讨论过的两项基本原则。这两项原则可以帮助她在突发情况中制订护理计划、明确工作方向：第一，现有的冲突会在危机中愈演愈烈，阻碍家庭成员开展创造性的合作、共同寻求解决方案；第二，护理处于危机状态的家庭时，首先要支持家庭的正常运作，进而促进家庭系统的个性化并改变系统。

护理人员意识到，自己其实并不需要为这个家庭提供现成的解决方案。只要爱丽丝得到父母的支持，她就能从绝望中走出来。关于谁有权决定家庭事务的问题，爱丽丝的父母长久以来都未能达成共识。多年前，家庭以多数票否决了 V 先生的提议，最终同意爱丽丝去上大学，V 先生认为这件事让他在家里失去了威严。现在，爱丽丝遇害的这件事再次挑战了 V 先生对自己角色的认知和感受。只有当 V 先生从护理人员的积极评价中感受到认可与支持时，他才能卸下心中的防备。在追求灵性的过程中，他获得了同理心，能够站在女儿和家庭的角度上思考问题。家庭运作过程的改变增强了 V 家庭的协调统一。这个例子进一步表明，当事人往往不需要太多的激励，就能自发地找到那些事后看似简单明了的解决方案。他们不愿继续停留在痛苦和不安的状态中。因此，危机不仅为他们提供了解决当前困境的机会，同时也为解决先前存在的冲突创造了条件。危机本身蕴含着一种重新排列生活优先级和寻找新视角的契机，为家庭运作过程赋予新的意义。

三、失业

本小节重点关注因失业引发的重大变故。近年来，欧洲各国不断攀升的失业率加剧了民众的不安情绪。过去，人们认为拥有一份稳定的工作是理所当然的事情；而如今，人们却常常对此倍感焦虑。关于全球经济不稳定的最新报道也进一步加剧了民众的焦虑情绪，当前的就业数据以及对未来的预测都让人倍感担忧。德国联邦劳动局 2009 年 5 月报告显示，德国失业人数约为 345.8 万人，失业率约为 8.2% 并呈上升趋势。与德国相比，瑞士的失业情况相对乐观。截至 2008 年底，瑞士的失业人数约为 11.9 万人，失业率约为 3%，但同样呈上升趋势，引发了民众的担忧。

与大部分重大变故相同，失业会产生全方位且复杂的影响。它不仅影响个人的经济状况，更影响个人的心理状况、社会地位、人际关系等多个方面。当今社会中，个人主义思潮盛行，认为每个有能力的人都能成功，将社会的集体命运转化为个人命运。因此，失业者往往将失业视为个人的失败。对晋升的渴望和对降职的焦虑迫使人们在工作中表现得更加努力。正因如此，失业更会加重人们的心理负担。冯·伦格尔克（von Lengerke，2007）将失业描述为一种精神上的痛苦，意味着自己不再被需要，这可能导致人们丧失自我认同、失去和同事之间的联系、不再被家庭认可。

长期失业状态及其带来的求职失败，会严重侵蚀个体的自信心。学者们用习得性无助理论（Kieselbach & Wacker，1985；von Lengerke，2007）来解释这种个人和社会层面的消极被动现象。习得性无助是指个体在经历多次无法控制的消极事件或失败之后，将原因归咎于自身智力和能力，进而产生的一种弥漫性的无助感和抑郁状态。在持续失业的背景下，人们可能会逐渐陷入自我放弃的境地，认为自己因为能力不足而无法找到工作，无法掌控自己的命运。

然而，我们认为，这种概括并不完全符合实际情况。系统平衡理论在失业领域的实证研究（Friedemann, 1991）以及其他研究均表明，不同群体对失业的反应截然不同。根据最新统计数据，失业问题波及社会中的各个群体，包括临时工、妇女、外来移民、青少年、科学家、老年人和社会边缘群体等。虽然这些群体都遭受着失业的困扰，但由于他们存在本质上的差异，所以各自的反应可能有所不同。

失业产生的影响必须结合个人或家庭的实际情况考虑。弗里德曼于 1987 年发现，失业带来的影响很大程度上取决于个人先前的生活水平、经济损失的规模和失业时长。然而，即使是地位相同的人，对失业的反应也不尽相同。通过访谈调查，弗里德曼（Friedemann, 1987）发现，人们对失业的态度受诸多因素影响，如对工作的态度、保险状况、经济状况、年龄、受教育程度、家庭的支持程度等。有些人可能会因为不再需要工作而感到轻松，有些人则可能会认为终于有了属于自己的时间，或者能够腾出时间来照顾孩子。然而，也有一些人感到极度担忧，对无法维持家庭生计感到绝望、焦虑和恐惧。下述例子表明，不同层次的系统之间如何相互联系、相互影响并最终导致家庭危机。在护理工作中，护理人员通常需要评估问题的紧迫性，以确定相关家庭成员是否需要专业帮助。

　　L 先生所在的公司主营电子测量仪器的生产业务，包括他在内共有 12 名技工。然而，公司在一年之前倒闭了，他们也因此突然失业。虽然他们提前做好了心理准备，但由于工作的专业性太强，所以他们在就业市场上并不受欢迎，整个团队都很难找到新的工作。L 先生今年已经 55 岁了，是这群人中最年长的，他有三个孩子在上中学。他们这群人定期在熟悉的小酒馆聚会，起初是每周一次，后来变成每月一次。他们面临着类似的问题，彼此分享求职中的得失，这给予 L 先生莫大的帮助，让他感到十分宽慰。然而，他很快发现，同事们拥有了更好的发展机遇，有的人参加了再就业培训，有的人已经开始了入职培训。L 先生感觉自己一无是处，他没有完成学徒制培训，文化水平也很低，对转行也没有太大兴趣，他觉得自己这么大年纪很难找到一份合适的工作。

因此，他的身体渐渐出现问题，胃溃疡和日益严重的抑郁困扰着他。失业救济金停发后，L先生无奈前往社会福利局登记。这一经历让他彻底失去了尊严，与前同事的相处也越发让他感到不自在。他不再参加同事聚会，而是每晚独自坐在酒吧里。而他的妻子却传来了好消息，尽管她已经15年没工作了，但她凭借中专学历顺利找到了一份秘书工作。然而，L先生并没有为妻子的成功感到高兴，反而很恼火。毕竟，他应该是家庭的经济支柱，是家庭与外界联系的纽带，而妻子则应该待在家里负责内务。

L先生恼羞成怒，拒绝做家务。白天，他躺在沙发上看电视，整日无所事事，连碗筷都懒得洗，弄得家里一片狼藉。晚上，在L太太下班回家前，他就会离开家去酒吧。L太太对他的消极态度非常愤怒，骂他是个废物，甚至威胁要和他离婚。周末他们常常吵架，L先生经常殴打妻子。幸运的是，孩子们完全站在母亲这边，但他们不理解母亲为什么还不把父亲扫地出门。他们也感觉自己受到了威胁。大女儿夜夜失眠，白天在学校里很难保持清醒。二儿子则远离家庭，不告诉家人自己的行踪，晚上和周末也经常不回家。小儿子非常担心母亲，平常也很少出门，在学校里也没有什么朋友。

不久前，L先生因内出血入院。在查看病历记录时，护理人员发现L先生曾患胃溃疡。由于胃溃疡和精神因素有很大关系，所以她随口问了一句，想知道L先生是否有什么心事。L先生只是简单地透露了自己失业的现状，觉得自己一无是处。护理人员隐约察觉到问题的严重性，于是坐下来和他聊了几句，有针对性地提出了几个问题。随后，L先生便敞开心扉，坦诚地诉说了自己当前所面临的绝望处境。护理人员感觉，L先生十分担心这种无望的处境会让他失去家庭。

于是，护理人员向L先生展示了系统平衡结构图。她解释道，根据L先生的描述，她认为，调控在 L 先生的个人层面和家庭层面都至关重要，这让他感觉自己作为一个男人得到了应有的尊重与认可。而失业让 L 先生失去了对家庭的控制，损害了 L 先生在家中的尊严和地位。家人难以忍受他的怒火，这也是可以理解的。因此，危机实际上源于所有人都过于专注调控，而忽略了结构图另一端的灵性或相互理解。她问 L 先生，他最后一次感觉自己对家庭很重要并被家人接受是什么时候。回忆过去，L 先生认为自失业以来自己再未有过这种感觉。接下来的谈话主要围绕着回顾过去的时光，那时 L 先生家中还存在着真正的归属感。L 先生是否还能再次体验到这种感觉呢？带着这样的疑问，护理人员谨慎地向 L 先生介绍了家庭治疗的概念。

该案例典型地反映了家庭角色固化而引发的不幸。痛苦的根源并非失业本身，而在于 L 先生失去了"男子气概"，并且没能成功重新掌控一切。图 5 也适用于当前情况。L 先生徒劳地维护着自己的系统，失去了协调统一，更看不到解决问题的可能性。外部的冲击引发了家庭内部的危机，而这场危机的影响，远远超越了外部冲击本身所带来的影响。它引发了每位家庭成员强烈的不安全感，这种感觉如同涟漪般扩散开来，波及家中的每个人。

杰哈塔、拉扎斯菲尔德与蔡塞尔（Jahoda, Lazarsfeld & Zeisel, 1975）指出，他们在对马林塔尔失业家庭的研究中发现，在大多数家庭中，失业与家庭危机的产生并无直接关系。这项研究探讨了当地一家工厂关闭后所引发的一系列社会与经济影响。在此之前，该工厂为当地大部分居民提供了工作岗位，为他们的生活提供了稳定的收入来源。工厂关闭后，这些家庭采取节约措施，共享有限的资源并相互支持。格伦·埃尔德（Glen Elder）用相似的方式，描述了面临类似情况的家庭如何团结一致，他们的孩子又是如何出色地承担起责任，从而使家庭系统得以存续（Elder, 1974）。他还注意到，只要家庭成员还能保留自己在家中的自主权，这个家庭就能够成功地适应新情况。然而，一旦家庭内部出现争夺地位（即调控）的情况，并且所有家庭成员最终都沦为受害者，那么家庭就会出现危机。如上述例子所示，这类危机通常伴随着相互指责、抑郁、酗酒、暴力等。

这表明，失业与其他外部问题相同，唯有当家庭无法妥善处理其产生的后果时，才会演变为危机。研究进一步指出，在家庭危机之中，妻子通常比失业的丈夫更容易患抑郁症（Elder，1974；Friedemann，1987）。而在这种家庭中长大的孩子，由于缺少父母的支持和关爱（Grunebaum & Solomon，1982），其成长过程往往会遭遇诸多阻碍（Webb & Friedemann，1991；Rayman，1988）。由此可见，外部环境引发的危机（即外源性危机）和家庭内部产生的危机（即内源性危机，详见第三节）常常难以区分。

四、工作满意度、角色冲突、贫困：外部因素引发的家庭冲突

家庭与环境紧密相连。家庭从环境中获取资源，并将能量和资源回馈给环境，进而影响环境中的某些系统，同时，这些系统也会对家庭产生反作用。其中，一些具有影响力的机构包括学校，它们旨在培养孩子的独立性，为他们未来的生活做好准备；宗教团体则支持家庭内部的精神追求，促进家庭成员与环境之间的精神联系；休闲娱乐场所则有助于家庭成员放松身心，促进家庭整体的协调统一；医疗卫生机构则负责保障家庭成员的身心健康。然而，工作场所或许才是最重要的外部系统，因为工作为人们提供了必要的经济来源。

除此之外，人们还能在工作中发展自我、增强自尊心和身份认同感（Kreutzer，2000）。一份称心如意的工作不仅会提升个人的幸福感与满足感，更能积极促进人际关系的融洽与家庭氛围的和谐（Möbius，1988）。因此，当工作与家庭产生冲突时，可能会产生严重的后果。这种冲突往往源于家庭成员对工作角色有不同的期望或看法，比如谁应该工作、从事何种工作、在哪里工作以及工作的时长和强度等问题。

在当今社会中，工作是个体维持稳定的关键因素。社会结构的变化导致工作场所与家庭的生活空间逐渐分离（Hettlage，1998），促使家庭结构发生改变，进而导致家庭与工作之间的物理边界越发清晰（Nave-Herz，2002）。与此同时，随着劳动力市场和工作环境的持续变化，个人和家庭面临着各种各样的压力，他们的应对方式也在不断改进。当前，劳动者置身于充满挑战的工作环境之中，不仅

要应对更高的技能和资格要求、新技术广泛应用带来的挑战，还需要适应工作条件及环境的变化、承受对失业的深切忧虑（Schwickerath，2001）。这些因素共同作用，不仅加剧了劳动者的焦虑和担忧，还激发了他们的不满情绪，最终导致部分劳动者通过辞职来应对日益增长的压力（Brinkmann & Stapf，2005）。

更为严重的是，过高的工作要求导致职场霸凌现象屡屡发生，给劳动者带来一系列难以应对的后果。最初，被霸凌者可能会感受到难以名状的恐惧，长此以往，这种心理压力可能会导致其患上一系列身心疾病，最终只能主动离职（Badura，Litsch & Vetter，2000；Brinkmann & Stapf，2005）。此外，职场上还存在恶性竞争、绩效压力、互相猜忌、嫉妒等问题（Kohn，1988）。所有这些问题导致劳动者过度疲劳，变得暴躁易怒，缺乏精力照顾家庭、休闲娱乐，最终身心彻底崩溃（Burisch，2006）。然而，这些问题对家庭产生的影响难以单凭研究确定（Greif，Bamberg & Semmer，1991），这似乎还与家庭复杂的运作过程有关。

有时，由工作所引发的危机并非全部源于劳动者对工作本身感到不满，工作与家庭之间的矛盾和冲突也是原因之一。这就是角色冲突，即难以平衡工作角色与家庭角色之间的关系。无论是丈夫还是妻子，都可能会经历角色冲突。例如，因为丈夫工作繁忙而鲜有时间陪伴家人，忽视了孩子的学习和成长，给予的支持也远未达到妻子的期望，所以妻子对丈夫的工作感到不满。

此外，传统性别角色观念也会给职业女性带来严重影响。即使职业女性非常满意自己的工作，也从中获得了巨大的成就感，但她们仍然承受着沉重的压力。因为她们不仅要履行传统女性角色照顾家庭的责任，还要肩负起传统男性角色养家糊口的重任。尽管她们付出了巨大努力，但仍然难以完美平衡这两个角色，常常因为自己忽视了对孩子的陪伴而感到愧疚。同时，伴侣的不理解也让她们感到沮丧（Nave-Herz，2002）。而经济压力、兼职工资低、就业歧视、薪酬不公、亲友的偏见等多重因素，也将进一步加剧职业女性所面临的角色冲突（Scarr，1987）。

与此同时，由于传统的价值观遭到挑战，男性也会感受到家中的紧张气氛。霍尔斯坦（Hollstein，1989）提出：妇女解放运动将男性"从神坛上拉了下来"。

如果男性依旧不调整自己的价值观、态度和行为（即改变系统），他们就会将伴侣看作竞争对手，视作对自身权威的挑战。研究表明，底层阶级和上层阶级的男性最难适应伴侣的解放。前者在家庭之外几乎没有任何自主权；后者因成功扮演了赚钱养家的传统男性角色而期望得到社会的相应认可（Hollstein，1989）。值得注意的是，职业女性在角色适应上遇到的困难有时也可能是由她们自身的行为所致。一直以来，母亲被视作子女最重要的依靠。而职业女性可能因为害怕失去原有的地位，所以在照顾孩子方面拒绝接受伴侣的帮助。以下案例描述了角色冲突引发的家庭危机。

　　T太太总觉得自己的生活不够充实，所以曾说服丈夫让自己外出工作。他们有一个10岁的女儿，但照顾女儿其实不需要花费太多时间。这让她觉得，她好像只能在家里洗衣做饭、打扫卫生。因为她每天中午都得在家给女儿做饭，所以她没办法找一份全职工作，只好在一家广告公司找了份电话客服的兼职。由于表现出色，她很快就获得了一份在售后服务部门的全职工作。T先生试图劝阻妻子，但她依旧坚持自己的想法，并且和邻居商量好，让孩子在邻居家吃午饭。起初一切都很顺利，但好景不长，家里渐渐出现了各种矛盾。T太太工作繁忙，只有周六才有时间收拾家里，家里很快变得一团糟。没过多久，T太太就开始回家加班。她没有时间去超市购物，也不做饭，一家人晚上只能凑合吃点。每当T先生发现家里的面包和牛奶又空了，他都会非常生气。但T太太反而希望丈夫下班后去买这些东西。T太太还要求给家里雇一名清洁工。她认为，这不但花不了多少钱，而且能解决家里的卫生问题。这让T先生忍无可忍，他大发脾气，指责T太太不是一名称职的母亲和妻子。他早就跟她说过，这份工作没有意义，希望她趁早辞职。随后，T太太威胁要离婚，大声责骂丈夫不理解自己。正是这份工作，才让她第一次感觉自己很有价值。争吵过后，二人沉默地离开了。随后的日子里，T太太经常抱怨自己很累，辅导女儿时也变得不耐烦，总是因为家里四处乱丢的袜子和鞋子而生气。她要求女儿在周日打扫自己的房间，不要总想着和朋友们出去玩。T太太总是心情不好，女儿也经常哭。而T先生则越来越多地选择逃避，很晚才回家。晚上，T太太也会因为太累而拒绝和丈夫亲热。她越来越想离婚，特别是听同事说，没有家里那些没完没了的争吵，日子能过得多么舒心。现在他们夫妻俩吵得越来越凶，都觉得这场婚姻简直就是个噩梦，心里都怨恨着对方。他们的女儿也感到无助和绝望，觉得自己被这个家抛弃了。

通常，护理人员难以察觉到这类家庭危机的根源所在。生活中，无数的婚姻以离婚告终。除了律师，夫妻双方还会向亲戚和朋友求助，或寻求专业的帮助，比如单独接受个人治疗或夫妻双方共同接受心理治疗。许多患者在住院期间仍承受着巨大的家庭压力，而这往往是危机爆发的根源，因此，护理人员需要了解清楚危机的产生原因及其发展过程。在上述案例中，如果有家庭成员作出了一些过激行为，如试图自杀，或出现了严重的躯体疾病，这其实或多或少是一种有意识的求助，代表着该成员希望结束难以忍受的心理痛苦。在面对此类衍生危机时，人们往往会忽视问题的根源，而将注意力转向躯体疾病、抑郁症或毒瘾等衍生危机，并希望通过治疗加以改善。

然而，系统平衡理论认为，治疗症状并不能让家庭真正地恢复健康。药物治疗只能控制病理性问题，无法改变导致系统失衡的生活模式。护理人员只有找到问题的根源，才有可能促进家庭真正的康复。我们将在下一节对此做具体阐述。

最后，本小节将介绍另一个引发家庭冲突的外部因素——贫困。根据统计数据，在发达国家中，贫困现象多发于特定的边缘群体。巴塞尔的一项研究（Fischer，1992）显示，贫困群体主要包括老年人、残疾人和那些失去经济保障的人，例如离异女性、单亲母亲、低学历人群、无法再领取救济金的失业人员、精神病患者、被照护者以及没有"正式"工作经历的人，如家庭主妇、艺术家、不享受伤残保险的残疾人和刑满释放人员。根据德国的统计数据，舍费尔（Schäfer，1992）还将尚未经济独立的青少年和外来移民（特别是难民）纳入贫困群体。最近的一项研究表明，不同群体因贫困而被边缘化的趋势越发明显（Dietz，1997；Huster，Boeckh & Mogge-Grotjahn，2008）。在瑞士，虽然已经定居的难民与本地工人的生活境况相差无几，但难民仍受到歧视（Bulmann，1988；Zentralstelle für Familienfragen，1991）。德国最新的统计数据也证实了这一点。

在德国，个人收入低于国家平均收入水平60%的人即为贫困人口，更准确的说法是"受贫困威胁的群体"。2004年，这类群体的数量高达1060万人，约占德国人口总数的13%，其中16岁以下的青少年有170万人。此外，德国东西部之间的贫富差距较大，德国东部的贫困人口比例较西部高出许多。东部（包括柏林）约有17%的人受到贫困威胁，而在西部，这一数字仅为12%。贫困群体的特征是消费能力低、缺少医疗保障。失业和受教育程度低始终是增加贫困风险的主要因素。如果国家未能实施诸如发放失业救济金、提供社会救助、住房补贴或育儿津贴等社会福利措施，那么受贫困威胁的人口比例预计将上升至24%。其中，单亲家庭将成为受到严重冲击的群体之一，而社会福利的发放则显著降低了这类家庭的贫困风险率。数据显示，发放社会福利前，56%的单亲家庭面临贫困风险；发放社会福利后，该比例降至30%（Statistisches Bundesamt，2008）。

与其他群体相比，离异女性的贫困率特别高。比尔曼（Bühlmann，1988）曾预计，当前约有10.8%的单身女性生活贫困，她们的收入最多可以比单身男性低三分之一。人们将这种现象称为"贫困女性化"。

与其他外源性危机相同，贫困也是一种包含多个层面的复杂现象，可以分为客观贫困和主观贫困。客观贫困是指个体在物质资源方面的相对不足，使得上述边缘群体相对处于劣势的社会地位（Krieger，Pollmann & Schläffer，1985；Dietz，1997）。主观贫困是指个体在主观上觉得自己资源和机会不足（Bühlmann，1988），与实际经济状况没有直接关系（Leibfried & Voges，1992）。

社会公众普遍对领取社会补助的人持有偏见，认为他们是咎由自取。为了防止国家资金被滥用，人们在申请补助时往往需要经历详尽的调查，这可能会侵犯到个人隐私，让申请人感觉自己受到了歧视和侮辱（Loser，1992；Mäder & Neff，1988）。相关数据显示，这种羞耻感在很大程度上成为他们接受社会救助的绊脚石。在德国，只有 12% 的失业者和 37% 的 65 岁以上老人会因生活困窘向社会福利局申请补助（Wagner，1987）。在瑞士，未登记的人数占很大比例（Fischer，1992）。

总而言之，贫困家庭是一类特殊的群体，他们普遍面临着资金短缺、消费能力低等问题。尽管某些家庭的贫困确实源于自身的不良行为，如成瘾、犯罪、工作态度消极、负债等，但大多数人普遍认为，贫困群体中的大多数实际上是无辜的受害者（Hugo & Markus，1985），值得同情和援助。

对于护理人员而言，他们所接触到的贫困现象可划分为两类。其中一类贫困是一种暂时的困境，人们不得不与之抗衡并努力摆脱；而另一类贫困则是一种长期存在的生活状况。对于那些出生于贫困家庭中的人而言，他们无法选择自己的出身，贫困如同挥之不去的阴影始终伴随他们。

耶吉和默赫勒（Jäggi & Mächler，1989）提到，社会日益分化为双层结构，即主流群体和边缘群体。边缘群体包括外来移民、无家可归者和吸毒者等，他们发展出了自己的亚文化，为所属成员提供了归属感。这些群体像其他社会群体一样，以系统的形式组织起来，通过约定俗成的规则来获取和分配资源。文化转型和对恶劣环境的适应已经成为他们独特的生存之道。长此以往，这将加剧他们与主流社会的疏离，导致个人难以挣脱既定角色的束缚。社会也将难以说服他们改变过去的错误行为并接受主流价值观。

目前，后天性贫困是最普遍的贫困形式，是指由特定事件或生活变故（如失业或离婚）而导致的贫困状态。针对这种情况，社会应积极倡导个体调整生活方式（即改变系统）来摆脱困境，防止他们沦为边缘群体的一员。

适应贫困生活意味着要做出许多牺牲和妥协。这首先体现在消费观念的转变上，例如放弃购买奢侈品（如高档服装），限制日常保养、饮食、娱乐和文化活动等方面的开销。当然，生活品质骤降，特别是社会地位下降，往往让人难以接受。许多母亲曾感慨道，拒绝给孩子买圣诞礼物是一件十分困难的事（Friedemann，1987）。孩子们也不得不穿旧衣服，收不到心仪的玩具，甚至会因为无法用奢侈品来赢得朋友们的追捧而感到羞愧（Krieger & Schläfke，1985）。他们常常成为同学们嘲笑的对象，这无疑给他们的心灵带来了巨大的创伤。正如"失业"主题中所述，家庭的共同生活与家庭的健康状况息息相关。以下案例描述了贫困引发的家庭危机。

　　　　B女士在很早之前便与父母断绝了联系，她因无法忍受家庭矛盾，在16岁时就离家出走了。如今，她有两个孩子，老大9岁，老二7岁。因为丈夫长期酗酒，让原本幸福和睦的家庭饱受折磨，所以两年前B女士选择和他离婚。三个月前，她的前夫又因为酗酒失业，因而无力支付两个孩子的抚养费。B女士在一家鞋店做销售员。起初，她作为单亲母亲的新生活还算顺利，她认为自己终于从巨大的家庭负担中解脱出来。但好景不长，她发现，自己的大部分收入都用于支付房租。尽管B女士擅长理财，但每到月底仍然捉襟见肘。出于强烈的自尊心，她拒绝向社会福利局寻求帮助。家里什么都买不起，所以每到周末和节假日，一家人就只好待在家里看电视。B女士担心暴露自己窘迫的经济状况，所以不喜欢亲友来拜访。出于同样的原因，孩子们也不会把朋友们带回家。B女士日渐消沉，对生活失去了兴趣，繁忙的工作让她感到十分疲惫。平日里上班时，她也不常和同事们说话，心情总是很糟糕。她的老板警告她，如果她再这样下去，就会辞退她。B女士对孩子们也失去了耐心，不允许他们提任何要求，还要求他们分担家务，孩子们对此感到十分痛苦。B女士希望寻找一个新的伴侣。一个月前，她在舞厅里遇到了一个男人，但没过多久，她就觉得自己被欺骗了。因为这个男人不仅酗酒，还希望B女士养他，他只空口许诺要帮助B女士抚养孩子。出于信任，B女士把孩子们托付给他，希望他能照顾一段时间，而他却因为一个小错误毫不留情地殴打了老大。随后，B女士把他赶出了家门。现在，她不仅对新的关系感到害怕，而且抑郁症也明显加重。

　　从上述案例中我们可以看到，B女士由于未能适应离婚后的新生活，加之贫困带来的沉重压力，致使 B 女士本人患上了抑郁症，整个家庭也陷入危机之中。危机结构图（见图 5）同样适用于这个案例。B 女士无法掌控自己的生活。虽然她费尽心力地管着每一分钱，但她失去了内部的协调统一。她无法控制自己的情绪，在工作中也不受待见，孩子们也害怕她发火。她对生活的不公感到恼火，因为她一直相信，努力是可以得到回报的。然而，现实情况却让她失去了对生活的控制。虽然通过追求灵性可以恢复平衡，但 B 女士一直孤身一人，没有可以倾诉的家人或朋友。她觉得现在的情况都是由她一手造成的，她既感到羞愧，又感到恐惧。因此，她更加封闭自己，不敢向任何人倾诉自己的担忧和绝望。她的家庭可能即将失去控制，面临崩溃的风险。如果 B 女士最后失去了工作，那么她很可能会误入歧途，踏上吸毒或非法性交易的不归路。

护理人员在各个场所都有可能遇到贫困家庭。这类家庭往往因为生存压力巨大，难以注意到自身的健康状况。在他们看来，当温饱问题尚未解决时，健康似乎并不重要。然而，将这种情况全部交由社会工作者处理远远不够。正如上述案例所述，贫困群体往往还存在心理创伤。

对于那些积极解决贫困问题的家庭而言，他们的价值观会发生变化，并将家庭系统的运作目标从调控转向灵性。例如，如果 B 女士意识到，孩子们同样因家庭贫困而感到羞耻，那么她就应该与他们坦诚地交流当下的处境，告诉孩子们，物质财富并非衡量家庭幸福的唯一标准，家庭的归属感才是最为重要的。但在此之前，B 女士自己首先要学会不内耗，尊重自己，接受命运的安排。这并非意味着放弃生活的希望，相反，这种态度会赋予她新的力量，激励她去寻求解决问题的方法。

虽然改变系统可以帮助人们接受现实，但因为 B 女士长期缺乏社交，所以这一积极的转变过程受到了阻碍。她需要加强与外部环境之间的联系，学会信任外界提供的帮助和支持，逐渐克服过去伤害所留下的恐惧和阴影。简而言之，B 女士需要将目标更多地转向灵性，获得新的自信（协调统一），学会独立面对困境并找到新的解决方法（个性化）。由于 B 女士的需求十分复杂，已经超出了护理人员的职责范围，因此她需要得到更广泛的帮助。对于 B 女士而言，最重要的是能够感受到关怀，有一个可以倾诉的对象。这可以帮助她鼓起勇气，愿意接受进一步的咨询或精神治疗。

在大多数情况下，贫困不是孤立存在的。当贫困成为问题时，它往往会引发一系列其他问题，或加剧已有问题的严重性。例如，在本书的第二章中，我们描述了由移民引起的紧张关系如何因贫困问题而加剧。当贫困群体的身心健康受到威胁时，护理人员应该全面深入地了解患者的问题，并提供必要的帮助。

综上所述，本章节与前文都强调，不应仅从危机的表面原因或其他单一因素来评估危机。如果想提供恰当的护理，护理人员必须考虑环境因素，将其纳入整个情境中进行分析。护理的过程始终如一：收集信息，记录个体及其家庭的系统运作过程；与相关人员讨论此过程，并引导他们共同寻找解决方案。事实上，探索改善生活状况的途径并不属于护理人员的职责范围，但这并不意味着他们在面对危机时无所作为。相反，系统平衡理论的应用尤为重要。它有助于护理人员评估危机的严重程度，并正确判断短期内或长期内改变系统运作过程的可能性。

第三节　内源性危机

一、内源性危机的定义

在本章第二节中，我们曾强调，只有当外部事件严重影响到家庭的正常运作时，它们才会真正演化为家庭危机。

而这同样可以解释内源性危机的产生机制。内源性危机源于家庭内部的各种因素，主要包括家庭成员衰老、生病或死亡、孩子在成长过程中遇到问题和挑战、家庭成员变动、家庭结构变化等。尽管这些事件有可能在家庭内部激起纷争和不满，但只要它们没有威胁到家庭的正常运作和家庭结构，就并非必然演变为家庭危机。

为了有效预防家庭内部产生危机，家庭需要高度的协调统一。为此，家庭应当致力于以下几个方面：首先，培养团结意识，鼓励彼此间开放、坦诚地沟通；其次，维护系统，既要坚守统一的核心价值观，又要灵活地适应每位成员独特的个性，以及应对生活中不可避免的变故；再次，支持家庭成员发展个性化，允许他们在家庭系统以外扮演不同的角色；最后，家庭应不断审视和调整自身的价值观，以此来改变系统。

在不健康的家庭中，家庭危机主要体现在不和谐与扭曲的人际关系上，例如，家庭成员之间缺乏信任、互相猜忌、对自己的身份和地位感到担忧与恐惧（Kast，2009）。根据系统平衡理论，所有处于危机之中的家庭都有缺乏个性化和改变系统的这两个通病，除此之外，这类家庭可能还具有以下特征：

1. 家庭成员过分强调控制，试图以此弥补个人的无助感，进而导致家庭权力分配不均。
2. 家庭缺乏健康的灵性，导致成员过度依赖他人以及其他系统。
3. 家庭通过某些重复的行为模式来维护系统。然而，这些行为模式之间不协调、混乱且死板，进而导致家庭系统僵化。

在后续章节中，我们将借助案例对这些特征进行详细介绍。

在护理过程中，护理人员应该认识到：度过危机，既是痛苦之旅的终章，亦是崭新篇章的序曲。一旦成功跨越这一难关，家庭便能迎来蜕变与重生，开启全新的生活（Jaspers，1965）。为了积极地追求健康，家庭首先需要深入了解自身的行为模式。通过这一过程，家庭可以逐步缓解当前困境，减轻焦虑情绪。随后，家庭便能更加高效地利用内外部资源，有针对性地解决问题（Kast，2009）。然而，了解自身的行为模式并非一蹴而就，这需要投入大量的时间，同时还需要专业人士的悉心指导。此时，护理人员的角色尤为关键，他们应当严格遵循护理程序的第四步至第八步（见第一章第一节第九小节），确保每一步都能取得最佳效果。同时，护理人员还需不断进行自我反思，深入剖析日常护理实践，以此加深对自身价值观的认识。

本节将介绍两种内源性危机：第一种是过渡型危机，包括发展性危机和家庭结构危机（Pittman，1987；Nave-Herz，2002）；第二种则是由家庭成员不良行为而引发的危机。

二、过渡型危机

第二章已详细探讨了引发这类危机的因素：适应新的家庭结构、家庭成员的成长与发展、文化因素。遇到这些问题的家庭应尽早寻求专业人士的咨询与指导。然而，如果这类家庭难以接受新的价值观和行为模式，那么他们往往也不会主动寻求外部帮助。随着家庭系统失调的程度不断加深，家庭系统的运作过程也逐渐失常。当危机到达顶点时，家庭系统可能面临彻底崩溃的风险，但也有可能借此机会彻底痊愈。最理想的情况是，家庭成员在受到强烈冲击后，能够突然意识到团结一致的必要性与重要性。同时，他们也需要有能力的家庭成员或外部专家担任领导角色，为他们指明方向，带领他们走出困境。以下护理案例将详细阐释这一点。

> I 太太已与前夫离婚六年，他们育有两个儿子。因为前夫无法提供足够的经济支持，所以她不得不在一家花店谋生。大儿子罗伯特今年19岁，是文理中学的模范生。他痛恨父亲的不忠，恨他让母亲饱受折磨，因此毅然决然地与父亲断绝了所有联系。罗伯特十分关心母亲，觉得自己长大了，应该承担起照顾母亲的责任。在学校里，他很少与同龄人接触，更没兴趣谈恋爱。小儿子克里斯蒂安今年17岁。与哥哥不同，他经常与父亲联系，也能理解父亲为何要与母亲离婚。克里斯蒂安非常注重身外之物：帅气的外表、女孩的赞美、金钱和奢侈品。他的零花钱总不够用，于是他总会想方设法找父母要钱，通常都能如愿以偿。
>
> 该家庭维护系统的方式如下：父母间未解决的冲突决定了各成员的行为模式。I 太太深受传统家庭观念的影响，认为家庭团结、夫妻忠诚、

乐于助人至关重要。因此，在她眼里，I先生是家庭的"败类"和"背叛者"，让家庭蒙羞。罗伯特与母亲观点一致，他的行为模式不易改变，并进一步强化了这种价值观。相反，克里斯蒂安是一个敏感的男孩。他意识到仇恨和妒忌只会带来破坏，于是下意识地站在了母亲和哥哥的对立面。当母亲和罗伯特结成联盟反对父亲时，克里斯蒂安选择站在父亲那边，反抗母亲的道德束缚。I太太越是试图拉拢他，他就越倒向另一边。现在，他因为拒绝做家务而与哥哥处于"交战"状态。他在家中感到不幸福、不自在，于是加入了一个"青少年小团体"。在这个团体里，他受到了众人的崇拜和追捧，被视为一个敢作敢为的领导者。母亲和哥哥越觉得他没出息，他越觉得自己和小团体紧密相连。

缺乏协调统一一直困扰着这个家庭。父母关系紧张，无法和睦相处。I太太总是为了家庭牺牲自己。起初，她劝说I先生上大学，表示自己会全力支持他。然而，她的过度关心逐渐让I先生感到疲惫不堪，无力回应。他本应对妻子的帮助心存感激，但男性的自尊心却让他选择了冷漠以对。后来，为了全心全意地照顾孩子们，I太太放弃了教师的工作。她认为I先生理应肩负起更多的责任，不仅要在工作上努力，还要在家庭生活中扮演好父亲的角色。然而，I先生的表现却未能达到她的期望。

I太太内心也很矛盾。一方面，她认为I先生应该照顾好孩子们；另一方面，她却还没准备好放弃做孩子们唯一的知己。这种矛盾的心理导致她总是对丈夫的行为感到不满，所以不停地对他指手画脚。这种指责和干涉反而让I先生疏远了家庭，逐渐不再照料孩子们。I太太因此更加生气，最后出于不满拒绝和他亲热。

如今，这对父母尚未意识到问题的症结所在。相反，他们各自坚守着自己的立场，不断指责对方，使得冲突成为家庭的核心问题。由于每个人都固守自己的价值观，家庭内部难以实现个性化。不仅如此，这种家庭氛围也影响了每位成员在家庭以外的表现。I先生是一名中学教师，他因为自己在家中未能得到足够的认可和尊重，所以把不满情绪带到了工作当中，与学生之间出现了越来越多的问题。家庭的负担让 I 太太也渐渐疏远了朋友，她感觉自己被家庭剥削，每天精疲力竭，不堪重负。

在这个僵化的家庭系统中，每位成员都长期饱受恐惧与绝望的折磨，没人能满足家庭系统的需求。突然有一天，一名警察出现在家门口，告知他们，克里斯蒂安因盗窃邻居家的珠宝和电子设备而被逮捕。家庭的危机在这一刻到达了顶点。

上述例子深刻地揭示了家庭冲突逐步升级，最终演化为家庭危机的复杂过程。当 I 家庭内部的资源不足以解决问题时，即便夫妻双方选择离婚，冲突仍然存在于家庭层面。如今，再去追究谁是引发冲突的罪魁祸首已无关紧要。我们需要认识到每位家庭成员在这场冲突中所扮演的角色，以及他们各自的行为对家庭系统的影响。I 太太是否过于强势、I 先生是否过于软弱，这些问题或许已不是当下讨论的重点。更重要的是，我们应该透过克里斯蒂安叛逆行为的表象，看到其背后隐藏的本质——那实际上是他在绝望之中发出的求救信号。危机结构图（见图 5）也适用于该家庭的情况。为了维持一种表面上的稳定，该家庭固守原有的行为方式。但这种做法不仅消耗了成员们的精力，更限制了他们追求个性化的可能性。克里斯蒂安勇敢尝试个性化，这或许意味着相较于其他家庭成员，他在面对家庭危机时，以更为健康的方式来应对。这场家庭危机终究无法避免，虽然令人痛苦，但它也推动家庭朝着新的方向发展。现在，为了克里斯蒂安，也为了整个家庭的未来，这个家必须团结起来，共同面对挑战。在他们面前有两种选择：一是放任冲突不管，将全部责任推卸给克里斯蒂安，甚至将他排除在家庭之外；二是通过相互理解与包容，寻找解决冲突的方法，实现家庭成员的个性化。

传统疗法未必总能奏效。在处理此类问题时，人们常常倾向于依据一些普遍的预设和刻板印象来进行评判。例如，有人可能认为，母亲因为工作繁忙，无暇陪伴孩子，或者单亲家庭中的孩子常常管教不严。因此，I 太太需要更加审慎地思考如何教育孩子。她可能会在某些情况下更严格地要求孩子，但这种做法并非毫无风险，可能会让她感受到来自外界的指责与压力。这种感觉进而有可能直接或间接地加剧她对 I 先生和克里斯蒂安的不满。I 太太也可能会坚持自己的立场，无法改变自身系统。根据系统平衡理论，护理人员发现，该家庭的核心矛盾并非在于孩子的教育问题，而在于父母争夺孩子的爱。此外，因为罗伯特的支持与理解，所以 I 太太的工作对家庭的影响并不大。这个家的症结在于，所有家庭成员都渴望得到彼此的支持和认可，但当前这个家庭却无法满足每个人的情感需求，也无法提供足够的发展空间。目前，该家庭中的每一位成员似乎都被贴上了"失败者"的标签：I 太太不是一位称职的妻子和母亲；大儿子与同龄人相比有些"另类"；小儿子在社会中不是一个好公民，在家里也不是一个好儿子。为了自身的发展，两个儿子都必须学着得到社会的认可，重新找回自信。在这一过程中，除了 I 太太必须给予他们足够的发展空间外，I 先生也应积极履行父亲的职责。在协商家庭事务时，该家庭既要充分考虑并尊重每位家庭成员的个人需要，也要兼顾家庭的整体利益。虽然大儿子可能需要很长时间才能看到父亲的优点，I 太太所受的创伤也可能无法完全愈合，但只要这个家庭允许所有成员发展个性化，包容不同观点和价值观，那么它依然能够迸发出强大的凝聚力。

上述人际关系问题是所有家庭危机的根源。面对家庭成员剧烈的情绪波动和反应时，护理人员在大多数情况下会感到束手无策，难以找到有效的介入点。尽管如此，通过耐心倾听与深入分析、整理信息，护理人员可以逐步深入家庭内部，理解这些复杂而微妙的情感纠葛。通过分享个人见解与经验，以及促进家庭成员间的沟通与交流，护理人员能够为家庭提供全新的视角，帮助他们认识到治疗的必要性与紧迫性，并为接受专业治疗做好充分的准备。在上述例子中，克里斯蒂安的犯罪行为其实是在绝望和无助中发出的"求救信号"，是家庭冲突引发的衍生危机。接下来的主题——家庭暴力和成瘾问题，也可以用类似的方式来理解。

三、家庭暴力

尽管家庭暴力已经引起了当今社会的广泛关注，但人们对该现象的了解仍然不够全面，现有的理论解释也相对有限。例如，女权主义将家庭暴力的根源归咎于男性在社会中的主导地位（Masson，1991），将男性刻画为"受欲望驱使的野兽"。这种极端描述无疑是"男性贬抑"的产物（Rutschky，1992），现实中，许多男性的形象仍然是关爱体贴的伴侣和尽职尽责的父亲。社会文化理论则从社会层面出发，对家庭暴力提出了另外一种解释。该理论认为，社会对家庭暴力的容忍才是家庭暴力的根源（Rush，1984）。马松（Masson，1991）在报告中指出，在瑞士，高达36%的父母曾殴打过自己的孩子，并且深信此举能纠正孩子的行为。在德国，10%~30%的父母表示，他们经常对孩子采用严厉的惩罚，例如用棍棒或皮带抽打孩子（Frank，1989；Weymann，2008）。

这些理论在一定程度上为家庭暴力的存在提供了合理的解释，但却未能剖析为什么有些父母在殴打孩子时会失控，而有些父母却不会。事实上，目前仍有约50%的父母坦言，在忍无可忍时，除了体罚孩子，他们别无他法。对此，这些父母通常会给出以下理由：压力过大、负担过重、与伴侣出现矛盾、被无助感压垮以及精神高度紧张。研究表明，尽管这些父母在教育观念上声称"我不想打孩子"，但他们的实际行动却与这一理念背道而驰（Weymann，2008）。

父母失控的现象背后，隐藏着复杂多元的诱因，可能包括：压力过大（Strunk，1989；Wahl，1990）或负担过重，如失业或面临经济问题（Otte & Rüsing，1989）；家庭角色混乱不清（Wahl，1990）；童年时期经常遭受虐待和剥削，导致自尊心严重受损（Strunk，1989）；从原生家庭中学到用暴力手段解决问题（Strunk，1989）；对家人，特别是孩子，提出过高的要求（Otte & Rüsing，1989；Wahl，1990），而当这些期望未能如愿以偿时，失望往往转化为失控的愤怒。以上解释倾向于将施暴者视为社会的受害者，他们似乎无力控制自己的冲动，只能借助重复的行为模式来宣泄情绪。基于这种解释，部分学者将家庭暴力视为一种紧张状态下的应激反应（Masson，1991），一种对失控感的补偿（特别体现在父亲角色中）（Olbing，Bachmann & Gross，1989；Otte & Rüsing，1989），一种竞争（Strunk，1989），一种个体面对美好理想与残酷现实之间的巨大落差所产生的反应（Wahl，1990；Heitmeyer & Soeffner，2004）。

但很少有学者从系统的角度来解释家庭暴力。特罗斯特和布舍尔（Trost &

Buscher，1995）借鉴了美国的研究成果，为欧洲各国提出了针对家庭暴力的系统疗法，旨在保护受害者免受家庭暴力的伤害。在这套疗法中，他们特别关注家庭内部角色颠倒的情况：孩子更像是家里的大人，需要承担起父母的责任，帮助父母解决困扰。此外，经观察发现，儿童性暴力案件中的受害家庭通常与社会保持着高度的隔离状态（Strunk，1989），这些家庭在面对犯罪事实时，常常采取否认的态度（Rush，1984；Rutschky，1992）。更加值得注意的是，这些家庭系统的特点根本无法解释个体的需求和困扰与家庭集体行为之间的关系。

系统平衡理论建议以动态的视角来观察家庭。这一点不仅与现存的理论和实证研究相辅相成，更是对现有研究成果的进一步深化。例如，暴力行为与个人缺乏自信、家庭不幸福之间（个人和家庭的协调统一），以及暴力行为与美好理想和残酷现实的差距之间（系统失调），均存在着复杂的交互作用（Wahl，1990）。

南辰（Nanchen，1992）指出，在当今社会中，追求权力的人往往能够获得巨大的成功。而成功的关键则在于个人能否掌控自身与环境，这充分证明了我们的社会和文化极度强调调控。在此环境下，对于那些长期遭受劳动剥削、不受他人重视的人而言，他们的无力感会越发强烈。这些人会逐渐频繁地将自己与那些成功获得权力的偶像进行比较，并试图通过某种方式超越他们。一旦失败，他们可能会产生更强烈的挫败感、嫉妒心、愤怒或抑郁。但他们往往找不到其他合适的途径来发泄，只能将家庭作为宣泄口。

施暴者无法获得健康的灵性。一心追求控制的他们从不考虑其他家庭成员的感受，只热衷于通过暴力手段来维护自身的协调统一。暴力赋予他们权力，但这种对权力的追求往往只能短暂满足他们的控制欲。他们利用手中的权力伤害家中的弱势成员，让整个家庭笼罩在痛苦之中。与其他理论不同，系统平衡理论认为，尽管家庭暴力是由施暴者到受害者的单向行为，但行使权力仍然是一个双向的过程。下面的例子就展示了家庭暴力引发了受害者维护自身权力的斗争，并使自己意外获得了权力。

N女士有两个孩子，大儿子5岁，小女儿2岁。大儿子的父亲是一位外来移民，两人认识没多久，N女士就怀孕了。那时候，她才18岁，正在一家裁缝店当学徒。虽然她和父母住在一起，但他们并不愿意帮她照顾孩子。所以，孩子出生后，N女士不得不辍学，至今也没能完成学业。后来，她找了份工作，在一家百货公司做裁缝，负责修改成衣。这份工作收入微薄，不足以让她自力更生。更糟糕的是，N女士的父亲常常喝醉酒后找她要钱，如果她不给，就用暴力威胁她，家中因此争吵不断。两年后，N女士再次怀孕。这次，孩子的父亲是她的舞伴，她甚至不知道他叫什么名字，因为那一晚之后他们就再没见过面。第二个孩子的到来让这个家庭雪上加霜。再后来，N女士又恋爱了。她满怀憧憬，把所有希望都寄托在新恋人身上。半年前，她的新伴侣主动提出同居。起初，他们的生活非常美好。然而好景不长，N女士很快就发现自己被骗了。在经历数次殴打和持枪威胁后，她终于下定决心，带着孩子们向当地妇幼保护机构求助。

综合分析资料，危机的发展情况如下：N女士一直追求稳定，她希望能够带着孩子们脱离父母、独自生活，与伴侣共同承担起养家糊口的责任。然而，她的伴侣只是渴望一段稳定的恋爱关系，希望N女士一直陪在他身边。至于孩子，他其实并不关心，但为了留住N女士，他不得不妥协。双方都非常重视调控。N女士的父亲控制欲极强，这给她带来了许多痛苦，因此她更渴望掌控自己的生活。她希望为孩子们提供一个稳定的生活环境，找到一个真正关心他们的父亲，但这一愿望很快便化为泡影。N女士与她的伴侣经常吵架，在育儿、家务、财务和休闲活动等方面经常产生分歧。两人都试图通过控制对方来满足自己的需求，却忽略了对方的需求和困扰。遗憾的是，他们二人都未能如愿以偿。N女士的伴侣对孩子们毫无耐心，将他们视为竞争对手，试图让他们保持安静、听自己的话，这样他们就不会来烦他了。N女士对他的冷漠感到愤怒，于是花更多的时间照顾孩子，而不是关心她的伴侣。下班回家后，疲惫不堪的N女士根本不想理会他。为了让 N 女士多陪伴自己，他竟然禁止 N 女士周末去看望朋友。这让 N 女士极为不满，一有机会就偷偷溜出家门。长此以往，他的嫉妒心越来越强，对 N 女士的信任也逐渐消磨殆尽。

N 女士的伴侣试图通过残暴的控制和对权力的争夺来实现他所谓的灵性。他会强迫 N 女士满足他的性欲。只要有一点反抗，他就会实施惩罚，起初是辱骂，后来逐渐变为殴打。N 女士感到十分无助，再也不敢轻举妄动。但奇怪的是，在她最绝望的时候，在她号啕大哭、悲痛欲绝的时候，她感受到了一种荒谬的控制感。仿佛在这种极端的情感挣扎中，她与伴侣之间建立了一种难以言喻的联系。这时，她的伴侣就会暂时放松对她的控制，并产生强烈的负罪感，一遍遍地重复自己有多么爱她、多么需要她。在激烈的性爱中，两人分享了当下的快感，逃离了共同的地狱。但好景不长，仅仅几个小时后，精神上的欢愉就在新一轮无情的相互控制中烟消云散。两人再次陷入这种循环，毫无反抗之力，只能任其摆布。N 女士无法解释自己为何一再被他吸引。她认为，在那些伴侣绝对控制她的时刻，其实也正是她最为无助、失去自我控制的时刻。因此，她将被打所带来的痛苦视为一种特殊的慰藉。她的朋友很难理解她的这种想法。N 女士和她的伴侣因共同的无助感而紧密相连。他们共同沉醉于快感之中，尽管这过程如同在地狱中备受折磨。但唯有如此，他们的欲望才能得到片刻的满足，内心的恐惧也才能暂时得以平息。在这种极端的状态下，甚至连死亡都不足为惧。

尽管 N 女士和她的伴侣渴望得到彼此真挚的爱，但现实中，他们却常常在权力与无助、孤独与依赖之间徘徊挣扎。他们受到恐惧驱使，害怕失去协调统一，被困在自我需求的牢笼中，难以挣脱。他们害怕失去自我，拒绝接受新的角色，更无法获得新的体验和成长。因此，在危机最严重的时候，他们都无法发展个性化。

上述例子展现了一种典型的争夺权力的循环过程。人们必须习得那些能够实现健康与和谐一致的行为方式。如果一个人幼年时期就在家庭和外界环境中领悟到恰当表达爱意的方式，那么长大后，他们自然能将其运用到与伴侣的相处中，实现彼此间的协调统一。遗憾的是，N 女士和她的伴侣在幼年时期都未能与父母建立起亲密关系。这导致他们缺乏自信，非常害怕失败，所以他们个人的协调统一并不充分。这种恐惧进一步阻碍了他们的个性化发展，导致他们难以胜任各种家庭角色和社会角色。正因如此，N女士未能完成她的学业，她的伴侣也在履行父亲职责时遇到了重重困难。在他们的伴侣关系中，性取代了爱。然而，倘若因为缺乏协调统一和个性化而无法完全实现灵性，那么系统中的能量便会转而流向相反的方向（即调控）。此时，性就变成了一种权力游戏，而这种游戏犹如一个无底洞，其规模只会不断扩大。

根据系统平衡理论，儿童性暴力的行为模式也可以用相同方式来理解。这类家庭的典型特征是与社会高度隔离（Hildebrand-Lüdeking & Eggert-Metje，1989；Strunk，1989），这表明他们与外部环境缺乏联系或缺失灵性。施暴者和其他家庭成员一样，都在苦苦追求灵性，但他们却在伴侣关系中完全找不到这种寄托。施暴者可能会自欺欺人地认为，无辜的受害者实际上喜欢他们这样做，他们之间的关系是美好的。但在内心深处，他也清楚地知道，这种行为只不过是在满足自己的需求，而非孩子的需求。随着对罪行可能被揭发的恐惧逐渐加剧，施暴者对灵性的追求逐渐扭曲，转化为对权力的渴望。这种恐惧越深，他们对权力的追求就越发迫切。因为害怕失去自控力和尊严，他们在绝望中加强对所处环境的控制。

无论是在咨询机构、急救中心、医院、精神病院还是在监狱，护理人员都有可能接触到家庭暴力或儿童性暴力引发的家庭危机。护理人员在聆听受害者讲述自己的遭遇时，往往会不由自主地对施暴者的恶行感到愤怒，对受害者的遭遇心生同情。然而，若护理人员未能将此视作整个家庭系统所面临的紧急情况，他们将难以为受害者提供有效的帮助。有时，即使护理人员建议受害者（如妻子）与施暴者离婚，她也可能不顾自身安危，继续与施暴者共同生活。当儿童性暴力丑闻被曝光，整个家庭系统，包括其亲属在内，都可能遭受毁灭性的打击。

要化解这类危机，就必须打破争夺权力的循环。只有受害者得到他人的支持、重视和认可，同时学会尊重和接纳自己，家庭才能成功打破这一恶性循环。护理人员可以鼓励家庭成员——无论是受害者还是施暴者——敞开心扉，诉说他们的痛苦，迈出这艰难的第一步。此外，护理人员应当深入了解反复出现的行为模式以及权力的多样形式，以便对暴力行为形成更为全面、深刻的理解。在聆听家庭成员讲述自身经历时，护理人员可能会接触到一些道德沦丧的行为，并察觉到家庭中弥漫着严重的情感漠视问题。面对这些情况，护理人员需要作好心理准备，保持冷静与镇定，避免流露出震惊的情绪。关键在于，护理人员要以同理心的态度提出问题，并提供进一步支持。

遭受家庭暴力的家庭亟须专业帮助。护理人员无法决定一个家庭是否能够得到充分的支持，或是否应走向解体——这不是护理工作的范畴。然而，护理人员的重要职责是，在充分理解受害者的情况并赢得他们信任的基础上，协助他们寻求专业帮助。如果条件允许，护理人员可以为家庭介绍治疗师，并详细阐述家庭所面临的问题，以便治疗师能够制订恰当的治疗方案。在家庭首次接受治疗时，护理人员的陪同参与可以帮助他们尽快熟悉彼此，建立信任与合作关系。

此外，自助小组的作用也不容小觑。护理人员应提前了解受害者的意愿，确定他们是否愿意加入。无论是虐待儿童者、虐待伴侣者，还是性瘾者，都可以选择加入匿名自助小组。护理人员应事先对当地的自助小组及其宗旨与活动有所了解，以便为潜在的参与者提供针对性的建议与指导。

四、成瘾问题

与家庭暴力一样，毒瘾问题也已成为新闻报道的焦点议题。毒品消遣被部分年轻人视为时尚潮流而欣然接受，媒体为了追求轰动效应，也围绕这一话题展开了激烈的讨论（Amendt，1992）。温尼维森（Winnewissen，1990）指出，成瘾，无论是毒品成瘾还是其他形式的成瘾，始终是社会中普遍而持久存在的现象。人类的生活受欲望所驱动（Muschg，1990）。某些物质具有影响个体感知、减轻痛苦和绝望的神奇功效，使得人类对它们产生了强烈的渴望。这种渴望贯穿了整个人类的发展历史，甚至在某些极端情况下逐渐演变为依赖，让人无法自拔。

巴塞尔地区的一项数据显示，在因病就诊的成瘾患者中，处方药成瘾者占56%，酒精成瘾者占32%，而吸毒成瘾者占12%（Manz，1989）。数据表明，尽管药物成瘾者占比最高，但在实际生活中，他们却很少受到公众的关注和讨论，也很少有人让他们戒药。尽管大量暴力事件和交通事故都与酒精有关（Amendt，1992），而且酒精还会导致工作效率下降，给社会带来巨大的生产力损失（Thomasius & Küstner，2005），但社会对饮酒的容忍度仍然高得惊人。此外，80%的吸毒成瘾者并非单一依赖毒品，他们同时还吸食一些合法但同样具有成瘾风险的物质。因此，我们需要将所有形式的成瘾视为一种全面且相互交织的过程，综合评估它们对成瘾者个人及其家庭生活的影响。

成瘾是一个错综复杂的过程，涉及多种心理动力因素（Manz，1989；Bilitza，2007）。科拉辛斯基（Kolasinski，1991）精辟地将成瘾描述为一种严重损害家庭关系的疾病。尽管科学界至今尚未彻底揭示成瘾行为的形成过程，但我们目前已经能够对其进行较为全面的解读。在社会层面，成瘾的影响因素包括：物质主义、效率主义等社会价值观（Amendt，1992）、对化学物质的接受度高、传统性别角色观念（Engel & Hurrelmann，1993）。一些社会问题也会加剧人们对成瘾物质的渴求，如就业困难、住房困难（Amendt，1992；Kolasinski，1991；Winnewissen，1990）、学习和工作压力过大、成瘾物质管控不严（Engel & Hurrelmann，1993；Thomasius & Küstner，2005）。在家庭层面，不幸的家庭经历也会对成瘾产生影响：原生家庭中有成瘾成员、家庭缺乏安全感（Gross，1990）、家庭成员不健康的消费观、倾向于逃避现实而不是积极应对、心理承受能力差（Welter-Enderlin，1982）、家庭冲突、成长危机、对角色的期望过高（Engel & Hurrelmann，1993；Thomasius & Küstner，2005）。此外，个人的性格特点也会对成瘾产生影响，影响因素具体包括：渴望力量与冒险、社交孤立、渴望被接受、感到自卑、无法满足家庭期望（Engel & Hurrelmann，1993；Voigtel，2001）、渴望安全感、遭遇挫折和失败、缺乏自控力、易受负面情绪影响（Engel & Hurrelmann，1993；Voigtel，2001）。

放弃寻找生活的意义，即丧失灵性，似乎是所有成瘾者共有的问题。这一观点在诸多文献中均有所体现，系统平衡理论与之不谋而合（Schiffer & Süsske，1991；Wagner，1987）。在当今社会中，人们需要发挥作用、实现自我价值，以此来赢得他人的认可。然而，对于那些缺乏主动性和自我决断力的人而言，他们难以提高自尊心、促进协调统一。他们迫切地寻求外界的认可，渴望找到安全感以及缓解内心痛苦的出路。因此，他们常常将生活的重心完全放在成瘾物质上，期望找到片刻的安宁与满足。然而，过度依赖这些物质却使他们逐渐失去了控制，最终陷入无法自拔的境地，作出了无异于自我毁灭的行为（Gross，1990）。福格特（Voigtel，2001）在《沉迷与不幸》（*Rausch und Unglück*）中指出，物质成瘾（如毒瘾）实质上是对无生命物体的过度依赖，是成瘾者希望获得温暖、放松身心、忽视痛苦、保持活跃或提神醒脑的一种外在体现。由此，福格特指出，依赖于一个可靠的、不会伤害和苛求自己的无生命物体，虽然不会加剧成瘾者的自我厌恶（成瘾的副作用），但也永远无法为其带来满足感，反而会让成瘾者深陷其中，无法自拔。

从系统平衡理论的视角来看，成瘾是一种误入歧途的灵性追求。在寻找协调统一的过程中，人往往会将自己与其他成瘾者以及成瘾物质本身紧密联系在一起，直到成瘾后才意识到，自己已经失去了自控力。成瘾不仅会影响个人的行为，还会影响与他人的交往。家庭和其他受影响的人在与成瘾者互动时，往往也会将注意力放在成瘾物质上（Schiffer & Süsske，1991；Bilitza，2007），从而无形之中加剧了这一破坏性过程。

图 16 为成瘾者及其家庭的系统平衡结构图。对于成瘾者而言，维护系统的行为模式主要与控制成瘾物质有关，它在四个维度中占主导地位；协调统一相当于成瘾本身，取决于其获得成瘾物质的难易程度以及社会对该成瘾物质的管控程度；个性化是成瘾者试图与毒品建立联系的无用之举，实则阻碍了成瘾者实现成长目标。一旦成瘾者意识到成长无望，虚假的个性化就会消失，危机也会随之达到高潮（见图 5）。对于家庭而言，维护系统与成瘾的相关行为方式相互协调，且保护家庭系统免受外界影响；协调统一的过程则伴随着痛苦，这源于家庭成员之间既高度依赖又难以真正亲近的复杂关系。

值得注意的是，在之前 N 女士的例子中，我们几乎无法区分成瘾和暴力的动态发展过程。N 女士"对爱情成瘾"，她痴迷于自己的伴侣，如同所有成瘾者对他们的成瘾对象一样。在这个过程中，自身系统失调所带来的痛苦逐渐消失，而

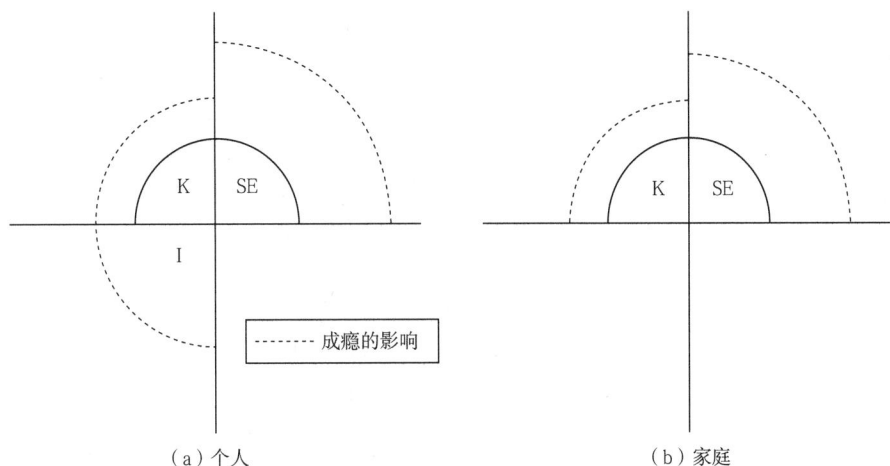

图16　成瘾后的系统平衡结构图
K= 协调统一，I= 个性化，SE= 维护系统

她的伴侣则成了她痛苦的来源。为了短暂地体验那份亲密无间的美好，她不惜承受着巨大的痛苦。随着时间的推移，这种痛苦日益加剧，甚至威胁到了她的生命。如今，N女士完全依赖自己的伴侣，沉迷其中，无法自拔。与N女士一样，她的伴侣也沉浸在和她的关系中。强烈的嫉妒心使他痛苦万分。他渴望完全占有N女士，因为如果失去了她，他将无法感受到协调统一，取而代之的是一种无法言喻的巨大痛苦，亦将让他迷失自我。为了能够控制住N女士，他不惜使用暴力，并在这个过程中失去了自控力。讽刺的是，他所摧毁的正是他长久以来渴望得到的。

格罗斯（Groß, 1990）指出，所有成瘾者，无论是对毒品、爱情、赌博成瘾，还是对工作和饥饿成瘾，都未能实现个性化发展。这一观点与系统平衡理论高度一致。下面的例子将说明成瘾者家庭所面临的危机。

F家庭由母亲、继父、两个女儿和一个儿子组成。F先生和F太太已结婚六年，他与前妻育有两个儿子，他们由前妻抚养。F先生承认自己曾是个酒鬼，但在步入第二段婚姻后，他就开始戒酒，并且非常热衷于参加社区匿名戒酒者协会举办的聚会，每周至少参加三次。F太太的父亲已经离世，他在世时也是个酒鬼，这给 F 太太的母亲带来了很多痛苦。在这样的家庭中，F 太太觉得自己有义务帮助母亲、避免父母吵架。因此，她早早地承担起了家庭的重任，总是默默地将所有事情扛在自己肩上，尽力为母亲分担压力。在第一段婚姻中，她就扮演着类似的角色。她的前夫善于交际，F 太太被他的幽默和随性所吸引。然而婚后不久，她就发现他不是一个愿意为家庭和孩子承担责任的人。他是一名保险代理人，却对工作很不上心，导致家庭经济状况十分拮据。他热衷于社交活动，闲暇时不是外出，就是带很多人到家里。此外，他还花大笔的钱来买彩票和赌马。最令 F 太太无法忍受的是他经常在外拈花惹草，在撞破他第三次外遇后，F 太太终于下定决心，结束了这段痛苦的婚姻。

吸取上一段婚姻的教训，F 太太希望现任丈夫能够给予她支持与力量。她对 F 先生能够意识到自己的问题，并下定决心做出改变，表示十分钦佩。起初，F 先生曾尝试过融入这个新的家庭。但遗憾的是，孩子们并不配合，他们拒绝接受他这个父亲。这使得 F 先生不得不逐渐疏离了家庭，转而投身于匿名戒酒者协会，为新加入的成员提供帮助。随着F 先生待在家里的时间越来越少，F 太太感觉自己被忽视，变得毫无用处。长时间的头痛、失眠、精神紧张和过度疲劳困扰着她。她咨询了多位医生，向他们倾诉自己的痛苦。医生为她开了镇静药物，但正常的剂量早已对她不起作用，所以她私自将药物剂量增加了四倍。如果药用完了，她就会去看另一位医生。F 太太以极具感染力的方式描述了她所承受的痛苦，所以医生们通常都能理解她对药物的需求，愿意为她开药。

渐渐地，F 太太忘记了自己的职责，整日躺在沙发上。如今，购物、做饭、打扫卫生这些家务都由 18 岁的大女儿来完成。她非常关心母亲的身体状况，担心母亲的病情恶化。同时，家庭缺乏凝聚力也让她感到苦恼。每个人都在忙自己的事情，各自承受各自的痛苦。她不禁猜想，也许大吵一架反而能打破这种沉默，至少能让大家有所交流。她与母亲的关系也不是很好。虽然母亲感激她的帮助，但两人并不亲近。17 岁的弟弟是家里的开心果，经常在家里搞怪、逗大家开心。他的这种行为虽能暂缓家中的紧张气氛，却让大女儿不满，认为他在通过这种方式逃避家务。在职业学校和学徒期间，弟弟似乎总能靠这种小聪明避开困难的任务，而同事和师傅也没有对他不满。他拥有许多朋友，也很受女生欢迎。

15岁的小女儿伊夫琳在家里几乎没有存在感，如同影子一般常常被人忽视。即使在父母争吵不断的那段时间，她也只会默默地回到自己的房间，独自沉浸在她最喜欢的摇滚乐中。她很有作诗天赋，但从未向家人展示过。她的诗歌字里行间都透露着深深的绝望。家里似乎没有人关心她，所以她总能神不知鬼不觉地出门，或者夜不归宿。只有她的姐姐知道这件事，但为了避免母亲情绪激动，她没有把这件事告诉母亲。

直到有一天，家里接到急救站打来的电话，危机瞬间爆发。伊夫琳被发现躺在路边，昏迷不醒。她的手臂和腹股沟布满了丑陋的伤疤，血液检测结果呈阳性，这表明她长期吸食毒品。此外，她还怀有身孕。警方的报告显示，她已经在学校请了三周的病假。而且据她的一个朋友说，她曾在街上和一个比她大10岁左右的男人待了很久。

这个案例可能看起来较为极端，但涵盖了成瘾者家庭的常见特征。与N家庭相比，F家庭虽然没有出现暴力行为，但在这两个家庭中都存在不健康的家庭关系和沟通模式——N家庭深陷病态依赖的泥沼，而F家庭则饱受情感疏离的折磨。F家庭长期受到成瘾问题的破坏，并向我们展示了其家庭成员如何应对这个问题。

维格谢德尔（Wegscheider，1981）描述了酗酒家庭中的四种角色："英雄""小丑""迷失的孩子""替罪羊"。正如N家庭的例子所示，这些角色源于家庭情感淡漠带来的绝望（Voigtel，2001），使孩子们获得了一种原本根本不存在的稳定。也就是说，一方面，家庭的僵化模式能够保护其免受环境和自身的影响；但另一方面，家庭也仍然被困在这种具有破坏性的陷阱中。正如图16（b）维护系统所示，成瘾情况下的角色分配维持了家庭系统的稳定。与此同时，家庭的成瘾问题也使家庭在共同问题上保持协调统一，从而保护家庭系统免受外界环境的影响。

随着危机日益加剧，F家庭变得更加依赖彼此。但在此过程中，他们自身的需求却都无法得到满足。这阻碍了家庭成员的个性化和家庭系统的成长。

经验表明，许多吸毒成瘾者，往往出身于备受社会赞誉、秉持优秀价值观的家庭。这令他们的父母倍感困惑，难以理解自己的孩子为何会误入歧途。如果我们把成瘾看作家庭运作过程的一个特征，那么我们其实可以认为，家庭中的每个成员都可能以独特的方式对不同事物成瘾。只不过在这种家庭中，成年人的成瘾对象一般都得到了社会的认可。

然而，我们必须警惕，社会中有些看似正当的行为，实则隐藏着成瘾的风险。例如，有的家庭成员可能对工作成瘾，虽然这会损害健康，但却能让他们保持自信。有些人通过暴饮暴食来摆脱焦虑和空虚。还有些人热衷于体育运动，不断挑战身体极限，渴望从中获得刺激和兴奋，或者实现身体健康、保持良好的身材。由此可知，任何好习惯，一旦过度，一旦以恢复系统平衡为唯一目标而孤注一掷，一旦成为一种固化的行为模式，从而阻碍个性化发展，那么它就有可能转变为一种瘾。

在那些对家庭成员过于苛刻的家庭中，彼此之间通常缺乏温情、关系淡漠。这种环境对于极度渴求安全感和爱的青少年来说，无疑是一种伤害。成年人常常也会像青少年一样，感到逼迫和束缚，而当他们试图表达不满时，却往往成为被指责的对象。面对绝望的处境，敏感的青少年备受煎熬，他们试图通过改变生活方式来寻找一线生机。然而，由于几乎没有人理解他们的缺点和不足，他们也无法满足家庭、学校或同龄人的期望，导致自我价值感逐渐下降。于是，他们开始反抗外界的逼迫和束缚，或尝试在家庭以外的群体中获得认可。如果他们都像伊夫琳那样，只能接触到无良青年或地痞无赖，那么他们就会陷入危险之中。他们的父母因工作和自身问题而分身乏术，对子女的困境浑然不觉，无形之中关闭了沟通的大门。直到某天危机突然出现，他们才如梦初醒、后知后觉。

在对例子中的这类家庭进行护理时，护理人员通常会先帮助年轻的受害者，如 F 家庭中吸毒成瘾的伊夫琳。有的治疗师可能会致力于向所有家人解释清楚，他们是如何间接助长了伊夫琳的毒瘾，并指导他们可以采取哪些措施来帮助伊夫琳戒毒。不过，通过 F 家庭的例子，我们还可以看出，成瘾者家庭中的其他成员同样承受着压力，存在各种成瘾问题。每个人的成瘾背后，都隐藏着对家庭和谐的渴望。他们都在以各自的方式寻求认可：大女儿通过追求完美、F 太太通过肉体上承受痛苦、儿子通过逗大家开心、父亲通过参加匿名戒酒者协会、伊夫琳通过吸毒。家庭的生活模式只过分强调控制，而忽视了灵性，因此家庭成员之间的情感十分淡漠。这与图 16（b）相吻合。维护系统的行为模式是一种僵化的稳定，使系统无法实现成长；协调统一是家庭成员在痛苦中建立的一种情感联系，源于对更加孤立和绝望的恐惧。

因此，在评估家庭中的成瘾情况时，护理人员应当谨慎行事。阿门特（Amendt，1992）指出：瘾君子之所以吸毒成瘾，更多是由其周围环境所致，而不是毒品本身。因此，唯有解决了所有家庭成员的成瘾问题，护理人员才有可能帮助吸毒成瘾者成功戒毒。依据系统平衡理论，治疗旨在帮助家庭成员建立情感纽带、增进相互理解。在 F 家庭中，成瘾问题已经威胁到整个家庭的存续。如果伊夫琳因吸毒而死，那么家庭的情感危机将进一步升级。F 太太将在半梦半醒间惊醒，心头涌上强烈的愧疚，深感自己没有尽到母亲的责任。大女儿将会因为隐瞒了伊芙琳的放纵行为而深感内疚。F 先生也会因为无法促进家庭和谐而忧心忡忡。在这样的绝望之中，自杀也不无可能。在困境之中，家庭的发展走向充满了各种不确定性：最终，他们有可能团结一心、共同应对危机，但也有可能分崩离析、彻底瓦解。

在此关键时期，急救站的护理人员能够起到决定性作用，只要他们：①认识到成瘾是家庭运作过程的一部分；②花时间深入了解每位家庭成员对当前情况的看法；③坦诚、毫无偏见地倾听；④能够强调家庭积极、健康的一面，对家庭成员所做的努力予以肯定。即使在 F 家庭中，也存在着健康的系统运作过程：F 先生在经济上提供支持、能够控制自己的酒瘾；大女儿关爱母亲；儿子能够乐观地看待问题、善于结交朋友；伊夫琳拥有作诗天赋。成员们的这些基础行为能够有效地遏制破坏性能量，重新点燃家庭的希望，并为康复过程奠定坚实的基础。此外，护理人员还应与家庭共同讨论合适的治疗方案，并帮助他们挖掘资源。

在激烈的竞争、无节制的消费、高度的流动性等因素的影响下，人们永远无法得到真正的满足。我们总是希望自己比别人更优秀、更聪明、更有文化、更富有或更健康，不断与那些胜过我们的人进行比较。每个人都有这种倾向，这降低了护理人员与成瘾者产生共鸣的难度。在对成瘾家庭进行护理时，护理人员的目标是帮助家庭成员认识到系统运作过程为他们自己以及整个家庭带来的威胁。每位家庭成员都应该形成这种认识，而不仅仅是那些直接引发危机的成员。正如上述例子所示，家庭成员之间没有绝对的对错之分。每位成员都对家庭危机负有不可推卸的责任，他们自身的困境更加剧了危机的爆发。为了帮助家庭成功戒除成瘾问题，护理人员应当重点关注家庭健康，让家庭成员学会接纳自己和他人的不足、给予彼此支持和帮助。在家庭真正实现和谐一致的过程中，每个成员也在逐步恢复自身的协调统一。这样一来，个性化和成长也不无可能。

最后，需要指出的是，此处的护理也遵循常规的护理程序。护理人员可以帮助患者与家庭系统建立联系，这种联系能够推动家庭改变系统。系统中每一个微小的正向改变都能赋予成员新的勇气，从而为系统带来更大的改变。当家庭能够以积极的态度看待问题时，他们便能够独立地迈向和谐一致这一最高目标。

第五章

系统平衡理论在实践、教育和研究中的应用

克里斯蒂娜·科伦与玛丽－路易丝·弗里德曼　著

第一节　绪　论

推进理论指导下的护理实践对提高护理质量、建立质量管理体系至关重要。从基础阶段的学习起，护理职业院校与护理学本科专业的学生便应深入学习护理理论，培养自己对理论的理解和应用能力。就业后，他们还可接受继续教育，在职业生涯中不断提高理论指导实践的能力。同时，护理研究人员也应不断深化和完善护理理论，为护理实践提供更有力的理论指导。各教育领域的护理教师都致力于将理论与实践相结合，为推动护理的高质量发展作出了重要贡献，迈出了富有建设性意义的第一步。

本书第五章和第六章介绍了系统平衡理论在不同护理教育领域中的实践运用。每位作者都采用了富有创意的方式和策略来探讨如何将该理论付诸实践，同时结合自己作为教育者、咨询师及研究人员的丰富经验，为读者在自身护理实践中应用该理论提供了新的思路。

在本章的最后一节中，玛丽－路易丝·弗里德曼作为一名资深护理学家，对家庭以及系统平衡理论的研究提出了自己的见解。她主张采用三角测量的研究方法，以客观准确地反映家庭的实际情况。

第二节　对护理实践与职业培训的影响

一、在德语区的初步发展

克里斯蒂娜·科伦著

在美国，家庭护理即以家庭为中心的护理，很早便投入到实践与科学研究中，在此背景下，系统平衡理论应运而生。早在19世纪，现代护理学的创始人弗洛伦斯·南丁格尔就已经打破了个体护理与家庭护理之间的界限。尽管她没有明确提出相关理论，但家庭始终在现代护理中占据重要地位（Whall & Fawcett, 1991;

Whall，1999）。1937 年，美国全国护理教育联合会（National League for Nursing Education）在其标准课程中开设了一个学习单元，主要介绍现代家庭及现代生活对家庭功能和结构的影响。自 1950 年起，越来越多的文献都主张，护理人员应将家庭视作一个整体或系统，对此采取相应的护理措施。其中，这些文献探讨了社区护理人员的职责范围，并强调护理人员应考虑家庭照护者的需求，因为这对患者及其整个家庭的健康都至关重要。自 1973 年以来，美国护士协会（American Nurses'Association）在制定各护理领域的指导方针和实践标准时，始终将家庭护理与个人护理置于同等重要的地位。社区护理（公共卫生护理或地段护理）被认为是美国家庭护理的起点，护理人员早在之前就认识到了将家庭视为一个整体的必要性。随后，其他护理领域也采用了家庭护理这一护理模式并对其进行反思（出处同上）。

如今，家庭护理已成为护理学中的一个独立研究领域，在不同层面的护理实践和护理教育中都受到了重视和关注。在护理实践中，特别是在居家护理中，已经形成了一种兼顾社区及家庭需求的照护理念（Cotroneo，Zimmer & Zegelin-Abt，1999；Hunt，2000）。这一发展主要归因于以下两个因素：一是医疗保健成本呈爆炸式增长，导致资源减少；二是家庭本身具有促进家庭成员健康的潜力（Gilliss，Highley，Roberts & Martinsson，1989；Friedman，1998；Campbell，2000）。

在不同文化背景下应用同一种护理理念时，我们需要进行批判性思考，审慎地考虑这种理念的适用性和有效性。尽管不同的文化存在差异，但在所有西方国家中，人口以及医疗保健成本的发展趋势、疾病谱的变化及其衍生问题都十分相似，因此可以在一定程度上进行类比。鉴于当前的经济和人口发展趋势，人们对居家护理的需求将持续增长。例如，德国引入了一种基于疾病诊断相关分组（DRG）的全新医疗费用支付方式。按 DRG 付费将会缩短患者的住院天数，同时提升其对优质居家护理的需求。因此，患者的照护责任逐渐转移到了家庭身上。这意味着，当患者患有急性疾病、慢性疾病或病危时，他们更多是在家中接受护理。因此，在过去的 50 年中，住院治疗的重症患者数量逐渐减少。然而，对于那些处于困境的家庭而言，他们往往无法独自应对这些危机。由此，家庭对护理服务的需求日益增加。他们希望护理人员不仅具备卓越的专业素养，还拥有出色的共情能力，将整个家庭置于护理工作的核心。这便要求护理人员宽容地对待家庭及其成员，因为他们才是真正了解家庭和健康情况的"专家"。换言之，护理人员应该尊重并支持家庭的决定，同时给予适当的建议（Friedemann，1995）。以家庭为中心的护理理念（即家庭护理理念）的出现，意味着人们的照护和治疗观念发生了根本性的转变。这一理念对护理人员和其他医务人员提出了更高要求，同时也为家庭本身带来了挑战。

在德语区，该理念的普及面临着较大挑战。长期以来，在护理实践、教育及研究中，都没有形成一套以家庭为中心的护理理念。基于此，弗里德曼等人为具体探讨和研究家庭护理提供了新的可能性。1996 年，本书第一版在德语国家发行，成为最早论述家庭护理的文献之一。这一议题对于许多护理人员来说都非常陌生，因为他们在职业培训和工作期间很少会接触到家庭护理。通常情况下，护理工作主要围绕个体展开，而以家庭为中心的护理理念在护理教育中仍未得到应有的重视。不过，令人欣喜的是，人们正在努力改变这一现状。

德国护理学会（DBfK）积极响应世界卫生组织（WHO）的倡议，将家庭护士（Family Health Nurse）纳入德国未来的护理领域中。这是德国在家庭护理理念的发展进程上迈出的第一步。世界卫生组织表示，落实这一计划是每个成员国的责任。1998 年，世界卫生组织欧洲区域办事处制定了"21 世纪人人健康"战略（Gesundheit 21）。其中，第十三条目标中的第一条子目标指出，在保持和促进健康方面，要特别关注家庭环境（Billingham，2000；WHO，2000）。第十八条目标重新定位了护理人员的角色，并着重强调了护理人员专业能力的提升与强化（出处同上）。

此外，德国维藤/黑尔德克大学医学系护理学研究所设立了第一批家庭及社区护理专业教席，其重要任务是指导并开展护理学研究工作。受德国护理学会委托，该研究所撰写了首份关于德国家庭护理可行性的总结报告，并得出以下结论：经过初步的实践验证，第一批投入工作的家庭护理人员已经证明了他们在提供护理服务方面的价值。当前，我们的核心任务在于，紧密结合德国社会保障制度的独特性，确立并进一步推动家庭护理的发展（Schnepp，2008）。

总而言之，自本书第一版发行以来，德语区的家庭护理领域发生了翻天覆地的变化，书中提出的系统平衡理论在护理职业培训和实践领域中逐渐引起了广泛关注。本章将详细介绍护理职业培训和继续教育领域中以系统平衡理论为指导的项目。这些项目旨在为护理实践奠定坚实的基础，其中也涉及了不同的研究重点和研究方法，展示了该理论所激发的一系列新颖想法。

首先，我们将以瑞士莫尔沙赫（Morschach）举办的一次培训活动为例，详细介绍提供住院服务的护理机构如何将系统平衡理论转化为实践的基本战略性思考（第二小节）。随后，通过一项居家护理实践项目，我们将展示如何将系统平衡理论纳入全新的护理理念中（第三小节）。紧接着，我们将以柏林夏瑞蒂医学院（Charité Universitätsmedizin Berlin）医学/护理教育与科学研究所开展的一项项目为例，介绍理论与实践的转化过程。该项目基于系统平衡理论，提出了在儿童居家护理领域中开展护理培训的方案，并将其付诸实践，随后借助研究结果，在系统平衡理论的基础上，进行反思与总结（第四小节）。接下来，我们将介绍瑞士利斯塔尔一所护理职业院校（der Berufsschule für Pflege in Liestal）的理念，如何在基础阶段的护理培训中引入系统平衡理论（第五小节）。最后，以柏林新教社会工作和社会教育应用科学大学的护理学本科专业课程为例，我们将展示如何将系统平衡理论作为护理学理论框架纳入双元制高等教育的课程开发中（第六小节）。

二、系统平衡理论在实践中的应用

与伊丽莎白·肖里合著

策略层面

护理机构的管理层在制订机构内部的护理服务指南和护理理念时，应遵循专业标准和要求，以一种或多种护理模型为指导，并基于科学理论做出基本决策。这些护理模型和理论可以为护理人员提供指导方向，帮助他们深入探讨护理问题，从而优化护理行为，提升护理质量。根据系统平衡理论，以家庭和环境为中心的护理可以提升患者、家属和护理人员的满意度，加强彼此之间的沟通，改进护理记录的方法。

护理模型的具体实施可以采用自上而下的方式进行。管理层必须检验护理模型涵盖的内容是否与机构的护理理念相符，是否被护理人员接受，是否符合机构的内部文化。在此过程中，需要考虑一个问题：我们是否应该更加重视患者所处的环境？在一所护理机构中，如果护理人员没有意识到家属在护理过程中的潜在支持作用，将其视为干扰因素，而非一种有价值的资源，那么该护理机构只有在护理人员接受了强化培训、充分了解到家庭及其所处环境在护理工作中的作用后，才能考虑运用系统平衡理论这类复杂的理论。通过实践展示某一护理模型或理论的优势，护理机构可以有效提高工作人员的积极性。从组织发展的角度来看，如果组织和员工都能从中获益，则意味着改革取得了成功。护理机构不仅可以提升绩效，有效地改善自身形象，还能够提高护理人员的工作质量和满意度。由此可以看出，制订合理且有效的策略对护理模型在实践中的成功运用非常重要。

福西特在其著作《护理模型概述》（*Pflegemodelle im Überblick*）中的"概念模型在护理实践中的运用"（Umsetzung konzeptueller Pflegemodelle in der Pflegepraxis）一章中提出了关于阶段模型的使用建议（Fawcett, 1996）。她认为，护理模型的应用必须持续2~3年的时间。在此过程中，每位参与者都应勤于思考、严守纪律、保持耐心、坚持不懈。为了避免护理人员混淆概念、负担过重，福西特建议只采用一种护理模型。实践表明，当护理机构将不同模型的要素结合在一起时，往往会给护理人员的实际工作带来不必要的困扰，因为每个模型或理论中的基本内容和关键要素都源于不同的历史和文化背景，很难将它们联系起来。

理论转化为实践的具体步骤

转变态度 在瑞士莫尔沙赫举办的一次培训活动中，一个工作小组提出了一系列策略，旨在帮助护理人员认识到系统平衡理论的积极作用。以下是这些策略的简要介绍：

阐明理论：在阐明系统平衡理论时，应尽可能以贴近现实的方式进行讲解。例如，在瑞士红十字会组织的高等护理职业培训中，雷格拉·绿蒂（Regula Lüthi）在其论文中，用更加简洁的语言描述了家庭运作过程的系统平衡结构图：

- 和谐一致 = 幸福感

- 改变系统 = 做出改变

- 协调统一 = 共同生活

- 个性化 = 我是谁？我想要什么？

- 维护系统 = 保持不变

- 灵性 = 人生的意义

此外，还可以将护理程序中的常规步骤和追求系统运作目标与和谐一致进行对比。

开展小组工作，制订具有针对性的护理干预措施：这些干预措施应针对运作过程的具体维度，帮助患者或家属实现适度的和谐一致，即对自身健康持有积极的认知。接下来，最重要的就是将理论转化为实践。

与护理人员共同探讨，如何完善患者入住和离开护理机构的流程：弗里德曼认为，护理人员不仅要关注护理对患者的影响，还应关注其对家庭的影响。例如，当患者在护理机构长期居住时，护理人员应该特别关注以下问题：如何帮助患者在这里建立新的"家庭"？如何帮助患者的家属（即原生家庭）适应新的"家庭运作过程"？

通过病例讨论，以一种全新的视角来理解健康 / 疾病：患者之所以向护理人员寻求帮助，是因为他们自身无法进行有效的调控，渴望通过恢复稳定或和谐一致来缓解内心的焦虑，重新获得安全感。

通过培训，使护理人员学会从系统的角度观察问题，并据此制订新的干预措施：在护理过程中，护理人员与患者不仅是护患关系，更是伙伴关系。护理人员既要尊重患者的自主权，也要注重挖掘患者自身的资源。在这方面，患者最了解自己的需求和能力。

指导护理人员如何与患者进行对话：例如，护理人员可以与患者一起探讨追求灵性的方法，包括：寻找生命的意义、进行自我对话、与上帝和自然建立联系、探索新的使命或任务等。

理解工作变化

将系统平衡理论付诸实践的前提是，护理人员能够清晰地认识到随实践而来的变化。在这一过程中，为了充分调动护理人员的积极性和参与性，经验丰富的护理人员需要参与其中并为其提供指导。此外，系统平衡理论也可以帮助护理人员对这一过程进行反思和总结。护理人员可以将理论付诸实践所带来的变化分为维护系统、改变系统、个性化和协调统一这四个方面。在讨论系统平衡理论时，护理团队可能会提及表5中所列出的观点。

表5　护理人员表述内容分类

模型	相关表述
维护系统维度 导向目标： 稳定 / 调控	• 迄今为止，护理工作组织良好。 • 调整已经熟练掌握的工作方法需要敏锐的洞察力。 • 这只是对护理任务进行了重新规划，并没有改变核心任务。 • 在运用新的理论时，需要接受理想与现实之间的差距。 • 我已经习惯了根据日常活动针对患者采集病史，不太适应新的分类体系。 • 我们希望继续采用现在的工作模式。 • 我们不想再使用新的护理记录系统。
改变系统维度 导向目标： 成长 / 调控	• 这一理论为我们提供了更全面的视角，让我们意识到许多遗漏的地方。我们想仔细研究一下。 • 该理论为我们提供了规划护理工作的新思路。我们可能需要思考护理部工作的优先次序。 • 在坚持贯彻这一理论的同时，我们需要仔细思考自己作为护理人员的角色作用。 • 这要求我们必须提高自己的学习能力。
个性化维度 导向目标： 成长 / 灵性	• 我们希望探索新的价值观。 • 在这一理论中，患者及其家属价值体系中的个性获得了更多的关注。 • 通过研究这一理论，我们可以在团队中讨论新的内容。

模型	相关表述
协调统一维度 导向目标: 稳定/灵性	• 在理论指导下,个人对护理的理解可以逐渐形成护理共识。 • 我们可以将新知识纳入原有的护理知识体系,使其更完善。

这一讨论旨在让护理人员明确表达自己希望保留或改变哪些护理工作内容。为此,团队内部需要讨论这种变化对团队和机构的影响,并就以下问题达成一致:树立新价值观、拓展信息收集范围、将理论付诸实践、以哪种方式帮助对方解决困难、公平合理地分配任务、共同制订计划等。

培训

护理机构在决定采用某种护理模型之后,随即需要对所有护理人员进行强化培训。培训应涵盖各个层级的工作人员,包括护理部主任、执业护士、夜班护士、跨学科工作人员、护理辅助人员等。通常,护理人员非常熟悉各种关注需求的护理模型或理论,因为它们已被广泛应用于护理教学中,例如罗珀等人(Roper et al., 1997)建立的生活护理活动性模型、奥瑞姆提出的自理理论(Orem, 1991; Dennis, 2001)。然而,这些模型和理论往往基于机械论和生物医学模式,其重点是在维护系统维度下采取护理措施。因此,对于许多护理人员而言,那些关注整体和系统的护理模型或理论,既新颖又陌生。为了帮助护理人员更好地理解这类模型和理论,柏林洪堡大学(Humboldt-Universität in Berlin)开展了一项转化项目,并在此过程中举办了一系列培训研讨会,详细内容将在后文进行阐述。

成立内部工作小组/规划小组

该小组由部门内护理工作的策划者或推动者组成,并且还需得到护士长或外部顾问的协助和支持,以确保小组能够持续有效地发挥作用。为了提高工作执行力,可以将项目细分为多个小型专题。此外,采用自下而上的管理模式还可以提高护理人员对工作变化的接受度。护理人员需要参与工作经验的评估和分析,新进人员也可持续参与这个过程,以学习和积累经验。

调整结构

如果护理机构的管理层决定采用系统平衡理论,那么他们就需要利用所掌握的知识对内部结构进行调整，以便将这一理论成功应用到日常实践中。这些调整包括时间和空间的重新规划，以及护理规章制度的更新与完善。以下是一些建议，可以帮助护理机构将理论应用到实践中：

从人际关系网或个案管理的角度引入更全面的护理理念，将家庭及其相关互动系统纳入护理范畴，从而加强家属在护理中的作用，让其作为一种资源参与护理工作。为了实现这一目标，建议采用探访的方法与患者及其家属建立联系。

通过环境治疗的方法来强化护理工作，例如营造积极的集体生活环境、提高患者的参与度和自主性、促进开放和透明的沟通、提供社会学习的机会等。

创造可以促进各方之间交流和互动的机会，例如患者、家属和护理人员之间。

从系统的角度设计护理工作流程，应预留足够的交接时间，确保沟通的连贯性和顺畅性（Mason，2000）。在这种情况下，还应考虑加强跨学科合作，例如进行跨学科小组讨论。

此外，还需要根据系统平衡理论调整必要的组织管理方法，它们的应用直接影响到护理质量。这些方法包括：

- 护理病史采集——根据询问话题收集个人与家庭信息；
- 护理计划指南；
- 护理实践指南；
- 护理记录；
- 护理标准。

将系统平衡理论可视化

为了将护理理论更好地运用于实践中，护理部门应采用直观的方式来展示理论的结构，例如通过绘制系统平衡结构图，展示系统的运作过程和运作目标。瑞士的一个护理团队集思广益，提出了不同的可视化方法：

将系统平衡结构图记录在工作簿中。

为了方便使用和展示系统平衡结构图，可以制作一个便携的硬图板，并在上面刻上系统平衡结构图的框架。此外，还可以准备不同大小和颜色的四分之一圆图板，用于展示不同类型的结构图。这些图板可以在讨论病例、制订护理计划、培训护理人员以及患者自我评估时提供辅助。

将系统平衡结构图设计成拼图形式，以便在部门培训中使用。此外，还可在每块拼图的背面附上相应的定义。这样，参与培训的护理人员在组合拼图的同时，还可以查看背面的定义，增强理解和记忆。

为了方便护理人员随时复习知识，可以印制一本便携式手册。这本手册的内容包括：用于护理病史采集的询问话题、护理诊断的步骤以及系统平衡结构图的描述。

顺利实施

如果以上条件都能得到满足，那么系统平衡理论便有望成功运用到实践中。对于大多数患者而言，家庭及其成员扮演着极其重要的角色。系统平衡理论为护理人员提供了一个适当的理论框架，能将家庭及其成员纳入护理范畴，从而指导工作的顺利进行。该理论尤其适用于以下护理领域：长期护理、康复护理、居家护理、儿童护理和精神病护理。由于急性病患者的住院时间通常较短，因此该理论在急症护理领域受到较少关注。不过，在系统平衡理论的指导下，护理人员同样可以为家属提供更全面的咨询服务，从而帮助患者制订出院计划并减轻出院后的家庭照护负担。

理论知识通常都较为抽象，往往难以应用于日常实践。然而，如果理论知识有可靠的证据支持，它们便更容易被接受和应用。护理人员不再被动地接受新知识，而是主动结合实践经验和口头传授的知识来解决实际问题。因此，只有符合实践的护理理论才能得到广泛认可。

不同于其他护理模型或理论，系统平衡理论在整合实践中获得的护理知识方面起着重要作用。此外，该理论还为这些知识的实际应用提供清晰的指导，使护理人员能够根据患者的具体情况采取相应的行动。通过深入研究这一理论，护理人员能够拓宽视野、丰富知识储备，从而更好地考虑到患者及其家属复杂的生活状况。因此，护理人员的强化培训是理论能否成功转化为实践的关键。下一小节将详细介绍一项关于在儿童居家护理中应用系统平衡理论的培训项目，以进一步凸显对护理人员进行强化培训的重要性。

三、根据系统平衡理论在居家护理中实施家庭护理：实践报告

玛格丽特·施泰特勒－穆里（Margaretha Stettler-Murri）与

汉斯彼得·施泰特勒－施密德（Hanspeter Stettler-Schmid）著

引言

我们是一支来自瑞士的护理团队。2006 年，我们成立了瑞士居家护理服务有限公司（HausPflegeService.ch GmbH），这一构想源于以下两大方面：

一方面，在德国和奥地利，聘请来自东欧国家的非专业人员或护理人员来照顾老年人群的做法一直备受争议，大多都会受到业内专家的质疑。特别是关于工作质量的保障和雇佣条件的合理性，这两个问题常常成为讨论的热点。在某些情况下，由于缺乏有效的质量监管，这种工作模式甚至被明令禁止，而真正可行的替代方案却迟迟未能出现。而对于那些年迈体衰、无法独立承担家务的老人来说，他们日常生活中的种种问题往往需要外界的协助才能解决。为了解决这些迫切需求，他们不得不做出一个艰难的选择——搬进养老院，寻求更加周到、专业的照顾。

另一方面，许多老人其实并非自愿入住养老院。我们曾从熟人口中听闻过一段令人痛心的亲身经历，一位老人在临终阶段被迫住进养老院，饱受身心上的折磨。正是这样的故事，成为我们发展这套服务体系的重要动力。我们的目标是为需要照顾的老人提供全面而贴心的支持与服务，让他们能够在熟悉而舒适的环境中，尽可能自主地生活，实现他们的愿望。

仅仅依赖"非专业人员"来承担重任，绝非长久之计。我们的回答显而易见：聘请具备较强社会适应能力的女性作为护工，与她们并肩作战，共同承担"护理任务"。在此过程中，我们将为她们提供护理咨询、专业指导和督导，确保服务的质量。同时，我们坚信，根据实际需求对她们进行家务和照护方面的"在职培训"至关重要，这不仅有助于提升她们的专业技能，也符合以促进健康为总体目标的

护理要求。

个案管理无疑是完成这项任务的理想选择。我们认为，护工的任务并非仅仅是 24 小时不间断地看护，而是作为互惠生（Au-pair）为家庭提供必要的帮助，从而恢复因照护需求上升而失衡的家庭系统。然而，遗憾的是，根据瑞士的现行法律，只有那些家庭成员年龄低于 20 岁的家庭才能雇佣互惠生。一百年前，在人口年龄结构以年轻人为主的时代，互惠生项目确实为多子女家庭带来了不小的帮助。但如今，面对"倒金字塔"型的人口年龄结构，我们亟须调整互惠生政策，以适应现代家庭对照护的迫切需求。在照顾年迈的父母时，为什么"子女"不能寻求外界的帮助呢？如果政府在制定政策时能充分考虑到这一社会趋势，比如放宽互惠生的雇佣条件，允许他们为更多家庭提供帮助，那么这将有效缓解当前家庭照护所面临的压力。

我们的理念

理念基础：五大原则

- 全面评估照护需求，秉持"详尽且经济实惠"的宗旨；
- 结合系统平衡理论和个案管理方法，提供基于家庭护理理念的咨询服务；
- 为老年人和残疾人提供住家照护服务；
- 提供专业且称职的家政服务和其他所需服务；
- 与家庭医生、居家护理服务机构、医院或诊所等协同合作。

家庭护理 + 高级陪护 = 居家护理服务

我们创新性地提出了"家庭护理 + 高级陪护 = 居家护理服务"这一理念，旨在打造一种面向未来的居家护理新模型。我们深知大多数老年人更愿在家中安享晚年，所以我们的目标便是整合各种资源，尽力满足更多老年人这一心愿。

我们拥有一支经验丰富、技艺精湛的专业护士团队，她们在系统平衡理论的指引下，为护理对象提供专业而贴心的"家庭护理"服务。我们的服务并非仅局限于护理对象本身，而是将整个家庭环境纳入考量，为家庭提供全方位的指导与咨询，旨在帮助家庭系统恢复平衡，确保提供优质的护理服务。

同时，我们还精心挑选了一批"高级陪护"作为护工，她们拥有充裕的时间来完成大部分照护任务，填补了护理与生活之间的空白。这些"高级陪护"以"家庭成员"的身份与护理对象共同生活，如同年轻家庭中的互惠生一般。她们的日常任务包括陪伴护理对象散步、购物、参与社交活动，以及维持家庭日常秩序，从而大大减轻了整个家庭系统的负担。值得一提的是，这些临时"家庭成员"将每三周轮换一次。

护理理念简介

我们的护理理念简要概括如下：

- 由受过专业培训的护士提供专业咨询和细致陪伴；
- 根据系统平衡理论的指导进行家庭护理：将整个家庭和外部环境的资源纳入护理工作范畴；
- 在个案管理中，积极寻求与各方的合作，如居家护理服务机构、家庭医生、政府等；
- 派遣经验丰富的高级陪护人员，她们主要来自德国，具备专业的日常照顾技能，为护理对象提供贴心、细致的服务，必要时，护理咨询师会为其提供指导和支持，确保护理对象的生活质量得到保障；
- 护理咨询师定期上门探访，密切关注护理对象的身体状况和生活需求，以便及时发现潜在的变化，并采取适当的干预措施；
- 高级陪护人员坚守岗位，提供全天候的安全保障；
- 严格遵守瑞士行业的雇佣标准，具体薪资由接受护理的家庭承担。

护工招聘

护工的招聘工作，由我们团队中一位来自莱比锡的创始成员负责。他深谙德国和瑞士的国情，能够依据我们设定的招聘条件，结合每位候选女性的个人能力和特点，进行细致而严格的筛选。鉴于德国和瑞士的具体情况，从德国招聘护工更合适。这主要是因为：一方面，在瑞士，护工劳动力资源严重供不应求，而在德国则相对过剩；另一方面，许多德国女性在休完产假后难以找到合适的工作，而护工这一职业的理想年龄段为 40~60 岁，这与许多寻找工作机会的德国女性的年龄相符。考虑到这些情况，我们开始从国外招聘对此工作感兴趣的人员。目前，招聘工作仍在有条不紊地进行中，因为相关情况并未发生任何改变。

居家护理服务启动阶段：个案管理

如今，医疗保健、社会服务和保险体系日趋复杂且专业化，个案管理师便成为患者与其所处环境、医疗机构、支付方以及社会之间不可或缺的沟通桥梁。个案管理的特点在于能够打破壁垒，促进各方的沟通和协调，确保各利益方的工作能够无缝衔接，拥有明确的共同目标。同时，在制定决策的过程中，护理对象及其周围环境中的相关人员应作为合作伙伴参与其中。个案管理遵循赋权原则（强化个人能力），以资源为导向，确保提供优质的护理服务。

具体而言，个案管理师的职责是围绕患者的健康需求，积极与参与护理的各方保持密切沟通与联系。护理咨询师（个案管理师）通常在高级陪护轮换时进行定期探访（三周一次），并提供全年无休的 24 小时不间断的电话或上门"紧急服务"。以下是个案管理中的一个实例：某天晚上 9 点，我们接到电话，得知 M 女士下午突发状况紧急入院。她的两个女儿都是教师，住在离她 100 多公里外的地方。而 M 女士住在一个偏远的小山谷里，距离我们也将近 200 公里。所以按常理，我们应该在次日通过电话沟通了解她的出院日期。然而，秉承个案管理的宗旨，我们决定"亲自到场"，连夜探访 M 女士，并与医护团队进行沟通。次日，我们及时将母亲已经康复的消息告知两个忧心忡忡的女儿。在护理理念的指导下，我们成功协调了与医生之间的合作，让 M 女士得以提前出院（医生事先并不了解我们的护理理念），而后续的检查工作也可在护工的陪同下在家中完成。这一过程之顺利，不禁让我们感叹个案管理在促进各方和谐一致中的巨大作用！

家庭护理——富有意义的拓展

初步想法

2007 年，德国耶拿护理日大会盛大召开，我们借此契机，向与会者介绍了我们的护理理念。出于对护理领域的浓厚兴趣，我们还特地聆听了科伦教授关于家庭护理的讲座。听完讲座后，我们深感震撼，意识到这正是我们护理咨询工作所应坚守的核心理念！讲座内容使我们回想起一个令人心痛的案例，它深刻暴露了当前工作的不足：

曾有一位患者，因为我们对其家庭情况缺乏足够的关注而陷入了痛苦之中。这位患者在妻子去世后想回家生活，他的儿子对此表示支持，但女儿却坚决反对。后来，我们开始了对这位父亲的照护工作，并始终站在他儿子一边，同时也庆幸没有与他的女儿过多接触。然而，孩子们之间的分歧给这位父亲带来了无尽的痛苦，最近更是闹到了断绝关系的地步。而我们竟从未想过召开一次家庭会议，尝试化解这一矛盾。

继耶拿护理日大会之后，我们毅然决定采纳家庭护理的理念。我们意识到，相较于个案管理，家庭护理更贴近护理实践的本质。此外，这一领域已有丰富的专业文献和具体实践研究成果可供借鉴。为了更具体地阐述我们的理念，更有效地实现家庭护理的目标，我们选择了系统平衡理论作为指导家庭护理工作的理论框架。我们将以此为指引，不断提升护理工作的质量和水平，为更多家庭带去温暖与关怀。

准备工作

在随后的几个月里，由护理咨询师组成的核心团队深入研究了系统平衡理论，并深刻意识到，只有在专家的指导下，该理论才能得到正确运用。我们急需外部专家的支持，向我们展示该理论的核心要点，否则我们难以将家庭护理理念贯彻到底，更无法有效履行护理的核心职责。因此，我们踏上了寻找权威护理研究人员的道路。她们不仅要具备在其他护理领域实施家庭护理的丰富经验，还需对此抱有浓厚的兴趣，能够为我们提供宝贵的指导和支持。然而，寻找的过程并不容易，我们找了很久都没有合适的人选，直到 2008 年夏天，我们向玛丽－路易丝·弗里德曼教授发出了诚挚的邀请。2008 年秋，我们在耶拿与弗里德曼女士会面，共同商定了接下来的工作方向。一方面，我们需要对护理咨询师进行系统平衡理论方面的全面培训；另一方面，护理需求调查和护理记录也需根据家庭护理的理念进行修订或重新制订。此外，我们还计划在项目实施的同时，开展一项研究来检验基于系统平衡理论的家庭护理理念在实际工作领域中的有效性。护工在直接与家庭建立合作时，将遵循系统平衡理论指导下的家庭护理理念，为他们提供优质的护理服务。而在这之前，我们需要对其进行必要的培训，但她们在此领域接受培训的深度与广度目前尚未可知。

我们之所以选择"家庭护理"这一概念，是因为尽管目前尚未对其形成统一的定义，但它已经在瑞士的护理实践中得到广泛应用。本书第二版（Friedemann & Köhlen，2003）关于这一概念的描述与我们的理解完全一致。

我们的首要目标是深入剖析每一种家庭情况，明确护理对象在各个系统中的角色，从而为住家护工和护理咨询师制订明确的工作任务，并合理安排他们的休息时间，确保他们能够以最佳状态投入护理工作中。

病史记录

2008 年秋天，在弗里德曼教授的协助下，我们在耶拿取得了重要的突破——制订了一份与系统平衡理论相吻合的家庭病史调查表。当时，我们深入探讨了这样一个核心问题："哪些主题和问题能够帮助我们了解家庭系统的四种运作过程？"基于这一思考，我们精心设计出了一份近十页的问题清单。

但在实际操作中，我们很快发现这份清单内容过于宽泛，以至于首次交流时就给咨询师和家庭带来了不小的压力。于是，我们开始了大量的修改和精简工作，集思广益，力求找到更合适的提问方式。但令人遗憾的是，由于清单中的封闭式问题难以引发深入的开放式讨论，尽管我们进行了多次修改，大家始终对此不甚满意，咨询师团队也从未真正采纳这份清单。

2009 年春天，我们带着许多问题再次拜访了弗里德曼教授，希望能够找到一个既实用又可评估的信息收集工具。在与教授的深入交流中，我们意识到，仅仅依靠封闭式问题是无法全面了解家庭系统的。我们需要进行开放且有条理的对话，引导家庭围绕运作过程的四个核心维度回答几个关键问题，这样才能更高效地把握每个家庭系统的整体情况。

同时，护理咨询师团队在这一过程中对家庭系统的反馈至关重要。这次访问让我们收获颇丰，不仅掌握了一种更为精练和开放的信息收集方法，还学会了如何为家庭运作过程提供有效的支持。起初，护理咨询师团队对这一新方法持有一定的疑虑，但随着时间的推移，他们逐渐认识到了它的价值和意义，开始越来越多地将其应用于实践中。

图 17 展示了一个简化版的家庭系统平衡结构图，它清晰地呈现了各个运作过程中与护理任务紧密相连的关键话题。根据上述说明，护理咨询师需要向患者的家庭解释这张系统平衡结构图，并引导他们就家庭的运作过程进行深入讨论。通过倾听家庭成员的交流，护理咨询师对涉及四种运作过程的要点进行总结，并将这些关键信息填入家庭病史调查表中。随后，护理咨询师将根据家庭的实际状况，绘制一幅专属的系统平衡结构图，这不仅有助于全面评估家庭的健康状况，还能清晰地列出家庭所拥有的资源。更为重要的是，通过这张结构图，护理咨询师能够直接找到解决问题的策略，为家庭提供更精准、更有效的护理建议。

家庭病史：实例

以下是苏黎世 B 家庭的案例，展示了我们如何与家庭合作，共同完成家庭病史调查的过程。

家庭基本情况：父亲目前居住在养老院，母亲则独自留在家中。女儿玛格丽特未婚独居，住在母亲家附近，方便照顾。另一个女儿克里斯蒂娜已婚，并与丈夫育有两个孩子。此外，B 家庭还有一位园丁，几乎每天都会来打理花园，而热情的邻居们也经常前来探望，为这个家庭增添了不少温暖。

家庭运作过程：克里斯蒂娜和她的丈夫想将患有帕金森的父亲从提供 24 小时照护的养老院接回家中照料。起初，母亲并不反对这一想法，但与父亲一同商量后，她最终拒绝了这一提议。其中的原因既涉及经济层面的考量，也是出于对父亲意愿的尊重。父亲深知自己的健康状况远比孩子们最初所描述的更为严重，因此他更倾向于留在养老院，接受更为专业、细致的照顾。

归属感

亲密感

　感觉自己与他人有多亲密？

　安全感程度如何？

　哪些事情对每个人都重要？

　对家庭的依赖程度如何？

　家庭接受个人独立吗？

　觉得自己被家人理解吗？

　家中是否存在忽视、虐待或
　误解等问题？

价值观 / 观念

　如何看待疾病？

　对问题的解决方式是否满意？

　如何看待家庭传统？

　是否存在严重的意见分歧？

　灵性 / 宗教对每个人的重要性？

（圆圈内）

归属感　　家庭维护

个人发展　　家庭变化

家庭维护

谁属于家庭？

住宅——大小、舒适度、
美观度

角色结构

　谁制定决策？

　谁管理财务？

　谁提供情绪价值？

生活模式

　家庭节日，拜访？

　家庭兴趣？

　宗教活动？

　集体活动？

　放松方式？

　什么对您来说是享受？

　如何互帮互助？

沟通方式

　如何沟通？（言语、声音大小、眼神
　交流）

　如何理解对方？

　哪些事情会避之不谈？

日常生活节奏

　活动 / 休息

　起床 / 睡觉

　日常工作安排

　如何制订计划？会计划什么？

　集体活动还是单独出行？

个人发展

如何接受他人的意见？

积累经验

　家庭兴趣在于：

　● 智力活动？

　● 进修学习？

　● 体育运动？

　● 政治活动？

　● 社会服务？

　● 工作晋升？

　● 其他？

与外界的联系

　朋友圈有多大？有多丰富？

　家庭与大自然的亲近程度如何？

　家庭对于艺术、音乐和历史的兴趣如何？

　家庭热衷于获取信息和学习新知识吗？

家庭变化

寻找意义

　如何面对疾病？

　如何理解所处的境遇？

　改变自己的任务和观点是否轻松？

适应

　什么有助于克服困难？

　家庭有哪些适应策略？

　是否存在焦虑和恐惧？

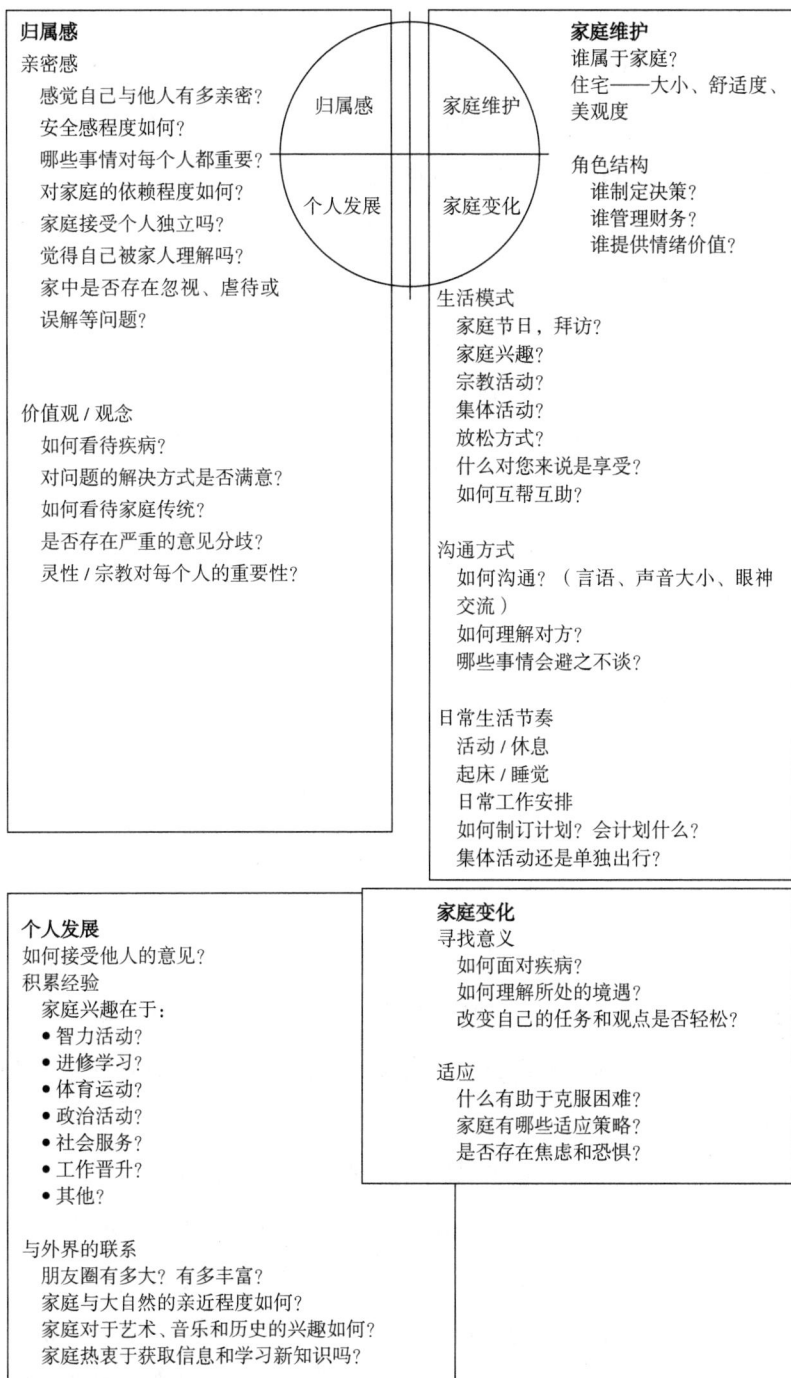

图 17　家庭病史

说明:

1.简洁明了地解释家庭的系统平衡结构图。

2.鼓励家庭内部进行谈话,分享他们对四种运作过程的看法。在倾听过程中,护理咨询师无须过多引导,只需记录下谈话中的关键信息。

3.浏览准备好的话题,就谈话中未提及的要点提出问题。

4.对家庭成员所描述的家庭运作过程进行梳理总结。

5.如果家庭对总结的要点存有异议,护理咨询师可及时修改关键信息。

6.访谈结束后,尽快整理总结报告。

7.对家庭成员的健康状况进行综合评估。

优势? 问题?

• 标注四种运作过程的程度

• 提供解释

• 将附有解释的系统平衡结构图分享给家庭

• 讨论如何解决以及与谁一起解决问题

居住环境:五居室独栋别墅,花园面积 1000 平方米,位于高档住宅区。房内陈列着自 20 世纪 60 年代起所收集的艺术品和珍贵物品。

维护系统

角色分工:母亲是家中的核心,不仅负责家中的琐碎事务,还精心管理着家庭财务。玛格丽特乖巧懂事,时刻听从母亲的安排,协助母亲维系家庭的日常运作。克里斯蒂娜和她的丈夫虽然渴望在家庭决策中发挥作用,但他们的意见往往难以得到采纳。

每逢家庭节日,全家人都会齐聚一堂、共同庆祝,因为母亲认为这是一种传统,应该继续保持下去。家中的宽敞花园更是成为家庭成员休闲娱乐的好去处。此外,无论是外出购物、拜访亲友还是提供帮助,都由母亲精心安排。

沟通:尽管家庭成员之间会相互沟通,但他们并非无话不谈。母亲、父亲和女儿玛格丽特组成了一个小团体,他们经常以特有的方式共同商讨家中事务。大多数情况下，玛格丽特会按照父母的意愿行事，而克里斯蒂娜和她的丈夫则时常持有不同看法，但最终大多意见都会被母亲驳回。

母亲努力维系着这个家，但父亲却选择离开。他更愿意留在养老院，享受属于自己的宁静，得到最好的照顾。虽然他不再渴望长寿，但也依然害怕死亡。这个家对于他而言已经显得过于拥挤，他无法再为自己创造更多的生活空间。他已经作出了选择，而且似乎对自己的选择也很满意。在养老院，他的所有需求都能得到满足，生活过得安逸而自在。

个性化（个人发展）

尽管家庭成员都能提出自己的见解，但最终的决策权仍掌握在母亲手中。不过，她并非全然专制，当孩子们提出合理要求时，她也会赋予他们相应的权利和自主空间，尊重他们的个性与需求。相较于母亲，父亲则更为宽容。长期以来，他都很顺从妻子的意愿。但现在，他想坚持自己的想法，在养老院安度晚年。在这种情况下，这个家庭或许曾试图寻求过改变，但最终还是屈服于原有的家庭生活模式，选择尽量保持现状。然而，随着父亲入住养老院，家庭情况已经发生了变化。

协调统一

女儿玛格丽特对家庭的依恋之情似乎尤为深厚，而她似乎既没有意愿，也缺乏足够的力量来摆脱对家庭的依赖。对于家中的每一位成员而言，家庭的重要性不言而喻。每当家庭遭遇困境时，大家总能齐心协力，团结一心，共同面对挑战。

改变系统

面对父亲生病的残酷现实，每个人都难以接受。每当他们回到家时，这个残酷的事实便再次摆在眼前，令他们痛心疾首。他们渴望为父亲提供援助，却又感到束手无策，无从下手。对于父亲选择留在养老院的决定，全家人都感到难以接受，心情沉重。如果身体状况允许，父亲和母亲希望能共度更多的时光。他们努力珍惜当下的每一刻，期盼这份美好能够延续。

尽管孩子们深知这是父母的生活选择，自己无法过多干涉，但内心的挣扎与不舍仍难以平息。面对父亲的病情和即将到来的变故，孩子们感到束手无策。他

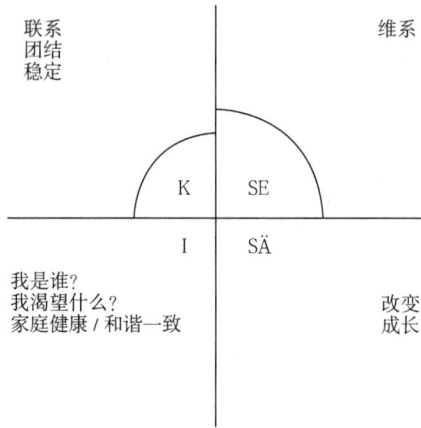

图 18　家庭的系统平衡结构图

们害怕父亲永远离他们而去，想试着坦诚交流，表达心中的恐惧，但也只是草草了事，并没有真正倾听对方的心声。

从家庭的系统平衡结构图（图 18）可以看出，该家庭正处于危机之中（危机的特点是缺少一种或多种运作过程）。目前，该家庭的运作过程既缺少个性化，又缺乏改变系统。每个人都各执己见，难以接受新的观点，而克里斯蒂娜一家更是几乎不参与家庭活动，使得家庭关系更加紧张。

最主要的问题，也是对家庭协调统一影响最大的问题，是父母二人在父亲居住问题上存在意见分歧。家庭现在分成两派，玛格丽特继续站在母亲这边，而克里斯蒂娜一家则希望尊重父亲的意见，让父亲自己决定。如今，对于每个家庭成员来说，克服危机、解决矛盾已成为当务之急。一个合适的解决方案将会改变家庭系统，帮助家庭成员克服内心的恐惧，重新让家庭团结统一。

问题的解决策略

只有当家庭成员齐心协力，共同寻找新的解决方法时，该家庭才能顺利度过危机。为了在父亲的居住问题上达成一致，护理咨询师计划组织一次家庭会议，同时确保克里斯蒂娜及其丈夫也能够参与其中。

在沟通的过程中，护理咨询师应尽量保持中立，让每个人都可以表达自己的观点和感受。最重要的是，母亲应坦诚说明她希望父亲留在家中的理由，父亲也应解释自己选择留在疗养院的原因。同时，其他家庭成员也应当对父母的说法发表自己的看法，畅所欲言。在这个过程中，咨询师应确保所有家庭成员能够理解父母双方的感受和动机。

此外，护理咨询师应以家庭为中心，换位思考，切身为家庭本身考虑，而不是试图说服父亲，让他相信居家护理才是最佳选择。只有当父亲清楚地认识到，自己在家里生活也会感到幸福，而且不会给他人造成负担时，护理咨询师才应向家庭介绍居家护理服务及其优势。"先倾听、后行动"是护理咨询最重要的一条守则。只有真正聆听家庭成员的心声，理解他们的需求和顾虑，才能制订出最符合家庭实际的护理方案，帮助家庭渡过难关，重获和谐与幸福。

当前状况

护理咨询师团队的发展现状

借助简化的家庭病史评估工具，我们开始在团队讨论中深入探讨每个家庭系统的问题所在。在这一过程中，许多原先模糊不清的难题逐渐变得清晰，解决问题的方法也变得更具个性化和针对性。

在自身成长过程中，护理咨询师团队收获颇丰，每个人都深入地参与到家庭护理的研究中，咨询对话也在潜移默化中发生了变化。如今，我们的工作重点更加明确，与家庭的合作也更为紧密，专注于履行关键职责，同时更有针对性地将家庭资源融入护理工作中。我们会提高询问的详尽程度，确保每位成员对家庭的了解都大致相同，清楚掌握解决问题的策略。

对加入家庭系统的护工进行培训

随着护理任务的进一步明确，护工们现在能够更有目标地开展工作，显著提升了工作效率及服务质量。目前，我们正在对所有护工进行新一轮的强化培训，旨在传授家庭护理的基础知识，帮助他们掌握系统平衡理论，学会在日常工作中更有效地利用家庭资源。此外，培训还致力于深化护工对家庭系统中各种行动机制的理解，包括那些较为复杂的机制，使护工们能够采取更有效、更恰当的措施，帮助家庭解决日常生活中遇到的问题。在整个学习和实践过程中，经验丰富的护理咨询师会为其提供直接的辅导和支持。

家庭系统的护理记录

护工将依据与家庭系统共同制订的运作目标和工作任务，持续跟进护理记录。在完成强化培训后，护理咨询师和护工将组成工作团队，制订高效记录的标准，并撰写清晰且便于实施的行动指南。当行动指南制订完成并经过测试和检验后，我们会立即将其推广到各护理领域，为各位同行提供参考，共同推动家庭护理工作的进步。

现有成果

许多人都希望自己可以在家中安享晚年，对此我们推出了一种面向未来的居家护理模型，它能够充分利用各类资源，帮助更多人实现这一愿望。我们的团队致力于提供全方位的咨询服务，为整个家庭以及护工指明方向，实现优质护理，让整个家庭系统重归和谐、恢复平衡。

我们精心挑选的"高级陪护"护工是生活与护理之间的桥梁，她们用细心和耐心填补了护理中的空白，承担起陪同散步、购物、参与社交活动、操持家务等一系列任务。在多数情况下，她们不仅仅是护工，更是成为家庭中不可或缺的临时"成员"，为家庭带来了温暖与关怀。

我们的努力取得了以下成果：

- 组织流程得到完善，雇佣条件（薪酬、工时、法定保险、社会福利）符合瑞士行业标准。

- 为护理对象及其家庭定制合理的护理费用。

- 与居家护理服务机构、家庭医生以及政府等相关方合作，高效进行个案管理。

- 将整个家庭及其所处环境中的资源纳入护理范畴，成功实施家庭护理。

- 在系统平衡理论的指导和护理咨询师的支持下，为整个家庭提供专业且有效的咨询。

- 在护理咨询师团队的指导和协助下，我们的护工（高级陪护）帮助患者家庭完成日常事务，赢得了客户的满意评价。

- 护理咨询师团队定期探访，及时发现变化情况，家庭对此表示满意和肯定。

进一步发展与检验

随着工作的深入发展，弗里德曼教授将肩负起对护理咨询师团队的监管重任，为团队提供宝贵的指导与支持。此外，她还将依据系统平衡理论，为团队开展进阶培训，帮助大家更好地理解和应用这一理论。

为了验证家庭护理理念在家庭系统中的有效性和实用性，我们计划在弗里德曼教授的带领下，开展一项与护理实践紧密结合的研究。我们相信，在未来的两到三年里，我们将能够积累大量可靠且有价值的数据和研究结果，为同行们提供宝贵的参考和借鉴。

四、儿童居家护理中的护理教育与咨询：护理实践转化项目

克里斯蒂娜·科伦著

初始情况

自 2001 年 10 月至 2004 年 11 月期间，柏林洪堡大学与夏瑞蒂医学院的医学／护理教育与科学研究所下属的人文和健康科学中心，共同开展了一项名为"儿童居家护理中的护理教育与咨询——护理实践转化项目"的研究。该项目紧扣医学／护理教育的核心议题，系罗伯特·博世基金会（Robert Bosch Stiftung）资助的"促进理论与实践转化的实践机构与高校合作项目"中的一项重要研究。为确保理论能够顺畅地应用于实践，研究所与德国儿童居家护理联合会（Bundesverband Häusliche Kinderkrankenpflege）签署了一份合作协议。此举旨在深化高校与实践机构在儿童居家护理内容和实践问题上的交流，进一步促进理论与实践的紧密结合，并直接与国内儿童居家护理机构建立稳固的联系，共同推动儿童居家护理领域的进步与发展。

该项目的构想源于德国护理行业中儿童居家护理机构的稀缺性。尽管这些机构在儿童和家庭的照护方面为家庭健康作出了宝贵的贡献，但他们一直未得到足够的重视。通常，他们具备专业的儿童健康护士团队，能够应对多种复杂护理任务，例如早产儿的护理和康复、儿童脑瘫的预防、日常护理措施的落实、病情观察以及对慢性病儿童和残疾儿童的治疗指导。此外，他们还承担重症儿童护理、临终关怀以及为患病儿童家庭提供情感支持等重任，主要涉及肿瘤、血液病或神经系统疾病等复杂病情。这些护理任务表明，许多儿童及其家庭都需要长期的照护。因此，护理工作的范围也扩大到了家属教育和沟通领域，这对护理程序的设计和具体的护理实践产生了重要影响（Köhlen，1998）。例如，护理人员需要与儿童及其家庭建立良好的护患关系，在护理过程中融入教育内容，向家庭传达并帮助他们深入理解疾病的本质，协助儿童融入家庭和社会，以及与治疗团队（包括儿科医生、物理治疗师、言语治疗师等）全面协调住院和居家护理、康复、健康促进等方面的工作。而这些都需要护理人员具备心理社会能力和教育能力。然而，从目前的护理教育和培训来看，这些能力并未得到充分的传授。通常情况下，护理人员只是凭直觉来应对护理任务，缺乏科学指导（出处同上）。鉴于此，我们提出以家庭为核心的护理理念，为护理教学工作注入新的活力（Friedemann，1995），拓宽护理人员的实践视野，特别是在儿童居家护理领域。

这一转化项目旨在结合护理教育学和护理学的研究成果，针对德国儿童居家护理的现实困境，为儿童居家护理提供一种理论扎实、科学合理且以实践为导向的护理教育和指导方案。同时，我们力求在以家庭为中心的护理框架内，将系统平衡理论运用到儿童居家护理实践中，从而进一步提高护理质量。在策划护理程序和咨询流程时，护理人员应紧密结合理论，确保每一步操作都科学有效；在确立团队行动指南和组织发展的过程中，护理人员亦应依据理论，确保团队行动的高效和组织的稳健发展。无论在哪个环节，护理人员都应在各自负责的儿童居家护理领域中，将理论与实践相结合，追求卓越的工作成效，为儿童及其家庭提供更为优质的护理服务。

转化项目的各个阶段

该项目为期三年，大致可分为以下四个阶段：

第一阶段：定位和需求调查；

第二阶段：评估和具体规划教学活动和咨询服务；

第三阶段：开展、记录和评估教学活动和咨询服务；

第四阶段：结束教学活动和咨询服务，并对项目作整体评估。

第一阶段：定位和需求调查

在该阶段，由一名学生助理承担项目的行政工作，负责与德国儿童居家护理联合会的董事会以及培训活动的参与人员沟通联系。为确保项目流程规划的稳固与扎实，我们事先发起了一项关于"以家庭为中心的护理"的需求调查。根据德国儿童居家护理联合会提供的机构清单，我们于2001年底向德国境内的103家儿童居家护理机构发放了问卷。至2002年1月，我们收到了43份回复，回复率为41.7%。在此情况下，我们应意识到，参与调查的机构往往对调查主题怀有浓厚的兴趣，或者在某些方面与未参与调查的同类机构有所不同。对那些未回复的机构，我们不能轻易断定他们对调查主题不感兴趣，因此在深入分析其未参与调查的原因时，我们遇到了一定的困难。在项目实施的过程中，我们仍将这些机构纳入考虑范围，继续向他们介绍项目计划开展的活动，以确保项目能够更全面地覆盖和满足各类儿童居家护理机构的需求。

第二阶段：评估和具体规划教学活动和咨询服务

问卷调查的内容除了涵盖各机构对以家庭为中心的护理理念及其相关培训活动的兴趣外，还深入探讨了培训活动的具体组织与实施。本文主要聚焦于与项目推进密切相关的关键议题，因此，关于培训活动的详细内容将不再赘述。调查结果显示，高达95%的受访机构对以家庭为中心的护理培训表现出浓厚兴趣。在进一步探究各机构对护理培训主题的兴趣所在时，我们提供了六个选项，允许受访机构进行多选：

1. "自我认知/角色"：在以家庭为中心的护理中，探寻护理人员的自我认知和职业角色；

2. "理论基础"：掌握以家庭为中心的护理理论基础，并借助个人实践案例加以应用；

3. "家庭对话"：在特定护理情境中，与家庭进行谈话（如初始访谈、社会病史采集、咨询和指导）；

4. "健康促进"：在以家庭为中心的护理中，寻找促进健康的方法（如开展健康教育、评估个人和家庭的健康需求、推行以家庭为中心的初级卫生保健）；

5. "质量保障措施"：在以家庭为中心的护理中实施质量保障措施（如护理理念、护理服务指南、护理程序、护理标准、质量控制小组）；

6. "将理论知识运用于实践"：在项目管理、具体实践情况的分析和实施策略等方面进行知识转化。

（这些选项同时也是项目预定的教学主题）

图 19 显示了各选项的响应率，所有选项总计被选择了 142 次（100%）。从图中可以看出，"家庭对话"与"质量保障措施"两大主题备受关注，分别占比 22.5% 和 21.1%。紧随其后的是"自我认知/角色"主题，占比 18.3%。相对而言，"将理论知识应用于实践"这一主题的响应率较低，为 9.9%。护理人员对"家庭对话"和"质量保障措施"的高度关注，可能缘于这两大主题直接关联到护理工作面临的实际挑战。在职业培训中，"家庭对话"这一主题常常被忽视，而护理人员也日益意识到这已成为他们工作中的一个短板。同时，随着护理服务质量日益受到重视，"质量保障措施"的落实也变得尤为关键。

从"自我认知/角色"这一主题的占比中，我们可以清楚地看到，护理人员对探究这一主题同样有着迫切的需求。这主要是因为他们在儿童医院中接受的培训与居家护理时所面临的具体情况之间存在较大差异。相比之下，尽管"将理论

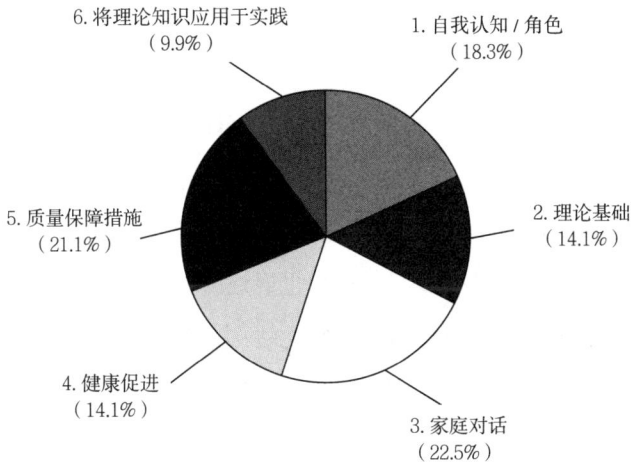

图 19　护理培训主题的兴趣分布

知识应用于实践"在提升护理专业水平方面至关重要，但各机构对此的兴趣却相对较低。对这一结果，作者并没有感到特别意外。实际上，让护理人员使用特定方法将理论知识转化为实践，反而会让其产生抵触情绪，这可能是因为他们尚未充分认识到这种转化的必要性。在此，我们希望通过引入这一主题的学习，帮助护理人员拓宽视野，同时在不贬低经验知识的前提下，引导护理人员认识到其局限性。总体而言，这些主题的占比都非常接近，因此在项目的进一步规划中，每个主题都会得到充分的考虑。

此外，调查还关注到护理机构与研究所合作的可能性。调查结果显示，高达94.6% 的护理机构表示对此有兴趣。在合作形式的选择上，问卷提供了以下五个选项，允许多选：

1."长期咨询"：研究所提供长期的咨询服务。

2."定期参与"：护理机构定期参加研究所提供的培训课程。

3."现场介绍"：研究所在护理机构中介绍以家庭为中心的护理。

4."制订护理服务指南"：基于以家庭为中心的护理理念，共同制订护理服务指南。

5."其他想法"。

图 20 显示了各选项的响应率，所有选项总计被选择 90 次（100％）。参与问卷调查的护理机构均表示有兴趣了解转化项目的后续培训。其中，33.3％的机构对定期参与项目内部的教学活动感兴趣。对长期咨询（24.5％）和制订护理服务指南（20％）这两种合作形式，各机构也展现出了较高的兴趣，这同样反映了对质量保障措施进行扩展的必要性。虽然无法从这个问题中推断出哪种合作形式对于哪个护理机构来说最重要，但可以与各个护理机构直接联系，根据他们的实际需求进行个性化设计。

总体而言，儿童居家护理机构对以家庭为中心的护理展现出浓厚的兴趣与需求。这一结果不仅源于护理人员在家庭护理中所面临的挑战，也与当前儿童居家护理的现状密切相关。同时，这一积极的反馈也为项目的未来发展奠定了坚实的基础。

基于问卷调查的结果，我们将有针对性地规划后续的研讨会、工作坊、内部培训以及咨询服务。从内容设计、财务预算到人员配置和时间安排，每一步都将紧密结合护理机构的实际需求。鉴于绝大多数护理机构对持续参与培训活动表现出浓厚兴趣，我们在未来的规划中将充分考虑这一点，并根据各机构的特点和需

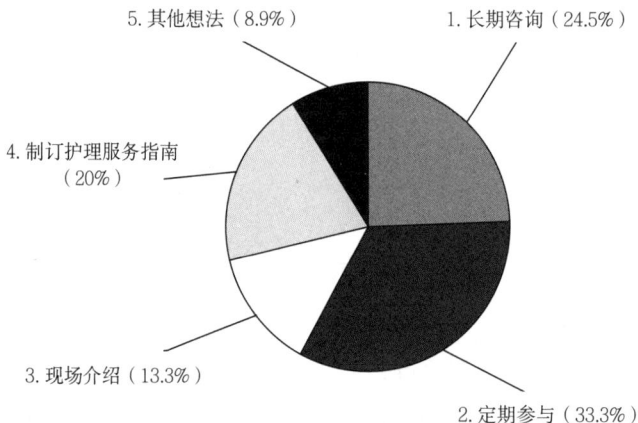

图 20　合作形式的兴趣分布

求来协调各个主题。作为系列培训活动的开篇，第二阶段将举办一场为期两天的研讨会。研讨会的主题将聚焦"在以家庭为中心的护理中，探寻护理人员的自我认知和职业角色"以及"掌握以家庭为中心的护理理论基础，并借助个人实践案例加以应用"。通过这样的活动，我们期望能够推动护理人员在个人和理论层面进行深入反思，为他们在实践中应用护理理论提供切入点。同时，研讨会也将成为护理人员交流经验、了解项目其他活动（如内部培训和流程咨询）的重要平台。

第三阶段：开展、记录和评估教学活动和咨询服务

在第三阶段中，我们除了开展计划中的培训活动外，还对其进行了记录和评估，并将评估结果直接融入后续的项目规划中。2002 年 9 月至 2004 年 5 月，我们针对以下四个主题精心策划了系列培训活动，每个主题均安排为期两天的深入培训，并根据需求对部分主题进行了重复举办。

1. 在以家庭为中心的护理中，探寻护理人员的自我认知和职业角色。
2. 系统平衡理论及其在儿童居家护理中的应用。
3. 系统平衡理论及其在儿童居家护理中的记录方法。
4. 系统平衡理论：在儿童居家护理中组织冲突情况下的对话。

通过举办精练且内涵丰富的入门讲座，并结合充满互动性的工作坊活动，我们成功地组织了一系列卓有成效的培训研讨会。这些研讨会紧密围绕护理实践的核心议题，深入探讨了与会者在护理实践中的真实案例，为大家提供了宝贵的经验交流机会。为了确保培训成果的有效转化，我们还将每次研讨会的成果整理成详尽的会议记录，并在活动结束后分发给每位与会者，以便他们在今后的护理实践中加以参考和应用。

此外，每次培训结束后，我们都进行了口头反馈和书面评估。口头反馈直接在研讨会中进行，而书面评估则以问卷调查的形式进行，便于后期进行统计分析。

第四阶段：结束教学活动和咨询服务，并对项目作整体评估

在项目的收官阶段，我们需要确保现有的培训活动和流程咨询工作都能圆满完成。而对转化项目进行整体评估的目的，则是为了验证系统平衡理论在儿童居家护理实践中的转化方法是否有效，是否能推广到其他类似的项目。为此，我们对参与项目的人数和参与频率进行了定量评估，并就参与者对培训活动的内容和组织方面的评价以及对进一步培训的需求进行了定性评估。

在项目启动之初，我们就参考了多项现有的调查研究结果（u. a. Köhlen，1998；Dobke，2000）以及我们自行开展的问卷调查。这些调查结果均表明，在以家庭为中心的儿童护理领域，护理人员对理论支持存在迫切需求。由于项目报名人数众多，为确保培训质量，我们不得不多次开设部分热门主题的课程。

此次项目共有 86 名来自 43 家儿童居家护理机构的护理人员参与，这一数字与回复需求分析问卷的机构数量完全吻合。其中，约有一半的护理人员积极参与了项目举办的多个培训活动，展现出了极高的学习热情和参与度。

在培训活动结束时，无论是通过书面（匿名）评估还是口头反馈，参与者们都对研讨会的内容和组织方法表示高度满意。他们一致认为，培训主题不仅与实践密切相关，而且对个人和职业发展也大有裨益。其次，培训活动的日程安排合理，每次活动都为后续的研讨会奠定了基础，并确保了内容的连贯性和完整性。

在此次项目中，将参与者的经验视作宝贵资源加以利用、将培训内容与护理实践紧密结合，是本次培训活动取得成功的关键。通过实践案例的引入，理论变得生动且易于理解，使得参与者们在培训期间无须对已掌握的护理知识产生任何疑问。此次项目也证明，培训能够在保持高质量讨论的前提下，将理论与实际应用紧密结合（成人教育的基本原则）。这种培训方法一方面可以让理论变得更加具体，另一方面也可以充分利用参与者的宝贵经验，从而达到更好的培训效果。在培训结束后，参与者对机构进一步开展以家庭为中心的儿童居家护理培训活动表达了浓厚的兴趣，尤其是关于"初始访谈和护理病史记录""家庭咨询""家庭护理实习生的实践指导"等主题。这为我们未来的工作指明了方向，也激励我们继续努力，为护理人员提供更多高质量的培训机会。此外，我们还需要采取进一步行动，推动护理人员在护理过程中进行深入且富有成效的自我反思。通过反思，他们可以更好地理解自己的护理实践，发现其中的不足和改进空间，从而不断提升自己的专业素养和服务质量。接下来，我们将对这一方面展开详细讨论。

培训中的教学原则

项目的构思与规划，以及培训和咨询方案的制订，均以四项教学原则为基础。这些原则汲取了德国多年来在儿童居家护理、以家庭为中心的护理实践以及系统平衡理论方面的深厚研究精髓。而在此期间，一些研究也以学位论文的形式，对儿童居家护理领域进行了深入分析（Köhlen, Beier & Danzer, 1999；Köhlen, Beier & Danzer, 2000；Dobke, Köhlen & Beier 2001；Köhlen & Beier, 2001）。

除了系统平衡理论外，这些宝贵的科学成果也在项目中得到了充分的实践运用。在保障知识传递的有效性方面，教学原则发挥了举足轻重的作用。它们具有广泛的适用性，不仅适用于儿童居家护理领域，还可为其他以家庭为中心的护理项目提供有力指导。这些原则的构成要素，正是系统平衡理论和一般系统理论的核心思想，为我们提供了宝贵的理论和实践指导。以下是对这四项教学原则的简要概述。

原则一：自我反思

在实施以家庭为中心的护理时，深刻认识自己对家庭持有的态度和理解至关重要。护理人员应以自己的原生家庭为例，深刻反思家庭运作过程的重要性及其作用，以及家庭对个人健康的深远影响。此外，护理人员应将家庭视为个人生活和职业发展的宝贵资源，积极加以利用。为了将以家庭为中心的护理理念融入对护理的整体认知中，护理人员需要综合考虑自身对护理的理解、作为护理人员的社会角色定位，以及推动护理角色扩展的个人动机。在这方面，系统平衡理论提供了一个理想的框架，有助于护理人员进行深入的自我反思。基于这一理论，已有研究人员成功开发出一种反思工具，并在实际研究中得到了应用（Köhlen, 2003）。如需了解如何激发这种反思的更多细节，请参见"基于系统平衡理论的自我反思——定性分析"。在该原则的指导下，不同层次的系统应当思考的问题如下：

- 护理人员和家庭：对于我而言，家庭是什么？家庭对我意味着什么？我如何定义家庭？

- 护理人员：作为护理人员，我如何理解自己的职业或角色？我对护理的理解有什么特点？我的行动目标是什么？
- 护理人员和护理团队：作为一个团队，我们想要实现什么目标？我们对护理的理解是什么？我们希望有怎样的理解？

原则二：理论指导护理实践

在德语国家，以家庭为中心的护理理念尚未普及，因此许多护理人员对此了解有限，亟待通过理论学习加深认识。在此背景下，无论是为家庭提供体贴入微的护理服务，还是在团队内部开展深入高效的协商与合作，提升护理人员沟通能力和心理社会能力都显得尤为重要。一种有效的方法就是与相关护理机构合作，共同制订一套以家庭为中心的护理服务指南，以此加强对外宣传，并帮助护理人员形成共识。在这方面，系统平衡理论为我们提供了一个理想的概念基础和全面的反思框架。

原则三：以护理实践中的使用情境为导向

"以家庭为中心的护理"培训主要针对具有一定职业经验的护理人员。这些护理人员对自己的工作非常了解，通常根据他们的经验和直觉来开展工作，所以很少在理论层面进行反思，正如"基于系统平衡理论的自我反思——定性分析"中护理人员 K 女士的案例所示。因此，在策划与开展研讨会和工作坊活动时，必须将理论内容与职业情境的实际应用直接联系起来。这再次凸显了一个亟待解决的严峻问题：在推行以家庭为中心的护理理念的过程中，护理人员普遍缺乏深厚的理论基础作为坚实支撑，这导致他们在日常实践中，虽然渴望实施这种先进的护理模式，但却在如何有效贯彻这一理念方面遇到了不小的困难。基于这一现状，此次培训的主要目标是以使用情境为导向，将理论与专业内容紧密融入实际护理操作中。使用情境是成人职业教育中的一个重要概念，这种教育"侧重于将所学知识应用于实际工作中，面向的是那些已经从职业学校毕业的职场人士"（Denzin，Möller & Schäffter，1980）。在规划培训活动时，重点并非单纯地向参与者灌输理论知识，而是聚焦于他们在特定职业情境中所需的能力，以及应用所学知识的条件（出处同上）。在该原则的指导下，不同层次的系统应当思考的问题如下：

- 护理人员：借助以家庭为中心的视角或系统平衡理论，我对自己的护理实践有着怎样的期望？我希望在实践中实现哪些具体目标？我追求的目标是什么？我的工作存在哪些问题？我的局限性在哪里？
- 护理人员和护理团队：借助以家庭为中心的视角或系统平衡理论，我们对自己的护理实践有着怎样的期望？我们希望在实践中实现哪些具体目标？我们追求的目标是什么？我们的工作存在哪些问题？我们的局限性在哪里？

原则四：以未来为导向

该原则与原则三紧密相连，但二者各有侧重。原则四为我们开启了一个新的视角，它倡导一种以资源为导向的综合方法，即更注重发掘和利用患者及其家庭自身的资源和能力，以帮助他们更好地应对疾病和恢复健康。这与传统的以治疗和缺陷为主导的观念形成了对比。传统的观念往往更侧重于治疗和纠正患者的缺陷，而忽视了患者自身的潜能和资源优势。根据一项关于儿童居家护理现状的研究，在为患者及其家庭提供全面（整体）护理时，护理机构往往会受到自身局限性的制约，很快触及服务极限。这些限制主要源于既定的财务管理规定和相关机构的组织结构指导方针，而这些规定和方针又在很大程度上由医疗和护理服务的付款方（如医疗保险公司）所决定（Dobke，Köhlen & Beier，2001）。这种局限性在居家护理服务机构中尤为突出，因为这类机构不仅需要为患者提供长期的护理服务，还需要与患者家属保持密切的沟通和联系。展望未来，随着医疗保健系统的不断变革，互联性和替代性的护理理念将迎来新的发展机遇。因此，对于居家护理机构的护理人员而言，掌握相关的护理学理论以及项目导向的实施方法将变得尤为重要。我们应遵循以未来为导向的原则，不仅将以家庭为中心的护理理念融入现有的护理体系中，探索其在实际应用中的可能性，更应放眼未来，积极拓展跨学科项目，以适应不断变化的医疗环境。

接下来，我们将详细阐述基于系统平衡理论的自我反思原则，并探讨其在不同情境下的实际应用。在引入以家庭为中心的护理理念和系统平衡理论的过程中，这一原则扮演着至关重要的角色，为培训项目的参与者理解和探讨后续内容奠定了坚实基础。这一观点在项目伊始进行的需求调查中得到了有力佐证。

基于系统平衡理论的自我反思——定性分析

在项目第二阶段的初期研讨会上，我们除了向护理人员介绍以家庭为中心的护理理念和系统平衡理论外，还特别强调他们自身的自我反思过程。因此，研讨会的核心主题之一便是引导护理人员探讨他们在儿童居家护理中的护理观念和所承担的角色。为此，我们基于系统平衡理论，开发了一个信息收集工具（见表6），用于分析护理人员对以家庭为中心的护理理念的看法。该工具仅作参考，可以根据实际情况随时对其进行扩展、缩减或修改。在研讨会中，我们通过各种媒介和互动形式，让护理人员在小组内不同层次的系统中运用这一工具。此外，该工具还可以在不同时段重复使用，以便有效监测或推动护理人员的态度转变。

表6　基于系统平衡理论的信息收集工具，
用于分析护理人员对以家庭为中心的护理理念的态度

运作过程的四个维度/目标	询问话题，用于分析"护理人员-家庭"互动系统中对以家庭为中心的护理理念的态度
维护系统：稳定导向调控	沟通方式和行为方式： • 互动的目标和目标设定 • 互动的结构 • 关系类型 • 将家庭成员纳入互动/关系系统中 如何理解自己在家庭中扮演的护理角色： • 护理决策的制订 • 对护理/家庭的责任 解决问题： • 意识到家庭缺乏协调、期望相互矛盾、互相依赖和角色束缚等问题 • 针对问题提供帮助/支持，解决策略

续表

运作过程的四个维度/目标	询问话题，用于分析"护理人员-家庭"互动系统中对以家庭为中心的护理理念的态度
协调统一：稳定导向灵性	在与家庭互动的过程中建立联系： •处理对家庭/家庭成员的积极和消极情绪 •处理情绪反应、期望和责任分配问题 解决问题： •意识到家庭内部及与家庭之间出现误解和冲突 •发生冲突时的决策方案 •处理自己和家庭的界限
个性化：成长导向灵性	为家庭提供帮助： •理解和处理家庭的不同看法（如护理措施） •处理家庭的过往经历（如与疾病/健康有关的经历） •处理家庭提出的想法和建议（提供护理时） •处理自己在相应情况下的经验 •处理自己缺乏经验或知识的问题 在与家庭互动的过程中建立联系： •构建与家庭之间的关系 •与家庭交换意见，定期与整个家庭进行讨论 •构建和推动问题解决的过程 与环境进行交流： •为家庭提供信息 •培养对信息的需求意识 护理理念： •提高对护理工作的认识，对护理工作和家庭采取积极的态度 解决问题： •敏锐识别家庭系统是否缺乏个性化，其稳定是否受到威胁，是否存在恐惧、危机、成瘾、孤立等情况 •针对问题提供帮助/支持，制订解决策略
改变系统：成长导向调控	价值观变化（如由特定情况引发的变化、人际关系变化、角色变化、环境变化、家属的价值观变化等）： •改变自身态度、鼓励方式和主动性 •改变自己与家庭的互动方式（诱因、动机） 用于适应变化的资源： •促进/利用家庭内部的灵活性

续表

运作过程的四个维度/目标	询问话题，用于分析"护理人员 - 家庭"互动系统中对以家庭为中心的护理理念的态度
改变系统：成长导向调控	• 寻找有效的解决方案（如寻求同伴的支持、物质资源、参加与疾病相关的额外培训等） • 加强有效的适应策略（如信念、支持、信心、希望等） • 在个人生活和工作实践中充分利用这些方法 • 处理改变系统时遇到的问题（如维持系统的价值观、家属僵化的角色和观点、家庭丧失协调统一和自信心、缺乏个性化、对稳定的担忧、与环境/他人不协调）

下面，我们将通过一个具体案例来展示这一工具的应用。我们采访了护理人员 K 女士，她此前对"以家庭为中心的护理"这一概念并无了解，也未曾接触过系统平衡理论：

在儿童居家护理领域，K 女士拥有多年的从业经历。虽然她于 1984 年加入现所在机构时，接受了居家护理方面的入职培训，但并没有接受过专门针对儿童居家护理的培训，这也是因为机构当时并没有开设此类课程。不过，她在之后的工作中，通过积累经验和与同事交流，弥补了这一不足。

以下是 K 女士对以家庭为中心的护理理念的态度分析结果，这一结果形象地体现在 K 女士的系统平衡结构图中（见图 21）。

维护系统

沟通方式和行为方式：在与家庭互动并建立关系时，K 女士习惯采取一种"顺其自然"的沟通方式，更多依赖直觉而非预先设定的策略。她的经验告诉她，制订策略往往"没有意义"，因为最终可能难以坚持执行。通常，她会先仔细观察家庭成员之间的相处模式，并在多次家访后逐渐形成一套独特的行为方式。在适应家庭或家长的相处模式时，如关系的亲疏方面，她能够根据他们的具体需求来灵活调整自己的互动方式，构建个性化的关系。然而，当谈及更具体、差异更大的行为方式时，K 女士坦言难以一一列举。在回应家庭成员的行为时，她会考虑自己在护理过程中希望达成的目标。这种以目标为导向的态度几乎贯穿了她的所

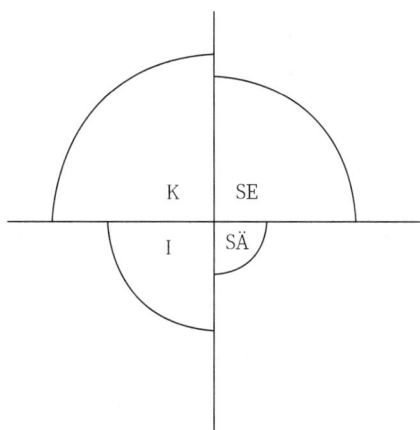

图 21　K 女士的系统平衡结构图

K= 协调统一，I= 个性化，SE= 维护系统，SÄ= 改变系统

有护理互动环节。

K 女士与家庭互动或建立关系的目标，正是她所在机构所倡导的护理目标，即"助人自助"。她将这一目标视为个人护理行动的指导方针，旨在帮助家长实现"独立自主"。在达成短期护理目标的过程中，她会严格遵循医生的指示，并据此采取相应的护理措施。

如何理解自己在家庭中扮演的护理角色：K 女士将自己定位为儿童居家护理领域的专业"护士"，她的核心职责首先是悉心照料儿童，其次是关注家长及其他家庭成员的需求。尽管她将整个家庭视为护理对象，但家庭的接纳与配合是她顺利开展工作的前提条件。因此，K 女士在工作中总是格外注意避免给家庭带来任何不必要的困扰或冒犯。实际上，K 女士的工作并不仅限于与孩子的直接护理互动。她的大部分时间其实是在与家庭成员深入交流、认真倾听他们的需求、及时给予回应，或是与患病的孩子及其兄弟姐妹一起玩耍，以营造轻松愉快的氛围。然而，K 女士并未将这些行为明确界定为护理工作。

K 女士认为自己是护理专家，她严格按照医嘱执行各项护理措施，并预先确定执行的具体类型。然而，在慢性病儿童的护理中，她深知家长才是孩子护理的真正专家。因此，在咨询谈话中，K 女士会积极提出自己的建议和方案，但最终决策权始终掌握在家长手中。当然，当慢性病儿童或残疾儿童面临紧急或专业的护理需求时（术后护理），家长的决策能力可能会受到一定影响。此时，K女士会再次发挥她的专业指导作用，帮助家长做出符合当前情况的明智决策。

协调统一

在与家庭互动的过程中建立联系：协调统一感往往源于细致入微的照料与长久的陪伴。在K女士看来，家长与护理人员间的适应与合作往往能够迅速达成。然而，短时间内更换护理人员常常令家长感到难以接受，将孩子或家庭"托付"给其他护理人员同样具有挑战性，因为家长和护理人员已经建立了"初步的信任和沟通"，而这种关系会在后续的护理过程中进一步深化。与家庭建立深厚联系的护理人员能够提供更为个性化的护理，而临时替换的护理人员则往往仅负责紧急护理措施。

通过对这些家庭的深入观察，K女士了解到家长如何耐心且个性化地照顾慢性病儿童，以及他们如何给予孩子关爱，帮助孩子融入家庭。K女士向这些家长表达了她的敬意，因为在社会环境中，他们很少得到他人的理解，他们所承受的重压也往往被忽视。因此，在与慢性病儿童的家长进行咨询谈话时，K女士作为专业护理人员，总是谨慎地提出护理替代方案，避免在家长面前自夸。如果她意识到某项护理措施可以以一种让孩子感到更加舒适的方式进行，她会向家长提出建议，但也会充分尊重家长的意愿进行调整。尽管这种情况通常不会造成严重的护理错误，但对于K女士而言，这却是儿童居家护理中难以把握的"灰色地带"，也是她和同事们感到困惑的地方。

解决问题：与患者建立良好的护患关系是K女士工作成功的基础，因此，当她发现自己与某些家长或年龄较大的孩子性格不合时，她会主动与同事交换护理任务。如果护理人员与家庭的关系过于疏远，便难以为孩子提供优质的护理。护理团队并不会将这种情况视为失败，而是会齐心协力共同解决问题。如果情况需要，护理人员将退出家庭的护理工作。随后，团队会派另一位护理人员继续照顾这个家庭。通常情况下，这类问题都能得到解决，K女士还未遇到过无法与家庭和谐相处的情况。

此外，K 女士也深知，过于亲密的谈话，如涉及家长的婚姻或性生活，可能影响与家庭之间的协调统一。对此，K 女士设定了明确的谈话界限，并且这些界限也得到了家庭的接受。此外，如果问题涉及过于专业的内容，例如家长的心理问题或吸毒问题，并且 K 女士觉得自己没有能力处理，或问题严重到如母亲遭受家暴等程度，她会建议家长寻求专业人士的帮助，而不会直接干预。除非在紧急情况下，如父亲正在对母亲施暴，她会凭直觉决定行动，并努力防止此类情况再次发生。总而言之，当问题超出了 K 女士的能力范围时，她会向家庭介绍其他资源，例如咨询机构、自助小组或妇女庇护所。但她也强调，受害者必须主动采取行动。在代表青少年健康服务机构访问家庭时，K 女士会坦诚地告知家长她的合作身份，并转告他们事情的严重情况。此时，她的角色更接近于被动的调解者，而非主动的干预者。

个性化

为家庭提供帮助：K 女士在儿童居家护理工作中积累了丰富的个人经验，这为她的护理工作奠定了扎实的基础。例如，她从工作中学到，不应盲目接受医院对家庭的评价，因为这些评价往往与她的个人观察结果存在出入。因此，在与家庭接触时，她努力保持客观，不带任何偏见，并根据自己的观察来制订与家庭相处的策略。此外，通过细致的观察，K 女士能够准确评估家长的承受能力及其对孩子健康状况的判断能力。起初，她对自己的这种能力并不完全自信，所以她会多次打电话询问孩子的健康状况。这一行为也为家长带来了安全感。在与同事的交流中，她逐渐增强了与家庭相处时的信心。在面对家庭和孩子的疾病时，K 女士始终把"传递安全感"作为工作的重点，以此缓解家庭中的焦虑情绪。当她自己感到不安时，她会先稳住情绪，之后再探究原因。在处理家长的忧虑或内疚感时，例如在孩子发生意外后，她会在护理期间与家庭就此进行更多的交流，以减轻他们的心理负担。

在与家庭互动的过程中建立联系：在避免约束家长或过多干预的前提下，K 女士需要投入大量的时间，并凭借"敏锐的洞察力"来判断在护理过程中，家长对问题导向的对话、准则或规定的需求程度。她认为这一点很难用言语具体描述，它同样属于儿童居家护理中的"灰色地带"。

护理理念：K 女士及其所在机构秉持一种"助人自助"的护理理念。这一理念得以实施的前提在于，护理人员必须具备对"灰色地带"的"敏锐洞察力"，同时在与家庭互动、建立联系的过程中，能够"传递安全感"。这一点在帮助家长学会独立进行护理操作、更有效地应对孩子的疾病方面显得尤为重要。该护理理念强调以发展为导向，致力于促进家庭的积极发展。例如，K 女士希望通过展示家庭所取得的进步来进一步推动这种积极发展，特别是在慢性病儿童的家长容易忽视这一点的情况下。在实践这一理念时，护理人员除了需要传递安全感之外，还需要帮助家庭保持耐心、学会冷静地应对问题。

解决问题：K 女士的护理理念始终秉持以孩子为中心的原则。例如，在发生家庭暴力的情况下，她会首先确保孩子的安危。在慢性病儿童的家庭中，她可能会与家长在护理观念上产生分歧。这时，她会在尊重家长的前提下，尽力帮助他们理解孩子的需求，为孩子发声。此外，对于家长对待孩子的方式，她也有自己的一套评判标准。

在与家庭的互动系统中，K 女士还提到了自己如何应对来自不同文化背景的家庭。她认为，协商彼此的个性化尤为重要。有时，这些家庭并不理解 K 女士的立场。例如，在商定护理时间时，他们会"冒一定风险"，因为约定的时间对于他们来说过早，或者他们的想法与儿童居家护理中"陪伴孩子"的实际任务存在显著差异。K 女士认为，在这种情况下，护理人员需要"明确表达"自己的观点并"设定界限"。例如，她所在的机构只能"在一定程度上"为儿童提供额外帮助，如饮食方面。如今，K 女士和同事们已经学会了容忍一些事情，例如，为了照顾孩子，她们常常需要在清晨时分，将一些还在睡梦中的家庭唤醒。

改变系统

由特定情况引发的变化：当 K 女士和她的同事们在家中照顾患有多重残疾的儿童时，如果她们察觉到家长只是"表面上应对得不错"，那么在互动系统中，改变家长行为或施加影响便成了一道难题。当家长紧紧地抱着孩子，拒绝使用任何辅助工具时，K女士虽然不想袖手旁观，但此时也别无他法。她发现自己很难解决这个问题，因为她既不想伤害家长，同时也希望自己能够公平公正地对待他们。为了应对这一挑战，她尝试向家长提供一些实用的指导和建议，希望能够引导他们改变态度和行为。然而，与家长的关系质量和长短直接影响着她能否与家长进行"坦诚的对话"，或者及时发现家长是否"误解"了她的意思。即便出现误解，K女士也需尽力"缓解"紧张关系，以免影响护理工作的顺利进行。

用于适应变化的资源：当K女士代表儿童服务机构进入家庭开展护理服务时，她同样会面临需要改变现有系统的情况。此时，与家长建立信任尤为困难。不过，也有家长视此为宝贵机会，期望为孩子提供更合适的护理，并解决现有的护理问题。

K女士对以家庭为中心的护理理念的态度，可以通过个体系统平衡结构图这一直观方式得以充分体现。作为护理人员，K女士的一个重要优势在于她能够在护理过程中与家庭建立合作关系，促进协调统一。然而，相比之下，她尚缺乏足够的能力去推动家庭系统发生深刻改变。接下来，我们将对K女士的案例进行回顾和总结，并探讨她在往后的护理工作中可以如何有效地融入以家庭为中心的护理理念，为更多家庭带去希望和温暖。

信息综述

K女士是一位在儿童居家护理领域经验丰富的专业人士，她拥有扎实的护理知识和丰富的实践经验。然而，她的行为方式和观点更多地受到直觉和经验的指引。虽然这些因素在她的工作中扮演着重要的角色，但也在一定程度上掩盖了她在护理学和理论方面的反思不足。以沟通和对话为例，K女士在描述自己所采取的护理干预措施时，往往难以给出具体、经过深思熟虑的方案，也未能按计划应用相应的方法。这一点在转化项目第一阶段的需求调查结果中也得到了印证，显示护理人员在这一领域确实存在进一步学习和提升的空间。

这不禁让我们思考，仅凭直觉行事，对于护理人员来说是否足够，特别是在面对复杂和冲突的情况时。由于护理人员的行动范围受到一定的规定制约，无法完全自主决策，因此K女士更倾向于在机构制订的服务指南和规则框架内做出反应，而非采取更加积极主动和有针对性的行动。这种情况在 K 女士的改变系统维度中表现得尤为明显。然而，在这一维度中，护理人员实际上迫切需要为家庭量身定制有针对性和计划性的护理干预措施，以满足家庭的独特需求。从 K 女士的系统平衡结构图（见图 21）来看，她与家庭的互动似乎存在某种失衡。她的工作重心更多地放在了孩子身上，而非整个家庭环境，更多的是从孩子的角度进行护理，而没有将自己视为家长的合作伙伴。她更多地关注于教会家庭如何护理孩子，而非将护理融入家庭的日常运作之中。

此外，在 K 女士与家庭之间的互动系统中，她对于家长对她的态度、她在系统中的角色定位，以及在家庭成员心中的身份都缺乏清晰的认识。这些认识上的不足将引导 K 女士进一步反思她的护理观念和对以家庭为中心的护理理念的态度，从而为她的职业个性化发展提供新的契机。随着 K 女士个体系统的改变和成长，她与家庭之间的互动系统也将随之发生变化。在系统平衡理论的指导下，K 女士将探索新的路径，更加明确自己的角色定位。这不仅将为她个人的职业发展带来积极影响，也将为家庭带来更为全面和深入的关注，使家庭成员了解到应对家庭困境的更多途径。

基于系统平衡理论的儿童居家护理调查

安克·约恩森著

为了更深入地研究转化项目以及在个别访谈中利用信息收集工具（表6）所取得的调查结果，我们制订了一份问卷，并扩大了参与调查的儿童居家护理人员的范围（Jürgensen，2005）。这一群体的显著特点是工作自主性强，长期致力于提供护理服务。本次调查旨在根据系统平衡理论，深入探讨护理人员与家庭如何组织护理工作，以及护理人员对此所持的态度和立场。这份问卷综合考虑了从不同渠道获得的信息，不仅包括上述信息收集工具的应用结果，还涵盖了儿童与家庭信息收集的相关话题，以及在以"家庭和环境背景下的护理"为主题的研讨会中进行的书面调查（Kegel, Krakor & Schikora, 2004）。该问卷共包含 48 项简短陈述，采用李克特量表的形式，旨在以直观、简洁的方式评估受访者对各项陈述的认同或反对程度，而无须完全遵循定量调查的严格标准。

通过调查，我们希望为护理人员提供一个自我反思的机会。在2005年1月开展的这项调查中，我们对116份由德国儿童居家护理人员填写的问卷进行了筛选和内容分析。同时，我们还将此次的调查结果与先前的定性研究结果进行了细致的比较和综合分析，以期获得更全面、更准确的结论。

问卷主题

根据专门用于分析以家庭为中心的护理态度的信息收集工具，维护系统维度主要关注护理人员对自身在患病儿童家庭中扮演角色的认知、决策依据以及决策权的分配。为更全面地了解护理人员的真实想法和感受，我们在问卷中围绕"护理工作中的安全感""护理决策""与家庭的互动"这三个核心主题设计了共16项陈述。

协调统一维度主要探讨护理人员与家庭在情感和界限处理方面的互动。具体而言，它重点关注护理人员与家庭之间建立的关系类型，包括关系的亲疏程度、对家长设定的界限的接受程度、双方的信任程度以及如何处理关系中的典型问题。为深入了解这一维度的具体情况，问卷中围绕"与家庭的关系"和"护理的界限"这两个主题，设计了共12项陈述。

个性化维度则关注个人的经历、知识和观点。它旨在了解护理人员在与其他参与护理的人员交流时，如何坚持自己的立场、维护个人利益和身心健康。因此，问卷中围绕"护理中的冲突"和"护理中的不确定性"两大主题，设计了共10项陈述。

最后，改变系统维度主要关注护理人员的态度、灵活性和适应能力。它具体探讨护理人员如何应对变化，以及对自身价值观和想法的坚持程度。为此，问卷围绕"态度和观点""处理资源""应对改变"三大主题，共设计了10项陈述，用来全面反映护理人员在面对变化时的反应和应对策略。

调查结果和内容分析

表7详细列出了调查问卷中的各项陈述以及受访者的回答倾向。

表7　调查问卷的各项陈述和受访者的回答倾向（平均结果），问卷采用六级量表进行量化分析，选项包括：完全符合／大部分符合／基本符合／基本不符合／大部分不符合／完全不符合。

维护系统	平均结果
类别　护理工作中的安全感	
我在护理工作中充满自信	大部分符合
直觉／经验让我对自己的工作充满信心	大部分符合
我从与我共事的团队中获得了安全感	大部分符合
我从职业培训／继续教育中获得了安全感	大部分符合
我从家庭对我的信任中获得了安全感	大部分符合
我从护理机构的工作流程／标准中获得了安全感	大部分符合
通过细致规划与患者家庭的初次合作，我获得了安全感	大部分符合
通过遵循医嘱，我获得了安全感	基本符合
类别　护理决策	
护理时间取决于家庭的日常生活规律	大部分符合
通常情况下，由我独自决定如何提供护理	基本符合
护理的范围和方式由家长事先决定	基本符合
类别　与家庭的互动	
我将父母也视作"护理对象"，通过咨询谈话等方式为其提供帮助	大部分符合
在护理与我建立了信任关系的孩子时，我遵循一套固定的流程	大部分符合
父母是我与孩子建立联系的桥梁	大部分符合
我与孩子的亲近程度，关键取决于父母	基本符合
家庭将我视作他们的一员	基本不符合

续表

协调统一	平均结果
类别 与家庭的关系	
信任是护理的基本前提	完全符合
我与家庭保持一定的（专业）距离	大部分符合
我只能在家庭设定的框架内与之互动	大部分符合
当孩子或其父母 / 兄弟姐妹不喜欢我时，我会受到影响	基本符合
孩子们的痛苦让我无比心疼	基本符合
在有些家庭中，我感觉自己是家庭的一员	基本不符合
作为护理人员，我是不可替代的	基本不符合
类别 护理的界限	
我可以应对家庭照护者强烈的情绪表达（恐惧、愤怒……）	大部分符合
我关心家庭中的问题，但不会因此感到烦恼	大部分符合
当我的底线（包括身体底线）被逾越时，我能客观、专业地处理	大部分符合
当遇到与照顾孩子没有直接关联的家庭问题时，我会感到烦恼	基本不符合
我经常需要保护孩子免受其父母的伤害	大部分不符合
个性化	**平均结果**
类别 护理中的冲突	
我清楚自己的职能以及与家长的关系	大部分符合
我清楚自己的职能以及与医疗保健领域相关各方的关系	大部分符合
我通常能够清晰地表达自己的观点，并为之辩护	大部分符合
出现意见分歧时，妥协总是最好的解决办法	基本符合
我很难忍受一些父母的育儿方式	基本不符合
关于疾病和健康的其他观点让我感到诧异	基本不符合
我经常感到精疲力竭 / 没有动力	基本不符合

续表

个性化	平均结果
类别　护理中的不确定性	
我认为监督是一种有效的补充手段	完全符合
我能应对家长的担忧	大部分符合
对护理工作中出现的问题一无所知让我感到不安	基本不符合
改变系统	平均结果
类别　态度和观点	
第一印象决定了与孩子及其家庭关系的未来发展	基本符合
有些父母的育儿方式让我感到诧异	基本不符合
有时我不得不收回对某些家庭的评价	基本不符合
处理资源	
我喜欢不断学习、提升自我	完全符合
我把照顾孩子的父母视为一种资源	大部分符合
我会让其他人也参与护理，即使他们的做法不大部分符合我的预期	大部分符合
遇到问题时我常常能够找到非常规的、个性化的解决方案	大部分符合
应对改变	
我将孩子或其父母特殊但可实现的愿望视为护理工作中的一项挑战	大部分符合
我认为自己是一个善于变通的人	大部分符合
态度强硬的家长会让我感到不安，我很少向他们提出改变的建议	基本不符合

维护系统

受访的护理人员表示，他们对提供护理服务非常有信心，这种自信主要来源于自己的经验和直觉，以及护理团队的支持。

这与我们之前在定性分析中发现的结果相契合，即经验和直觉是护理人员在工作中获得安全感的重要来源。在儿童居家护理中，护理人员仍然是主要的决策者，负责确定护理的类型和范围。然而，值得注意的是，家长在此过程中也扮演着不可或缺的角色，他们不仅是护理人员与孩子之间沟通的桥梁，更是护理工作得以顺利进行的关键因素。

协调统一

受访者一致认为，信任是护理工作成功的必要条件。为了更深入地分析这一点，我们还须结合个性化维度的调查结果来进行综合考量，即受访者普遍认为自己在护理工作中有明确的立场，在与其他专业和非专业人员的交流中，能够保持自信、自如地表达自己的观点。此外，在与家庭的关系处理上，护理人员保持了一定的（专业）距离，并不认为自己是家庭系统的一部分。

尽管与患者建立紧密联系是护理工作的理想状态，但受访的护理人员仍然认为过度融入家庭系统并不符合专业要求。同时，他们也并不认为自己不可替代。这一发现促使我们深入思考护理人员在家庭系统中的定位问题，并探究影响他们自我定位的各种因素。在与家庭保持一定距离的情况下，护理人员在实施护理措施时，往往难以充分考虑到家庭系统的既定结构。因此，这一做法与他们在关于护理范围和类型的决策权方面（维护系统维度）的回答之间，可能存在潜在的矛盾。

个性化

绝大多数受访者表示，他们不会因家长态度强硬或面对与护理无关的问题而感到烦恼。此外，他们也很少意识到，自己在某些情况下需要干预家长的育儿方式，甚至需要对孩子采取保护措施。只有少数几位护理人员偶尔会因家长对待孩子的方式而感到难以忍受。

受访者 K 女士对家长对待孩子的异常做法表示了担忧，并分享了自己的应对策略，即避免与那些态度坚决的家长发生正面冲突，退回到自己的专业领域，以此作为缓冲（Köhlen，2003）。此外，在"护理中的不确定性"方面，本次问卷调查的结果也与参与转化项目的护理人员的实际表现呈现出显著的差异。具体来说，尽管问卷结果显示护理人员通常不会在护理中感到不安，但在实际的项目培训中，护理人员在面对意外情况和特殊要求时，却普遍表现出了明显的焦虑与不安。他们不仅在理论或专业层面缺乏足够的支持，更缺乏一套完善的结构性框架条件来指导他们妥善应对这些复杂情况。

改变系统

调查结果显示，护理人员对家庭的第一印象会产生深远的影响，并且难以改变。面对态度坚决的家长，儿童护理人员似乎不会感到烦恼。此外，他们对于家长在护理或健康方面的观念差异、对护理现状的了解不足等问题也并未表现出明显的不安。而且大部分的护理人员也表示，他们并未感到缺乏工作动力或过度疲劳。

然而，与实践和培训活动相比，问卷调查在这几方面的结果也存在显著差异。这可能是因为调查受到了社会期望效应的影响。该效应指受访者为了获得社会的认可或避免不良后果，倾向于在调查中隐藏自己的真实情况或想法，这主要受个人所内化的角色期望影响（Esser，1997）。尽管我们已经采取了匿名调查的方式，但仍无法完全避免该效应带来的负面影响。调查结果在许多方面所呈现出的都是儿童居家护理人员看似理想的工作情况，这只能解释为，受访者更多表达的是自己的愿望，而非实际情况。这一发现与科伦（Köhlen，2003）得出的研究结果相吻合。过于理想化的护理人员通常不会进行自我批评，这可能也是调查结果与实际情况出现偏差的原因。

当然，需要指出的是，本文所述的调查和分析也存在一定的局限性。虽然我们可以对广泛的人群进行调查，从而得出关于整个职业群体的代表性结论，但这样的调查结果无法做到全面且深入。尽管我们以系统平衡理论为基础，从多种定性调查中提取变量，但最终的调查结果仍需与其他调查结果相结合才能得出全面解释。在分析问卷的过程中，我们发现，真正能为我们提供有用信息的并非数据本身，而是对数据背后含义的推断。尽管问卷采用了匿名调查的方式，但护理人员仍然倾向于提供符合社会期望的回答，尤其是在个性化维度上。这种现象或许可以归因于护理人员对自身角色的期望过高、过于理想主义。

　　尽管这项调查本身存在一定的局限性，但其所采用的问卷在其他方面仍展现出了重要价值。首先，它作为一种辅助工具，能够激发护理人员进行深入的自我反思，让他们更清晰地认识到自己潜在的培训需求。其次，这份问卷也有助于推动关于在儿童居家护理中实施以家庭为中心的护理理念的讨论，从而为护理质量的持续改进提供新的思考方向。

　　值得一提的是，以家庭为中心的护理理念并不局限于儿童居家护理，因此该问卷还适用于其他护理领域，如成人居家护理。此外，为确保培训效果达到预期，我们也推荐利用这一问卷对培训活动进行监测和评估。本次调查的结果显示，对大多数护理人员来说，转化项目的首个培训主题"在以家庭为中心的护理中，探寻护理人员的自我认知和职业角色"仍具有非常重要的意义。

　　这一发现与我们在儿童居家护理案例中观察到的现象相吻合：护理人员在日常工作中往往更依赖于实践经验，而缺乏必要的理论反思。因此，在设计相关培训课程时，我们必须特别强调实践和理论反思的结合，以确保以家庭为中心的护理理念能够真正落地生根。此前进行的需求调查也充分证明了这一点，受访者对"自我认知/角色"和"家庭对话"这两个培训主题均表现出了极高的兴趣和需求。

　　正如本小节所示，系统平衡理论为护理人员及其团队提供了宝贵的反思与行动框架，有助于他们形成更为系统和全面的护理思维。同时，这一理论也为护理教育者在规划与实施教学和培训活动时提供了有力的指导。为了推动以家庭为中心的护理领域的发展，并在职业环境中积极调整护理方向，我们应该从基础学习阶段就开始引入并探讨系统平衡理论。这样不仅能够为以家庭为中心的护理培训奠定坚实的基础，还能帮助护理人员更好地认识自己的职业角色，从而提升整个护理行业的专业水平。

　　在本小节中，我们深入探讨了经验丰富的护理人员在儿童居家护理领域的实际工作状况和护理观念，以及他们如何运用系统平衡理论来指导自己的护理实践。而在下一小节中，我们将进一步探讨学生们在培训过程中如何首次接触并逐步理解系统平衡理论，从而为他们的未来职业生涯打下坚实的基础。

五、系统平衡理论在职业培训中的应用

伊丽莎白·施莱尔著

引言

在培训初期，学生们通常会接触到不同的患者类型以及各种经典的护理模型（如关注需求、互动、结果或系统的护理模型）。通过学习这些内容，他们能够建立起多元思维，以便在培训结束时，结合个人对护理的理解，将这些模型融入实际工作中。在之后的实践中他们也可以提出这样一个问题：医院或其他医疗机构的护理服务指南或护理理念基于何种理论或模型。然而，我们也不得不正视一个现实：在众多实践领域中，护理人员普遍缺乏理论思维，并且难以将理论知识有效地融入日常操作中。这一现象导致学生们在将理论转化为实践的过程中，由于缺乏充分的指导和支持，常常感到力不从心，难以将所学理论知识与实际操作相结合。对于初入职场的护理人员来说，当他们向资深同事提出这些问题时，它们可能会被认为是积极的学习态度而得到欢迎，也可能被视为是一种威胁而受到冷遇。这是职场新人必须要面对并努力克服的难题。如果这类问题能够激发同事们对新事物的好奇心，那么这些新人（偶尔也包括护理专业的学生和参加职业培训的学员）通常会被积极接纳，甚至有时同事会主动要求他们展示如何在实际中应用特定的护理模型。但这对于新人来说，无疑是一项巨大的挑战，也有可能已经超出了他们的能力范围。为了有效应对这种情况，无论是在偏重理论的培训中，还是在偏重实践的指导中，职业培训的负责人和护理带教老师都应具备与学生相匹配的理论基础。因此，优化学校和实习基地之间的知识和信息传递途径变得至关重要，这样才能确保双方的知识体系保持高度一致，并且能够及时同步更新。

以下内容基于笔者在瑞士利斯塔尔的一所护理职业院校中担任专业教师的真实经历。当时，在这所学校中，学生们能够通过为期三年的护理学教育获得初级学位。目前，职业院校（Berufsschule）已不再提供这种学制，而是被高等专科学校（Höhere Fachschule）所替代，学生在接受为期三年的培训并通过考核后，可获得"执业护士"（diplomierte Pflegefachfrau/Pflegefachmann）资格。这种以职业

和实践为导向的培训模式，得到了瑞士联邦职业教育及技术局的认可，为护理行业的发展注入了新的活力。

教授知识

在培训的后半阶段，学生们将投入 9 个月的时间，深入钻研玛丽－路易丝·弗里德曼的护理理论，全方位地探讨患者及其所处的环境。在培训方案中精心设计了"情景主题"，旨在将护理实践中的宝贵经验进行梳理和提炼。这些情景主题涵盖了护理、护理学及相关学科的跨学科知识，并紧密结合多种实践领域（老年护理、急症医学、精神病学、居家护理、儿科）的护理情景[1]。

在课堂中，学生们将首先对具体的护理情景进行深入分析，并从中提炼出核心的护理问题。随后，他们将根据这些问题，制订明确的护理目标，并遵循"态度、计划、行动"[2]的指导原则。在此过程中，学生们必须时刻铭记，为实现总体目标，他们应当展现出何种态度、具备哪些能力，以及需要进行哪些深入的思考。此外，护理程序也是情景主题中不可或缺的一环。在课堂中，每个护理情景都包含评估（诊断）、制订护理计划、实施护理措施以及评价效果这四个关键步骤。

系统平衡理论在课堂中的应用

在培训的第三阶段，学生们将学习如何开展以家庭和环境为中心的护理。在这一阶段，教学模块的设计颇具特色，例如模块 1 聚焦于"儿童"情景主题，而模块 2 则围绕"精神病患者"展开。为了清晰地展示系统平衡理论在课堂上的实际应用，本文仅对如何与学生共同探索该理论的教学环节进行介绍。

护理情景：儿童

概述：与"儿童"相关的护理情景［由于他人可能对情况进行重构，并可能提及患者及其家属，因此避免直接引用护理记录（保密义务）］描述了以下情况：住院儿童的家庭情况，患病情况（或遭遇的事故），母亲的举止及其背后的原因，参与患病儿童照料的家庭成员，其他兄弟姐妹所受的影响，父亲在此过程中发挥的作用，以及护理人员对母亲和该儿童的印象、提供的护理服务和在与家庭接触

---

1 护理情景（简化的护理记录）由学校中的一位教师和实践中的护理人员共同观察并书面记录。
2 Fachdidaktikmodell Pflege（1995），Publikation der Kaderschule für die Krankenpflege CH-Aarau（heute Weiterbildungszentrum für Gesundheitsberufe = WE'G）.

时遇到的挑战和拥有的资源。该情景主要从护理人员的视角出发，描述了一个长期的护理过程，在此过程中，跨学科团队的计划、行动和态度变得逐渐明晰。

护理方面的问题

在学生们充分讨论了孩子的身心发育情况、深入了解了与之相关的症状，以及师生共同探讨了"儿童与疼痛"这一主题后，教师将在课堂上引导学生深入探索弗里德曼的系统平衡理论。这里值得关注的问题是："孩子生病对于一个家庭来说意味着什么？"由此可能引发一系列话题：家属的陪伴与支持、信息的有效传递、家庭系统中的疾病影响、医疗系统的角色、家属的无助感、小组讨论中的观点碰撞、系统掌握情况的方法，以及从疾病中学习、将其视为积极发展的态度等。

教学目标

通过课堂学习，学生应达成以下目标：

- 态度：能够识别不同的家庭情况，展示自己的所感、所想。
- 计划：根据弗里德曼的理论，分析护理情景中的家庭运作过程。
- 行动：模拟与患者的父母就护理工作展开谈话。

课堂实践

基于这一教学目标，课堂的安排和实施如下：

首先，为了激发学生的思考，利用他们已有的经验和观念，教师会邀请学生分享自己对"家庭"的理解。随后，学生将阅读关于"家庭"的定义，并交流各自的感想。在此基础上，他们需要绘制自己的家庭结构图，同时请两位家庭成员从各自的角度绘制家庭结构图。该过程旨在让学生们明白，即便是在自己的家庭内部，不同成员对于"谁属于这个家庭？"的问题也可能存在不同的看法。接下来，学生们需要思考，如果家中有人身患重病，家庭将会发生哪些变化。对于那些有过亲身经历的学生，他们将有机会分享自己的感受。关键问题在于，家庭的平衡是否会改变以及如何改变。现在，学生们将相互交流，了解彼此之间的差异，并通过以下问题进行讨论：

- 在家庭中，什么对我来说特别重要？

- 我在家中扮演着怎样的角色？

- 面对健康问题或疾病时，我的家庭会采取哪些措施和行动？

- 当家中有人生病时，我的家庭对护理（曾）有怎样的期望？

　　通过这一过程，学生们将认识到，即使在同龄人之间，大家对于家庭的看法也各不相同。这便实现了第一个教学目标。此外，社会学的相关课程也将进一步丰富他们的理解。教师将从社会学的角度，向学生们介绍家庭与社会之间的关系以及社会对家庭的看法，从而帮助学生更深入地理解家庭中的不同角色。

　　接下来，学生们将深入学习系统平衡理论，在此基础上分析具体的护理情景，并制订相应的（以系统为导向的）护理计划。在这一过程中，学生们将首先展开讨论，详细剖析理论中的各个要素，并尝试将它们相互联系起来，正如系统平衡结构图所呈现的那样，尽管这些结构图往往令学生们感到困惑。面对这些结构图，学生们一方面需要克服对抽象复杂理论的抵触情绪，另一方面又要努力寻找理解理论的切入点。他们常常在尝试理解结构图中各部分的联动关系时感到迷茫，因为一旦调整其中一个部分，整个结构图都会随之发生变化。然而，正是通过这种不断地尝试和摸索，学生们会逐渐领悟到理论的意义，以及如何在实践中应用它。但难点在于，学生们也面临着挑战，他们渴望得到具体的行动指南，但这样的指南并不能直接从理论中得出。笔者认为，行动指南的形成需要依赖于个人的专业知识和实践经验，而系统平衡理论更多的是为他们的思考和行动提供了一个方向和视角。幸运的是，学生们在学校中可以毫无顾虑地尝试和犯错，他们可以将理论与实际情景相结合，不断试错，以"勇于尝试，不畏失败"的精神为指导，坚信"失败乃成功之母"。

　　为了确保教学的顺利进行，教师们也须经历一番个人的成长。尽管他们熟悉理论，但缺乏实践经验，这成为他们面临的一大难题。然而，正是这种亲身的体验，使得他们的教学更加生动和实用，有助于提升教学质量。有时，教师们也会对自己产生疑问，比如理论是否真的足够简化？学生是否真的能够理解？笔者坦诚地将这种不确定性告诉了学生们——这也符合笔者个人的教学态度，即明确指出自身的局限性和疑惑之处，以鼓励学生更开放地进行提问和表达疑惑。当遇到无法解答的问题时，教师们会将其记录下来，课后与其他教师共同探讨，再将讨论结果反馈给学生，确保问题得到真正解决，推动教学进程。实践证明，这种教学方法取得了显著成效。

随后，学生们需要对给定的护理情景进行深入分析，据此绘制相应的系统平衡结构图。他们需要仔细研究护理记录中的每一个细节，判断不同信息属于运作过程的哪个维度、占多大比重。虽然在实际的护理实践中，这一步骤通常需要患者或其家庭的参与，因为他们对自身情况最为了解，但在学校的模拟实践中，学生们只能依靠自己的判断。通过绘制结构图，学生们能够围绕以下这些关键问题进行分析："在该护理情景中，哪些地方需要采取行动？患者及其周围环境会经历哪些变化？"此外，学生们必须证明自己的想法，将其与理论相结合，提出可行的护理方案。他们应能够借助理论向患者或其家庭提供建议和帮助，帮助他们认识到在哪些方面需要支持，以实现整体的和谐一致。如果护理人员未能多方面考虑和评估护理方案及其对患者或家庭的潜在影响，而只是单方面地提供脱离理论支持的帮助，那么他们又能在多大程度上成功稳定失调的系统呢？

借助系统平衡结构图和用于采集病史的询问话题（见第一章第一节第八小节和第九小节的表1和表2），学生们能够更深入地了解患者的个人和家庭情况，提出更贴近实际的建议，如教授母亲减负方法，帮助她更好地照顾家人，同时减轻对生病孩子的愧疚感；探讨如何让父亲更多地参与孩子的照顾；以及按照护理计划，为孩子提供专业的止痛和照护建议。在深入研究系统平衡理论的过程中，学生们会逐渐感受到它的实用价值，认识到它为他们的工作提供了一种全面且坚实的理论基础。

最后一个教学目标是与家庭就护理工作展开谈话。学生们必须对此进行规划、准备、执行和反思，通过分析系统平衡结构图，明确沟通的重点，并付诸实践。在这一过程中，他们需要运用建议、沟通和对话方面的知识和技巧。在课堂上，学生们将分成若干小组，通过角色扮演的方式来模拟谈话。每个小组将分别介绍各自的谈话重点，并让全班同学评估他们在理论应用过程中的表现。当然，在这个过程中，学生们可能会遇到不同的观点和结论，这会使他们感到困惑。但正是这些差异，让他们认识到每个患者及其家庭情况的独特性，以及作为护理人员自身在特定系统中的角色和影响。因此，教师在这一环节的引导至关重要，他们需要帮助学生理解并应对这些差异，确保沟通工作的顺利进行。

护理情景：精神病患者

概述

与"精神病患者"相关的护理情景［由于他人可能对情况进行重构，并可能提及患者及其家属，因此避免直接引用护理记录（保密义务）］描述了一位自青少年时期便饱受精神疾病折磨的年轻人，他当前仍身处精神病院接受专业治疗。该护理情景简要介绍了他迄今为止的生活经历（尤其是他的家庭背景），以及他的病情、面对的挑战和困境，同时也不乏他对于未来的向往和憧憬。此外，该情景不仅描述了他本人的感受，还描述了他的照护者（尤其是他的家人）的感受，呈现了医院日常生活中的种种情景，包括患者与自我、与周围环境之间的冲突，以及由此引发的危机。

护理方面的问题

为了全面理解这一护理情景，学生首先需要具备精神发展、精神健康以及心理平衡方面的基础知识，并熟悉精神疾病的各种症状及其相应的治疗方法（药物治疗、心理疗法、环境疗法等）。这里值得关注的问题是："精神疾病对于年轻患者究竟意味着什么？它又会对他们的亲友造成怎样的影响？"这些问题又将引出一系列深刻的话题，其中包括：精神疾病的典型症状、强制用药的伦理问题、社会孤立问题、社会融合问题（如在家庭、学校中）、童年和青少年时期的影响、就业问题、成就导向带来的重压、价值观和规范的传递、负罪感的产生、对失败的恐惧、行为失范以及应对恐惧、愤怒、失望等复杂情绪的策略。

教学目标

通过课堂学习，学生应达成以下目标：

- 态度：将自己和患者的价值体系进行对比，从中得出自己的观察结果。

- 计划：认清精神疾病（如精神病）与患者生平经历及当前生活状况之间的联系，运用系统平衡理论分析家庭运作过程，并阐释这些因素如何影响护理过程。

- 行动：制订护理计划，并阐明作为护理人员，自己将如何有效促进患者的康复。

课堂实践

在探索以上这些问题的过程中，学生们首先需要审视自我，深刻反思自己的家庭价值观。在护理领域，尤其是在精神病学领域，诸如价值观、规范、界限、规则这类话题无处不在。通过有意识地审视和反思自己的价值观和规范，并探究其背后的根源，学生们可以锻炼自己的敏锐性和批判性思维，认识到个人价值观和规范对自己思考和行动所产生的深远影响。同时，学生们还应有针对性地研究和巩固职业价值观和职业规范，确保自己的言行举止符合行业标准和道德要求。此外，社会学的相关课程也会为他们在这方面的认识提供必要的补充，帮助他们更全面、更深入地理解价值观和规范的形成背景及其影响。在课堂中，教师将引导学生们深入挖掘价值观和规范背后的社会因素，探究它们如何受到社会结构、文化传统、历史事件和经济条件等因素的影响和塑造，以及它们的作用和对生活的影响。

在第一单元的学习中，学生们已经对家庭的概念以及不同的家庭观念进行了探讨。现在，他们将通过研究各自的家庭价值观，以及他们所接受和抵制的价值观，进一步丰富自己的认识。在这一过程中，课堂将作为一个实践平台，展示不同家庭及其成员如何以多种方式发展、塑造、传递他们的价值观和规范。通过个人的亲身经历和体验，学生们将更加深入地认识到家庭成员间的相互影响，了解彼此印象的形成过程，以及这些印象如何影响家庭成员间的交流和互动。这样的课堂实践将使学生们更加深刻地理解价值观和规范的重要性，为他们未来的职业生涯奠定坚实的基础。

　　为了厘清精神疾病与患者生平经历及当前生活状况之间的关系，并阐明这些因素对家庭运作过程产生的具体影响，学生必须将护理情景中的现有信息与系统平衡理论的各要素进行结合。因此，教师在这一过程中，需要反复强调该理论的基础知识，并及时解答学生的疑问与困惑。对于学生而言，难点在于，他们几乎没有机会将理论应用于实践中，这使许多学生在理解和应用这一复杂理论的过程中，不得不反复克服自身的抵触情绪，质疑学习此理论的必要性，尤其是在他们几乎看不到任何实际应用的情况下。尽管如此，也有一些积极的案例值得我们关注。例如，在护理实践中，一些执业护士对系统平衡理论表现出浓厚的兴趣，这种积极的态度为学生们提供了宝贵的机会，使他们能够扮演专家角色，进一步探索理论的实际应用。尽管这对学生们提出了更高的要求，但同时这也是对他们能力的一种认可和褒奖。此外，一些实习机构也有熟悉该护理理论的执业护士，他们会与学生一同将该理论应用于患者及其家庭的护理中。显然，这些学生可以在课堂上更加自如地运用系统平衡理论中的各要素，并积极鼓励同学参与到学习中来，营造了一个积极互动的学习氛围。这将使那些最初对此持怀疑态度的学生相信，这项复杂且艰巨的工作是有意义的、可以与日常实践相结合，从而让他们更愿意投入到理论的学习过程中，而不是仅仅依靠老师的劝说。在克服重重障碍后，学生们已做好将理论知识付诸实践的准备。随后，他们将制订合适的护理方案，来促进患者康复并改善其周围环境。在这一过程中，学生们清楚地认识到，在实际工作中，他们无法单独完成这些任务。相反，他们需要组建跨学科团队，充分发挥系统思维的优势，携手完成各项任务。尽管学生们对系统平衡理论已有一定的了解，但在应用过程中，由于缺少具体的行动指南，他们仍会感到不安。此外，从学生制订的护理方案中，教师也能明显看出，学生们在决定采取何种护理措施时，很大程度上依赖于自己的判断和理解。这既取决于他们对护理工作的整体把握，也取决于具体的护理任务。同样，在互相展示自己的护理方案时，他们也会发现彼此的结果存在显著差异。针对这一现象，教师将在课堂上与学生们共同进行分析和讨论，确保学生们不会因此感到迷茫或认为护理工作没有固定标准。

检验学习成果

在本阶段结束后，学生们需要完成一项案例分析报告的撰写任务，这是对他们理论学习成果的重要检验。学生们表示，通过案例研究，他们能够更深入地理解护理理论及其与实践之间的联系。以下是对此的详细解释。

案例分析作为一种有效的研究方法，为学生提供一个清晰的思维框架。通过这个框架，学生们能够将自己在护理实践中所遇到的情景与所学理论进行比对分析，从而得出有针对性的结论，并提出切实可行的行动建议。采用这种方法的目的在于，使学生能够在理论的指导下，对实际情况进行深入剖析，制订出合理、可行的行动方案或建议，真正实现理论与实践的有机结合。

在撰写案例分析报告时，学生们需要遵循六个基本步骤。第一步，他们需要详细描述一个自己亲身参与的护理实践案例。这里需要注意的是，学生在描述时应聚焦于患者的个人情况，而非其家庭背景。案例的核心应围绕学生与患者之间的互动和经历展开。学生们需要全面而细致地描述患者的情况，包括他们的病情、症状、反应以及自己观察到的其他相关信息。这些描述应基于学生的实际观察、感受和事实，确保案例的真实性和可信度。对于处于培训第三阶段的学生而言，完成这一步通常相对顺利。因为他们已经经过了前期的学习和实践，对如何收集和整理案例信息、如何客观地呈现事实有了较为明确的了解。这使他们能够更加得心应手地完成案例分析报告的撰写工作，进一步巩固和提升他们的理论水平和实践能力。

第二步，学生们需要基于系统平衡理论，提出一个与护理实践紧密相关的问题。这个问题旨在揭示所述情况中哪些层面需要进一步运用系统平衡理论进行深入剖析。这一步通常是学生们遭遇的首次重大挑战，因为他们往往难以精准界定研究范畴，容易陷入表述模糊或目标设定过于宽泛的困境。在笔者看来，虽然学生们能够把握住研究的大致方向，但在提出具体且明确的问题上，他们仍然需要适当的指导和支持。

第三步，学生们需要详尽阐述系统平衡理论的基本内容。这一环节中尤为关键的是，学生们要将弗里德曼的观点用自己的语言表述出来。这不仅可以说明他们已经理解了该理论，而且也有助于他们将该理论为自己所用。学生们应当正确地概述系统运作过程、系统运作目标（即调控、稳定、灵性、成长）以及该理论对护理的诠释（如追求健康、和谐一致、系统平衡的状态）。通过这一步骤，学生们将能更清晰地认识到在护理实践中应如何运用理论中的关键要素。通常，学生们能够领会弗里德曼理论的核心要义，但用自己的话来表述则比较困难。因此，他们往往会参考弗里德曼对护理程序的具体描述，以及她所推荐的用于收集个人及家庭信息的询问话题（见第一章第一节第八小节和第九小节的表1和表2），这些内容为他们理解系统运作过程提供了宝贵指导。此外，他们还会充分利用弗里德曼关于个体系统运作目标的阐述，将其作为理解和应用系统平衡理论的重要辅助工具。

第四步，学生们需要采用图表的形式，将系统平衡理论的概述与自己描述的护理情景进行对比分析。其中，系统平衡理论代表"理论"层面的情况，而护理情景则代表"实际"操作中的情况。这样做的目的在于，让学生们能够深入认识到"理论"与"实际"之间的差异与联系，并在此基础上得出初步的结论，进而与先前提出的护理问题形成有效的呼应。这一步对学生提出了较高的要求，需要他们具备较高的分析和思考能力。在这一环节中，教师也能观察到哪些学生在理解和用自己的语言阐述理论上存在困难。很多时候，行动导向是导致许多学生陷入困境的一个主要原因。他们往往更倾向于直接描述可能的行动方案，却忽视了得出结论这一至关重要的步骤。如何帮助学生克服这一难题，对于指导教师来说无疑是一项特殊的挑战。

第五步，学生们需要根据自己得出的结论，制订一套既基于理论又切实可行、与实践紧密相关的行动方案。那些严格按照案例分析步骤行事，深入探究并真正理解该理论的学生，往往能够取得显著的成效。相反，那些未能将理论内化于心的学生，可能会提出一些空洞的建议，这些建议完全脱离了他们之前的分析和思考，显得不切实际。

第六步，学生们需要回顾自己的学习过程，从方法、专业和个人三个层面进行深入反思。在这个过程中，学生们可以再次表达自己的个人看法，分享学习心得。

通过理论学习，他们可以得出以下重要结论：首先，必须全面、细致地收集信息，这是有效应用理论的前提；其次，要勇于挑战复杂的理论，敢于提出问题，不断深化对理论的理解。当学生意识到自己已经全面掌握了护理情景，并且能够认识到这一情景仍在持续发展和变化，而不是将其视为终点时，那么他们就真正取得了学习上的成功。这样的学生不仅掌握了理论知识，更具备了应对复杂护理情景的实践能力和持续学习的精神。

通过运用护理理论对亲身经历的实践案例进行深刻剖析，学生们能够清晰地展示出自己的学习轨迹和成长过程。此外，他们还能够将理论知识巧妙地融入人际关系的构建和护理工作的实践中，使护理工作更加人性化和科学化。通过将个人经历与护理理论相结合，学生们能够逐步将知识内化，形成自己独特的实践智慧。虽然在这一过程中，学生们可能会遇到一些挑战和困难，甚至有时会抱怨任务繁重，但当他们完成这一任务时，定会为自己所取得的成就感到自豪，并能够将所学知识直接应用于实际工作中。目前，许多在职护理人员仍然面临着理论知识不足、难以将理论应用于实践的困境。然而，随着越来越多学生和其他护理人员深入研究护理理论，这种情况将会逐渐得到改善。这些致力于理论与实践相结合的学生和护理人员将成为未来护理教育的典范，推动护理教育不断向前发展，使更多的患者能够受益于高质量的护理服务。

展望

教师的核心任务是，向学生传授系统平衡理论，同时确保他们能够理解并能在实践中运用该理论。这始终是一项高标准的要求，因为该理论内容广泛且颇具抽象性。虽然理论与实践之间存在一定差距，但这不应成为我们回避理论研究的借口。相反，学生们善于进行批判性思考，思想开放，且尚未被既有观念所束缚。在培训期间，学生们可以自由地"提出问题和质疑"，这将促进他们自身的学习过程，从而极大地推动他们对护理这份职业的理解。

作为一名教师，笔者在课堂上讲授系统平衡理论时，始终注重学生专业能力与个性发展的双重培养。而这一理论恰好提供了一种能够平衡两者关系的有效工具，但这一切都建立在学生对这一理论的兴趣之上。在这方面，教师对该理论的态度、对实施全面护理的热情以及是否愿意投入时间帮助那些在思考上遇到困难的学生，都将产生决定性的影响。尤为重要的是，教师与学生之间的互动系统应致力于实现双方的共同成长。

当学生有意识地塑造自己与患者及其周围环境的互动关系时，他们便迈出了理论与实践相结合的重要一步。这里的"有意识地塑造"，意味着他们需充分调动专业和个人领域的资源，并正视自身的局限。

在教师的鼓励和悉心指导下，学生将逐步完成上述任务，学会将系统平衡理论的各要素与患者及其周围环境联系起来，并将其融入自己的知识体系中。通过这一过程，学生将深刻领悟到该理论的实用性和对职业发展的深远影响。展望未来，每一位成功掌握系统平衡理论的学生，都将在护理实践中游刃有余地运用相关知识和技能，成为行业中的佼佼者。

目前，笔者在另一所学校任教，致力于采用多种教学策略来讲授玛丽-路易丝·弗里德曼的系统平衡理论，并在多年的教学实践中积累了丰富的经验。笔者相信，通过大家的共同努力，将培养出更多优秀的护理人才，为护理事业的发展贡献力量。

六、双元制高等教育中有关系统平衡理论的课程开发

安雅·瓦尔特（Anja Walter）著

护理学本科专业

2004年10月，柏林新教社会工作和社会教育应用科学大学（EFB）开创性地设立了德国首个护理学本科专业。这一专业的设立，旨在培养一批能够满足未来国内外健康服务领域需求的高素质护理人才。通过提供学术化的护理培训，该专业致力于推动护理行业的专业化、规范化发展。此外，该专业的学生在完成本科学习后，还有机会继续深造，攻读国内外相关专业的硕士学位，进一步提升自身的专业素养和综合能力。

为了更有效地培养护理人才，EFB联合了10家机构，共同实行了一种创新

的专业培养模式。这一模式将高校内部的学校教育与医院及其他校外机构提供的护理实践培训紧密结合，使学生能够在理论与实践的双重熏陶下，全面掌握护理知识和技能。

本小节将简要介绍护理学本科专业的课程开发过程，特别是结合系统平衡理论所作出的教学决策。这些教学决策旨在确保课程的科学性和实用性，使学生在接受教育的过程中，能够逐步建立起完善的知识体系，并具备解决实际问题的能力（关于课程开发的详细内容参见 Feldhaus-Plumin，Köhlen & Nicklas-Faust，2009）。

护理学本科专业课程的基本导向

高校教学决策概览

教学法规定了学习的内容、目的和方法，以及师生之间的互动方式。同时，它还提供了一套关于分析、论证和传授（职业）科学内容的标准，并在分析和论证的框架内，探讨人在文化和社会中所处的位置。

在护理学本科专业的课程开发过程中，我们需要思考以下两个关键问题：

- 高校教学法应以什么为导向？原因何在？
- 将学位证书与职业资格证书相结合，对课程的教学基础有何意义？

需要指出的是，当前，本科教育尚且缺乏区分明显且经过评估的高校教学法（Gerholz & Sloane，2008）。因此，在教学决策过程中，我们必须慎之又慎，多方权衡，确保每一项决策都既科学合理又切实可行。在课程开发中（特别是在职业教育领域），我们始终遵循科学原则、个性原则以及情景原则这三大基石（Lipsmeier，2000）。而在成人教育领域，课程决策则基于学科分析、情景分析、教师资格预测性分析以及学习前提分析等多重维度的考量（Siebert，1996）。这些要点在护理学本科专业的课程开发中都得到了充分体现和运用。

值得注意的是，课程的构建主要采用螺旋式结构，部分教学内容会在学习初期从特定角度进行初步介绍，并在后续阶段进行深入探讨。这种课程安排主要出于以下考虑：随着学习的不断深入和实践经验的积累，学生将逐步提升自身能力，从而能够更深刻、更全面地理解和掌握复杂的护理知识。此外，我们还积极推行对话式教学，这种教学方式源于系统思维和主体思维，旨在赋予学生规划自身学习的主动权，促进他们的主动学习和自我发展。

图 22 直观地展示了护理学本科专业课程的基本教学导向及其产生的实际效果，从三个层面清晰地呈现了课程开发过程中的各项教学决策。接下来，我们将对这些教学决策进行逐一阐释。需要注意的是，这些决策并不是完全孤立的，而是相互关联、相互影响，共同构成了我们课程开发的完整框架。

课程的理论框架

玛丽－路易丝·弗里德曼（Friedemann，2003）提出的系统平衡理论为我们护理学本科专业的课程开发提供了坚实的理论框架，并已成为我们专业的核心理念。在柏林新教社会工作和社会教育应用科学大学的学位课程构建中，我们始终坚持科学的主导地位。鉴于本专业聚焦于护理学，我们特别选取了与护理学紧密相关的理论作为课程的基本框架，确保护理学在课程中占据核心地位。同时，我们也充分重视与护理学相关的科学领域，如健康科学、社会科学以及自然科学等，它们在深化和拓展护理学的各个主题方面扮演着不可或缺的角色，并与各教学模块实现了融合。

在课程开发的过程中，系统平衡理论不仅提供了一个稳固的概念框架，还展现出了其强大的包容性，能够融合其他理论知识，例如护理的现象和概念等。这

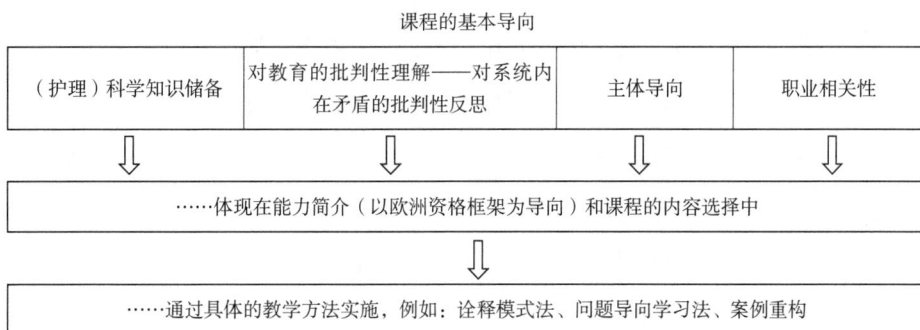

课程的基本导向

（护理）科学知识储备	对教育的批判性理解——对系统内在矛盾的批判性反思	主体导向	职业相关性

……体现在能力简介（以欧洲资格框架为导向）和课程的内容选择中

……通过具体的教学方法实施，例如：诠释模式法、问题导向学习法、案例重构

图22　课程开发过程中的高校教学决策

303-

使得该理论能够被细化分为多个具体层面，与玛丽-路易丝·弗里德曼的初衷相契合。此外，该理论还有助于我们识别护理行业未来的发展趋势和工作领域，为专业的长远发展指明了方向。

系统平衡理论是构建课程结构的核心要素——它从护理的角度构建课程内容，并开辟了一种关注学习主体的新视角。根据该理论，学习主体作为一个系统，在护理中不同层次的系统内发挥着重要作用。

为了更准确地定位护理理论，我们还需要深入探讨与护理相关的结构性问题，这些问题同样会对教学效果产生深远影响。护理学界普遍认为，护理作为一种专业活动，建立在双重行为逻辑之上。雷默斯（Remmers，2000）对此进行了深入阐释："专业护理的行为逻辑具有双重性，它强调两种同等重要的规范性要求：一方面，护理人员需要'掌握科学知识并具备运用理论的能力'；另一方面，他们需要'具备阐释能力，能够理解以专业语言撰写的个案'（Dewe & Ferchhoff & Radke，1992）。"

科学知识和案例阐释共同构成了两种相互交织的行为逻辑，它们在护理实践中相互补充、相互促进。护理是一种特殊的社会行为，其特殊性主要源于它涉及人的躯体（Körper）或身体（Leib）。从现象学的角度来看，此处用"身体"这一术语更为恰当，因为它强调的是人的身心合一，而"躯体"一词则主要侧重于医学领域对身体物理结构的描述。雷默斯对此有着深刻的见解，他提出：

"尽管护理与身体紧密相关，但如果我们未能将身体纳入行为逻辑的考量范畴，仅仅将患者视作待治疗的物理对象，忽视了他们丰富的生命体验与情感需求，那么护理的某些领域仍可能如同'未知的大陆'一般神秘莫测（Freud，1923）。因此，身体在伦理层面的重要性不容忽视，应作为教学过程中的核心议题，需从理论和实践两个层面去进行拓展。此外，对自己身体的认知，也是我们在专业化道路上塑造自我性格的重要一环。"（Remmers，1997）

护理学本科专业的课程重点关注这些知识领域，主要通过案例研究的方式，培养学生的双重行为逻辑。同时，我们也鼓励学生以自身的身体和躯体为切入点，深入剖析二者之间的关系，以期在护理实践中更加精准地把握患者的需求，提供更为贴心、专业的护理服务。

对教育的批判性理解——对系统内在矛盾的批判性反思

应用科学大学学位课程的教学要求在其教学决策中得到了充分体现，强调学生需批判性地审视社会现状。在护理学本科专业的课程体系中，学生更需特别关注护理行业的现状，通过识别系统的内在矛盾来深化理解。在这一过程中，专业行为中的"二律背反"和"悖论"（Oevermann，1996，1997；Helsper，2000）为我们提供了有力的理论支撑。

厄弗曼（Oevermann）在"生活实践的理论"中深入探讨了各种矛盾的统一体。其中，他认为生活实践将二律背反推向了极致，而专业行为则是一种与特定要求相关联的生活实践，它不仅仅是日常生活实践的延续，更是在此基础上的提升与强化。

二律背反是一种特殊的逻辑矛盾，指对同一个对象或问题所形成的两种命题，虽然各自成立，但却相互矛盾。[1]而悖论则是一种"看似"无解的矛盾，是一种行为困境，在这种困境中，二律背反将以不同的形式具体表现出来。

研究二律背反和悖论旨在：

- 深刻认识到二律背反和悖论对于提升专业素养的关键性，从而及早地把握其精髓；
- 揭示并深入反思二律背反和悖论中典型的应对模式，进而设计出更为有效的替代方案；
- 对"理论"和"实践"进行反思。

目前，已有多位护理教育家为如何揭示护理领域内存在的矛盾作出了贡献（Darmann，2005；Greb，2000，2003）。尽管他们的方法尚未被正式纳入护理学本科专业的课程开发中，但在教学评估的过程中，我们可以借助如葛雷博（Greb）

---

1 专业行为（包括护理）中的二律背反涉及决策和理由之间的二律背反：专业人士必须在理由充分的情况下做出决策，但往往决策时（尚）不存在这类理由。

的结构化网格[1]等工具，对各教学模块的内容进行细致审查与补充，以确保课程内容的全面性与深入性。

主体导向

系统平衡理论将学生、教师以及学生在日后实习工作中可能接触到的各类人群视为一个相互依存、紧密联系的系统。在这个系统中，每个个体的成长和进步都会对整个系统产生深远的影响。因此，在课程开发的过程中，我们必须遵循一项基本原则，即对所有参与其中的主体进行深入观察，并以此为基础做出课程决策。

除了弗里德曼的理论外，埃特尔－舒穆克（Ertl-Schmuck，2000）关于护理培训中主体导向的研究，也为我们的课程开发提供了理论框架。她借鉴了成人教育中关于主体概念的研究成果，创立了一套基于主体理论的护理教学法。她遵循"双主体理念"（Ertl- Schmuck，2000），强调护理培训和护理实践中的主体，并认为促进主体的成长是专业护理的主要目标之一。通常情况下，危机（如疾病）会迫使主体对现实和自我身份进行反思。在这个过程中，护理人员需要巧妙平衡护理工作的客观要求与护理对象的主观需求，为他们提供全方位的支持。其中，护理对象的主观需求源自其个人的感受和应对能力，护理人员需要与之进行深入的沟通和协商，共同确定护理目标和干预措施。埃特尔－舒穆克指出，在不对等的关系中努力构建双主体关系将是一项特殊的挑战。但只有这样，护理对象才能增强主体意识，发挥主体作用，摆脱次要角色的身份，积极参与康复过程。她还指出，协商过程中的互动具有不可预测性，因此护理人员有时无法事先对其进行规划。总而言之，护理工作并非仅凭护理人员选择有效方法就能达成预定目标，它还需要"在情景层面或主体导向层面上进行协商和决策"（出处同上）。

埃特尔－舒穆克将学生和教师之间的关系类比于护理人员和护理对象之间的关系。在教学法方面，她批评了那种将教学法仅视为教师进行教学规划的工具的

---

1 受布兰克茨（Blankertz）结构化网格的启发，葛雷博设计了一种"护理专业课程的教学结构分析"（Greb，2000）。她将高校教学法中产生并应用的"教学矩阵"视为一种结构化网格，"它蕴含了护理中的社会矛盾，这些矛盾决定了其特殊的动态特征"（出处同上）。其中，葛雷博将以患者为中心的护理与标准化护理之间的矛盾看作核心矛盾。通过应用结构化网格识别出的矛盾，可以在课程开发中借助情景分析、护理理论和社会学知识加以补充，并借助舒尔茨（Schulz）的矩阵将其转化为具体的教学目标。

做法，认为这种做法忽视了学生在学习过程中的主体地位，剥夺了他们行使学习自主权的权利。在其拟定的主体导向护理教学法中，埃特尔－舒穆克将主体发展、教育与职业技能紧密结合。她强调，护理教育不应沦为纯粹的功能性教育，而应当致力于促进学生的全面发展。在教学过程中，除了重点培养学生的专业技术能力和批判反思能力外，教师还应注重提升学生的社交能力和认知反思能力。此外，教师在提出有科学依据的学习要求时，还应充分考虑到学生的学习愿望和期望，努力实现二者之间的平衡。

职业相关性

融合职业培训的学位课程应紧密贴合相关职业的实际需求：在某种程度上，课程应为相关职业或职业文化的缩影。如上所述，（护理）科学知识的作用在于能够阐明、解释、预测与护理相关的主题或情景，并推动其不断进步。

在课程开发的过程中，我们始终秉持"理论与实践相结合"的核心理念，并运用了多元化的策略和工具，旨在建立并巩固职业相关性。一方面，我们采用了丰富多彩的教学方法，引导学生对职业情景进行深入剖析与反思，确保情景分析成为各教学模块不可或缺的一部分。通过将（护理）科学知识与实际情景紧密结合，我们帮助学生将理论知识转化为实践应用，实现知行合一（Schwarz-Govaers，2005；Fichtmüller & Walter，2007）。另一方面，我们依靠明智的教学决策，确保课程内容充分体现职业相关性。其中，最基本的教学决策便是将高校开展的学校教育与校外机构提供的职业培训相结合，并将其融入课程的各个教学模块中。

以上便是对护理学本科专业课程开发的四个基本导向的概述，本文最初提出的问题也已在上文的概述中得到了相应的解答。接下来，我们将通过举例来说明这些决策产生的实际效果。

能力简介与课程的内容选择

护理学本科专业课程的能力简介以欧洲资格框架为指引，明确规定了学生在毕业时应达到的能力水平。对于简介中较为抽象的能力描述，它们将在各个教学模块中得到具体的体现，从而确保能力与课程之间的紧密衔接。

在课程开发的框架下所拟定的能力简介，不仅符合欧洲资格框架的要求，满足《病患护理职业法》（KrPflG 2003）中《培训和考试条例》所设定的目标，还充分考虑了经过学术培训的护理人员对未来工作领域的实际需求。例如，护理学专业的毕业生需要具备开拓创新的能力，能够不断探索和构建全新的护理工作领域，以满足不断变化的医疗环境和患者需求。

根据欧洲资格框架，能力简介中的能力分为：

- 知识储备和理解能力。
- 运用工具的能力。
- 统筹能力。
- 交际能力。

在此，我们以该简介中有关"统筹能力"的一项描述为例（见图 23），深入展现课程理论框架在全面培养学生综合能力方面所起到的关键性作用。

教学方法

诠释模式法

该方法的核心在于，学习过程建立在个体对生活常识或诠释模式的主观阐释之上。阿诺德（Arnold，1985）提出，诠释模式实际上是一种结构化的框架，它囊括了对基础且近乎潜在的情景、关系及自我认知的定义。这种模式有序地构建了我们对现实世界的认知，为行动提供了合理的依据，从而维持了个体的行动能力。该模式源于生活经历，具体表现为简单且固化的解释模式、归因或价值模式，从而降低了自身的复杂性。这些模式通过人际互动，即社交活动，进行传播，而

毕业生对护理的系统性理解表现在，当他们分析护理情景或社会情景时，他们会：
- 考虑到背景并反思关系；
- 从多角度分析问题 — 特别是对比个人和社会视角；
- 允许其他观点存在并容忍反对意见；
- 使用跨学科视角 — 同时认识到自身学科的局限性；
- 在不同抽象层面上重新结合各知识领域。

图 23　关于统筹能力的描述

个体只能在有限的范围内通过深入的反思来理解和获取它们。正如社会群体拥有共同的诠释模式一样，每个行业也有各自的诠释模式，并在行业内广泛传播。这些诠释模式可能存在缺陷，因此在学习过程中需要重点讨论并加以解决。

戴博斯基和汤姆森（Dybowski & Thomssen，1982）将上述方法应用于成人教育研究。他们不仅致力于提升学生的应对能力，还认为学生应"更深入地解读社会现实，并根据客观的行动要求，培养更广泛、更出色的行动能力"。为此，他们强调，需要让诠释模式变得更加清晰、易于理解，并阐明它们在塑造行动导向和培养行动能力方面发挥的作用。

在护理教育中，这种方法与知识迁移问题紧密相关，并已应用于护理学的高等教育中（Fichtmüller & Walter，1998）。例如，在处理实际护理或学习情景时，这种方法尤其适用于培养学生的理解能力和反思能力。

传统的诠释模式有时会成为专业化的障碍，因此需要进行深入的反思和必要的调整。鉴于护理行业长期形成的诠释模式，这种方法对于融入护理实践的学位课程来说，显得尤为重要。

问题导向学习法（POL）

该方法已被纳入本专业前三学年的各个教学模块之中。鉴于部分教育者对自主学习的批判[1]，将 POL 阶段性地融入自主学习过程中具有重要意义。相比而言，自主学习法往往过分强调学生的个人兴趣，而忽视学校设定的教学目标（Faulstich，2002）。

受苏黎世某学校康复物理治疗专业教学模式的启发，我们将 POL 引入护理学本科教育中，旨在培养学生解决问题的思维模式和行为方式，提高学生应对挑战

---

1 实证研究表明，并非所有学生均能有效利用自主学习的机会。韦伯（Weber，1996）指出，高水平的受教育程度为自主学习创造了更有利的条件。舍弗特（Schäffter，1998）提出批评，指出人们普遍假定自主学习具有积极性，"而自主学习的潜在负面因素，例如对新事物或外来事物的忽视，却很少被认为是教育所面临的挑战"。此外，在自主学习的过程中，学生也容易受到干扰，因此，为实现有效的自主学习，部分学生会借助其环境中丰富多样的支持系统，例如校外培训机构。由此可见，在学习过程中，学生仅依赖于"自我"是不足够的，"还需依靠支持性的学习环境。多曼（Dohmen）曾反复强调，教育界的这种专业'构筑'应作为对个人自主学习的补充。但在狭隘的视野下，这往往容易被忽略"（Reischmann，1997）。

的灵活性，培养学生的资源管理能力和团队合作能力。在学习过程中，学生以个人经历、工作和社会实践中的真实案例为学习出发点，深入探究这些案例对自己未来护理实践的指导意义。因此，在"理论与实践相结合"的教学方法中，POL占据核心位置。

POL 的核心内容是"七步法"。此外，本专业的教师还对其进行了进一步的拓展，新增了两个关键步骤，着重强调了案例分析中的视角转换。在开展 POL 的过程中，开放式经验交流、运用先验知识和已有技能、表达案例所引发的共鸣，这三方面至关重要。图24展示了由6~8名学生组成的学习小组如何逐步完成POL 的各个步骤，体现了这种学习方法的深入与全面。

案例重构

通过引导学生对实践经历进行反思，将案例重构融入课程中。它被视为"理论与实践相结合"的重要方法之一，尤其是实践学习日［实践学习日每两周举办一次。在这一天，学生将从实习机构回到学校，反思其经历以及实践成果］为这一方法的实施提供了理想的结构。案例重构旨在培养学生对专业与职业的理解，并帮助他们开拓专业行为（参见双重行为逻辑）。作为非标准化的一项工作，护理充满了行动危机，常常出现常规方法失效的情况（参见上文的二律背反）。因此，案例重构的目标是培养学生的个案理解能力。这要求学生能够深入分析护理情景，揭示情景的"全貌"，并具备准确判断的能力，以便在必要时找到合适的替代方案。

POL 的各个步骤：

1. 初始问题：该案例对你有何影响？引发了你的哪些感受和思考？

2. 澄清模糊概念。

3. 不同参与者对该案例有何不同看法？列出可能存在的问题。

4. 提出你的观点、想法，运用以往的知识。

5. 整理并检验收集到的观点和想法的正确性。

6. 针对在讨论中仍未得到解答的问题，制订学习目标。

7. 借助文献、调查等方法，研究达成既定学习目标所需的各方面内容。

8. 展示自学成果。

9. 教师反馈。

图24 护理学本科教育中 POL 的各个步骤

案例重构旨在实现以下目标（Beck et al.，2000；Darmann-Finck，Böhnke，Straß，2009）：

- 培育学生的反思与诠释能力，通过不断练习，提升其对个案的阐释与理解能力。
- 使学生意识到自身判断和行为的建构性本质，从而培养其在履行基本工作职责时所需的判断力。
- 引导学生对职业内在的矛盾以及社会结构（如集体诠释模式）进行深入的批判性研究。
- 将学到的科学思维习惯融入专业习惯之中，使之成为日常工作的一部分。
- 鼓励学生关注未来的行动方案，为职业生涯的长远发展做好规划。
- 掌握案例重构的技巧，能够运用这一方法解释工作实践中遇到的各种情况，并在此过程中不断反思、取得进步。

在反思实践的过程中，大部分重构的案例都源于学生在护理实践中的亲身经历。通过运用不同的方法，学生能够从案例中提炼出案例的主观和客观结构。在护理教育的各个层次中，已有多种教学方法被应用于专业教学中，如情景加工（Oelke et al.，2000）或不同情景分析模型中的问题反思（Walter，2006）。这些方法的运用有助于学生在实际护理工作中更加游刃有余，提高问题解决能力。

课程结构

本专业共包含16个综合学科型教学模块，每学期开设两个模块。在前六个学期的教学模块中，我们安排了以下内容：

- 学校教育。
- 护理实践培训。
- 护理实践训练。

- 实践学习日。

- 实践任务。

- 综合学科型模块考核。

在前六个学期中，我们还将深入讲解《病患护理职业法》（2003）中《培训和考试条例》的相关内容，确保学生充分理解并掌握。在护理实践培训环节中，我们致力于帮助毕业生为健康服务中的多种任务做好全面准备，包括预防性、治疗性、康复性、咨询性、指导性、协调性、质量发展性、管理性和研究性等多个方面。

双元制高等教育所面临的一个特殊挑战是，在结构和内容上将学生的学习场所进行连接。对此，我们与合作机构在不同层面上开展了合作，涉及众多参与者。我们主要通过以下方式进行联系：

- 定期与合作机构举行会议，确保组织和专业上的协调顺畅。

- 由合作机构的实习指导教师和高校教师共同组成工作组，共同推动教学实践的深度融合。

- 高校教师在实践中提供现场指导，帮助学生将理论知识与实践操作相结合。

- 开设实践学习日，鼓励学生回到学校，系统地反思实践经历，提升专业能力。

- 合作机构的实习指导教师开会时，邀请高校教师参与，共同交流教学经验和方法。

- 采用问题导向学习法和其他形式的案例研究，引导学生主动探索、积极思考。

- 邀请实践专家（主要来自合作机构）参加高校举办的活动，分享实践经验，拓宽学生的视野。

通过这些措施，我们努力构建紧密的合作机制，促进双元制高等教育的发展，为培养高素质的护理人才奠定坚实基础。

"系统平衡理论"在各教学模块中的应用——举例说明

每个教学模块均有其独特的理论支撑，这些理论紧密围绕系统平衡理论的特定运作目标与过程展开。我们将通过举例来进一步详细阐述与简要评述。

图 25 对模块 1 进行了介绍（略有缩减），其内容紧密贴合课程安排。该模块的主题是"护理工作中的自我反思和专业态度培养"，这一主题在后续模块中还将进行进一步探讨。

模块编号及标题	1.护理工作中的自我反思和专业态度培养（基础模块）		
主要理论参考	协调统一：稳定—灵性 个性化：灵性—成长 本模块为入门模块，对护理学和伦理学的基本概念进行了简要概述，教学重点为发展学生内在的协调统一和个性化，从而培养他们在护理工作中的专业态度。在本模块中，学生将对自身及护理工作中的专业态度进行初步探讨，后续模块也将对这方面的内容进行更深入的探讨。本模块主要介绍不同层次系统中的护理，并探究协调统一和个性化对各层次系统的意义。		
模块负责人	××		
类型	时长	开课频率	学分：15 学分 / 总学时：450 学时，其中包括：
必修模块	1 学期	每年	课程时间：180 学时 （含 40 学时的问题导向学习） 学习时间：62 学时 实践阶段：208 学时
报名要求	无		
能力标准	• 培养对工作和自身的专业态度 • 熟悉护理理念和护理学发展的基本特征，特别是系统平衡理论 • 意识到自己是社会系统的一部分 • 构建与其他系统之间的联系 • 在系统间组织护理工作（无论系统界限是否可见），了解护理以及社会福利和医疗保健系统中其他职业群体的工作领域及相应的制度结构 • 关注个人的道德立场和他人的道德态度，意识到护理工作中所涉及的道德和伦理问题掌握科学的工作方法		
内容	导论与评估 **作为一门科学的护理** • 在个人协调统一和个性化的背景下，学习护理的理论基础：系统平衡理论、护理学导论、专业护理与护理态度、护理现象建构导论 • 职业稳定与职业成长冲突中的伦理学导论		

内容	• 科研导论 **社会系统中的护理** • 工作领域简介 • 护理人员在医疗保健系统中的角色与职责 • 护理行业的发展现状及前景 **个体系统** • 自我管理 / 学习策略与学习历程；引入问题导向学习法 • 身体与运动：自我感知和他人感知 • 动机、学习、个性发展、社会行为 • 探究个人的道德立场、价值观和准则 **关系系统中的护理** • 介绍护理关系的重要性 • 交流与互动 • 感觉器官的结构与功能、知觉生理学 • 知觉心理学导论 **触及可见和不可见的系统界限的护理** • 引入以身体为中心的护理、对可见和不可见的系统界限进行护理、压疮预防 • 皮肤——可见的系统界限
教学形式和 学习场所	专题报告、采访、小组工作 问题导向学习（40 学时） 报告、教学对话 实践任务
获得学分的条件	撰写一篇课外实践论文，深入探讨"何为优秀的护理？"
参考书目	
目标群体	护理学本科专业的学生，目前参与人数有限
《病患护理职业法》的主题领域	×
根据《病患护理职业法》安排课时	学校教育：护理学和健康科学、自然科学、社会科学和人文科学；法律、政治和经济…… 护理实践培训……

图 25　模块 1——护理工作中的自我反思和专业态度培养

在模块 1 中，我们将着重探讨护理在不同层次系统中的具体体现，并深入探究协调统一和个性化对各层次系统的意义。

例如，在"作为一门科学的护理"中，学生们将深入剖析系统平衡理论，结合主体导向和诠释模式法，表达自己对该理论中系统运作目标与运作过程的理解，并与自己最初对护理的个人认知进行对照。这样的学习方式能够充分展现护理作为一门科学的"个性化"特征，使学习更具深度和广度。

在"社会系统中的护理"中，学生将对护理行业进行初步的了解。他们将采访专业的护理人员，深入了解他们的工作领域，并通过文献研究对护理行业进行深入的反思。这一过程将为学生们批判性地理解护理教育奠定坚实的基础。例如，在访谈中，受访者可能会分享在职业工作中遇到的二律背反和悖论，学生们将首次接触到这些矛盾，并认真思考如何处理，进而探索适合自己的行动空间。此外，高校还会邀请校外实践代表来校分享护理工作经验，使学校教育与职业需求实现无缝对接。

在"个体系统"部分，学生将作为学习系统的核心，深入探究稳定、灵性和成长在个体发展中所扮演的关键角色。他们将结合自身的学习生活经历，深刻领会系统平衡理论中的运作过程与目标。学生将对自己的学习历程进行反思，并在必要时调整学习策略。同时，他们也将首次对自己在护理实践中的道德立场、价值观和准则进行深入的反思。

"关系系统中的护理"同样聚焦于稳定、灵性和成长这三个运作目标。在这一部分，学生将深刻认识到护理关系的重要性，并全面了解护理过程的各个关键环节。为了在未来的护理实践中与患者建立和谐融洽的关系，学生需掌握有效的沟通技巧。通过主体导向的方法，他们将反思自己的护理经历，从中汲取经验，提升自己的沟通能力。此外，学生们还将运用系统平衡理论进行案例分析，锻炼自己的信息收集能力和提出关键问题的能力。

除此之外，学生们还将在一个特定的护理情景学习中，深入探讨护患双方越过系统界限的情况。他们将以问题导向学习法为指导，通过小组合作的形式制订诠释方案和解决方案，并通过情景演绎的方式将其生动呈现。这种方式能够直观地反映出学生对自身及患者的协调统一和个性化的关注程度。护患关系的建立也离不开双方对彼此可见或不可见系统界限的接触和理解。在这一部分的学习中，学生将深刻认识到护理是以身体为中心的专业行为，并深刻反思自己的身体与躯体，剖析二者之间的区别与联系。同时，他们也将探索在系统界限处建立关系的契机。

　　将新学到的知识应用于患者生理照护的情景分析中，能够有效增强课程的职业相关性。在这方面，"实践训练"起到了关键作用。模块1中的"实践任务"则采用提问的方式，引导学生深入思考并总结与患者建立联系的有效方法。通过回答以下问题，学生能够更加清晰地掌握与患者/家属建立联系的技巧：护理人员和其他职业群体应如何与患者/家属建立有效沟通？在与不同人群打交道时，应如何调整沟通策略？在建立联系的过程中，哪些环节相对容易处理？又有哪些方面需要进一步完善或调整？在"实践学习日"这一天，学生们将展示自己的答案，并对自己的回答进行深入反思。

　　如表所述，模块1的考核方式主要通过撰写"课外实践论文"来检验学生的反思能力。其中，学生应重点关注"关系系统中的护理"这一领域。在论文准备阶段，学生需采访一名患者，深入了解其病情、护理体验、应对方式以及对"优秀护理"的理解等。随后，学生需要将患者的观点与自己及同事的看法进行对比分析，以形成全面而深入的理解。通过书面记录，我们可以清晰地观察到，学生与患者在采访过程中如何逐步达成协调统一，实现个性化发展。许多学生在论文中提及，通过采访，他们与患者成功建立了密切的关系。有时，他们甚至会分享一些非常私人的经历。这种深度交流不仅触动了双方的心灵，更让他们深刻体会到了协调统一和共同成长的真谛。学生在学习之初所收获到的这种经历，对于他们培养专业态度、实现内在成长具有极大的促进作用。

总结

　　本小节简要介绍了护理学本科专业课程开发过程中的四个基本教学导向，即（护理）科学知识储备、对教育的批判性理解——对系统内在矛盾的批判性反思、主体导向以及职业相关性。这四个基本导向共同构成了培养学生综合能力的基础框架。在教学过程中，教师主要运用案例重构、问题导向学习法和诠释模式法来推动学生的学习进程。各种理论和方法的有机结合不仅为学位课程提供了坚实稳固的框架，同时也为高校教学法的制订提供了丰富的讨论素材。

第三节　系统平衡理论研究

一、基本思想

系统平衡理论和其他中程理论不仅是护理行为的重要支撑，也是护理研究不可或缺的基石。在定量研究中，研究人员致力于通过分析一个或多个自变量对特定因变量的影响，来深入探究某一现象的本质。研究人员在建构假说和制订研究计划时，会精心设计一个概念框架，以此确保研究的内部效度。内部效度，即研究人员能够借助研究变量精准地分析研究问题，准确验证假说的正确性，并从众多影响因素中精准识别出对特定现象产生影响的程度。因此，一个可靠的理论作为研究的理论框架和理论指导，对于提升研究的内部效度至关重要。例如，美国的研究人员曾开展了一系列关于单亲母亲生活状况的研究项目，主要聚焦于单亲母亲的社会关系（以双亲夫妇的社会关系作为对照组）及其对子女问题的影响，包括学校表现、学习成绩、青少年犯罪等方面。然而，这些研究由于缺乏坚实的理论依据而显得不够深入。这些研究发现，单亲母亲的子女与双亲夫妇的子女之间存在显著差异，这无疑对单亲母亲的形象造成了负面影响，导致她们被片面地视为社会问题。但随着时间的推移和理论的不断完善，人们开始以系统性的思维重新审视这些研究，发现研究的内部效度存在问题。研究人员逐渐怀疑，孩子发展所受的负面影响并非完全源于单亲母亲（或没有父亲），而更多可能是受到了其他"干扰"因素（竞争性假设）的影响，如贫困、失业或单亲母亲所承受的角色压力等，这些因素在双亲家庭中相对较少出现。在系统性思维的理论框架下，研究人员能够更准确地识别并控制这些干扰因素。换句话说，只有当母亲的收入、子女数量、工作责任、工作压力等条件大致相同时，研究人员才能将单亲母亲与双亲家庭的母亲进行公平的比较。这时，他们发现之前认为的大部分差异实际上并不存在。因此，研究人员必须谨慎选择合适的理论，以确保研究的说服力和准确性，使假说建立在对实际情况的深入了解和真实评估之上。同时，他们也需要为研究投入足够的时间和资金，以确保研究的深入和全面。

定量研究同样需要建立在全面而深入的理论之上。理论的支持是研究人员能够提出具有合理性问题的重要前提。缺乏理论支持，研究人员就如同盲人摸象，难以设计出如半结构式问卷这样有效的调查工具（Denzin，1989；Adami，2005）。因此，我们不应盲目地进行调查，而应基于理论进行预测，并选择适当的调查主题。琳达·皮尔斯（Linda Pierce）在研究中采用了人种学方法，通过与中风致残患者的家庭进行访谈，深入了解了他们的护理经历（Pierce，1998，2001）。琳达将护理视为家庭运作的一个过程，因此，她的调查主题可分为四个方面：维护系统（为了家庭成员的福祉而维护家庭稳定）、改变系统（适应残疾状况，并将康复融入家庭运作之中）、协调一致（家庭成员间的协同行动和相互支持）和个性化（通过护理寻找生命的意义、获得成长、学习知识）。这一研究视角为我们提供了一个全新的观察视角，与以往的"压力与应对研究"理论有着显著的差异，后者往往强调对护理人员的过度要求会导致护理产生负面效果。而琳达的研究则更多地关注家庭系统运作的过程，以及家庭成员在护理中的互动与支持，为我们理解护理问题提供了新的思路。

二、家庭研究中的基本问题

引言

本节首先详细阐述了实证－经验主义的科学原则。其次，我们将深入探讨待研究现实的哲学和理论立场的发展。最后，为了更加准确地理解和应用系统平衡理论，我们详细解释了三角测量的研究方法，为实践应用提供了切实可行的途径。

人们因不满于知识的匮乏，于是致力于探索和理解事物的本质及其发展过程。人们通过梳理和分类行为过程，以阐释概念并构建理论设想。在探究家庭领域时，实证研究主要发挥三个作用：描述、解释和预测。描述，便是将现象的基本特征信息整理成结构化的形式；解释，则是探寻不同变量间相互关联的内在逻辑。这两个功能为预测家庭现象的发展趋势和可能产生的效果提供了必要的前提和基础。科学的解释需要运用系统性的抽象概念或理论，它们如同明灯，指引着研究者深入探索特定现象的本质。定量研究只有在现象有规律地发生且在一定时间内保持不变的情况下才能有效进行。然而，正如本书所述，家庭是一个不断发展和变化的系统，其运作过程受到多重复杂因素的影响。这些因素往往难以预见，使得家庭的运作过程变得难以捉摸。鉴于将规律性作为实证研究的前提条件具有很大的困难，家庭研究人员常常需要采用一些革命性和创造性的方法。这些方法引发了专家间广泛而热烈的讨论，不仅丰富了这一领域的研究内涵，也带来了前所未有的挑战。

在过去的 20 年里，不同研究方法对科学的相对价值和作用一直是学术文献中频繁探讨的主题。经验主义坚持过程具有规律性且重复发生，其理论非真即假。然而，席尔瓦和罗森伯格（Silva & Rothberg，1984）等研究人员指出，现实更具历史周期性，这一理解被称为历史主义。从系统思维的角度来看，历史主义通过变量间相互影响（如变量 A 影响 B 和 C，B 和 C 又反过来影响 A）来描述其不断变化的过程，这与经验主义中变量 A 对 B 和 C 产生永久改变的看法大相径庭。此外，历史主义还认为，不同的"真理"可以依据不同情况或视角而共存。真理并非不变的，而是受到整体情况以及行动主体的个人视角以及个人的理解的影响。因此，多种理论可以同时存在且相互补充。早在 20 世纪 80 年代，贝伦基（Belenky，1986）及其同事以及基德和莫里森（Kidd & Morrison，1988）就指出，护理需注重整体情境及相关过程，因此定性和定量研究范式应相互协调。这一观点强调了不同研究方法在科学研究中的互补性和共同价值。

威廉森（Williamson，2005）强调，研究人员将家庭研究中的两种基本方法融合，有助于催生新思想，进而推动科学的进步。在探索复杂系统时，研究人员需勇敢挑战既有基础和准则，开展创新性实验（Newman，1992）。在护理实践中，人类的复杂经历被视为探寻真理的宝贵资源，护理研究也应该吸取实践中的经验。鉴于家庭研究的知识是研究方法的灵魂，且家庭内外因视角不同可能存在多个真理，因此三角测量法似乎成为揭示多元文化家庭真实面貌的最佳手段（Bechtel，Davidhizar & Bunting，2000）。

三角测量法

罗珊娜·德马尔科（Rosanna DeMarco）著

在研究中，丹辛（Denzin，1989）首次提出了三角测量的概念，它指的是在一项研究中，同时运用两个或更多的研究人员（由两个及以上的研究人员共同研究）、运用多个理论框架、研究方法、数据源或分析手段来进行综合研究（Cambell & Fiske，1959；Denzin，1989；Jicks，1979；Sohier，1988）。此后，这一方法得到了许多学者的广泛认同与支持（Cox & Hassard，2005；Halcomb，2005；Thomas，2006）。三角测量的核心目标在于减少研究项目中难以避免的缺陷与不足。因此，在运用系统平衡理论进行研究时，无论我们从哪个角度出发，三角测量都是一种极为合适且有效的研究方法。

"研究者三角测量"指的是多名研究人员共同参与数据分析、多名访谈者协同收集信息，或者多名观察者共同对同一过程进行分析和描述的方法（Jones，2006；Williamson，2005）。相比于其他方法，这种方法能够显著减少偏差、提高研究的内部效度。根据系统平衡理论，研究人员在解释数据时不可避免地会融入个人观点，经历个性化的理解过程。而三角测量的优势在于，通过多名研究人员的共同参与，可以从多个角度审视问题，得出多个"真理"，最终将其整合为一个全面而深入的整体理解（Thurmond，2001）。这种多元视角的整合，使得研究结果更为客观、准确，为科学研究提供了有力支持。

"理论三角测量"指的是运用不同的理论对同一组数据进行解读的过程。在这个过程中，研究人员会基于每种理论提出各自的假设，并通过研究结果来验证哪种理论与实际情况最为吻合（Foss，2002；Halcomb，2005；Thurmond，2001；Williamson，2005）。

"方法学三角测量"指的是运用两种不同途径来解答同一问题，其主要目的并非在于提高研究的效度，而是更全面地拓展知识。以定量研究为例，方法内三角测量是指使用不同的调查问卷探索相同主题；而在定性研究中，方法内三角测量则是通过运用不同的数据收集方法（如访谈、观察或历史文献），从不同的角度来探讨同一问题。相比之下，方法间三角测量则是在同一研究中融合定性与定量的研究方法。尽管这些多元的方法未必能得出完全一致的研究结论，但研究人员通常能够通过对不同类型数据进行交叉比对和分类，揭示出数据间的复杂关联，并提炼出原本被忽视的重要信息（Halcomb，2005；Williamson，2005）。尽管曾有研究人员担心，多方法三角测量可能引入更多变量，导致结果不够精确，但这种观点在近年来的学术研究中逐渐被淡化（Duffy，1987）。尽管如此，西姆和夏普（Sim & Sharp，1998）仍指出，即便研究者采用两种截然不同的方法，研究结果仍可能受到系统误差的影响，且两种数据源所得出的结论并无法确保研究的整体效度。

"数据/资料分析三角测量"不仅可用于验证研究结果，更能帮助我们深化对现象的理解。在实际应用中，我们可以通过收集不同地域或不同被试群体的数据来实现这一点（Adami，2005；Jones & Bugge，2006）。

目前，由于人们尚未找到能够给出明确的数学解释方法，所以方法论领域仍有许多亟待解决的难题。因此从理论角度出发去思考问题，仍是解决问题的关键（Wendler，2001）。总体来看，三角测量在多个方面均展现出其重要优势。无论是用于推动发展（Adami，2005；Giddings，2006）、验证理论（Tobin & Begley，2004；Williamson，2005），还是解决问卷调查收集数据过程中遇到的问题，它都发挥着不可或缺的作用。这为研究人员探索新颖、更具创造性的研究方法提供了广阔的空间。然而，三角测量也存在一些问题，如结构较为松散、对时间和资金要求较高、数据规模和分析方法受限等，这些问题这给研究人员带来了不小的困扰（Lambert & Loiselle，2008；Sands & Roes-Strees，2006）。此外，所有研究都必须遵循道德原则。研究人员有责任在为社会创造最大价值的同时，尽量减轻参与者的负担（Woods & Catanzaro，1988）。在追求研究成果的同时，研究人员还应密切关注参与者的身心健康和社会压力。通过运用多种方法，从多个角度深入分析参与者的经历，研究人员可以最大限度地为参与者带来利益，这不仅有助于推动科学的进步，更能改善护理实践，造福更多人群。

三、评估家庭运作过程

目前，系统平衡理论为家庭健康的评估提供了一种有效的方法。在定量研究中，家庭健康既可以作为因变量，用于探讨如护理残疾成员对家庭健康的影响；也可以作为自变量，用以研究家庭健康状况如何影响子女教育等问题。同时，家庭健康还可以作为影响变量，例如研究家庭健康状况如何影响糖尿病饮食疗法的效果。由此可见，家庭健康在家庭研究中占据着举足轻重的地位。

根据系统平衡理论，家庭健康可被视为家庭内部各要素和谐一致的表现。因此，在研究中，家庭健康常被用作衡量家庭和谐一致的"指标"。家庭健康这一概念由多个要素构成，但在文献资料中，我们并未发现对该概念的统一定义。在1973 年以前，世界卫生组织（WHO）在使用该词时一直沿用旧的定义，认为家庭成员少有疾病即为健康的家庭，且研究的重点主要集中在家庭成员的健康状况（参见 Campbell，1986 研究综述）。然而，直到 1973 年，世界卫生组织提出了一个全新的"家庭健康"概念。新定义下的家庭健康，强调家庭作为社会的基本组织单位，能够发挥其应有作用，从而促进整个社会的健康和幸福（WHO，1973）。这一新的定义涵盖了更多层面的问题，包括家庭如何"正常运作"以及家庭幸福的内涵等。自此，研究人员对家庭健康进行了自己的定义。在护理学中，家庭健康常常与家庭功能画上等号（DeChesney，1986）。从系统的角度来看，家庭功能涵盖了家庭内部的动态变化，特别是人际关系这一核心要素，其中夫妻、父母与子女、兄弟姐妹等子系统构成了人际关系的基石（Friedman，2003）。根据压力与应对模型，健康实质上是家庭在长期运作中有效应对压力和紧张状态的过程（Clawson，1996）。环境护理则更加注重家庭与社区之间的联系，将贫困、离婚率或青少年犯罪等问题视为衡量家庭健康（疾病）的重要指标。

与系统平衡理论最为相似的是"卡尔加里家庭干预模型"，它被誉为加拿大最著名的"家庭护理"模型之一（Wright & Leahy，2009）。在这个模型中，家庭健康被赋予了新的内涵，即家庭在成长与稳定之间所保持的一种动态平衡状态。

系统平衡理论将家庭健康定义为四个目标之间的平衡，这一界定使得家庭健康的量化评估变得更为简便。健康家庭应符合以下方面：

- 家庭运作过程兼顾四个关键维度；
- 家庭成员整体上对家庭感到满意；
- 家庭内部子系统之间、家庭系统与外部环境之间保持和谐一致；
- 家庭成员很少感到焦虑。

自 1986 年起，弗里德曼便致力于开发一种简便易用的家庭健康评估工具。该工具主要通过以下方式来评估家庭健康的四个因子：①通过深入剖析家庭运作过程的各个维度以及家庭策略的效果，评估家庭系统运作目标的达成情况。②鼓励家庭成员根据自身对家庭运作过程的主观感受进行评分，以此反映他们对家庭功能的满意程度。③针对家庭与环境的互动及适应情况进行细致评估，考察家庭在个性化和改变系统方面的表现，以此作为家庭与环境和谐一致的重要参考指标。④借助科学有效的心理学手段，单独评估家庭成员的焦虑程度。

四、ASF-E 工具（家庭策略评估 - 有效性）

ASF-E 共包含 20 个项目，每个项目均设有 3 个选项。这些选项均从运作过程的四个维度出发，展现了不同策略所带来的结果，并通过 1、2、3 分进行量化。其中，3 分代表最为理想、令人满意的健康状况。我们以协调统一为例：

- 我们能及时察觉到成员的不满（3 分）；
- 我们有时感到被误解（2 分）；
- 成员之间无法相互理解（1 分）。

在每个项目中，成员都需做出选择，并最终进行累计得分。根据系统平衡理论，我们将得分进行如下分类：维护系统和协调统一的分数之和为稳定的分数；协调统一和个性化的分数之和为灵性的分数；个性化和改变系统的分数之和为成长的分数；维护系统和改变系统的分数之和为调控的分数。该工具起源于美国，并经过八次严谨的心理统计学测试。测试样本规模从 125~622 人不等，参与者主要来自社区，具有多元化的文化和社会经济背景。在所有的测试中，研究人员均采用了因子分析法，结果显示项目具有较高的稳定性，并成功归类为与理论维度相对应的四个因子，从而充分证明了该工具的结构效度。此外，每位测试者都接受了两次相同的测试（首次测试两周后和一个月后），研究人员对测试结果进行了细致的比较。这一举措确保了稳定、成长、调控和灵性这四个量表的内部稳定性以及时间信度的可靠性（Friedemann，1991；Friedemann & Smith，1997）。该工具已被翻译成多种语言，并在芬兰、瑞士、德国、墨西哥和哥伦比亚等地成功进行了测试。1993 年，德语版测试首次在瑞士展开，吸引了来自不同家庭的 127 名女性和 53 名男性参与。其中，9% 的参与者独居，28% 的参与者生活在双人家庭中，58% 的参与者则生活在 3~5 人的大家庭中。这些参与者遍布瑞士德语区的大街小巷。尽管项目已经按预期因子进行了分组，但在答案分类和结果计算过程中，研究人员仍遭遇了一些挑战。大部分测试者对稳定项目的评分偏高，这反映出瑞士人对家庭稳定性的高度重视，他们不愿轻易承认家庭稳定性存在问题。因此，工作组对问卷进行了必要的修订，并补充了一些新问题。目前，瑞士德语区的第二次测试以及德国的首次测试均已完成，测试结果已刊登在汉斯·胡贝尔出版社（Verlag Hans Huber）出版的《护理》（*Pflege*）杂志上（Köhlen & Friedemann，2006）。经过修订，该工具现包含 26 个项目。在德国，343 名来自不同年龄段和经济背景的社区测试者参与了问卷填写；而在瑞士，则有 209 名住院患者完成了问卷。经过深入分析，四个因子的特征值均大于 1。不过，有 8 个项目因分布不均或因子载荷较弱而被剔除。最终版本的评估工具精减至 18 个项目，其信度和内部稳定性均已达标。因此，在德国和瑞士，ASF-E 已成为家庭研究和与护理干预相关的家庭健康评估的有效工具。在两次测试中，尽管稳定目标的项目分数依然最高，但相较于瑞士首次测试的结果已有所降低，仍处于可接受范围内。灵性目标的信度同样表现出色，其次是成长目标，最后是调控目标（出处同上）。

如本节开头所述，ASF-E 的总分不仅能够用来全面评估家庭健康，还可以单独针对家庭系统的四个目标进行细致评估。这有助于我们记录家庭危机。按照危机的定义，家庭缺乏成长策略也被认为是一种危机，因此，当家庭在成长方面的评分较低时，便意味着家庭正处于危机之中。这种危机不仅会影响调控和灵性等其他维度，最终还可能对家庭的稳定造成威胁。这些维度的低值（分数），实际上反映了家庭危机的严重程度。

ASF-E 在家庭治疗干预期间同样具有显著的应用价值。根据研究结果显示，相较于对照组，ASF-E 能够通过评估治疗结束时至结束后一个月的总分增加值，有效衡量治疗组的进展情况（Friedemann，1994）。在治疗过程中，系统平衡理论发挥着重要的指导作用。ASF-E 不仅用于评估家庭健康状态，更直接参与治疗过程。研究人员会与家庭成员深入讨论首次评估结果，共同商讨并制订针对性的策略，以强化得分较低的维度。此外，成员每天都会收到 ASF-E 的结果图表，以此鼓励他们积极落实治疗策略。治疗一个月后，治疗效果依然显著。

在定性研究中，研究人员主要通过访谈和观察这两种方法来深入评估家庭健康。例如，皮尔斯（Pierce，1998，2001）进行的人种学研究，将家庭健康作为衡量家庭护理成效的重要标准，深入探讨了影响系统目标的积极与消极因素，并将其作为半结构式问卷的重点。例如，家庭成员在访谈中提到，家中患有中风的成员出现神志不清、失忆等症状，给他们带来了沉重的心理负担，进而影响了家庭的稳定。为了重新获得对家庭的控制权，成员们尝试避免日常冲突，努力维护家庭的稳定。从积极的角度来看，家庭成员在照顾患者和整个家庭的过程中，责任感和归属感得到了显著增强。他们逐渐学会通过哲学和宗教反思来应对当前的困境，寻找家庭和个人的意义；同时，保持耐心，积极面对未来；不放弃希望。通过这些努力，家庭实现了灵性的目标，家庭的健康状况也得到了明显改善。

在一项关于慢性疼痛及其对家庭影响的研究中（Friedemann & Smith，1996），研究人员采用了三角测量法来全面评估家庭健康。其中，研究对象包括 30 名慢性疼痛患者，他们填写了 ASF-E 问卷，并回答了一些涉及家庭目标的问题。通过对比分析，理论与 ASF-E 的评分结果相互印证，均显示出一个共同特点：成长分数偏低，而稳定分数异常偏高。这些患者往往因病痛而感到与环境之间强烈的疏离。为了减轻患者的疏离感，家庭内部努力维系情感纽带，但这种做法却往往限制了成员的自由，阻碍了他们的个性化发展。通过三角测量方法的运用，人们才真正认识到，高稳定分数并不意味着家庭非常稳定，反而是极端且不健康相互依赖的一种体现。

五、对困难家庭的研究

定量观点

文献中涉及了许多关于家庭危机的研究，这些危机大多与家庭的发展阶段有关，或由疾病等其他困难情况引发。在美国，大多数研究都聚焦于定量的相关性和描述性研究，用于检验简单的假设或线性函数结构模型。家庭危机的理论思想主要受到压力与应对理论以及生物医学理论的影响。简单地说，当个人或家庭面临压力因素的冲击、需要适应新的环境时，个人可能因无法承受压力，或家庭缺乏必要的资源，从而陷入危机之中。这种类型的研究往往因果关系较为薄弱，相似的研究甚至可能得出截然不同的结论。这些问题恰恰印证了系统平衡理论的猜想，即面对相同的压力源，不同的家庭和个体，因其家庭系统整体运作过程的差异，会产生截然不同的结果（Van Riper，2000）。认识到这一点后，研究人员开展了一系列新的研究，他们假设，具备良好应对能力和结构稳固的家庭能够更有效地应对这些挑战，并在研究中将"家庭类型"作为应对过程中的一个重要协变量进行考量。

这种线性模型虽然看起来简单且合理，但在实际应用中却存在一些问题，与系统平衡理论并不相符。这些问题主要可以归结为以下几个方面的原因：

1.线性模型不符合系统原则；变量（家庭类型）无法反映过程的动态变化。
2.线性模型旨在探索客观真理，但家庭成员对家庭的评价却很主观。

3.线性模型无法解决分析单位不一致的问题。

4.线性模型在测量中通常关注平均值，忽视了家庭系统的多样性。

5.线性模型无法记录随时间推移而发生的变化。

下面是对以上原因的详细解释。

系统研究

定量研究主张现实可量化，因果关系遵循直线式的原则。与之相反，系统理论则认为，因果关系并非简单的线性关系，而是现实在不断变化中的发展过程。系统理论特别强调系统运作过程的循环性和不可逆性。也就是说，如果变量A能够影响和改变变量B，那么变量B和其他相关变量也能通过反馈作用来影响变量A。这种循环往复的过程不断发生，会有越来越多的变量参与其中，最终使得变量A不再保持其原始状态。实际上，并不存在完全独立的变量，任何变量都会受到反馈的影响而发生变化，并随着时间的推移而不断发展。因此，无论线性结构模型包含多少变量，它只能捕捉到连续过程中的一个短暂瞬间，而一旦这个瞬间过去，模型所描述的状态便不再符合现实情况。

客观性

线性模型的另一个缺陷在于它基于客观性的假设。根据系统平衡理论，所有现实都是主观的。每个人在评价个人和家庭生活时，都会从自己的角度出发。经过长期的个性化发展，他们逐渐形成了对个体、社会身份和家庭成员角色的独特见解。此外，对角色、权利和责任的理解也使他们对其他家庭成员的行为和家庭的参与度形成了固定的期望。正因为每个家庭成员都会根据自己的角色和需要来构建对家庭的主观设想，所以家庭现实就是个人观点和价值观的交汇点。随着时间的推移，这种现实会在追求和谐一致的过程中不断发生变化。相比之下，实证研究则遵循逻辑实证主义的范式，致力于探寻唯一的真理（Dzurec & Abraham，1993）。但实证研究本身也带有高度主观性，即使是标准化的问卷调查和结构化观察，在解释行为时也会不可避免地掺杂主观因素。这一事实使得实证研究的过程备受质疑。定量研究则以观察过程和统计推论的概率为基础，通过计算得出一些普遍适用的规则，并称之为现实。但这种"人为"构造的现实，在家庭研究中往往与真实的系统运作过程相去甚远。

分析单位一致

随着用来描述家庭应对过程的变量不断增多，研究模型日益复杂，解读起来也变得越发困难。例如，家庭可以担任审查者的角色，接收并传递特定信息，同时拦截或引导其他信息。不过，家庭本身也可能成为压力源，加剧某些问题；或成为缓冲器，减轻问题对家庭成员的负面影响。最终，家庭还能反映其成员的行为所影响的范围。从这些角度来看，我们可以借助一个或多个变量来测量家庭系统。然而，正是个人、家庭与环境之间的相互影响，使得模型变得越发复杂，这也正是分析单位所面临的难题。在研究问题或构建结构模型时，将同一系统层面的变量进行关联已是一个备受讨论的话题。例如，在研究家庭系统层面时，研究人员需要全面收集家庭内的各种变量，并对家庭应对、家庭幸福感和家庭冲突等概念进行定义和评估。系统理论指出，单纯计算个体得分的总和或平均值，并不能真实反映家庭的特征。此外，众多研究均显示，家庭成员在回答同一问题时，其答案往往大相径庭。这一现象引发了广泛的学术探讨，主要集中在如何有效运用来自一个或多个信息源的家庭信息，以及如何处理不同答案的难题（如 Draper & Marcos, 1990；Feetham, Meister, Bell & Gilliss, 1993）。然而，即便借助系统平衡理论，这些问题仍未能得到全面解决。研究的核心并非状态或线性关系，而是过程本身。因此，研究人员需采用创新方法，如三角测量等，以严谨的态度对待、解决并评估不同系统层面上变量间的相互作用问题。

家庭的多样性

根据系统平衡理论，家庭在面对困境时的反应、采取的策略，以及成员所受影响均呈现多样性。因此，研究人员应当深入评估每个家庭的运作过程，并重点关注家庭间的不同以及导致家庭产生这些差异的因素。然而，当前大多数研究倾向于计算平均值，仅关注家庭的共同和典型特征。这种做法忽略了平均值之外的情况，而这些情况恰恰最能展现家庭运作过程的丰富多样性。

随着时间推移而发生的变化

因为长期研究需要耗费大量的时间和资金，因此研究人员较少进行长期研究。这类研究通常是对同一现象进行多次测量，以便更深入地了解其变化过程。然而，在长期研究中，尽管研究人员能够观察到特定时间点上的多种家庭情况，却往往难以对产生这些差异的具体过程做出合理解释。这一局限使研究人员清楚地认识到，要想得出关于家庭系统的真正结论，他们就必须深入掌握时间、空间和能量的发展规律。为此，他们必须采用现代化的研究方法，并将定性研究、定量研究以及其他类型的三角测量相结合，以更全面、准确地揭示家庭系统的运作过程。

定性观点

鉴于客观现实难以穷尽，我们应转换思维，探寻最适合研究主观现实与检验中程理论的方法。勒文贝格（Lowenberg，1993）便提出，从解释学的角度看，现实宛如"嗡嗡作响的混沌"。在此理解下，定性研究的不足逐渐显现。尽管定性研究力图捕捉过往现实，但我们必须深思：所捕捉的现实究竟属于参与者，还是研究人员，抑或二者兼有（Patton，1999）？桑德洛夫斯基（Sandelowski，1993）将研究过程比喻为"一种充满艺术性的探险"，研究人员与参与者相互协作，共同构建现实。根据系统平衡理论，这一过程既涉及个性化，也涉及改变系统。将信息传递并融入研究人员的生活，使其更加完善并具实用价值。因此，研究测量到的现实是一个不断发展的人际过程，两种现实在这一过程中融为一体，不可分割。这也是为什么现象学研究即使是反复进行，也不会得出相同结果的原因（Sandelowski，1993）。在使用系统平衡理论进行研究时，研究人员应尝试通过理论中的概念对研究过程进行初步描述，即形成研究假说。例如，人种学研究人员会审视案例，检验理论解释是否适用于每个案例。若存在不适用之处，研究者需根据新的现实调整理论解释，解决与预测过程（即研究假说）之间的所有矛盾点，确保二者完全吻合。也就是说，研究人员修正理论解释，直至其适用于所有情况（Agar，1986）。

虽然人种学被视为检验理论的理想方法，但其效度问题仍存在争议。其中的争议主要集中在归纳研究结果的可行性以及如何处理主位（emic）与客位（etic）

现实之间的差异。在研究中，我们应当以内部现实，即参与者的现实为主。但在解释情况和检验理论时，研究人员也需参考自己的（客位）现实，这是个性化的过程。研究人员不仅是研究的执行者，更是研究的一部分，他们在研究中不断学习和成长。因此，他们所获得的新知识，必然会对研究产生一定的影响（Carr，1994）。

没有一种研究方法能够得出绝对完美的结果，但只要研究人员能够持续以辩证的态度审视自己的研究成果，尽力运用三角测量法来弥补研究的不足之处，并坚持不懈地进行长期研究，那么他们所取得的结果便可以被视为最佳的结果。

六、以家庭运作过程为核心的研究方案

重度残疾儿童患者家庭研究示例

从理论层面来看，家庭运作过程涵盖多个方面。当家庭面临如照顾残疾儿童等挑战时，它们会经历一系列独特的运作过程，逐步从个性化过渡到改变系统。一旦家庭能够通过该过程恢复和谐一致，每位家庭成员便能在学习与个体成长的道路上实现个性化的发展。然而，我们也需要注意到，处于危机中的家庭往往容易忽视个性化。

使用 ASF-E 工具能够帮助护理人员得出重要结论。这一工具从家庭与外部环境交流的动机和开放程度出发，对家庭的成长状况进行了一次全面而细致的评估。ASF-E 工具的基本理念是，家庭通过与外部环境的互动和信息交流，可以实现学习与成长。如果评估结果得分较低，那就说明家庭与外部环境之间存在一定的隔阂和障碍。这种隔阂不仅限制了家庭获取外界信息和资源的渠道，还影响了家庭成员之间的沟通和互动，从而不可避免地限制了家庭成长的机会。

因为每个人的感受都是主观的，因此在使用该工具时，每个家庭成员对家庭成长的评估结果（个性化和改变系统导向成长）都可能有所不同。研究人员在对家庭成长进行评估时，应该提前预见到，某些成员的评分可能会高于其他成员。不过，这种主观性在家庭遭遇危机时，反而可能成为该工具的一个优点。家庭危

机的发生，往往源于家庭成员感到自己无法掌控家庭状况，从而产生了失控感。此时，利用该工具进行评估，能够更真实地反映家庭成员的内心感受。此外，研究人员在处理数据时，不应简单地将所有家庭成员的分数加起来。比如说，当家庭成员普遍认为家庭成长情况合适时，得出的分数就应处于中等水平；当部分成员正面临严重危机，而其他成员尚未察觉时，即使总分看似中等，也有可能掩盖了家庭内部的真实问题。这种计算方法可能会出现有些家庭看似分数相近，但实际上家庭状况却截然不同的问题。因此，在目前所有基于系统平衡理论指导的研究中，研究人员都会将每位家庭成员的分数分开计算，以便更准确地把握家庭成长的真实状态。

将家庭成员个体的评分纳入评估结果，不仅有助于研究人员更全面地了解家庭情况演变过程中的多元视角，更能深入挖掘不同看法所蕴含的意义。这一举措为研究人员开辟了一个全新的研究领域。接下来，研究人员可以进一步探索的问题包括："如果父母的成长能力逐步下降，这是否预示着家庭危机即将到来？""如果所有家庭成员出现成长迟缓，那么是否意味着家庭正面临最严重的危机？""残疾儿童的发展、兄弟姐妹的成长、父母的成长和危机的严重程度，这四者之间究竟存在着怎样的复杂关系？"在这些研究中，研究人员可以引入焦虑、家庭纠纷等附加变量来量化危机的程度。但在此之前，研究人员必须明确分析的对象。值得注意的是，上述问题的分析对象均基于个体。因此，为了确保变量与分析对象的一致性，研究人员需要将家庭纠纷等变量定义为个体对家庭纠纷的看法。

定量研究虽能给出平均值，但这样的结果却往往掩盖了许多家庭的真实情况。相比之下，定性研究更能深入挖掘家庭危机的细节，了解每个家庭成员在事件中的具体参与和体验情况。因此，为了提升研究结果的内部效度，研究人员应当采用方法间的三角测量（定量研究和定性研究）。例如，研究人员可以进行半结构化访谈，对整个过程进行录音，随后再细致地将录音内容转化为文稿。如果之前定量研究的受试者已经受到了信息收集或者研究人员的影响，那么在定性研究中，研究人员应该选择全新的受试者，以确保研究的客观性与独立性。访谈的主题不仅要涉及时间压力、经济压力或抑郁情绪等常见问题，还要深入探索家庭当前情况带来的个性化发展和成长迹象。这样，我们才能更全面地理解家庭运作的复杂性和多样性，从而得到更真实、更有价值的研究结果。

如果定期访谈的成本高昂或者操作起来太烦琐，研究人员也可以考虑采用案例研究法来代替。例如，研究人员可以重点关注那些成长分数有明显差异的家庭，深入探究这些家庭运作过程的具体细节，并分析导致家庭成员对残疾儿童反应差异化的根本原因。在案例研究的过程中，研究人员可以综合参考访谈资料、护理记录以及跟外界人士（如孩子的医生或护理人员）的交流内容，从而更全面、更深入地了解这些家庭的实际情况。在研究的最后阶段，研究人员需要细致地对比定量研究和定性研究的结果，并按照逻辑进行整合。例如，研究人员可以将关于个性化和家庭在适应过程中遇到的问题罗列出来，然后与定量研究中个体的评分进行对照。不难想见，那些在成长评分分数较高的人，他们的评语中往往都会提到如何寻找生活的意义以及从现状中汲取经验等内容。完成上述步骤后，研究人员应借助系统平衡理论，审慎地对这些描述性解释进行提炼总结。这一过程往往能够揭示出更多值得深入探讨的研究议题，为后续研究指明方向。最后需要特别指出，关于研究方法的选择，上述关于研究方法选择的建议仅供参考。在实际研究中，研究人员应根据具体的研究问题，灵活采用其他研究方法或综合运用多种方法，以弥补潜在的不足。例如，三角测量法有助于提升研究的全面性和准确性（Thurmond，2001）。同时，定性研究也可以用来验证定量研究的结果，从而进一步提升研究的整体可信度。此外，选择与研究理论相匹配且适合受试者的研究工具也至关重要。在设计定性研究时，研究人员需要保持谨慎，既要遵守研究规范，确保结果的可靠性；又不可过分限制研究的灵活性，以便更好地揭示个体的内心想法（Sandelowski，1993）。对于任何研究而言，制订一份详尽的研究计划至关重要。这份计划应充分考虑家庭运作过程的复杂性，并明确界定各种研究方法的应用范围及其对于全面理解现象所发挥的作用。

许多学者指出，三角测量法在实践中会面临挑战。这主要是因为不同的研究方法所基于的底层假设存在根本性的差异。例如，定量研究倾向于认为现实是可测的，真理具有唯一性；而定性研究则更强调真理的动态演变和现实的多元性。

这种世界观上的差异，让两种研究方法在实际操作中很难实现无缝对接。然而，福斯特（Foster，1997）提出了一个有趣的观点。他认为，通过关注那些被多项研究所共同证实的"核心"概念，我们或许能够找到调和这种矛盾的方法。本小节中的例子正是采用了福斯特谈到的这种概念三角测量（Foster，1997）。正如符号互动论可以作为不同方法的共通视角（Benzies & Allen，2001），系统平衡理论也能作为一个桥梁，促进定量研究与定性研究之间的沟通与融合。在定义概念、相互关系及模式时，我们需要确保它们既能与定量研究的假设相吻合，又能与定性研究的观点相契合。这样一来，这两部分的研究结果就都可以被纳入到一个统一的理论框架内。当然，这也意味着，一旦研究结果之间出现矛盾，那么理论就可能会受到质疑。但我们需要明白，一个真正反映现实的理论不应该是僵化的，而应该是开放和不断发展的。而研究正是推动理论不断完善和进步的关键力量。通过不断地研究和实践，我们可以逐步调整和完善我们的理论，使其更加贴近现实，更加具有指导意义。

　　接下来将介绍一个定性研究的例子。该研究认识到了家庭健康在居家护理中的关键作用，它深入细致地探究了痴呆症患者家庭的生活状况。这项研究的主要目的是为护理工作提供一些初步的结论和启示，帮助我们更好地理解并改善这些家庭的生活状况。值得一提的是，这篇论文出自 2007 年柏林新教社会工作和社会教育应用科学大学的一篇硕士毕业论文，具有很高的学术价值和现实意义，是一篇非常有价值的研究作品。

家庭健康在痴呆症患者居家护理中的重要性——以柏林为例

丹尼斯·迈瓦尔德、安妮·帕普洛与罗斯维塔·斯特尔著

　　迄今为止，德国学术界对于承担护理工作的痴呆症患者家属的研究主要聚焦于他们所承受的压力。然而，对于护理工作对整个家庭系统所产生的影响，特别是家庭在个性化发展及高度复杂适应过程中所经历的变化，相关研究尚显不足。鉴于这种情况，我们决定将这一问题作为柏林新教社会工作和社会教育应用科学大学护理/护理管理专业硕士毕业论文的主题，对其进行深入探讨。在这篇论文中，我们将痴呆症患者家属的照护工作视为一个家庭运作过程，重点研究家庭行为方

式的多样性。我们的目标是揭示护理工作如何影响家庭日常生活，并深入探究家庭在面对可能出现的冲突时形成的应对策略。为了实现这一研究目标，我们需要回答以下问题：痴呆症患者的居家护理为家庭带来了怎样的体验与感受？在本篇论文中，我们将以系统平衡理论作为理论框架。该理论将家庭以及家庭健康置于护理的核心位置，有助于我们更深入地理解家庭的运作过程。

方法

在本次定性－描述性研究中，我们采用了半结构化访谈的方式来收集信息。为了确保访谈的深入和全面，我们根据弗里德曼模型，精心编制了一套访谈提纲。这份提纲涵盖了多个重要方面，其中包括如何做出决策（改变系统）、如何适应疾病、如何经历认知和学习过程（个性化）以及如何调整家庭内部关系（协调统一）等多个方面的问题。访谈工作全部在受访者的家中进行，全程录音，以确保我们获取的信息完整无误。我们安排了两名研究人员参与此次访谈，其中一名研究人员负责依照提纲进行半结构化访谈，引导讨论的方向，确保访谈内容紧扣主题；而另一名研究人员则负责实时记录访谈内容以及对家庭的初步分析，确保信息的准确记录，但并不参与访谈过程。提纲旨在为主持访谈的研究人员提供一个清晰的访谈话题框架，确保访谈能够高效、有序地进行。

抽样调查

在抽样范围方面，我们并未设置过多的具体限制。唯一的要求是，痴呆症患者需在家中接受照护，并且那些积极参与照护工作的家庭成员需参与访谈，从而确保我们能够全方位、深层次地了解整个家庭系统的想法和情况。本项研究公开进行，我们计划通过多种渠道向公众公开研究内容。比如我们会联系当地的相关组织（如阿尔茨海默病协会、阿尔茨海默病家属互助会），寻求他们的支持与协助，以及在《柏林周刊》（*Berliner Wochenblatt*）上发表短文，吸引更多人的关注和参与。我们共对四个家庭进行了深入的访谈，其中一个家庭是由伴侣负责照料患者，另外三个家庭则由子女负责。访谈工作于 2007 年 1—2 月进行，访谈地点涵盖了柏林及其周边地区。

评估与结果

我们采用了阐释－简化分析法（Lamnek，1995）来开展评估工作，整个流程包括五个步骤：转录、确定主题走向、根据主题进行阐述、构建主题矩阵以及进行跨案例分析。

在进行访谈评估时，我们首先针对单一案例进行深入剖析。首先，我们将访谈内容转录成文字，并进行简化处理，以便更好地探究其内在含义，并将其归类到相应的主题之下。在此过程中，研究人员会参考访谈提纲，对文本进行初步简化。接下来，我们会根据每个案例的主题走向，进行详细的描述性分析。此外，我们会对不同的表述进行提炼和总结，并结合事先查阅的文献资料，对这些表述进行深入的剖析和解读。最终，分析结果显示，以下三大方面对家庭的适应过程产生了显著影响：

- 护理关系中普遍存在的问题（如患者否认婚姻关系，过去的家庭矛盾对护理安排产生负面影响，角色对调带来角色冲突）
- 主要照护者所承受的心理压力（如情感联系、情感依赖、矛盾情绪），这一点较为重要
- 接管护理工作的积极方面（例如，积极的护理动机、能够有效地管理自己的情绪并进行自我护理、拥有良好的资源）

通过进一步的有序处理，研究人员成功将那些抽象化的行动和行为方式转化为了具体的内容，并归入了运作过程的四个维度中（维护系统、协调统一、个性化和改变系统）。这有助于我们对每个维度中经过筛选得出的所有策略和问题形成清晰的认识。在此基础上，我们按照主题对家庭运作过程进行了跨案例阐述。

本篇论文的核心研究议题是探讨家庭健康在痴呆症患者居家护理中的重要作用，特别是家庭在面对日常挑战时的应对策略。在此过程中，我们深入剖析了那些有助于家庭有效应对护理挑战的运作过程，同时也揭示了导致家庭在应对护理情况时感到力不从心，甚至陷入困境的特定行为模式或情境。最后，结合与个体

谈话的结果，我们总结了家庭在应对护理挑战时所展现出的普遍趋势，并得出了以下重要结果：

1. 家庭运作过程极为复杂：不同家庭在面对不同情境时，特别是在感知压力和成员相处方面，表现出了明显的差异。这再次提醒我们，护理人员在提供支持时，必须深入了解每个家庭的具体需求。总体来说，受访家庭对于恢复和谐一致的具体方法没有一个明确的概念。

2. 当家庭系统内部实现高度协调统一时，家庭便能成功应对护理带来的挑战：要实现这一目标，关键在于与护理对象建立亲密友好的关系、全身心接受护理角色，以及家庭成员间展现出强大的凝聚力。此外，家庭对痴呆症的接纳态度也至关重要，这表现为家庭成员能够理解和包容患者性格的巨大变化，同时在护理过程中保持情感独立，不被患者的情绪所左右。

3. 当家庭系统注重成长和学习时，居家护理工作将更为顺利：整体来看，所有家庭都表现出强烈的求知欲，乐于接受新的观点和建议。有些家庭分享了他们学习如何提升护理实操能力的经验，而另一些家庭则提到，家庭成员能够进行深刻的自我反思，从而更有效地应对护理过程中的各种挑战。事实证明，反思行为，如保持客观冷静、定期交流问题、需求和个体经验，能够为家庭的个性化发展奠定坚实的基础。

   - 心理弹性在家庭的适应过程中起着至关重要的作用：我们发现，当患者的配偶担任照护者角色时，多年相伴所累积的信任与彼此扶持成为他们面对挑战的重要支撑。这些访谈对象在长期的婚姻生活中，共同经历了众多生活危机，彼此携手，共渡难关。患者的配偶将这些经历视为力量的源泉，让他们更有信心和能力去应对疾病带来的各种挑战（协调统一）。

- 照护者之间的未解冲突带来了额外的情绪压力：尽管这些冲突大多发生在过去，但它们的影响却持续至今，渗透到日常的照护工作中。在两个受访家庭中，由于冲突的存在，有些家庭成员最终完全放弃了照护工作，这无疑给主要照护者增添了沉重的心理负担。他们的退出也导致家庭在日常照护方面的决策过程受阻，决策效率低下，进一步加重了主要照护者的负担，使得家庭的个性化发展受到阻碍（缺乏个性化）。

- 在应对超负荷的威胁时，家庭会强化维护系统的各种行为：例如，构建平衡的组织结构、明确各自的职责和决策权、规范日常流程以及保持独立性等。这些措施对于实现家庭的稳定和调控目标至关重要，有助于保护家庭系统免受外界干扰，避免家庭感到任人摆布、失去自我控制的能力。

- 缺乏潜在的支持资源会导致维护系统的运作过程相对较差：当主要照护者得不到足够的支持，社会孤立状态越发严重。或是当患者进入疾病晚期导致照护者难以与之交流时，他们的生活世界可能会逐渐变得封闭。这种情况下，照护者的身心健康（即自我护理）往往被忽视，进一步加剧他们的负担。

- 在家庭系统中，成员们的凝聚力并非始终如一。尽管缺乏凝聚力可能会对家庭的协调统一造成一定影响，但这并不妨碍家庭的个性化发展：事实上，家庭并非始终作为一个紧密的整体存在。我们观察到，无论是患者与照护者之间，还是其他家庭子系统内部，都可能存在冲突。这些冲突虽然可能损害家庭的协调统一，但家庭仍然能够在一定程度上为个性化发展提供空间。这显示出家庭系统在适应过程中的灵活性和韧性。

综上所述，本研究揭示了家庭健康与护理质量之间的紧密联系，它们共同受到家庭协调统一程度的影响。如果家庭因为过去的冲突而失去了协调统一，那么在追求个性化的道路上就会遇到重重困难，难以在护理过程中实现成长的目标。相反，那些能够保持高度协调统一的家庭，将能以更积极的态度面对各种挑战和困境，变得更加坚韧有力。

对实践的启示：对于护理机构而言，以家庭为中心的护理既是一次挑战，也是一次机遇。护理人员需要转变思维方式，将家庭视为护理的核心对象，为他们提供必要的支持、陪伴和指导。当然，这种护理模式必须依托于理论的指导，并结合适当的护理模型进行实践。研究人员认为，系统平衡理论可以为这种护理模式提供有力的指导。护理人员应与家庭紧密合作，共同寻找实现和谐一致的路径，以实现真正意义上的护理。在这个过程中，个性化至关重要。因为缺乏个性化往往会使家庭照护者感到任务缺乏意义，进而抗拒这一角色，甚至损害自身的健康。因此，护理人员应高度重视个性化在护理过程中的作用。当遇到个性化不足的问题时，护理人员应耐心倾听家庭照护者的诉求，提供专业的建议和解决方案，以有效应对由此带来的各种挑战。从社会层面来看，我们最应该做的，就是勇担责任且不辞辛劳地照顾痴呆症患者的家属足够的尊重和认可，让他们的付出和奉献得到应有的赞赏。

显而易见，我们亟须对护理需求这一概念进行必要的修订。这一提议并非首次提出，早前，联邦卫生部成立的咨询委员会便已提交总结报告，建议发表新的护理需求报告。同时，我们还需要积极采取行动，消除社会对痴呆症的偏见，加强公众（包括儿童）对该疾病的关注和认识。此外，随着家庭结构的变化，我们也需要拓展对家庭这个概念的理解。那些帮助我们照顾患者的朋友、邻居等角色，我们也应该对他们的付出给予同样的报酬和认可，让他们感受到社会的温暖和关怀。

七、家庭与护理人员的互动研究

互动研究是护理研究的核心，它主要围绕以下两个核心问题进行深入探讨："面对身处困境的患者家庭，护理人员能够给予他们哪些实质性的帮助？""为了达成预期效果，护理人员应当采取哪些干预措施？"以上这些问题往往与家庭护理的整个过程紧密相连，包括如何促进家庭的正常运作、如何促进家庭的和谐一致、如何维护家庭的健康。因此，家庭护理研究的主要任务在于，深入而细致地剖析家庭与护理人员之间复杂的互动关系，并通过实证研究的方式，探究这些互动过程如何助力或阻碍家庭系统实现四大目标（稳定、调控、灵性、成长），如何实现和谐一致与维护家庭健康的最终目标。

　　本书所描述的案例生动地展示了护理程序在实践中的应用。在 F 先生的案例中，护理人员协助夫妻二人进行了一次深入对话。这次对话不仅促进了家庭成长，也让家庭接受了 F 先生的疾病带来的不确定性。在精神病患者 T 先生的案例中，护理人员建议该家庭将 T 先生送进疗养院。而在 Z 先生临终之际，护理人员与他建立了一种精神上的联系。这不仅给予了 F 先生关怀和安慰，更让护理人员从中领悟到了生命的真谛与意义。在 B 女士的案例中，护理人员与她构建了一个互动系统，引导她勇敢面对失去女儿的痛苦，逐步走出女儿离世的阴影，使她实现个性化发展。在 I 女士的例子中，护理工作兼顾了个人和家庭两个层面。在个人层面，护理人员为她提供了许多实用的建议，指导她改变系统；而在家庭层面，护理人员致力于帮助她重新融入家庭。最后，在阿尔茨海默病患者 D 女士的案例中，护理人员展现了护理工作的创造性，充分考虑了 D 女士及其家属的需求，让彼此关系重归于好。这些案例不仅向我们展示了护理程序的全过程，还深入探讨了护理体验以及个性化和改变系统的护理目标。同时，无论是家庭还是患者，他们的需求和感受都得到了平等的关注和考虑。

　　当研究不再囿于单向的探究，而是转化为研究人员与受试者之间深入交流、携手共进的双向过程时，它便升华为一种具备深远影响力的干预。这意味着，尽管过去在定性研究中，人们往往将家庭成员观念的转变视作干扰研究的因素（Sandelowski，1993），然而现在我们认识到，这种转变实际上能够达成护理干预所追求的效果。比如，当家庭成员对阿尔茨海默病患者的情绪和反应有了更深入的理解，这就把护理和研究紧密地结合在了一起。因此，这种互动不再是研究的绊脚石，而是转变成了研究过程中极具价值的组成部分。

例如，博伊德（Boyd，1993）指出，如果研究人员能够设身处地地站在护理人员的角度，去深入了解并亲身实践常规护理，那么他们不仅能在护理领域取得瞩目的成就，更能让广大护理人员受益匪浅。前面提到的那些案例，我们其实还可以在细节和方法上进一步完善，以便它们能够作为宝贵的经典范例传承下去（Yin，1984）。当一系列案例围绕同一现象展开时，它们便成为验证某个理论的绝佳素材。例如，根据系统平衡理论，护理人员在面对患者时展现出的个性化，对护理的质量有着不可忽视的影响。因此，研究人员可以根据护理人员个性化的程度，将他们划分为两类，并比较这两类护理人员在护理质量上的差异。第一类护理人员，他们在工作中充分展现出个性化发展的特点。他们工作充实、充满热情，十分满意自己的职业发展道路；他们乐于与患者分享喜怒哀乐，善于发表独到的见解；当得到患者的认可时，他们会由衷地感到高兴。而另一类护理人员则可能在理解患者方面稍显不足，容易在工作中产生负面情绪，难以从中找到乐趣。此类研究的价值与可行性，在很大程度上取决于其理论基础是否坚实。因此，研究人员需以系统平衡理论为指导，明确研究中需要关注的关键过程和变量。最终，基于研究结果所提供的具体信息，研究人员便能构建出这些过程的清晰结构，并赋予它们实质性的内涵，从而推动护理实践的不断进步。

这类研究为护理研究人员打开了一扇深入了解人类情感世界的窗户。护理人员与Z先生在精神层面的深入交流，正是这扇窗户所展现出的动人景致。那些饱含深情的临终关怀故事，宛如一把神奇的钥匙，激起了其他护理人员内心的共鸣，使他们也愿意敞开心扉，分享自己的经历与感受。对这类故事进行深入的定性研究，不仅让我们得以窥见人们对于生死的深沉思考与感受，更能从中挖掘出深刻的哲学原理。这种开放而真挚的探讨，不仅有助于护理研究人员得出更具意义和价值的研究成果，更能促使护理人员进行深刻的自我反思，促使他们在不断的学习和成长中变得更为成熟和睿智。因此，这种方法不仅对护理研究人员具有积极的推动作用，更对整个护理团队乃至各个部门产生深远影响。它促进了护理人员的个人成长与专业提升，也推动了整个护理行业的进步与发展。

当研究基于理论验证时，关于数据效度的两大核心问题尤为引人关注。首先，自我评估的客观性至关重要。这要求研究人员勇于审视自身价值观，面对与预期相悖的结果时，也能坚守客观立场，甚至勇于推翻原有理论。对于那些倾注心血于理论构建的研究者而言，这无疑是一大挑战。为了迎合理论预设，他们可能不自觉地添加描述或忽略与理论不符的细节。另一问题同样不容忽视。研究人员在倾听受试者叙述时，往往会不自觉地以自身观点和文化背景为滤镜来筛选和理解数据。这样可能导致研究焦点过于狭窄，忽视了其他多元观点（Sadler & Hulgus，1991）。为防范此类偏见，我们可以积极吸纳受试者的反馈，使研究更贴近实际情况。同时，"研究人员三角测量"也是一种有效的策略。但该方法的前提是研究人员背景多元、观点各异。若研究人员均来自同一行业，受过相同教育，年龄相仿，生活经历相似，则可能形成相似的思维模式，在解读受试者陈述时同样缺乏多样性。因此，我们需保持开放和多元的研究态度，以确保研究结果的准确性和全面性。

除了上述方法外，我们还可以采用行动研究。研究人员可以与个人、家庭、护理团队以及各部门密切合作，共同推进研究工作。例如，研究人员可以选取一个试点项目，专门测试家族史在护理实践中的辅助效果。在这个过程中，大家围坐在一起，以案例讨论的形式，深入剖析家族史的实用性。此外，我们还可以采用对比分析的方法，对两组护理案例进行深入研究：一组是基于历史数据和医疗数据进行的护理，另一组则是基于家族史信息进行的护理。通过这种对比，研究人员可以细致比较不同护理记录的内容，以及护理行为的类型和质量。当然，为了更全面地了解护理实践，研究人员还可以采用团体动力学中的焦点小组访谈法作为补充手段。这种方法为护理人员提供了一个开放、自由的交流平台，使他们能够分享在考虑和不考虑家族史时的不同工作体验。同时，患者也能通过这一方式评估护理工作的效果。在访谈过程中，研究人员需要细心观察护理人员和患者的情绪反应，并全程录音，以确保获取的信息真实可靠。对于了解患者和/或护理人员的满意度，我们也可以选择采用定量调查的方式。这种方式既能够保护个人隐私，又能在匿名的情况下获取更真实的反馈。在研究过程中，除了对收集到的定量和定性数据进行深入分析外，研究团队还需要根据研究进展灵活调整行动方案。例如，我们可能需要扩大病史调查的范围，将其应用于其他部门；或者根据实际需要调整调查问卷或护理文件的内容；甚至在某些情况下，我们可能需要暂时停止家族史的调查工作。这些决策都需要根据研究团队的共同讨论和判断来做出，以确保研究工作的顺利进行。

这种参与式行动研究的一大优势在于其能够积极引导护理人员与患者深入参与到研究过程中。归根结底，这些创新的护理方法最终还是要服务于他们，直接影响他们的日常护理与生活。这种研究方法不仅赋予了参与者更多的自主决策与控制权，更打破了研究人员、护理人员与患者等不同群体之间的界限与隔阂，为他们提供了一个共同学习、相互成长的空间（Lindsey & McGuinness，1998）。

在哥伦比亚，皮拉尔·阿马亚教授进行了一项以系统平衡理论为指导的行动研究。她精心研发了一系列工具，用于收集家庭健康状况数据、科学评估家庭成员身心健康潜在风险。阿马亚教授首先选择哥伦比亚最贫困的人群作为试验群体，通过他们的实际反馈，验证了工具的实用性和有效性。随后，研究范围逐步扩大，覆盖至六个拉美国家。为确保研究的顺利推进，阿马亚教授与多所大学建立了紧密的合作关系。这些大学与贫困地区医院保持着长期的友好合作，为阿马亚教授提供了得天独厚的研究平台。她组建了一支研究团队，成员包括教授、护理人员和学生，他们共同致力于研究贫困家庭的健康问题。这些家庭生活在艰苦的环境中，面临着诸多健康挑战。在实地走访过程中，研究团队成员通过问卷调查的方式，收集了这些家庭的健康数据。随后，他们对数据进行深入分析，并举办了一次研讨会。参会人员包括所有研究参与者，甚至那些对研究充满兴趣的受访家庭成员。大家共同探讨了研究结果，并据此制订了针对性的干预措施。这些措施得到了广泛认可，迅速被纳入医院的培训和治疗方案中，为更多家庭带来了福音。这些干预措施涵盖了多个方面，包括开设婴儿护理课程、为慢性病老年患者提供作业治疗、举办营养知识讲座，以及开展关于儿童生长发育、疫苗接种和疾病预防的课程等。目前，阿马亚教授和研究团队正计划对这些干预措施的效果进行评估，以期进一步改进和提升服务质量，为更多贫困家庭带来健康和希望（Amaya de Peña，2000）。

　　除了上述提到的研究方法外，还有一些方法对于家庭护理研究同样具有不可或缺的价值。其中，人种学研究尤为出色，它对于研究家庭文化具有得天独厚的优势。根据系统平衡理论，文化如同根脉般深植于每个家庭之中，而家庭的运作过程正是家庭文化在策略选择及其执行程度上的生动体现，这些策略旨在达成家庭系统的四大目标。琳达·皮尔斯（Pierce，1998，2001）在其所进行的人种学研究中，以细腻而生动的笔触，描绘了生活在美国某大都市的黑人家庭如何在缺乏外部资源支持的情况下，以最高效的方式实施对家庭成员的照护。通过深入细致的研究，皮尔斯为这类家庭的居家护理总结了宝贵的经验：要实现最佳的护理效果，护理人员的核心任务并非仅仅是提供生理上的照护，更重要的是为家庭提供指导和支持，减轻他们的负担，帮助他们找到合理利用现有资源（如更便宜的药物、轮椅或其他辅助设备）的恰当途径，并对患者家属的无私奉献给予充分肯定。这项研究以系统平衡理论为基础，不仅为我们揭示了家庭日常运作的深层逻辑，更让我们对家属照护有了更加深入的认识。由于居家护理的质量在很大程度上取决于护理人员对家庭情况的深刻理解和与家庭情感的共鸣，因此，通过人种学方法来研究家庭运作过程，成为一种独特而有效的研究途径，有助于我们更好地理解这种护理模式。

　　在过去，研究人员主要通过相关性研究探讨以下问题："不同家庭在信息、资源、建议或情感支持方面的需求有何差异？""家庭如何定位自身在长期护理中、疗养院或医院中的角色？""不同家庭与护理人员之间的互动方式有何不同？"但要想获得准确的研究结果，研究人员应当尽量延长研究记录的周期。家庭内部的变量与护理过程紧密相关，且始终处于动态变化之中，其重要性不言而喻。例如，家庭可能因此推迟患者入住疗养院的时间（Montgomery & Kosloski，1994）。不过，相关性研究、回归分析和结构模型等方法仅适用于某一特定时间点，难以预测复杂系统运作过程中变量的动态变化。虽然研究人员可以在多个时间点重复使用这些方法，来描述从一个时间点到下一个时间点的变化情况，但这种做法仍无法全面揭示过程的动态性，更难以解释为何有些家庭的情况能够改善，而有些家庭的问题却不断累积。在这种情况下，采用三角测量法可以取得最佳效果。

最后，我们以弗里德曼和她的研究团队在美国密歇根州进行的研究为例（Friedemann, Montgomery, Maiberger & Smith, 1997; Friedemann, Montgomery, Rice & Farrell, 1999）。该研究采用三角测量法，深入调查了家庭在疗养院中的参与情况，并探究了疗养院为家属制订的规章制度对家庭参与护理的影响。研究人员从系统平衡理论的视角出发，详细描述了老年人首次入住疗养院时的情景。根据该理论，家庭通过维护自身传统，保持在一个相对稳定的模式中，因此研究人员假设，即使家庭成员入住疗养院，家庭也会努力维持惯常的行为方式。在此背景下，疗养院被视为家庭在地理意义上的延伸。不过，作为一个独立的系统，疗养院也拥有自己的运作过程和模式，家庭可能需要对此做出重大调整。基于这种考虑，研究人员提出了以下假设：①疗养院中的住户家庭倾向于以符合他们惯常家庭运作过程的方式来参与护理；②疗养院所制订的规章制度，无论是促进还是阻碍，都会在很大程度上影响家庭在护理过程中所扮演的角色和所发挥的作用；③如果疗养院展现出足够的灵活性，允许家庭以他们提出的方式参与护理，并将这些家庭纳入到疗养院系统的组织框架和运作过程中，那么这样的疗养院就会获得家庭的高度评价。

本研究首先对208家疗养院的院长进行询问，了解各疗养院为患者家属制订的规章制度。随后，我们依据收集到的数据，对各家疗养院的家庭开放程度（即家庭友好度）进行了客观评分，并依据此评分将疗养院精准划分为四个不同组别。接着，从中随机抽取24家疗养院作为样本，邀请他们参与到研究中。在样本选择的过程中，研究人员充分考虑到家庭友好度与患者家属数量之间的潜在关联，即家庭友好度越高的护理员，患者家属的数量可能越多，从中选取的样本数量则也可能越多。经过深入的讨论与权衡，决定在家庭友好度较高的两组中，每组分别挑选五所疗养院；而在家庭友好度较低的两组中，则各选择七所疗养院。这样的选择不仅有助于研究顺利进行，更确保了家庭友好型规章制度的广泛性与均衡性，为我们后续的研究奠定了坚实的基础。

研究人员通过电话连线的方式，与216名新入院患者的家属进行了深入的交流，详细探讨了患者入院前后的家庭状况以及家属对于参与护理的期望。三周后，研究人员再次与这些家属进行了访谈，旨在了解家庭实际参与护理的情况。在本次结构化访谈即将结束时，研究人员向家属们提出了以下三个问题，引导他们进一步思考和表达自己的想法和感受：

1. "您在探访期间通常会做些什么？"
2. "哪些因素最能让您在疗养院感到舒适自在，并以自己希望的方式参与护理？"
3. "哪些因素阻碍了您在疗养院中以自己喜欢的方式参与护理？"

　　研究人员对收集到的定量数据进行了回归分析，并在此基础上构建了一个结构模型。回归分析的主要目的是确定不同因素之间的影响程度，以及哪些变量可能导致特定的结果。研究结果显示，家庭的某些行为模式会影响家庭成员对护理的态度和看法，使他们对参与护理趋向于相同的期望和需求，这一发现为系统平衡理论提供了有力的支持。具体来说，那些在日常生活中缺乏坦诚沟通、无法自由表达情感的家庭，更倾向于积极参与疗养院组织的各种活动。而那些重视家庭稳定的家庭，则更倾向于向护理人员寻求专业建议。对于这些家庭来说，护理人员的专业指导至关重要，以确保他们能够按照疗养院的规定为患病家属提供适当的护理和支持。尽管家属可能会受到家庭责任、婚姻状况等因素影响，导致他们参与护理活动的实际情况与期望之间存在一定偏差，但这些因素并未完全削弱家属参与护理的期望，这种期望与实际情况之间依然保持着较高的相关性。此外，研究还发现，不同性别的家属在参与护理的方式上也会有所不同。例如，与儿子相比，女儿通常更倾向于参与生理照护方面的工作，展现出更为细腻和体贴的一面。

　　出乎意料的是，研究结果显示，疗养院的规章制度对家属的参与程度几乎未产生直接影响。不过，在参与方式方面，研究人员确实发现了一些有趣的差异。具体而言，这些差异主要体现在家属是否能够有效地参与护理团队的讨论以及护理计划的制订过程。值得注意的是，一些家庭在初次访谈时并未展现出强烈的意愿去承担大量的生理照护工作。然而，当护理团队在参与过程中给予他们必要的帮助与支持时，这些家庭的参与度却远远超出了研究人员的预期。相反，有些家庭原本怀揣着全面参与护理工作的决心，并渴望为护理团队贡献自己的力量。遗憾的是，护理团队为他们提供的帮助并未达到预期效果，甚至在某些情况下还产生了一些负面的影响。对于这些复杂且多元的结果，单纯的定量数据显然无法给出全面而深入的解释。因此，我们需要进一步探讨这些现象背后的深层次原因，以便更好地理解家属参与护理的复杂性和多样性。

相比之下，定性数据为研究人员提供了更加合理且深入的视角，让我们能够更真切地理解家庭的核心关切。家庭的注意力始终聚焦于患者的福祉，这是毋庸置疑的事实。在条件优越的疗养院中，由于护理质量上乘，符合甚至超出了家属的预期，护理人员与患者家属之间建立了友好的关系。因此，在这些疗养院里，家属对于患者的整体幸福感较少表现出担忧。然而，对于那些家庭友好度较低的疗养院，家庭对患者整体幸福感的担忧则显得尤为强烈。为了确保患者在衣食住行等方方面面都能得到周全的照顾，家庭不得不更多地参与到护理工作中来，提供额外的护理支持。这种家庭的额外参与，实际上是对护理人员工作不足的一种被动补充，而非出于家庭的主动意愿。这一发现对于提升患者在疗养院中的生活质量具有重要意义。只有深入洞察家庭的真实需求和关切，我们才能更好地优化护理服务，为患者提供更加贴心、周到的照顾。而这样的深刻洞察，正是通过三角测量法才得以揭示。

在定性研究部分，家庭的不同特点表现得尤为鲜明，同时，家庭运作过程在疗养院的延伸情况也得到了充分的展现。综合来看，这项研究深刻揭示了以家庭为中心进行护理的重要性。这种护理模式不仅有助于护理人员与家庭之间建立起深厚的信任关系，更能有效预防和减少双方之间常见的角色冲突。通过以家庭为中心进行护理，我们能够更好地满足患者的需求，提升他们的生活质量，同时也为护理人员和家属之间的和谐共处奠定了坚实的基础。

八、评估、干预研究和循证护理

评估与干预研究

评估研究的核心目标在于对比并评估各种干预措施或方案的效果。然而，回顾过往，我们发现这类研究往往缺乏扎实的理论基础作为支撑。虽然研究人员可以借助评估表来收集受试者对干预措施及其预期成效（如健康状况的改善、对某一主题的理解程度等）的反馈和满意度，但不可否认的是，随机对照试验依然是目前公认的最经典且结果最为可靠的评价方法（Patton，1997）。

实验研究与准实验研究与系统平衡理论相辅相成，有助于评估经过精心设计的干预措施以及以统一方式反复实施的高度结构化方案。例如，专为糖尿病患者设计的特色课程、针对压疮的专业治疗方法，以及为入住疗养院的患者家庭提供系统性的指导，这些都是这种研究方式的重要应用领域。然而，这类评估研究往往需要投入较高的成本，并且过程中容易受到诸多干扰因素的影响，包括参与者的知识水平、心理状态、智力水平、健康状况等个体差异，以及干预措施实施者对参与者的潜在影响。这些因素都可能使得研究结果不尽如人意。即便是为普通患者进行的精心策划的实验，也可能难以达到预期效果。这可能是源于测量工具的效度或信度问题，也可能是实验方法本身存在缺陷，比如受试者保留率低，或者在数据收集期间受试者的状况发生了变化。因此，在解读这些变化时，定性数据的作用就显得尤为重要。它能够使我们进行深入、细致的洞察，帮助我们更全面地理解干预措施的实际效果，揭示出那些可能被定量数据所掩盖的复杂现象和深层次原因。通过定性数据的分析，我们可以更加准确地评估干预措施的有效性，为改进和优化干预方案提供有力的支持。

如果护理人员希望根据患者的情况来调整干预措施，那么其他评估方式同样值得借鉴。以弗里德曼的一项研究为例，她曾对以系统平衡理论为指导的治疗模型进行了评估研究。在这项研究中，她采用了准实验研究设计方案，对多个结果变量进行了多次测量，并结合描述性方法，根据患者在治疗过程中个人目标的完成情况，对患者进行了细致的分类。该研究采用的模型为和谐一致模型

（Friedemann，1992），这是一种家庭治疗方法，可以帮助接受治疗的吸毒成瘾者重新与家人建立紧密的情感联系。在研究过程中，吸毒成瘾者与其家人每周会面一次，一共持续八周。每次会面都严格遵循一套高度结构化的治疗方案，内容涵盖了家庭健康知识、咨询建议以及心理调适练习等重要内容。虽然模型结构严谨，但参与者仍可结合个人实际情况与需求，以高度个性化的方式设定个人目标。

为了确保研究的严谨性，这项研究中遭遇的一大挑战便是如何在同一康复中心筛选出合适的对照组。研究人员精心挑选家庭健康作为结果变量，并借助ASF-E 工具以及家庭关怀度指数量表（Family APGAR）（Smilkstein，1978）对其进行了精准测量。数据收集工作严格遵循三个时间节点，分别是治疗初、治疗结束时以及治疗结束后一个月。与此同时，对照组的数据收集也遵循同样的时间安排，但这一组并未接受任何治疗干预。此外，研究还引入了"目标达成量表"（Goal Attainment Scaling）（Kiresuk & Sherman，1975），用以评估每位参与者个人目标的完成情况。按照此量表的要求，参与者需要用文字详细描述他们为实现目标所规划的五个步骤，其中第一步代表当前状态，第五步代表目标的理想状态，其余步骤则介于两者之间。这些步骤按照数字 1~5 进行排序，便于研究人员运用统计方法进行深入分析。随着研究的逐步深入，研究人员将充分考虑到个体差异，并运用定量方法来探讨研究变量（即目标完成程度）在不同时间点的平均值变化情况。这一方法不仅有助于我们更深入地理解干预措施的效果，还能为未来的研究提供宝贵的参考依据。最终，弗里德曼于 1994 年发表了这项研究的成果，给我们带来了深刻启示。

这项评估研究的结果表明，定性研究方法可以作为强有力的补充和辅助手段。经过八次会面，实验组在家庭健康方面的评分相较于治疗前出现了轻微下滑，而对照组的评分则几乎保持不变。然而，与之形成鲜明对比的是，实验组在个人目标完成情况的评估中取得了显著进步，这一结果似乎与家庭健康评分存在矛盾。通过查阅护理记录，研究人员对这一出乎意料的结果进行了如下解读：这些家庭在治疗过程中逐渐认识到了之前未曾察觉的家庭问题，这种新的认识导致他们对家庭健康的自我评价降低。但从本质上来说，这恰恰表明治疗已经达到了预期的成效。然而，若仅凭统计数据，我们可能无法得出这一结论。尽管研究人员可以从患者的护理记录中得出这一解释，但严谨的定性研究可以为我们提供更加科学的信息。不出所料，治疗结束一个月后，实验组的家庭健康状况明显改善，与对照组的差距逐渐缩小。这与前文关于三角测量法的讨论相吻合。由此可见，定性研究的数据不仅能深化我们的研究结果，还能通过与既定标准的比较，为研究人员提供关于治疗质量的重要信息。

评估研究并不仅仅聚焦于最终结果，它同样重视导致这一结果的整个过程，即干预措施本身。随着干预措施的不断优化和完善，研究人员应当积极运用上述方法，对这一过程进行细致深入的评估。尤其是在项目或治疗与预期效果存在偏差的情况下，这一点显得尤为重要，因为这种偏差在多数情况下都难以避免。通过访谈、案例研究以及收集关于参与者、成功与失败的数据，研究人员能够揭示潜在问题，为后续改进工作指明方向。

此外，在选择评估方法时，我们必须充分考虑研究问题和项目目标（Asen et al.，1991）。这意味着，研究人员在使用严谨的标准和控制方法的同时，也可以发挥主观能动性，灵活采用各种评估方法。例如，阿伦森和伯曼（Aaronson & Burman，1994）指出，护理/治疗记录尽管是评估研究中最常使用的信息源，但护理人员在使用时也要保持谨慎。因为这类记录的数据质量和效度往往不足以支撑研究的开展，因此研究人员还需从其他来源获取数据，来补充和完善评估结果。

无论采用何种研究方法，评估工作的质量最终都取决于研究人员的专业素养和能力。他们应当能够灵活应对各种实际情况，熟练掌握多种研究方法，并始终保证研究结果的准确性和可靠性（Patton，1999）。虽然这种理想状态往往与现实之间还存在一定的差距，但护理研究人员无疑是最贴近研究目标、最了解研究需求和挑战的人群。

虽然评估研究的核心在于探究干预措施或方案的质量和成效，但在实际操作中，研究人员往往需要先找到适用于特定情境的干预措施，随后才能展开评估工作。在这一领域，循证护理（Evidence-Based Nursing，EBN）或循证实践（Evidence-Based Practice，EBP）是热议的焦点方法。尽管循证护理本身并非一种严谨的研究方法，而是一个解决问题的过程，但许多研究人员仍将其视为发现和评估最佳干预措施的有力工具。然而，值得注意的是，多数循证研究项目仍存在理论不足。因此，下文将深入解析德国护理界中循证护理的概念，并以此为基础，提出一系列创新性想法，旨在将理论基础融入实践过程之中。

循证护理

与卡特琳·罗德（Katrin Rohde）合著

知识的价值在于被应用。倘若那些浩如烟海的研究报告只是被束之高阁，无人问津，甚至被盲目接受而不加任何批判，那么它们对于社会，尤其是护理领域而言，又能带来何种实质性的进步呢？正是基于这样的深刻认识，以及我们渴望为护理行为提供坚实的科学依据，为了推动护理行业更加成熟与专业化，人们开始广泛地将循证护理的方法广泛应用于各种研究当中（Panfil，2005）。系统论方法和循证护理方法都强调护理理论与护理实践之间的紧密结合，这两种研究方法的结合更能让护理人员受益匪浅。这种合作以患者或系统为中心，既具有结构化的特点，又不失灵活性，避免了被僵化的规则所束缚。

循证护理在德国的发展历程

德国护理行业历经多年变革，发生了巨大变化。而循证护理正是这一进程中的关键力量。二十多年来，护理行业不断开拓自身的科学领域，作为专业化进程的重要一环，EBN 不仅是一个解决问题的过程，更是"理论与实践之间不可或缺的桥梁"（Thiel et al.，2001）。它有效缩小或消除了理论与实践之间的鸿沟，对解决德国护理学发展滞后的问题起到了积极的推动作用（Schlömer，2000）。20世纪 90 年代，加拿大麦克马斯特大学的萨基特（Sackett）及其团队借鉴了已成功实践的循证医学（Evidence-Based Medicine，EBM）理念，创新性地引入了循证护理这一概念。1999 年，哈勒－维腾贝格大学成立了德语区的首个循证护理中心。进入 21 世纪后，人们围绕循证护理的核心思想和目标展开了更深刻与全面的探讨。其中，《护理》杂志作为汉斯·胡贝尔出版社的重要出版物，为这一话题提供了多角度的剖析与讨论平台。近年来，研究重点逐渐转向循证护理/循证实践在护理教育中的具体应用（Rohde，2007，2008；Glissmann 2009；Schubert & Wrobel，

2009）以及循证理念的示范应用实践（Behrens & Langer，2009）。这些研究与实践的深入，无疑为德国护理学的进一步发展注入了新的活力。

发展现状

自 2004 年《病患护理职业法》（包含《培训和考试条例》）（KrPflG）正式实施以来，护理研究与 EBN 逐渐引起教师、学生及护理质量管理负责人的广泛关注（参见《老年护理职业法》AltPflG 2003）。与此同时，护理专业的学生被寄予厚望，成为推广循证护理及其实践的中坚力量。根据《德国社会法典》（Sozialgesetzbuch）第五编和第十一编的规定，医疗机构有责任提供"既高效又经济"的护理服务。该法典第五编更是明确指出，护理工作必须以"科学知识"为依据。作为一种先进的护理实践方式，循证护理不仅有助于护理对象在个人护理决策中发挥积极作用，更彰显了护理人员在护理对象的委托下，与其紧密合作，致力于在护理工作的影响范围内，提供最高质量的护理服务，并最大程度地减轻其潜在痛苦与困扰。这种以人为本、以科学为基的护理理念，正逐渐成为现代护理的重要发展方向，引领着护理行业朝着更加科学、人性化的目标迈进。

概念

护理是一项需要患者及其家属（如有需要）共同参与的行动。而循证护理，更是在专业护理人员与患者建立紧密合作关系的基础上，充分借鉴和运用经过科学验证的最佳临床经验，确保护理工作的质量和效果达到最优的一种护理方法（Behrens & Langer，2006：27）。

在护患双方共同制订的护理决策中，我们综合考量了多种信息和决策因素。这些因素包括：

- 护理人员的专业知识。
- 患者的想法和愿望。
- 双方共同商定的目标（互动成果，共同的决定，客观决策）。
- 周围环境／框架条件。
- 护理研究成果。

- 护理或问题解决过程中所取得的实际效果。

- 各方面的灵活应变能力（在护理过程中，生活重心可能会根据实际情况做出调整）。

- 直觉（护理人员在实践中对情况的敏锐感知和判断，参见 Gross，2004）。

- （所有参与者的）经验。

- 经济因素。

- 社会条件和要求。

"患者的循证选择"（Evidence-Based Patient Choice）是指患者有权获取详尽、最新且客观的信息，以做出最适合自己的医疗决策。在本书中，这一概念尤为重要，因为它与系统平衡理论视角下的护理理念不谋而合。贝伦斯（Behrens）和朗格尔（Langer）坚信，患者应当在其所处的环境中享受到最优质的护理服务。他们明确指出，在循证护理中，护理人员与患者紧密合作，始终秉持着以患者利益为首要考量的原则。他们将经过实践检验并不断完善的理论知识，贯穿于护理和指导护理的决策过程中，致力于保障患者权益，确保他们得到最合适的护理服务（Behrens & Langer，2006：27）。

在这一过程中，护理人员与患者及其家属进行深入的互动交流，共同制订护理决策。家庭系统的需求、资源、目标和发展机会为护理开辟了全新的道路，为制订更加精准和有效的护理方案提供了重要参考(图26)。为了确保交流的有效性，护理人员需要精心设计问题，确保问题既恰当又易于理解，以便家庭能够充分理解并带着自己的思考做出回答。循证护理以问题和行动为导向，从患者的具体情况出发，针对性地提出问题，并以此为指导开展护理实践（Brinker-Meyendriesch，2003）。

为了确保问题探讨的结构既具有针对性又具备可比性，循证护理通常遵循以下步骤（图27）：

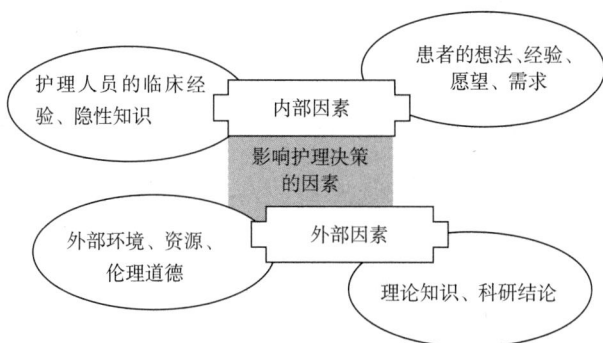

图 26 影响护理决策的因素

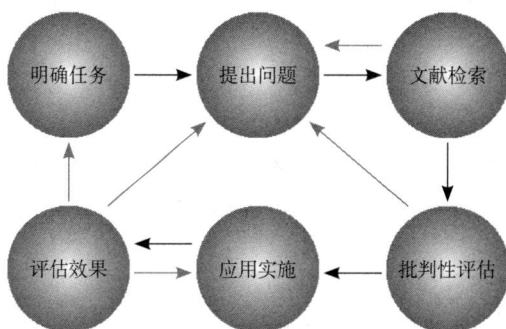

图 27 循证护理的 6 个步骤

1. 明确任务：与患者一同从理论角度阐明护理任务。

2. 提出问题：问题清晰明了，具有可回答性。

3. 文献检索：查找最新研究资料。

4. 批判性评估：主要对研究发现的可信度、说服力和适用性进行批判性分析。在此过程中，始终以护理对象、外部环境和具体界定的问题为主体。

5. 应用实施：在完成资料分析后，采取行动，如调整工作的组织形式。

6. 评估效果：必要时，进一步调整改进方法（对该过程进行以系统为导向的实施示例，见后文）。

循证护理与研究过程

科研过程与上述步骤存在许多相似之处：在科研的过程中，研究人员同样会围绕某个特定问题深入探索，希望以过程为导向得出答案。他们会对问题本身进行细致的剖析，并努力寻找解决问题的有效途径。其中，对现有的、具有启发性或可比性的研究结果进行批判性的分析和评估——这一步至关重要。研究人员可以采用不同的方法来提出研究问题，演绎法和归纳法是两种常用的方式。演绎法是以某个现存的理论为基础，从中推导出开放式问题，这些问题通常需要经过实证检验来验证其准确性。而归纳法则从实际观察中发现的问题出发，综合考虑患者及其所处的环境。系统平衡理论为护理人员与患者之间的协商过程提供了宝贵的指导，有助于双方更加深入地理解和解决护理问题。

在理想情况下，与个人协商的过程是循证护理的一部分。与之相比，护理研究更注重通过实施干预措施并评估其效果，从宏观角度收集资料。这些资料可能来源于问卷调查、直接观察等多种方式，研究人员会对这些结果进行批判性探究，并与其他研究及其结果进行比较。当研究结果显示干预措施取得了显著成效时，这一措施便有可能被进一步应用于实践之中。同时，研究人员还会通过演讲、发表学术论文等途径，积极交流和推广他们的研究成果。其他研究人员则会以批判性的眼光，探究这些研究成果在各自所处环境中是否具备实施的条件。毕竟，每个国家、家庭、机构或系统的文化背景都各不相同，因此并非所有的研究成果都能直接转化为实践。

简而言之，循证护理与护理研究之间存在诸多相似之处，甚至可以被视为护理研究的一个重要组成部分。然而，循证护理本身并不是直接参与护理研究，而是科学地吸纳和整合研究成果，并在必要时将其转化为实践。在系统理论的框架下，这两种方法既可以独立实施，也可以相互结合，共同推动护理实践的进步与发展。

讨论

循证护理作为护理人员处理科学知识的工具，确实具有筛选、分类和批判性探究知识的作用。然而，将循证护理作为专业护理的基础，迈尔（Mayer）对此持一定的批判态度。她指出，尽管循证护理这一概念普及广泛，但也因此带来了语言上的滥用问题（Mayer，2004）。此外，她还对循证护理强烈的自然科学和医学取向提出了批评，这在一定程度上源于循证护理是由循证医学发展而来。迈尔主张，护理人员在面对各类研究结果时，应持有审慎的态度。这种态度不仅体现在研究结果的可获取性上，更在于对以下问题的深入思考：是否每位护理人员都必须审慎地对待研究报告及其批判性评估？与研究保持思想和行动上的一致，是否更为重要？她进一步提出，应由专业的护理学家对研究结果进行整理，并在报告中详细向护理人员介绍，共同探讨这些结果可能的应用范围以及应用过程中可能出现的反对意见。这样做有助于护理人员更全面地理解研究结果，进而在实际护理工作中做出更明智的决策。

护理行业的理想状况是，每位护理人员都具备以下特点：

- 对科学知识怀有浓厚兴趣，并能够以谨慎的态度对待。
- 能够批判性地解读统计数据和结果。
- 能够自发地对自身行为进行严格审视，或批判性地阅读学术论文并据此调整自身行为。
- 具备出色的英语能力，能够高效地研读本专业领域的文献资料。

尽管现实与理想之间仍存在差距，但循证护理至少为我们缩小差距奠定了坚实的基础。根据近年来的实践经验来看，目前我们还无法达到理想的状态。一方面，行业内尚未开展专门培养相关素质的全面培训，各机构的追求方向也并不在此；另一方面，行业内也缺乏足够的人力和时间资源来开展相关培训。此外，我们也无法确保所有护理人员都对此抱有浓厚的兴趣。因此，我们已经转变了目标：护理人员能够将他们遇到的问题传达给各自所在机构或协会内的专家，并从他们那里寻求答案或接受相应的培训。

在德语文献体系中，护理学的知识和理论正逐渐被权威的教科书和专业书籍广泛采纳，同时关于具体研究结果的出版物数量也在迅猛增长。这些趋势都表明，以护理学为基础的护理实践正在逐渐普及。尽管教师们需要应对繁忙的工作，同时还要响应不断调整教学内容的号召，导致教学重点仍然集中在教材和经验知识上，但他们还是逐渐在教学中融入更多的护理学知识，不再仅仅满足于作为一名拥有职业和实践经验的专家。此外，学术期刊中关于研究结果的讨论也变得更加激烈、更具批判性，这些变化都推动着护理学不断发展和进步。

示例

某所糖尿病专科医院的护理人员为提高患者的治疗依从性，即鼓励患者更主动地参与培训和寻求指导，付出了许多努力。他们深知，只有当患者严格遵循医嘱，其生活质量才能得到显著改善。然而，实现这一目标却非易事。在参加了循证护理专题研讨会后，他们决心探索支持患者的新途径。凭借多年的临床经验，他们深知家庭的参与对于护理的成效至关重要。因此，他们特地邀请了六位患者的家庭进行深入交流，希望了解家庭对于促进护患合作，特别是提高患者依从性的看法。在交流过程中，护理人员向这些家庭介绍了简化版的系统平衡结构图，共同探讨如何将糖尿病患者的注意事项融入家庭的日常生活中，以及护理人员在这一过程中能为家庭提供哪些帮助。随后，大家共同探讨了做出改变所需的资源。交流结束后，护理人员将收集到的建议和需求整理成一份清单，并从中提取关键词，以便在文献和数据库中查找与当前情况相关且可靠的研究报告，这些报告均与干预措施和家庭导向型项目有关。随后，每位护理人员负责处理一部分收集到的文章，对其进行批判性评估。他们简要总结每篇文章的要点，并记录根据批判性评估得出的结论。在一次会议中，他们分享了彼此的发现，并达成共识，决定对患者及其家属进行基于系统平衡理论的培训。此外，鉴于文献中提及了运用计算机程序的成功案例，他们希望在专家的协助下，为糖尿病患者的家庭设计一款以他们为主导的软件。之后，护理人员计划对所采取的干预措施进行评估，主要从患者病情控制情况、家庭满意度以及他们通过培训所掌握的知识这三个方面展开。他们通过电话连线的方式与患者家庭进行了访谈，深入了解患者对医嘱的执行程度、家庭运作过程的改变以及改变的原因和性质（积极或消极），以便对干预措施的应用效果进行评估。

　　这一示例充分展示了，在以家庭和环境为中心的护理理念的指导下，循证护理如何成功得到实施，以及如何让循证护理流程更加清晰。如果上述干预措施取得显著成效，医院便可考虑扩大项目规模。面对参与家庭数量的增加，护理人员可通过结构化问卷调查的方式收集信息，进行效果评估，从而大幅减少工作量，提高工作效率。通过这种方式，此前从家庭定性叙述的评估中得出的结论将得到进一步的扩充。若医院资金充足，则可开展正式研究，将上述过程视为试点研究或预实验。在正式研究中，护理人员将按照严格的科学标准，对现有的理论假设进行检验。

总结与展望

　　在科学化护理的探索道路上，我们已取得了显著的进展。不过，护理人员仍需保持对专业知识的持续追求，通过日复一日的护理实践，不断锤炼和提升自身的专业素养。在深入剖析护理质量、评估护理措施对患者及其家庭的实际效果，以及探讨护理过程中的伦理道德问题时，护理人员可以灵活运用循证护理、护理研究和系统论方法，为研究工作提供有力的支撑。为增强护理决策的科学性和合理性（图 26），护理人员应在系统平衡理论的指导下，与患者展开深入的协商与讨论，共同制订护理决策。同时，患者也应认真阅读护理人员整理的研究报告，深入了解自身疾病的特点和可行的护理干预措施。为了确保与患者之间的沟通既高效又平等，护理人员需做好充分的准备工作，不断提升自身的知识水平。此外，护理人员之间还应积极分享与目标群体相关的知识（如循证护理标准），并在必要时寻求其他跨学科团队的协助与支持。

　　最后需要指出的是，如果一个家庭理论具备内在的逻辑性和统一性（Silva & Sorrel，1992），能够切实帮助家庭解决问题，那么它便具有实用价值。系统平衡理论正是这样一种理论，它能够为严谨的研究人员提供明确的指导，确保他们在探索新知的道路上始终沿着正确的方向前进。

第六章
系统平衡理论近二十年来的发展经验

第一节　对护理领域提出的挑战

克里斯蒂娜·科伦著

本节将介绍系统平衡理论对护理领域提出的挑战。

一、回顾

　　1996年，玛丽-路易丝·弗里德曼在瑞士阿劳的一所管理学校首次出版《以家庭和环境为中心的护理》。自此，德语国家的护理学领域迎来了长足的发展。每次再版的筹备期间，我们都会收到许多学者发来的投稿。值得注意的是，本书并非弗里德曼早期作品《系统组织框架——家庭和护理的概念性方法》（*The Framework of Systemic Organization—A Conceptual Approach to Families and Nursing*）的外语译本，而是她基于德语国家的文化背景，对系统平衡理论进行的全新阐释和拓展。相比于当时其他直接从北美地区翻译而来的护理理论作品，它避免了因各地区文化背景的不同而造成的理论偏差，这也是系统平衡理论在德语国家成功得到推广的原因之一。《系统组织框架——家庭和护理的概念性方法》于1995年由美国Sage出版社出版，主要阐述了弗里德曼的系统平衡理论。弗里德曼在韦恩州立大学任教期间曾开展了一项针对家庭的研究，并据此提出了这一理论。作为一名土生土长的瑞士人，她自然也受到了德语国家文化和科学成果的影响。这些影响在系统平衡理论的发展过程中同样有所体现。因此，她将自己的护理理论视为一种具有欧洲特色的理论。对于瑞士、德国和奥地利提出的疑问和批评，弗里德曼也均给予了耐心细致的回应。

　　早在2003年本书第二次出版时，系统平衡理论就已经引起了护理人员和护理学者们的广泛关注。这主要是因为家庭护理领域缺乏可用于研究的理论框架。一直以来，护理学界都将个体视为研究对象，几乎从未考虑过亲属或家庭。作为儿童护理领域的一名从业者，在护理教育学博士学习的尾声阶段，我撰写了一篇题为《儿童居家护理》的毕业论文，这一主题是我对护理学领域的一次全新探索。

经过一番查阅，我最终选择了系统平衡理论作为论文的理论框架，它不仅能为我的研究提供有力的理论支持，还能帮助我解答研究过程中的诸多疑问。不过，学习该理论对我来说是个不小的挑战。正如我预料的那样，随着理解的加深，我遇到的问题变得越发复杂和多样。为了解开疑惑，我在一次护理学会议上直接向弗里德曼请教了这些问题。这次交流过后，弗里德曼邀请我参与本书第二版的撰写。其中，我负责介绍关于德国儿童居家护理的定性研究成果以及护理教育和咨询方面的相关项目（见第三章第三节第五小节，第五章第二节第四小节和第五小节）。这最终促成了我们近二十年的合作和友谊。我们共同参与大量活动，发表诸多作品，不仅推动了系统平衡理论在德语国家的传播，还凭借本书在学术界引起了巨大轰动。

2010 年，随着更多同事的加入，我们成功推出了本书的第三版。在第一版中，弗里德曼结合自己的工作经验向读者展示了系统平衡理论在护理领域中的应用，而第三版则在此基础上进行了扩增。在这一版中，我们为大家呈现了该理论在儿童居家护理（见第三章第三节第五小节和第六小节）、慢性病和老年痴呆症的长期护理（见第三章第三节第二小节和第四小节）以及精神疾病的护理（见第三章第三节第三小节）等领域中的应用。此外，我们还对许多章节进行了全面且深入的修订和更新，其中第一章和第二章的改动相对较大。第一章介绍了系统平衡理论在以家庭和环境为中心的护理中的应用，而第二章则深入探讨了家庭运作过程中的影响因素。其中，我们尤其关注在全球化的背景下，文化对个体和家庭的影响。从弗里德曼的研究来看，文化因素也一直是她特别关注的问题（见第六章第六节）。

除了护理实践外，第三版还明确提出了系统平衡理论的另外两个应用领域，分别是高校护理教育（见第五章第二节第六小节）和护理研究（见第五章第三节）。其中，护理研究一直是弗里德曼特别关注的核心领域。针对这两个领域，本书第四版也展开了更加深入的探讨（见第六章第三节和第六节）。

二、现状

本书第四版增添了与系统平衡理论及其应用相关的趣味性内容。新增的第六章对理论的发展现状进行了概括，介绍了新项目和研究成果。此外，学者的个人观点对于理论研究而言同样具有重要意义。因此，我们还邀请了各位编者在第六章分享他们的个人经验和批评观点，提出他们对系统平衡理论的创新性认识。我们希望，这些经验能为所有感兴趣的读者提供新的实践思路，为他们的实践工作带来启发。

不过，需要注意的是，研究该理论的学者数量众多，我们目前尚未全部了解，且许多感兴趣的学者仍在积极联系我们，希望能与我们共同探讨他们遇到的问题。因此，本章内容的选材并不具有代表性，只是为了让读者对这方面有所了解。

在本章第二节中，伊丽莎白·施莱尔介绍了她过去几年在瑞士积累的心得和见解。她将弗里德曼护理理论的核心内容整理为一张图表，这张图表为护理实践提供了重要的指导。在第三节中，安妮罗洁·玻勒和埃里卡·菲尔特豪斯－普鲁敏介绍了她们过去几年在双元制高校护理学课程中应用系统平衡理论的经验，并提出了该理论面临的挑战、机遇和前景，为学校的教学工作和课程规划提供了宝贵的意见。

在第四节中，本杰明·杨就如何将系统平衡理论作为一种新的护理理念引入临床教学进行阐述。作为卫生学校的一名教师，他肩负着实地传授理论知识、指导学生为实践工作做好充分准备的任务。值得注意的是，虽然培训的实践场所是一家急症医院，但鉴于系统平衡理论对家庭因素的关注，这家医院仍对引入该理论作为护理理念表达了明确的赞同与支持。

在第五节中，科尔纳利·沃尔夫和科杜拉·费歇尔详尽阐述了系统平衡理论在助产士培训中的跨学科应用，他们向读者分享了如何结合护理领域的实际需求灵活调整该理论的实践经验，并生动地描述了产妇们对此所作出的积极回应。

通过上述文章，我们可以清楚地认识到，系统平衡理论在德语国家的应用有别于它在北美、中美和南美地区的应用。在第六节中，弗里德曼也就"当前研究如何对家庭护理质量产生积极影响"这一问题展开探讨。总之，第六章中的所有经验报告都清楚地表明，在考虑到系统平衡理论的研究工作具有一定挑战性的同时，我们也不能忽视它所带来的巨大收获。

三、反复提及的批评观点

尽管系统平衡理论得到了护理学界的广泛认可，但学界仍存在一些反复提及的批评观点，本书第六章对它们也进行了阐述。例如：

- 该理论过于复杂，专业术语过多。为避免给护理实践带来困扰，建议删除部分内容，和／或只考虑部分方面。
- 在全面了解病史的过程中，护理人员提出的问题若过于私密，可能会不慎侵犯患者的个人隐私，进而造成患者的不适。
- 在实践中，特别是对于急诊科的护理人员来说，他们没有足够的时间应用该理论，也没有足够的时间与家庭展开全面的谈话。
- 护理人员如果暂时加入到家庭系统中，还能提供专业的护理吗？

这样的批评可能不计其数，但总的来看，它们就是多年来我们在与同事讨论和研究时最常听到的批评观点。

针对这些批评观点，我们首先需要做一些基本的思考。其中一个根本性的问题是，无论我们如何在护理实践或护理教育中实施或应用系统平衡理论，我们最终想要实现的目标是什么。对于这个问题，双元制教育给出的答案自然会与急症医院或儿童居家护理给出的答案大相径庭。而根据答案的不同，我们完全有可能合理地选择利用理论的部分内容或设定特定的理论重点。这里并没有绝对的对错之分，只有对主题的探讨和护理人员想要实现目标的不同路径。弗里德曼并没有就"正确"的实施方式做出普遍性的断言。这是因为护理和家庭的需求是如此的多元化，我们根本无法制订出一套适用于所有情况的通用规定。弗里德曼希望护理人员能够走自己的创新之路，进一步发展和完善理论，将其真正变成自己的理论。这种希冀已经在许多领域得到了实现，本书中的多篇文章就是很好的佐证。

系统平衡理论过于复杂，术语过于艰深，是最常见的批评之一。确实，在研究理论初期就要求护理人员在系统平衡理论的思维框架下进行思考，这未免太过强人所难。但我们不得不承认，专业术语是科学性的体现。作为护理学研究的产物，系统平衡理论自然离不开专业术语。为了解决这种矛盾，在进行研究（例如在项目小组或质量控制小组内部）时，研究人员可以为某些术语寻找更易于理解的替代词，从而在保持理论基础的前提下，更好地将术语的意思传达给参与实践的护理人员和家庭。这对思维模式的培养大有裨益。在撰写护理文件或护理教育期间的实践作业时，我们同样可以这样做。不过，经验表明，在描述和总结家庭的实际情况以及指导家庭护理时，系统平衡理论会逐渐变得具象，所以随着研究的深入，护理人员对术语的理解会变得越来越容易。这种认识能够帮助护理人员深化对理论的理解，指导他们制订出相应的行动方案。此外，护理人员可以将该理论带入自己的家庭生活经历，在一定程度上重新认识自己的护理行为和自我，体会到被理解和认可的满足感。当然，这需要建立在我们愿意潜心研究这一理论的前提之上。

实际上，相较于其他护理领域，某些领域的患者数量相对较多，流动性相对较高。在这种情况下，针对系统运作过程的各个方面进行详细而全面的病史调查没有任何意义，护理人员应该考虑的是实践项目的具体目标以及上文提到的术语转换。为了确保这类项目能够顺利实施，护理人员通常需要投入大量的时间去做前期的准备工作。我们深知，不是所有的护理人员都会选择系统平衡理论，但我们仍然希望能够为护理人员理解理论和日常护理提供帮助。而对于一个医疗机构来说，依据哪种护理理论实施护理，这是管理层决定的事情，而非护理人员个人。机构只会为所选护理理论提供相应的实践资源。尽管如此，每位护理人员仍然可以尝试自己研究系统平衡理论，拓宽自己的视野，加深对护理的理解，从而反思自己对待患者及其家庭的态度，必要时还可以调整与他们的相处和交流方式。护理人员无须专门为此建立质量控制小组，只需根据成长和个性化发展的需求，自主研究系统平衡理论，为改善家庭状况和护理服务质量做出各种尝试。在护理过程中，护理人员应特别关注自己对待患者及其家庭的真实态度，而非机械地套用理论。当然，这并不意味着理论不重要，我们只是更想强调，作为护理人员，我们的个人理解以及我们为家庭和自己设定的目标更加重要。在护理过程中，理论只能作为一种辅助工具，促进我们与家庭之间的相互理解。

弗里德曼认为，护理人员应暂时加入到家庭系统中。然而，这一主张曾多次引发困惑和误解。事实上，她所强调的是护理人员对家庭应持有的内在态度。按照系统思维，尽管护理人员并不是真正意义上的家庭成员，但在我们所护理或照顾的家庭中，我们确实扮演着临时但重要的角色。这里凸显出的一个问题是，护理人员在培训过程中往往无法获得培养系统思维所必需的社会化教育。否则，我们就会清楚地认识到，从开始参与护理的那一刻起，我们就已经开始对家庭系统产生影响。弗里德曼认为，这是每个居家护理人员都无法回避的事实，因此，我们应该有意识地利用这一事实来造福家庭。她还主张，我们应积极利用这一事实，与家庭一起努力，用最佳的方式支持家庭。在我所从事的儿童居家护理研究中，我曾多次在慢性病儿童患者的家庭中听到这样的说法："护理人员'已经成为家庭的一份子'。"这说明护理人员已经成为家庭和家庭健康的重要资源和支持。因此，意识到并积极地塑造自己的角色，正是专业护理的一种体现。为了把握融入家庭的分寸，护理人员需与家庭进行协商，这也体现了护理人员以家庭为中心的专业态度。例如，处于困境中的家庭有时会按照自己的想法尽可能多地寻求支持。虽然护理人员与家庭划分界限的方式取决于各种因素，但我们仍需认清自己的界限，这是我们实现自身成长、协调职业生活与个人生活的关键。作为护理人员，我们应当对此有所感悟，并为之付出努力。

最后，需要注意的是，系统平衡理论是一种中程理论，研究范围有限，因此无法回答与家庭护理相关的所有问题。此外，该理论过于笼统，也无法解答家庭护理中的具体问题。弗里德曼在第六节中以一些研究为例，说明了开展进一步研究或借助其他理论来解决上述问题的方式方法。这种方法既合理又可取，能够帮助护理人员为家庭提供更加全面的支持。系统平衡理论的主要作用是为理解和分析家庭及其健康状况提供一个指导框架，它通常无法为我们提供明确的行动指南。这时，我们就需要具备足够的创造力和勇气，在指导框架内积极地自主探索。认真倾听家庭的心声、收集各个运作过程的信息往往是一种好方法。首先，我们可以着重参考一些话题，并借助它们调整我们所关注的方向。其次，我们必须坚决摒弃形式主义的态度，尤其是在时间紧迫之时。护理人员如果经历过良好的训练且足够细致，并能够有目的地集中注意力，那么将能够收集到更多的信息。诚然，在初次谈话中，护理人员有时难免会触及一些较为私密的话题，这在护理工作中确实难以完全避免。然而，一旦这些话题无法规避严重破坏家庭健康的风险，护理人员绝不能将其用作推卸责任的借口。根据我的经验，如果护理人员提出的私密话题确实是护理的重点，那么家庭通常不会排斥，甚至会非常感谢护理人员。而即便家庭不愿意谈论某个话题，他们也会坦诚地表达出来。不过，按照该理论开展谈话并非易事，护理人员必须学会如何有目的地集中注意力。这也就回到了本小节最初提到的根本性问题，即确定护理的目标。各种批评观点之间存在相互关联，我们很难孤立地审视其中的任何一个。最后需要注意的一点是，虽然系统平衡理论的内容具有一定的趣味性，且能为我们提出许多宝贵的观点，但它也有可能并不适用于我们的护理机构和目标。我们应该明白，不论最终是否选用该理论，确定自己的界限都始终是个人成长和职业个性化的一部分。

四、结论

我个人对于系统平衡理论的评价肯定是积极的。近 20 年来，我一直都在致力于这一理论的研究。我不仅将其纳入了职业培训、高等教育和继续教育的教学内容，举办了一系列与其相关的专题讲座，还撰写和发表了大量相关作品，开展了数项相关（研究）项目。在与学生、同事和家庭，尤其是与弗里德曼本人交流时，我不断获得新的见解，受益匪浅。令我惊叹的是，受该理论的启发，同事们提出了许多具有创造性的解决方案和可能。我认为，这主要归功于他们能以系统思维为基本原则，既愿意根据自己的观点大胆实践，又乐于接受和考虑其他的理论方法。但事实上，这对许多护理人员来说仍然是一个挑战。本章内容也运用了这种系统思维，对新颖或具有批判性的观点持全面开放的态度。

第二节 一份来自瑞士的报告

伊丽莎白·施莱尔著

这份报告为一位瑞士学者对系统平衡理论实践应用的经验总结。

一、引言

这篇报告是我根据经验、认识和结论对玛丽-路易丝·弗里德曼的以家庭和环境为中心的护理理论进行的个人总结。在这份报告中，虽然我没有针对某项研究进行广泛探讨，但鉴于在护理实践和培训领域超过30年的工作经验和反思，我仍然能够提出一些超脱个人视角的观点。此外，个人成长所带来的变化在我本人的职业生涯中也直接有所体现。在我的影响下，我的学生或多或少地发生了一些变化，部分学生也感受到了这一点。

瑞士

瑞士主张直接民主和高度区域自治。这种制度不仅贯穿于政治和社会进程，还体现在职业培训的发展之中。瑞士的许多职业培养都以双元制的模式开展：一元指在校内学习理论知识，另一元指在校外接受实践培训。瑞士政府和教育部认为，相比于其他工业化国家的教育体系，双元制职业培训是应对高失业率（尤其是年轻人）的有效手段（Staatssekretariat für Bildung, Forschung und Innovation, 2017）。同时，它还能保障劳动力市场的生产质量和灵活性。双元制职业培训获得了民众的广泛认可与支持，被视为职业教育体系的优势所在。这种职业培训模式在全国范围内都具有适用性，不过，各个区域的相关部门会根据自己的语言以及政策，在推行过程中对其重点进行相应的调整。此外，针对不同性别的执业护士，各相关部门也会设置不同的培养路径。

二、入门

自成为执业护士以来，我经历了许多次职业培训改革。伴随着这些改革，不仅护理人员面临的任务、挑战和机遇发生了变化，他们的职业名称也发生了变化。从按照普通护理（AKP）、儿童护理、产褥期和婴儿护理（KWS）或精神疾病护理（PsyKP）等护理领域进行分类，到Ⅰ级或Ⅱ级护士，再到现在的执业护士、高等专科学校（HF）或应用科学大学（FH）毕业的护理师。尽管护理职业的培训和应用方向在不断变化，但护理任务的核心始终未变。对于护理任务核心的确定，我参考了瑞士医药科学院对护理的定义。2004年，科学院成立了"瑞士未来医学"项目，并根据国际护士理事会（ICN）对护理的定义指出："专业护理旨在促进和维护健康，预防疾病，在治疗过程中为护理对象提供支持，帮助他们应对疾病和治疗产生的诸多影响并接受治疗，从而实现最佳的治疗和护理效果，帮助处于各生命阶段（包括临终阶段）的患者提高生活质量。"此外，马约（Maio，2016）还对护理进行了这样的描述："护理是基于人类最原始的需求而产生、存在。它是帮助和支持的原始表现形式之一，在社会中不可或缺。护理只是医学的一门辅助学科这一想法早已过时。护理是一门独立的学科，具有自己的任务、目标、方法和价值。"在此，我还想对他的观点进行一些补充，即护理还具有自己的知识基础。弗里德曼提出的系统平衡理论就是其中之一。

初遇

20世纪90年代，我开始从事护理职业学校教师的工作，负责讲授弗里德曼提出的以家庭和环境为中心的护理模型，这是我第一次正式接触到这一理论。最初，我通过阅读相关资料来进行备课，但这并不能帮助我真正理解这一理论。在课上，面对学生的提问，我既无法给出回答，又难以与他们一起找出答案。尽管我为备课投入了大量的精力和时间，认真研读了参考书籍，但课堂效果仍然并不理想。当时，PubMed和维基百科等互联网资源也没有普及到教学工作中。因此，能在国际护士理事会大会上结识弗里德曼本人，这令我兴奋不已。我们围绕系统平衡的理论模型在教学和实践中的理解和应用展开了深入的讨论。这次交流极大地丰富了我对该模型的认识。更加值得一提的是，这次交流也促成了我们此后多年的合作，我与合著者克里斯蒂娜·科伦也建立了极为融洽的合作关系。在参与本书第二版的编撰工作后，我不仅能够按照自己的理解在课堂上灵活地应用系统平衡理论，还能将其广泛应用于日常生活，使其发挥实际效用。

在后续的教学单元中，我能够越来越自如地把握这一理论（见第五章第二节第五小节）。我的授课水平也在不断提高，我能够使用相对简单的语言和例子讲授这个理论模型，同时又不失去说服力。这种教学方法也有助于学生找到适合自己的理解方法。更有趣的是，这个模型也逐渐"渗透"到了我的整个生活中。当我面临重大变化时，我开始自发地从系统平衡理论的角度进行分析。当我对自己感到不满意或者意识到自己遇到瓶颈期、需要在个人生活或职业生涯中做出改变时，我也会按照系统平衡理论进行自我剖析，从而找到合适的解决方案。

我在索洛图恩州的卫生和社会教育中心（BZGS）任职至今已有约12年之久。入职伊始，我主张把以家庭和环境为中心的护理模型以及系统平衡理论纳入培训课程并得到了批准。因此，现在每年都有约80名学生能够在我的指导下学习到这些内容，并在未来将其应用到他们的各种实践中。一些学生甚至以该模型作为撰写毕业论文的理论基础。毕业论文的分数包括在毕业考试的成绩之内，这些学生愿意选用以家庭和环境为中心的护理模型足以说明他们对这一模型的信赖度。这些年来，我的教学方法发生了很大的变化。早些年，我一直按照教材提供的思路，从抽象的角度进行讲授。而现在，我逐渐发展出了一套自己的教学方法，并在过去几年取得了不错的成效。我将在下文中简要介绍我的教学过程以及我为学生布置的任务，这些任务能够帮助学生更好地理解系统平衡理论。

三、融合与框架条件

在介绍教学过程之前，我想先说一说课程的核心。卫生和社会教育中心指出，教学的目的在于培养学生在职业生活中的行动能力，使他们能够顺利应对各种工作情况。为此，学生必须具备能够将理论知识应用于日常工作生活中的职业素养。

参考勒·博泰尔夫（Le Boterf，2015）提出的定义，素养指在日常生活中应对各种情况并为此激活所需知识和技能的能力。帕特里夏·本纳（Patricia Benner）指出，这些职业素养无法从职业培训中习得，并对此做出"从新手到专家"的解释（Benner，2017）。这意味着，在接受培训期间，学生不仅要学习专业知识，还要认真规划学习内容，检验和拓展专业技巧，以提高在未来职业生涯中的行动能力。此外，培养和掌握批判性的思维能力也是极为重要的一点。作为教师，我必须时刻牢记，学生之间存在很大的异质性。不论成绩好坏，每个学生都有可能对课堂产生巨大的作用，这会直接影响学生对知识的理解和班级的学习氛围。教师既需要用尽可能简单的方式解释理论，又需要带领学生积极探索理论的深层含义，以帮助所有学生理解和掌握该理论。特别是在讲授系统平衡理论时，这一点尤为重要。就近年的反馈来看，我的教学计划恰好做到了这一点。当然，每个人的判断依据不同，得出的评价也会有所不同。在教学单元结束后，我会定期征求学生的反馈意见，并以此为判断依据。同时，每个教学单元的专题讨论都会关注学生的责任感、学习迁移能力以及学习内容的复杂性。为了能够及时应对不可预见的健康问题，人们提出以患者为导向的护理，并据此为其提供支持，这些支持主要针对患者的健康问题以及随之出现的其他现象和困扰。随着医疗系统和经济目标的日新月异，这一点的重要性也日益凸显出来。为了能够实现上述目标，我们必须将患者所处的环境同样纳入护理工作的范畴。这样看来，系统平衡理论是优化护理的必经之路。

四、应用现状

"家庭健康是对家庭整体或家庭成员个体的健康状况、行为或功能的描述。"根据《护理成果》（Johnson，Maas & Moorhed，2005）给出的这个定义，系统平衡的理论模型应安排在家庭健康的主题板块。我有意将系统平衡理论的教学工作安排在培训后期，旨在确保学生能在完成广泛的专题讨论、积累一定的经验和基础知识后，再来学习系统平衡理论。如此一来，他们就能对系统平衡理论形成深入的理解。此外，在培训后期，他们也已经结合自己的反思以及培训教师给出的反馈（实习报告、学习档案、课堂任务和书面作业）不断改善了自己的学习策略和学习进程，这也有助于他们对理论的学习。

学生习惯了自主探索新知。在概述教学过程后，我会先进行自我评估的教学。我要求学生利用理论模型对自己的个人现状进行评估。为此，我对系统平衡结构图作出了调整（见图28）。针对每个运作过程，我都依据自己的理解列出了一些信息收集话题中的关键问题，以便学生能够"更加轻松地"完成评估。

在这一过程中，尽管没有学习理论模型中的术语，但学生仍然可以在每个部分列出他们的问题和资源。接下来，我为他们提供了一张圆饼图，这张图代表学生的潜在能量，他们需要标出对每个部分以及谈及的每个话题投入了多少能量。同时，我还提出了以下问题：哪个部分占比最大？哪里投入的能量最多？哪里投入的能量最少？在集体讨论中，我会与学生就以下问题进行探讨，对系统平衡理论中的各个概念进行更加详细的讲解：

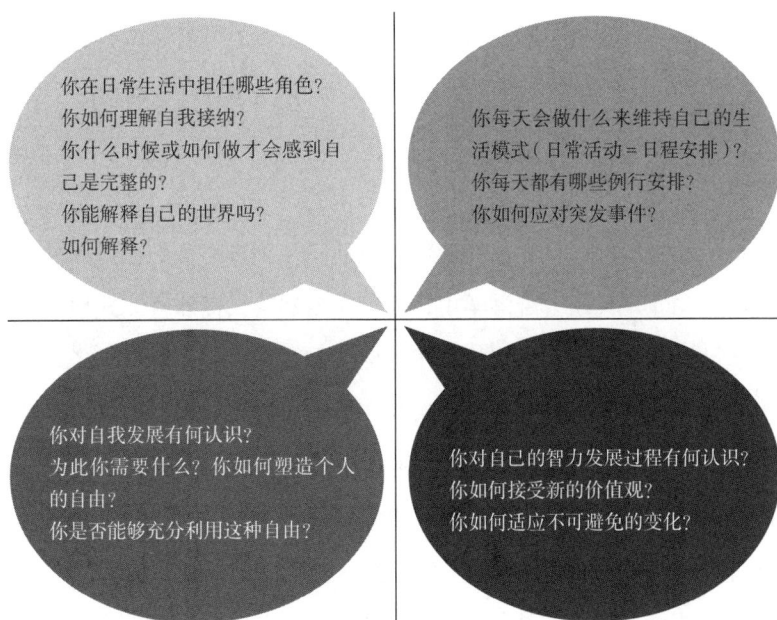

你在日常生活中担任哪些角色？
你如何理解自我接纳？
你什么时候或如何做才会感到自己是完整的？
你能解释自己的世界吗？
如何解释？

你每天会做什么来维持自己的生活模式（日常活动＝日程安排）？
你每天都有哪些例行安排？
你如何应对突发事件？

你对自我发展有何认识？
为此你需要什么？你如何塑造个人的自由？
你是否能够充分利用这种自由？

你对自己的智力发展过程有何认识？
你如何接受新的价值观？
你如何适应不可避免的变化？

图28　施莱尔于2017年参照系统平衡理论制作的调整版图表

- 什么是焦虑？它在该理论中意味着什么？什么是系统思维？

- 什么是运作目标和运作过程？

- 它们对个体和／或家庭系统有什么意义？

集中讨论前，我会先给学生分发系统平衡理论一览表，其中包含了该理论的所有核心要点（见图29）。在课堂上，我们采取"双轨"教学的方式。一方面，在表格的辅助下，学生可以对系统平衡理论形成整体的了解。另一方面，我们会像本书第二章那样，在集体讨论中解释、探讨和举例说明理论模型中的各个术语和概念以及它们在模型中的意义。

在了解理论的核心要点后，我们会在集体讨论中一起深入研究这些术语。如何理解这些术语？它们背后的含义是什么？每个学生掌握得怎样？哪里会出现问题或理解模糊的情况？他们在其他教学单元或实践中学过哪些基本概念（如焦虑）？他们对于这些概念的理解还适用于系统平衡理论吗？经验表明，在利用系统平衡理论进行自我评估后，学生能够更好地理解系统平衡的理论模型。不过，随着课程的进行，当我们不断拆解术语、深入剖析其对系统平衡理论和结构图应用的意义时，学生就会逐渐变得困惑，很快产生"这太复杂了"的想法。在我看来，学生进入困惑阶段是一个积极信号，这恰恰表明学生终于开始真正地投入进来了。在这个阶段，我会告诉他们，困惑是收获知识的第一步。通过这种暗示，我通常能够顺利地激发学生的好奇心，促使他们主动参与到进一步的探讨和具有挑战性的思考中来。此外，我还会告诉学生，他们应该螺旋式而非直线式地思考和提出问题。对于已经习惯了线性思维（如按照标准和筛查表进行逐项思考）的学生来说，这无疑是一个巨大的挑战。对此，我通过讲述护理程序的循环性，帮助学生培养螺旋式思维，使他们至少能够在集体讨论中实现线性思维和螺旋式（或组合）思维之间的转换。同时，研究理论还需要大量的联想思维，这种思维可以在学生做出尝试时为他们提供值得借鉴的宝贵经验。

为了使这一点变得更加具象，我经常使用患者和家庭的实例来进行说明。同时，我也会分享自己在生活和教学经历中的个人实例。

积极感受：
个体
- 内在联系
- 自我接纳
- 清楚自己在环境中的角色
- 感觉自我完整

家庭
- 家庭团结
- 集体归属感
- 对未来持积极态度
- 相互支持和分享

脆弱

稳定

保持不变：
个体
- 维护自我
- 惯例（文化活动）
- 对预期和意外事件的反应

家庭
- 家庭解决问题的策略
- 庆祝节日
- 传承家庭文化和相关的生活模式

孤独

灵性 ——— 协调统一 ——— 维护系统 ——— 调控
          个性化   改变系统

无助

自我发展：
个体
- 个体自由
- 自我发展

家庭
- 家庭的开放性
- 家庭成员的自我发展
- 人际关系
- 相互激励

成长

冲突
无聊

变化：
个体和家庭
- 智力和情感发展历程
- 调整差异
- 接受新的价值观
- 适应变化

家庭
- 发展新的家庭结构和生活模式

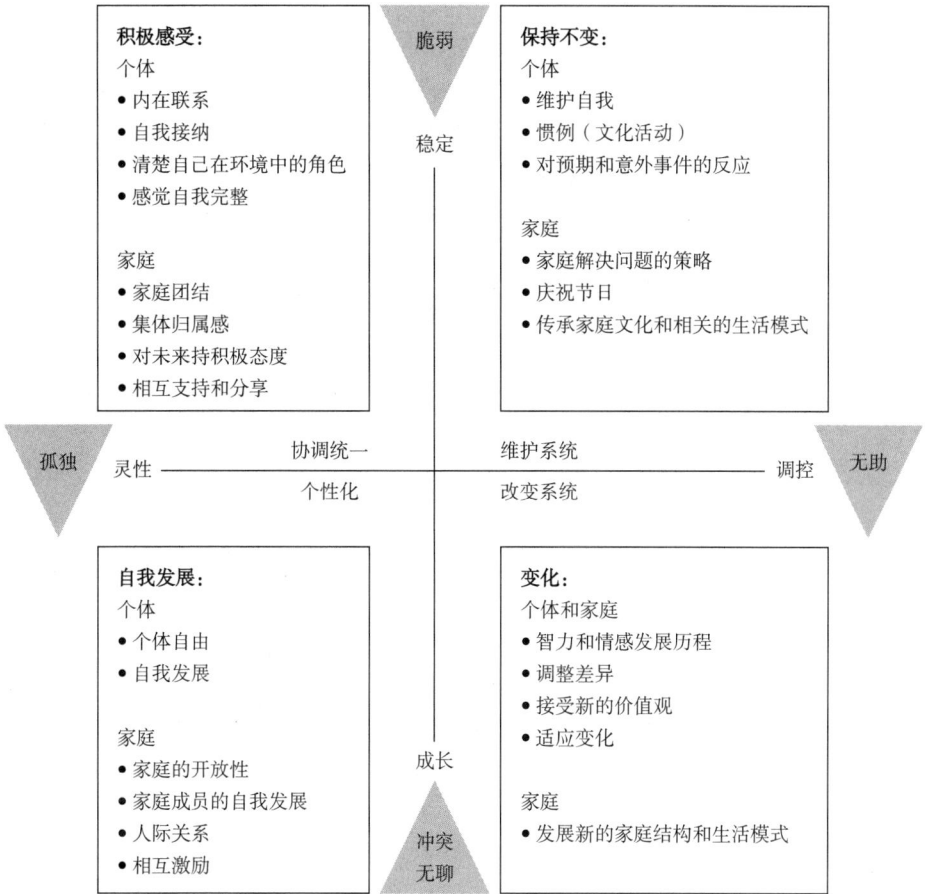

运作目标：	运作目标的功能：	回避焦虑和恐惧：
● 调控	● 集中注意力	● 无助/缺乏安全感
● 稳定	● 展现个性	● 脆弱
● 灵性	● 寻找意义，智力发展过程	● 孤独
● 成长	● 适应不断变化的环境	● 无聊/冲突

每个运作过程体现了个体或家庭（系统）为实现两个运作目标而采取的所有行为。焦虑和恐惧可以被理解为推动人们实现运作目标的动力。系统的运作目标本身很抽象。通过在运作过程的四个维度下采取行为，人们可以消除各自的焦虑和恐惧，实现四个运作目标。稳定和成长可以被视为彼此对立的目标。当稳定受到成长的威胁时，人们可以通过追求调控和灵性来实现系统平衡。

图 29 施莱尔于 2017 年对弗里德曼护理理论的图表总结

五、个人认识

对于我来说，每次授课都是对理论的一次实践应用，我总能从中得到新的理解、积累新的经验，这也使我对解释和演示理论的工作越发得心应手。在这段漫长的历程中，从最初的绝望和无措，到现在能够自信地在课堂和咨询场合中讲述系统平衡理论，我经历了一场彻底的蜕变。更有趣的是，我意识到这个模型已经成为我生活的一部分，并融入了我的个人生命哲学中。为此，我要向玛丽－路易丝·弗里德曼和本书的合著者克里斯蒂娜·科伦表示衷心的感谢。正是她们提出的系统平衡理论，拓宽和深化了我的职业素养，同时也丰富了我的个人生活。

第三节　以家庭和环境为中心的护理的实践经验

安妮罗洁·玻勒与埃里卡·菲尔特豪斯－普鲁敏著

柏林新教社会工作和社会教育应用科学大学设有护理学本科专业，本节将从护理学专业的教师和学生的角度出发，介绍他们开展以家庭和环境为中心的护理的实践经验。

一、引言

自 2004 年起，柏林新教社会工作和社会教育应用科学大学开始着手于将护理学发展为一门综合培训课程的工作。在课程开发期间（见第五章第二节第六小节），学校设计了一门以系统平衡理论（Friedemann & Köhlen，2010）为基础的护理学课程，并在学生的整个学习阶段都安排了探究理论的任务。本文将结合教师和学生的经验，对有关该理论的研究进行介绍以及反思。

考虑到家庭护理在当前和未来的重要性，我们决定以系统平衡理论作为学位课程的理论框架。这一想法由首席教授克里斯蒂娜·科伦提出，在实际操作中，她也发挥了重要的作用。正如科伦（Köhlen，2015）所说，家庭护理在德国护理学界仍处于起步阶段。虽然许多有关护理理论的著作都在强调家庭对于护理对象的重要性，但它们通常只把家庭看作个体的社会参照物和资源。相比之下，北美学界中的"家庭护理"则将家庭视为一个更广泛的单位或系统：护理不是以个体为中心，而是以整个家庭为中心（Köhlen，2015）。在系统平衡理论的指导下，护理提供的是一种"面向所有系统（个体、互动系统、家庭、组织机构、社区和群众）的服务"（Friedemann & Köhlen，2010）。这种视角尤其适用于高等护理的职业培训，能够培养学生的组合思维和系统思维，帮助学生根据具体护理情况适时调整护理方向。护理学专业高等教育的培养大纲（Hülsken-Giesler & Korporal，2013）为与护理学相关的学士学位课程制订了以下培养目标：

- "全面了解护理工作所处的社会制度框架，并深入探究该框架受到的社会制约"（出处同上）；
- "识别并发掘护理对象、护理人员和护理机构的特定资源，将其纳入相关的护理程序"（出处同上）；
- "反思在不同制度背景与环境中获得的职业实践经验"（出处同上）。

我们认为，系统平衡理论为培养学生的专业态度提供了理想的思维和反思框架。学生可以将该理论视为护理学专业课程的基本框架进行学习，同时，在后续模块中进一步深化和巩固理论知识。下文将对这两个方面进行说明。

二、以家庭和环境为中心的护理作为课程的思维框架

柏林新教社会工作和社会教育应用科学大学以弗里德曼和科伦提出的以家庭和环境为中心的护理理论为教学内容，开设了一门护理学学士学位课程。课程旨在为学生提供思维框架，培养学生以家庭为中心的系统思维和敏锐的洞察力，为他们未来工作的顺利开展提供保障。

　　课程包括 16 个课堂学习和实践学习模块，为期 4 年，依次涉及不同系统层次的护理学习，从个体护理到互动系统或家庭系统的护理，最后到机构、社区以及社会系统的护理。完成课程学习后，学生可获得医疗保健和护理职业资格以及护理学学士学位。图 30 展示了每个模块所重点研究的系统。模块 1 和模块 2 的学习时长为六个月，以个体护理为重点。模块 3 的复杂程度有所增加。例如，健康促进和疾病预防既涉及个体系统，又涉及不同的群体和环境。此外，后续模块还反复强调以家庭和环境为中心的护理的理论要素，并逐步提升内容的复杂程度。例如，随着课程的深入，对家庭、群体、社区系统以及社会系统的关注变得越来越多，可研究的护理范畴也越来越宽泛。

　　系统平衡理论对于该课程来说至关重要，因此，在教学材料中，我们会以多种方式展示理论中的专业术语。例如，模块介绍会明确说明涉及的理论内容，并指出该模块中较为重要的运作目标和运作过程（图 31）。

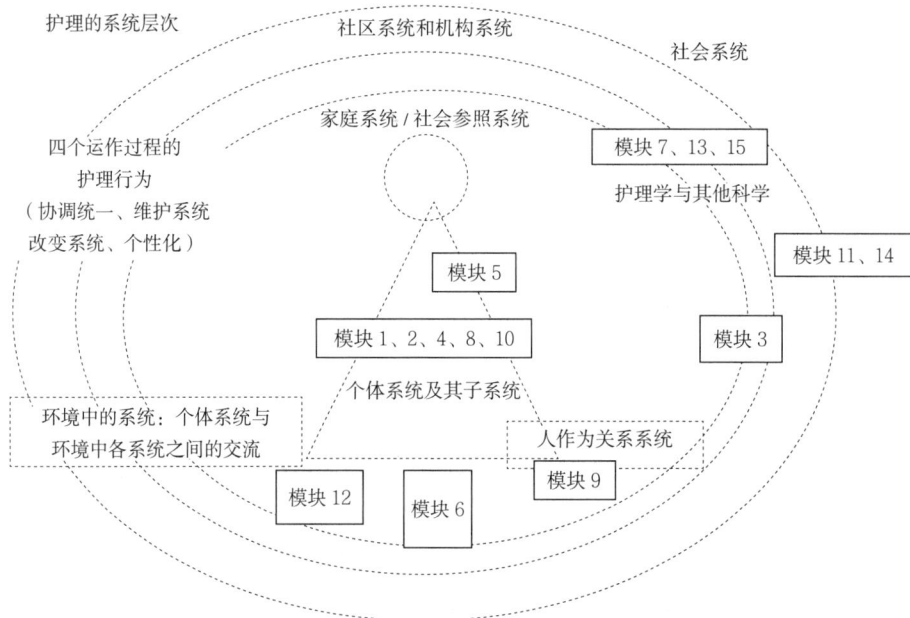

图 30　课程模块以及护理的系统层次

模块编号及标题	1.护理工作中的自我反思和专业态度培养
主要理论参考	协调统一：稳定—灵性 个性化：灵性—成长 本模块为入门模块，对护理学和伦理学的基本概念进行了简要概述。在本模块中，学生将对自身及护理工作中的专业态度进行初步探讨，后续模块也将对这方面的内容进行更深入的探讨。本模块主要介绍不同层次系统中的护理，并探究协调统一和个性化对各层次系统的意义。

图 31　模块 1 的模块介绍节选

（Feldhaus-Plumin, Köhlen, Nicklas-Faust, 2010）

　　无论是在校师生，还是实践培训中的指导人员、专业护士和管理人员，都可以使用护理学学士学位课程的课程手册和其他教学材料，如各实践阶段的能力培养方案、布置给学生的实践作业或学习和考试任务。多年来，外聘讲师和培训人员始终难以真正理解系统平衡的理论思想并将其灵活运用于实践。因此，所有教职人员必须定期开会，研讨课程内容和教学材料，并探究如何用简单的语言解释以家庭和环境为中心的护理理论，解答与理论相关的问题。在实践阶段，对理论的通俗解释能够消除由于语言晦涩而造成的理解障碍，从而降低学生和指导人员的实践难度。图 32 选自这所大学的实践学习材料，展示了模块 1 的能力培养目标，用于第一个实践阶段。

　　在与培训人员开会时，在校教师发现他们对该理论的兴趣以及实践的接受程度不尽相同。有的兴趣盎然，有的则持有怀疑。其中，多数人虽然对系统平衡理论及其复杂术语不甚了解，但在讨论中却能精准地理解以家庭和环境为中心的护理目标。在临床急症护理中，受机构环境的限制，家属基本无法参与护理工作。虽然以家庭为中心的护理理念会为工作带来诸多便利，但在日常护理实践的高要求下，护理人员已经完全忽略了这一点，且无暇专注于理论知识。下文将介绍学生在课堂学习和实践应用中运用该理论的整个过程。

在模块1和模块2中，学生将培养哪些适用于第一个实践阶段的能力？
模块1 **护理工作中的自我反思和专业态度培养**
学生开始培养对工作和自身的专业态度，熟悉学位课程和护理学发展的基本特征。
学生意识到自己是社会系统（如个人、家庭、朋友、医疗机构、护理团队）的一部分，并与其他系统构建联系。
学生在系统间组织护理工作（无论系统界限是否可见）。例如，与护理对象交流或帮助护理人员进行生理照护时，学生会注意保持距离。
学生了解护理以及社会福利和医疗保健系统中其他职业群体的工作领域及相应的制度结构。
学生关注个人的道德立场和他人的道德观念，意识到护理工作中所涉及的道德和伦理问题。
学生掌握科学的工作方法，将自我护理的方法运用到护理行动中，如采用运动知觉科学的方法进行背部护理。

图 32　实践文件节选
（EHB/Bachelor of Nursing, 2015）

三、贯穿护理学习的理念：以家庭为中心

系统平衡理论的课程设计采用了螺旋式的方式，旨在让学生反复巩固和扩展所学知识。在学习的初期阶段，即模块1中，学生首次接触系统平衡理论。通过理论解释和贴近实际的例子，学生开始了解系统平衡理论，并聚焦于个体和家庭系统。在此过程中，学生也会就自身的护理态度和护理领域进行探讨。图33展示了学生在理论入门阶段需要完成的一项作业。此时，学生正处于人生的重大转折阶段，他们往往面临着诸多变化，比如开始大学生活这一新的生活阶段、搬家或换住所、改变社交环境等。在这样的背景下，学生很容易就能将系统平衡理论的运作目标和运作过程与自己的个人情况相结合，进行深入思考。

在对理论有了初步了解之后，学生将进入第一个实践阶段，教师将鼓励他们将系统平衡理论作为思考框架带入实践。在每个模块中，我们都会再次探讨系统平衡理论，并与其他护理理论建立联系。例如，在模块3（健康促进和疾病预防）中，我们进一步深入探讨了环境中的其他系统，并强调了健康本源论，即系统平衡理论中以健康为导向的思想内涵。此外，在模块6中，我们提出研究家庭系统时应侧重成长和发展。后续模块除了涉及个体系统、家庭系统和环境中的其他系

"关注我的系统平衡……"

依照系统平衡理论的核心概念分析自身所在的系统，该过程可参考以下步骤。

个人作业：
1. 你如何理解你的"家庭"？你心中的"家庭"包括哪些人？
2. 哪些（子）系统对你的生活产生了影响／你加入了哪些系统？
3. ①在生活中，你重视哪些系统运作目标？
- 稳定
- 成长
- 调控
- 灵性

在你的一生中，你可能会改变对哪些系统运作目标的重视程度？

②针对下列系统运作过程，你目前做了什么？如何做的？
- 维护系统
- 协调统一
- 个性化
- 改变系统

③你如何看待自身、家庭以及环境的和谐一致（＝平衡）？

在图中简略画出你的思考结果：

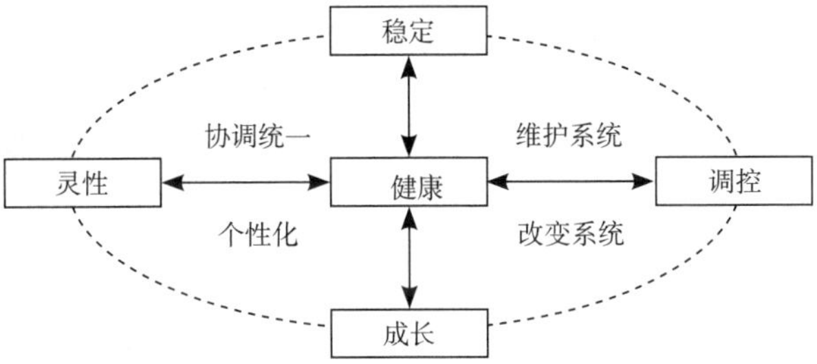

小组作业和集体讨论：
- 自由组队，组内交流各自的心得体会，自选内容进行讨论
- 讨论彼此想法的相同点和不同点
- 总结思路，在集体讨论中进行展示。论题、问题、图表或文章形式皆可

图 33　模块 1 作业示例

统外，还特别强调了社会系统，例如医疗保健和护理的组织结构（模块 11）。在最后一个学期，学生可以任意选修一个模块，护理和助产指导就是其中之一（模块 16B）。该模块为跨学科教学，教师同时教授护理学专业和助产专业的学生。在指导过程中，以家庭为中心的护理理念会继续发挥作用，为学生的理论实践提供帮助与支持。

四、研究理论时面临的挑战

前文提及，学术界中存在部分学者对系统平衡理论持怀疑态度，他们认为其并不具备实际应用价值，因而采取回避策略。而在实践课程中，我们也发现学生的反应与之类似。他们表示，在临床急症护理实践中，鲜少看到家属参与其中。此外，他们还担忧信息收集中涉及的某些内容，如家庭成员的角色分工，或是家庭为追求成长、灵性、稳定和调控所形成的生活模式，可能会侵犯到家庭的隐私。同时，由于缺乏足够的经验和练习，学生往往难以提出简明且贴近实际的问题，甚至部分学生对与患者进行交流感到害怕。这些都促使我们去思考以下问题：学生无法将所学的理论应用于临床急症护理，这对他们来说意味着什么？作为教师，我们能提供哪些解决方案？根据学生的反馈，我们在研讨会上就以下问题进行了公开讨论："系统平衡理论尤其适用于哪些护理情境？不适用于哪些护理情境？理论的实际应用与护理实践的框架条件有何关系？"通过模块1的学习，部分学生对系统平衡理论在临床急症情境中的适用性产生了质疑，并持有批判态度。他们认为，系统平衡理论在长期居家护理、长期精神疾病护理和长期临床护理领域更具有发展潜力。

我们在教学过程中发现，为了尽快掌握系统平衡理论，学生倾向于有针对性地选择一些内容进行学习，例如家庭的参与、护理过程与患者健康的共同发展以及系统性问题的应用。这些内容通常是模块考试的重点，例如模块1的学期论文。值得注意的是，教师通常会在课程后期才开始使用术语来讲解运作过程和运作目标，例如在高年级中，对医疗保健和护理组织结构的研究通常涉及结构性系统，而非个体或家庭系统。这样的课程安排可以为学生减轻课程初期的实践负担，避免他们出现理解上的障碍。在深化理论学习的指导模块中，理论实践则更侧重于运作过程和运作目标。一方面，这些内容在以家庭为中心的护理指导中更具有实践性；另一方面，四年级的学生对理论已经有了一定的理解，他们能够更加自如地使用理论中的各种术语。根据学生的反馈和系统平衡理论的实践应用情况，我们提出以下问题并进行反思：与学生合作完成课程任务或研究理论的目的是什么？是帮助学生在实践中运用系统平衡理论，还是帮助他们了解以家庭为中心的护理理念并培养基本思想？就这一点来看，学生可以借此进一步提升职业素养，完善护理行为。此外，通过定期的实践指导，学生还可以不断反思自己的实践过程和护理行为。例如，学生如果能鼓起勇气与患者进行一场真诚的谈话，共同探讨患者的健康状况和护理期望，就有可能从中获取宝贵的经验。

五、机遇和未来发展

在对课程安排进行反思后，我们作出了如下总结。首先，系统平衡理论具有一定的可操作性，有助于学生了解、思考并学习如何对不同的系统开展护理工作。我们认为，上述大学学士学位课程的设置非常成功，16 个模块的课程内容安排合理且具有实用性。系统平衡理论的另一个优势是可以培养学生的"全面思维"，即跳出年龄与职业的框架，全面了解护理环境的多样性。不过，如果想针对系统平衡理论设计一套全面的系列课程，我们还需对课程计划进行彻底的修订和扩展。从培训人员的反馈（如会议讨论）来看，学生已经开始对以家庭为中心的护理理念有所重视。其次，尽管课程设计得非常成功，但还是存在很多不足，我们必须时刻秉持批判性思维。目前，负责实践培训的护理人员和指导人员大多没有接受过高等教育，他们通常很少接触护理理论，也很难理解和表达专业术语。例如，在介绍模块内容与指导实践任务时，他们就会遇到这类问题。就这点来看，作为课程教师，我们应当主动帮助培训人员充分理解该理论。再次，弗里德曼和科伦认为，在与护理对象交流时，护理人员应尽可能使用简洁明了的语言。因此，我们已经对所有教学材料进行了一定的简化，并计划在未来继续开展系统性的简化工作，以提高教学材料的可读性和实用性。同时，我们希望参与理论教学的所有工作人员能够保持定期交流，充分利用预先确定的框架条件和资源，以实现内容更加全面、逻辑更加清晰地交流。最后，需要特别注意的一点是，系统平衡理论似乎并不适用于临床躯体急症护理。由于工作压力大且患者住院时间极短，护理人员几乎没有时间按照系统平衡理论与患者进行谈话，收集有关运作过程和运作目标的信息，甚至无法与家属展开全面的合作。因此，护理学学士学位课程一方面可以继续着眼于已应用系统平衡理论的护理领域，如精神疾病护理、长期临床护理以及居家护理，另一方面可以致力于培养创新思维，为学生提供将理论的基本思想应用于急症护理的机会。此外，鉴于学生对理论实践抱有恐惧且缺乏自信，课程还应增加实践机会，满足学生对理论应用的实际需求。例如，我们可以考虑增加在技能实验室和实践指导日的实践培训次数。

第四节　引入全新的护理理念

本杰明·杨著

本节介绍了伊策霍医院引入全新护理理念的整个过程，以及这一变革为护理职业培训带来的挑战。

一、引言

2015 年春，伊策霍医院管理层决定在全院推行统一的护理理念（Klinikum Itzehoe，2016）。这所公立医院拥有 2200 多名在职员工，不仅是勒苏益格 – 荷尔斯泰因州最大的医院之一，也是基尔大学、吕贝克大学和汉堡大学的教学基地（Klinikum Itzehoe，2017）。医院选择系统平衡理论（Friedemann & Köhlen，2010）的原因在于它采用了过程思维。理论指出，护理应以资源为导向，而非缺陷，并倡导将家庭及其成员纳入护理过程。医院当时已经采用家庭护理和个案管理的护理方法，这与弗里德曼的模型和理论高度契合（Müller，2017）。

为制订推行方案，各部门和科室分别派出代表，成立了一个工作小组。直到现在，工作小组仍在发挥作用。他们不仅为护理人员组织各种进修培训活动，还根据理论要求对评估工具和文件管理系统进行调整。此前，在 2016 年上半年的一项教学项目中，一位护理人员借助定量调查问卷评估了医院的护理人员对于以家庭和环境为中心的护理以及系统平衡理论的了解情况。32 位来自普通外科、腹部外科、血管外科的护理人员以及工作小组全体成员填写了这份调查问卷。其中，54% 的护理人员表示不了解该理论，33% 的护理人员表示比较了解，只有 13% 的护理人员表示非常了解（Sohn，2016）。即使本次抽样并不具有代表性，但我们仍然可以推断，大部分护理人员对弗里德曼的护理模型缺乏了解。不过，护理部主任表示，大家普遍认为这一理论十分贴近现实，能够引发他们的强烈共鸣（Müller，2017），所以完全赞同引入这一护理理论。

二、教学单元

伊策霍医院设有自己的卫生学校，这所学校致力于培养医疗保健和护理专业以及医疗保健和儿童护理专业的人才。每位学生都应该成为系统平衡理论的传播者，在实际工作中深入贯彻这一护理理论和理念。因此，学校要求学生在伊策霍医院接受培训，并从中了解系统平衡理论。通过研究该理论，学生能够深刻认识到自己在卫生健康事业中所扮演的角色，并以批判性的态度来对待它，找到职业护理在社会中的定位（KrPflAPrV，2003）。作为卫生学校的教师，我曾在汉堡大学攻读职业学校健康教育本科专业，并于 2016 年 12 月毕业。大学期间，我曾参照结构化网格（Greb，2003）中的反思建议，为一所卫生学校设计了一门以系统平衡理论为主题的研讨课。这门课程共有 22 名学生参与，其中大多为初中毕业生。他们当时正处于培训第二年年末，已经在实践中学会如何调整态度来面对不同的患者。这门课程后来被添加到我们学校"护理学基础在职业实践中的应用"的教学部分，这一部分目前还囊括了其他护理理论。

护理学的教学核心在于将理论知识应用于实践，这自然要求学生首先对护理理论进行多角度的深入探索。然而，由于弗里德曼的系统平衡理论具有高度的抽象性，难以直接转化为具体的行动指南，且学生普遍缺乏组合思维，因此该理论的实践应用对他们而言是一项颇具挑战性的任务（Köhlen，2015）。为了应对这一挑战，我们设计了专门的教学单元，旨在帮助学生认识到护理人员"融入"家庭系统、深度参与家庭生活的重要性，并引导他们对此进行深入的反思。通过这一教学过程，我们期望能够提升学生的实践能力，使他们能够更好地将系统平衡理论应用于实际的护理工作中。学生应该认识到，护理人员的任务在于和患者及其家庭建立合作，为促进家庭健康和实现家庭的和谐一致而共同努力。在这一过程中，家庭自身的潜力和能力是护理人员可以利用的重要资源。此外，在教学单元中，学生还能了解到社会对于护理行业的认识以及赋予它的责任与使命。护理教育的目的在于培养学生灵活运用所学知识的能力，以应对复杂多变的护理情境。通过对系统平衡理论的学习，学生应该掌握系统论和功能主义思想的基本知识，并认识到他们在社会、行业和个人生活中的特定功能。

在教学过程中，教师首先对弗里德曼的生平以及系统论进行简短的介绍，以此作为课堂导入，激发学生的学习兴趣。其次，教师给出系统平衡理论中关键的护理学术语，学生需要在思考一段时间后，在集体讨论中向大家介绍这些术语。这一环节可以激发学生对理论基本概念的研究兴趣。学生根据思考结果共同绘制出一份脉络图，并利用这份脉络图直观地展现理论的框架结构以及已学知识与术语之间的联系。后续课程将对这些联系进行深化与扩展。这一环节结束后，教师继续对理论的简短介绍，并详细解读脉络图的结构。通过这一单元的学习，学生不仅可以巩固已学知识，还可以梳理理论的结构框架，从整体上把握理论。教师还会带领学生研读理论创始人的文章（Köhlen，2012），帮助学生内化这些概念，厘清其中的问题。在对上述课堂内容进行总结后，教师还应组织学生开展课堂讨论，结合学生的实践工作和经验探讨理论内容，以帮助学生为理论的实践应用做好准备。探讨内容主要为如何将理论应用于临床实践以及在此过程中可能遇到的困难。课堂的最后，教师应回顾本节课的教学目标，并为学生解答疑问。

三、反思

护理学理论课程经常会遭到学生的质疑。他们希望从事实践工作，而非成为科学家，所以通常对理论学习比较排斥。在我负责教授的这门课程中，理解并运用系统思维对于学生来说是个不小的挑战。不过，幸好他们并不排斥这一理论，甚至对研究理论表现出极大的兴趣。根据弗里德曼的主张，护理人员应成为家庭的一部分。学生对此表示困惑并提出疑问：在这种情况下，护理人员是否还能以专业客观的态度完成护理工作？这种想法受到了传统家庭概念的影响，这种概念对家庭的理解过于狭隘，对学生造成了误导。不过，学生也承认弗里德曼的一些主张确实为护理工作的顺利开展提供了很大的帮助，例如，关注家庭资源，并据此采取护理行为。这种主张对他们而言其实并不陌生，但在实践培训中，他们却经常不自觉地将弥补患者的缺陷视作护理重点。总的来看，我认为，这一教学单元的设置无疑是成功的。它不仅能帮助学生了解系统平衡理论，还能激发他们的研究兴趣。此外，学生也能对课堂内容进行批判性思考，为理论的实际应用提供创新性的想法。

目前，学校已将教学单元正式纳入课程计划，并安排于培训一年半后开课。至于护理学理论课程究竟应该如何安排才最合适，学校仍然没有定论。一方面，在培训初期便研究护理理论，这无疑是对学生的苛求。另一方面，由于这些理论的基础知识可以提高培训质量，且特别有助于学生对护理形成新的角色认知，所以在培训尾声才讲授这些理论知识似乎也并不可取。无论如何，仅 90 分钟的教学单元都并不足以让学生彻底了解弗里德曼的理论，该理论必须贯穿于整个培训过程。这样，学生才能通过实践和反思的方式，不断对其进行巩固与拓展。

四、与护理实践相结合

除理论教学外，实践培训也能为学生熟悉护理理论提供很大的帮助。这在家庭护理、上门医疗和个案管理三个工作领域体现得尤为明显。在家庭护理中，护理人员需在患者住院期间直接提供临床指导，帮助家属学习适合患者的护理技巧。在患者出院后，护理人员还需在家中提供不超过六周的指导。在上门医疗中，为了避免陌生环境（医院）对重症精神病患者造成刺激，医院的社会心理医学中心会组建一支经过专业培训的跨学科团队，为患者家庭提供上门医疗服务。在个案管理中，护理人员通过为家庭提供个性化咨询、陪伴与支持的方式，在患者住院期间便为患者及其家庭量身打造护理方案，以确保患者在出院后仍能得到高质量的照护。

迄今为止，学校还没有安排过上述三个工作领域的实践活动，因此学生只能根据自己的个人经验撰写报告。学生认为，让家庭参与护理程序确实对他们的护理工作有很大的帮助。然而，他们对弗里德曼提出的另一些要求则仍心存疑虑，例如护理人员应该在家庭环境中提供居家护理服务。学生受到社会观念的影响，普遍认为他们的工作场所是医院，因此希望家属能够来医院学习护理，而不是他们到家里提供指导。培训期间，居家护理实践是一项硬性要求，实践场所不仅包括居家护理机构，还包括日间诊所和日间照料中心，因此居家护理并未引起他们的重视。不过，值得一提的是，石勒苏益格－荷尔斯泰因州目前已不再完全采用社区护理的形式。接受过居家护理培训的学生对此表示支持，因为这意味着他们有机会考虑患者及其家庭的意愿，并在患者出院后继续提供护理服务，从而真正地将居家护理付诸实践。为了帮助学生将弗里德曼的护理理论融入他们的知识体系中，学校应合理规划实践活动，让学生参与到家庭护理、上门医疗和个案管理这三大工作领域的实践中来。

总的来看，学生对弗里德曼的护理理论持相当开放的态度。但目前的培养方案却往往限制了他们的发展，让他们无法在实践中应用这一理论并积累个人经验。因此我们有必要对当前的理论和实践课程做出进一步的调整。

由于我此前并不熟悉系统平衡理论，所以当医院管理层决定引入这一理论的护理理念时，我意识到有必要对系统思维进行深入的研究。目前，我们全体教师都面临着将系统平衡理论融入课程教学的挑战。这一护理理念以患者及其所处的家庭和环境为中心，强调关注他们的个性和资源。在我看来，这为护理行动提供了更多的可能。弗里德曼建议，各医疗机构应贯彻系统平衡理论，并结合自身情况进一步发展理论（Friedemann & Köhlen, 2010）。因此，医院可以在深入探讨后，根据自身需求对该理论进行适当的调整，这也有助于医护人员更好地接受这一理论。

第五节　在助产士培训中的应用

科尔纳利·沃尔夫与科杜拉·费歇尔合著

本节介绍以家庭和环境为中心的护理在助产士培训中的应用。

一、动机与背景

2008 年，海德堡大学医院助产学校引入了玛丽－路易丝·弗里德曼的以家庭和环境为中心的护理。自此，这一理论成为助产士的固定培训内容。该校隶属于海德堡卫生健康职业协会，协会有 12 种培训课程，共计 840 个培训名额，其中 45 个名额设在助产学校。助产士培训为期三年，每年开设 1 个新年级。自 2012 年起，学生可以在培训过程中辅修其他专业，分别为"跨专业医疗保健"（由协会与海德堡大学医学院合作开设）或"助产"专业（由莱茵河畔路德维希港学院与其他助产学校合作开设）。学校的教学团队由经过进修并获得教师资格的助产士组成。她们负责通过课堂教学和实践指导的方式对准助产士[1]进行培训。

在德国，助产士需要在生育阶段为家庭提供较长时间的陪伴和支持。护理可以从备孕开始，按照"护理弧线"（见图 34）贯穿妊娠、分娩和产褥期，一直持续到婴儿断奶（Sayn-Wittgenstein，2007）。在此背景下，学校将以家庭和环境为中心的护理纳入助产士的培训内容。

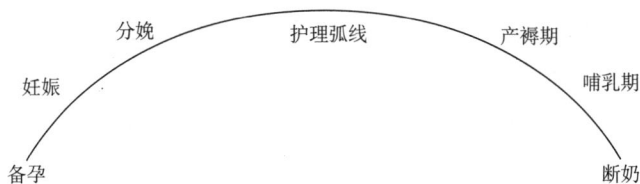

图 34　护理弧线
（资料来源：Sayn-Wittgenstein, F., 2007）

1　"准助产士"（WeHe）一词旨在强调培训途径的多样性，是联邦准助产士理事会（前身为联邦助产士学生理事会，隶属于德国助产士协会）官方使用的称谓。

妊娠、分娩和产褥期通常不算生病，而是一个发生角色转变且需要调整适应的过渡时期。助产士的核心任务是帮助妇女应对怀孕带来的生理变化，并陪伴母亲（父母）、孩子以及其他家庭成员顺利地度过这一时期。她们需要时刻关注妇女的情况，及时发现并处理异常情况，并在必要时迅速采取治疗。在实际工作中，助产士主要负责预防性工作，以确保家庭能够顺利应对护理弧线期间的各种生活状况。为了培养出合格的助产士，助产学校应为准助产士提供多方面的培训，帮助她们了解助产士的任务、职责以及护理服务。助产工作旨在以妇女及其家庭的能力和资源为导向，促进他们的健康（Sayn-Wittgenstein，2007）。不过，对于这一点，临床领域似乎并不认同。临床领域注重生物医学，通常将护理视为解决身体问题、弥补缺陷的途径，而未能充分考虑到全面护理和健康促进以及二者之间的紧密联系。此外，将实践培训缩减为短暂的临床护理体验也不足以培养准助产士的实践能力，这在产褥期护理中表现得尤为明显。2014 年，相关法律的修改为推广非临床实践提供了契机。

综合上述情况，同时鉴于德国即将实行学术化发展，我们应当努力为助产士培训奠定更坚实的理论基础。在这种背景下，学校为推动助产护理的全面发展，指派了一名团队成员，负责对现有的护理理论进行审查和评估。同时，我们还希望能够推动理论指导下的行动进展，为提高助产护理质量作出贡献。经过系统调查以及对各护理理论在助产领域中的适用性对比，我们最终选择了弗里德曼提出的以家庭和环境为中心的护理。做出这一选择的原因在于，家庭在助产工作中发挥着重要的作用。与其他模型相比，这一理论模型对护理的基本概念进行了扩展，将"家庭"和"家庭健康"纳入其中，这与助产士的护理任务十分契合。

通常情况下，助产士的主要工作场所为家庭的住所。弗里德曼根据自己的职业经验和独到见解，在社区护理的背景下提出了以家庭和环境为中心的护理模型，为助产士的家访工作提供了丰富的参考意见。目前，已有多篇专业文章对该模型的应用以及其中包含的系统平衡理论进行了探讨，指出该模型适用于德国卫生健康事业，并为将该模型纳入助产士培训提出了许多建议（Köhlen & Beier，2000；Holoch & Frech，2001；Köhlen，2004，Köhlen & Friedemann，2005；Jürgensen，Kubanski & Köhlen，2006）。

二、实施步骤

在 2008 年夏天的一次闭门会议上，学校团队对以家庭和环境为中心的护理进行了深入探讨，并决定在助产士培训中引入这一理论模型。会议首先介绍了该模型以及其中包含的系统平衡理论，探讨了二者与助产领域的相关性。其次，为了展示系统平衡理论的适用性，与会人员一起利用这一理论，对产褥期助产护理进行了案例研究。在此过程中，我们积累了收集案例信息和分析情况的初步经验。同时，所有同事的宝贵经验也都被置换成资源，应用到案例研究中。其中一位同事分享了自己在系统性家庭治疗培训期间获得的宝贵经验，这为案例研究提供了很大的帮助。在案例研究中，我们将资源和问题分配到四个运作过程中（维护系统、改变系统、个性化和协调统一），以理解系统平衡理论实践应用的意义。最后，依照系统平衡结构图，我们制订出后续护理的可能目标。在这次案例研究和关于理论应用的探讨中，与会人员最终一致认为，将家庭视为一个系统的理论思想可以为助产士的培训工作带来"增益效果"。与以缺陷为导向（即注重弥补缺陷）的护理模型不同，系统平衡理论以资源为导向，主要关注系统的运作过程和特征。系统平衡结构图作为一种分析工具，能够系统地剖析家庭内部的复杂关系。当与护理对象（妇女／家庭）共同设定护理目标和干预措施时，这种系统分析可以为助产士提供更加坚实可靠的依据。最后需要强调的一点是，通过调动（利用）资源来强化家庭系统，也是助产护理的重要目标之一。

在得到全体成员的认可和积极评价后，学校团队决定正式实施弗里德曼的以家庭和环境为中心的护理。为此，我们分别从理论和实践两方面探讨了培训和考试条例，同时也明确了理论在培训中的定位与作用。学校将这一理论的课程学习安排在培训的第八个月。此时，学生已经完成以过程为工作导向（护理程序）的专题学习和对个人家庭经历的研究。理论的实践培训则包括产前临床实习和产褥期临床、非临床实习。由于分娩过程短暂且关键，准助产士几乎没有足够的时间和空间与产妇及其家庭进行深入的交流，更无法探究系统的运作过程。因此，实践培训目前还不包括产房实习。后文将从两个层面阐述理论的实施过程：一是内容层面，描述了助产士在实际工作中应用并调整这一理论的过程；二是组织结构层面，描述了对教学定位的思考以及理论在实践培训中的应用。

三、内容调整

在决定将弗里德曼的以家庭和环境为中心的护理纳入培训课程后，学校团队参考助产护理的特点对其进行了一定的调整。这对理论研究，特别是对案例研究来说十分必要。学校团队必须按照助产领域的要求对理论进行调整，理解访谈话题背后的含义以及各个运作过程的划分意义（见图 35）。为此，学校团队确定了以下调整目标：按照运作过程对"助产护理特有的"工作方面进行分类；从信息收集中筛选出与产科相关的内容，并总结关键点和话题；在上述调整的基础上，将个体和家庭各运作过程的话题合并，制订出一份总调查问卷（见图 35）。

1.信息收集 / 产妇分析		
	资源	问题
维护系统 身体机能 生活节奏 经济保障 准备工作 （保持）		
协调统一 角色、价值观、原则 内在平衡 （家庭和睦）		
个性化 生育经历 个人经历 职业生涯 （我是谁？我想要什么？）		

改变系统 所获帮助、开放性 适应性策略 （改变）		

```
                    ┌──────┐
                    │ 稳定 │
                    └──────┘
                        ▲
                        │
    协调统一            │            维护系统
                        │
┌──────┐                │                ┌──────┐
│ 灵性 │◄───────────────┼───────────────►│ 调控 │
└──────┘                │                └──────┘
                        │
    个性化              │            改变系统
                        │
                        ▼
                    ┌──────┐
                    │ 成长 │
                    └──────┘
```

目标描述：

2.运作过程中出现的问题

维护系统：

- 身体机能（身体适应过程：妊娠、分娩、产褥期、哺乳期）
  →健康与需求
- 生活模式、家庭系统的运作模式和运作规律：
  →生活节奏→担任的角色（对角色的理解）、养育子女、日常惯例
  →家庭成员的发展阶段
- 规则
- 根据需求和开放性进行评估：
  生活规划→休息、休闲活动、社交、文化、朋友、宗教
  为家庭投入时间和精力

改变系统：

- 变化/适应性需求？（回顾，必要时提问）

  认识到或表达了什么（社会病史）？

  例如，"昨晚过得如何？"→讲述→意识到

  （哪些计划/策略不再奏效？）
- 用于适应的资源

  →谁提供帮助？如何帮助？

  →灵活性

  →有效的适应性策略

  →现有措施、帮助、优势
- 什么阻碍了适应？

  （外部/内部）
- 固守观念或价值观？
- 担忧、焦虑等？

  （其他方案、想法、帮助？）
- 对系统稳定感到焦虑、缺乏自信

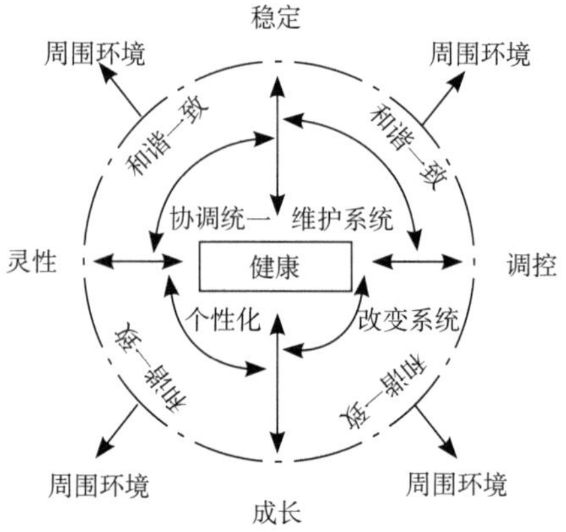

协调统一：

- 谁或什么对我来说很重要？
- 什么能给予我力量与支持？
- 内心的宁静与和谐

  →为此我需要什么？
- 价值观、态度、原则？
- 沟通（理解与被理解）
- 与家庭成员、朋友或关系网络中的其他人保持联系

  家庭认同感

  （我"处于"哪个关系网络中？我被"束缚"在哪里？）
- 虐待/暴力/抑制自身需求（社会病史）

个性化：

通过以下途径实现成长：

- 分娩经历？妊娠经历？
- 以下人或事有多重要？

  →工作、家庭、伴侣、朋友？

  →为社会作出贡献？
- 观念、探讨、准备、交流（角色、关系、成为父母等）
- 重要的个人经历（危机、濒临崩溃、疾病、其他）
- 母婴关系

  "你们已经陪伴彼此一段时间了。你们相处得如何？你们对彼此有何发现？"
- 灵性（→见协调统一）

图 35 海德堡大学医院助产学校调查问卷（第1和第2部分），2017 年版本

在助产护理中，所有助产士都应该谨慎使用"焦虑"这一术语。我们有时会用"担忧"等其他术语来替代"焦虑"。虽然焦虑在产科中确实是需要考虑的重要因素，但过度关注焦虑也可能会在无意中加剧或诱发焦虑。因此，只有在妇女（家庭）提出要求时，准助产士才需要向妇女解释这一理论。这种做法不仅能为学生适当减轻压力，还能给予她们足够的时间和空间，去自己探索理论的实践应用。

四、引入和深入拓展

学校任命一位教师为理论课程的主要负责人，并决定以团队教学的形式讲解理论。助产士培训课程借鉴了霍洛赫和弗雷希（Holoch & Frech，2001）提出的建议。首先，学生需要思考（自身）家庭系统的意义，在案例研究的过程中探讨理论的实践应用。在此过程中，教师会为学生介绍助产护理信息收集时专用的调查问卷。在接下来的实践任务中，学生需要借助这份调查问卷，与妇女及其家庭就病史进行一次访谈。然后，学生需要根据收集到的信息和观察到的现象，对家庭情况做出最客观的描述。学生应提前告知受访者访谈的目的，并保证所有信息都会得到匿名和保密处理。在得到受访者的同意后，学生才能开始谈话。在下一个学习阶段中，学生将分组讨论各自的描述结果，运用理论进行分析，以此巩固理论的实践应用（出处同上）。

随后，学校团队分别于 2009 年、2010 年和 2011 年举行了三次闭门会议，旨在利用所积累的经验，对以家庭和环境为中心的护理理论的应用进行评估、反思和进一步发展。这些会议不仅有助于深化全体成员对理论的理解，激发我们在实践中继续挖掘理论的潜力和价值，还为新同事快速了解并融入该理论提供了极大的帮助。同时，学校还采用轮流换岗的方式进行团队教学。我们很快发现，只有当教师团队对理论有深入的了解时，我们才能确保理论在实践中的正确应用。这是因为教师在临床课程和产褥期访视实践中，都需要对学生进行理论应用的指导和帮助，因此掌握理论知识对教师来说至关重要。

助产士培训基础课程中产褥期访视的观察任务 / 关键问题

1. 母婴关系（个性化）
2. 你在哪些系统中观察到适应过程？身体、家庭系统、其他……（维护系统 / 改变系统）
3. 产妇为家庭带来了哪些积极力量（资源）？是什么给予她支持？（协调统一）

首要问题：
访视期间，产妇发生了哪些变化？（访视 = 干预）

图36　产褥期访视的关键问题（自制插图）

为了能够贯彻理论的实施，学校团队在闭门会议上结合初步经验以及对教学和实践任务的评估，提出了以下深入拓展理论的措施：在首次产褥期临床教学中，教师以提问（图36）的形式引导学生观察护理过程。这种方法可以帮助学生尽快找到护理方向。这次教学安排在实践培训初期，采取联合产褥期访视的形式。尽管学生此时仅掌握了产褥期护理的基础知识，对其中的复杂联系或护理理论仍然一无所知，但这些关键问题恰恰能引导她们关注系统之间的联系，为下一个学习阶段的理论引入做好铺垫。

我们为调查问卷增添了目标描述一栏，以帮助助产士分析调查结果，描绘系统平衡结构图，最终制订出后续护理方案。问卷为必填内容，已作为附页插入培训第二年和第三年的产褥期访视文件。此外，这份问卷也包含在产褥期实践考核文件中，但并未出现在文件评估中。关键问题 / 观察任务和调查问卷不仅用于回顾性情况分析，而且专门用于由教师陪同进行的产褥期访视，旨在更加全面地评估家庭情况，并为产妇及其家庭制订后续的护理目标。目前，二者的实际应用已发展出五个阶段（见图37）。

五、培训反馈

在教学单元和实践环节结束后，师生需要对自己的经验体会进行反思和评估。下文将从准助产士的角度，并结合教师的经验对理论实施的结果进行总结。

教学与实践

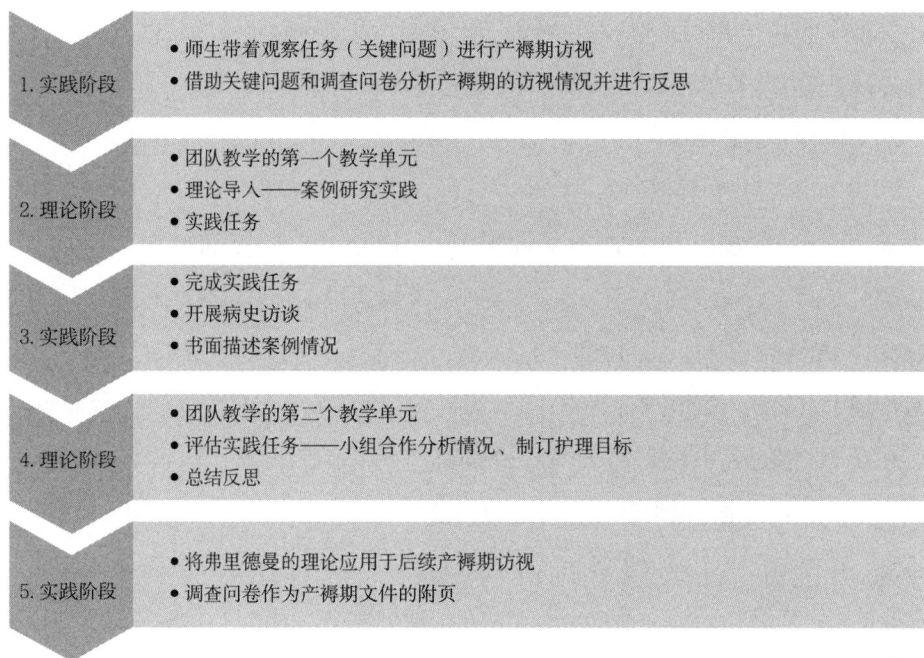

1.实践阶段	● 师生带着观察任务（关键问题）进行产褥期访视 ● 借助关键问题和调查问卷分析产褥期的访视情况并进行反思
2.理论阶段	● 团队教学的第一个教学单元 ● 理论导入——案例研究实践 ● 实践任务
3.实践阶段	● 完成实践任务 ● 开展病史访谈 ● 书面描述案例情况
4.理论阶段	● 团队教学的第二个教学单元 ● 评估实践任务——小组合作分析情况、制订护理目标 ● 总结反思
5.实践阶段	● 将弗里德曼的理论应用于后续产褥期访视 ● 调查问卷作为产褥期文件的附页

图 37　实施以家庭和环境为中心的护理（自制插图）

准助产士的视角

对理论研究的反馈

准助产士常常表示"最初很难"理解系统平衡理论。通过课堂上的案例研究，她们才开始逐渐适应这种系统思维。在课外，她们则在各种实践任务和个人生活或家庭的实例中加强对理论的实际运用，使理论变得更加具体和易于理解。在适应过程（妊娠、分娩和家庭结构发生变化）中，影响健康、体验和感觉的因素错综复杂，准助产士在护理时经常会突然领悟到其中的某一点，然后"恍然大悟"。在反馈中，我们经常可以看到"令人兴奋""开阔视野""全面但非医学的视角"等字眼。此外，系统平衡理论还能帮助准助产士更加从容地应对复杂情况、有条不紊地开展护理工作、准确判断问题的紧迫性以及寻找可利用的资源。

就目前的反馈来看，在对信息和行为方式按照运作过程进行分类时，准助产士还是会遇到一些无法解决的难题。不过，她们仍然愿意给予系统平衡理论积极的评价：在实践应用中，这一理论能够激励她们更加专注地倾听他人，并以客观的态度地思考和评估护理情况和对象。针对这一点，她们还做出反思，认为自己明显缺乏交接工作的经验，经常不自觉地掺杂个人情感。

对实践应用的反馈

病史访谈所需时间较长，大约 45 分钟，这在实际操作中往往会给病房工作带来不便，成为反馈中最为普遍的问题之一。针对这种情况，准助产士应在初次接触时即向产妇或家庭说明访谈的重要性，并提前协调好访谈的时间和地点，以确保访谈的顺利进行。多数准助产士反映，相较于正式的采访或按表筛查，在日常护理中自然地与家庭进行交流，是采集信息更为有效的方式。因此，她们倾向于在日常护理过程中与家庭展开轻松的对话，并在事后详细记录对话的内容和要点。值得注意的是，有时家庭会在这种轻松的氛围中透露出一些之前不愿分享的信息，这些信息对于深入了解产妇及其家庭状况、优化后续护理方案具有重要意义。准助产士普遍认为，系统平衡理论在长期护理中尤为适用，如妊娠期的全程护理（特别是需要长期住院的情况）、产褥期的延续护理（尤其是出院后的阶段）以及助产士在整个护理弧线期间提供的专业支持。然而，由于系统平衡理论的应用过程相对烦琐，对于接触时间较短或处于分娩期这一紧急阶段的产妇而言，其适用性受到一定限制。因此，护理人员在实际应用中需根据产妇的具体情况和护理需求进行灵活的调整。

尽管还没有向产妇询问过个人经历，但准助产士普遍表示，产妇及其家庭都非常愿意接受访谈，并能在病史访谈中给出非常积极的回应。这主要是因为产妇及其家庭希望有人愿意花时间来深入了解他们的需求。此外，准助产士还表示，在访谈过程中，产妇及其家庭往往能够主动提出自身存在的问题和需求，并自行探索出可用于改善自身状况的策略。

教师的经验

这里介绍的经验取自闭门会议的反思环节、课后讨论以及教师之间关于访视实践和调查问卷使用情况的交流学习，主要涉及准助产士的能力培养以及助产士培训中的理论实施。值得注意的是，这些经验仅仅是教师的个人感触和观察，并未经过系统的分析或评估。

学生能力的培养

随着理论的引入和应用，学生的能力是否得到了拓展？针对这一问题，虽然学校团队目前还没有开展系统的调查，但教师们一致认为，该理论确实对学生的能力培养产生了诸多积极影响：其一，学生能够在谈论产妇及其家庭的情况（如工作交接）时保持客观态度，并学会批判性地分析和探究日常临床实践中遇到的情况。其二，与学生一样，教师也认为，产妇及其家庭往往能在访谈中自己发现并提出问题、需求以及解决策略。因此，学生应该学会在这些访谈中与护理对象（产妇及其家庭）"协商"护理计划，确保他们在护理过程中占据主导地位。其三，在整个适应过程（妊娠、分娩和产褥期）中，家庭会不断获得新的感受和健康体验。学生可以在系统平衡理论的帮助下，对其中的联系和相互作用形成更加广泛的认识。其四，学生能够加深对个人角色和助产士角色的理解，愿意积极探讨职业关系的问题。她们还会对一些问题产生思考。例如，如何恰当地使用权力、如何加强产妇及其家庭的自主权以及促进独立性对于护理有何意义。其五，该理论培养了学生对产妇及其家庭现有资源的系统认识。她们已经将这种以资源为导向的思想内化到自己的护理理念中，并融入产褥期访视以外的日常工作中。

培训框架内的理论实施

理论研究和实践应用的同步发展不仅促进了学校团队内部的学术交流，还进一步提升了全体成员的专业素养。同时，学校还对产褥期访视的结构安排和预期范围作出了调整。起初，学校团队曾提出扩大理论应用范围的想法，例如，招募更多自由职业者，甚至考虑邀请自由职业助产士，先帮助她们了解该理论，再安排她们指导学生的实践任务。但令人遗憾的是，这些想法都由于时间不足而未能实现。

目前，以家庭和环境为中心的护理主要应用于产褥期访视。产褥期访视由学生负责，教师会定期探访，为她们提供指导。师生可以借此实现（理论）教学与（实践）应用之间的转化。助产护理是系统平衡理论的典型应用示范，它为该理论在其他护理领域中的应用奠定了基础，提供了实践的保障。判断教师是否有把握教授和应用护理模型的依据，并不在于她们能否从系统的角度看待产妇及其家庭，而在于她们能否回答学生针对该理论及其应用提出的具体问题。未参与教学的教师就无法做到这一点，她们仍然面临着"熟悉理论"的挑战。实践证明，团队教学取得了巨大成功。全体教师对该课题予以持续的关注，在丰富专业知识的同时，也反过来推动了该课题的稳定发展。

六、结论与展望

回顾以家庭和环境为中心的护理在助产士培训中的引入过程，我们可以做出如下总结：最初，准助产士对该理论持有一些质疑，认为它非常复杂且难以理解。不过，随着课程的不断深入，她们逐渐打消了这些质疑。同时，全体教师也积攒了丰富的教学经验，能够更加自如地运用理论。在最初四年召开的闭门会议上，她们也通过交流和探讨得出了许多心得体会。在学校"针对助产护理"做出理论调整后，该理论更加贴合助产护理领域的实际需求，这为准助产士减轻了实践应用的负担。如今，该理论的引入已赢得了全体师生的高度认可。即使已经过去了九年，学校仍在致力于调整和修改理论的实施方案。为了确保理论能够不断焕发活力，其实践应用的实施、评估和深入拓展也始终在进行，从未中断。

该理论为我们拓宽了全新的护理视角，鼓励我们发展以资源为导向的护理，并将家庭系统纳入护理范畴。对于准助产士来说，它是助产工作中的重要工具，其应用范围几乎涵盖了所有方面。在它的指导下，准助产士可以长期为家庭提供全面护理。

该理论同样适用于产前护理等其他工作领域，但目前还未得到充分利用。在教学中，我们可以对系统理论的思维模式进行更加深入的探讨。同时，我们还应该支持德国助产职业学术化的发展趋势，这为扩大该理论的应用范畴提供了更为广阔的空间。

第六节　研究进展

玛丽－路易丝·弗里德曼著

本节介绍世界范围内由系统平衡理论指导的研究进展。

一、国际研究现状

在欧洲德语国家，人们主要关注系统平衡理论在护理中的实践应用。而在其他欧洲、美洲和亚洲国家，系统平衡理论则主要用于指导护理研究和家庭健康研究，例如芬兰、西班牙和葡萄牙。其中，小型研究项目主要由学生开展，他们曾与我取得联系，希望获得 ASF-E 工具的使用权。尽管他们主动承诺会与我分享研究成果，但实际上，我对这些项目的后续进展几乎无从得知（每年约有六个项目），除非他们能在专业学术期刊上发表论文。因此，我认为目前研究项目的数量可能远超我所知晓的。

自家庭健康调查工具 ASF-E 问世以来，整个学术界对家庭研究的兴趣与日俱增。许多大学纷纷使用这一工具开展研究，系统平衡理论由此成为许多研究项目的理论基础。我也经常应邀指导和评审硕士和博士论文、举办学术研讨会以及担任研究小组的顾问。在美国、墨西哥、哥伦比亚、巴拿马、秘鲁和厄瓜多尔，许多研究人员通过阐明系统平衡理论及其衍生方法的重要价值，成功说服了相关机构的负责人，从而获得了政府的资助。

在美国，人们已经不再排斥在实践中运用护理理论。不过，遗憾的是，大多数医院仍然没有对家庭护理引起重视。许多大学生和研究生虽然已经从事护理研究多年，但对家庭护理这一概念却闻所未闻。我所任职的弗洛里达国际大学也不例外。实习生们在"家庭执业护士"的培养项目中学习了如何对待不同年龄段的患者，但对家庭系统护理却一无所知。我开设了一门家庭护理的线上课程（选修课），主要讲授从患者家属或家庭入手开展护理的方法，希望帮助学生认识到开展家庭护理的益处和道德义务。从这门课程的学生评价可以看出，许多学生都对这种全新的护理方法感到分外惊讶和好奇。尽管国际家庭护理协会（Internationalen Family Nursing Association）已经研发了一系列家庭护理模型，我们也确实正朝着正确的发展方向不断迈进，但家庭护理仍有许多地方需要完善。在我看来，培养专业人才就是推动护理新发展、推广护理新理念的第一步。在美国，学生在初等护理教育中就已经开始学习学术知识，这为他们未来的理论学习打下了坚实的基础。因此，他们在大学本科的基础学习阶段完全可以直接开始学习科学理论。此外，大学教师也应该带领学生开展学术研究。这不仅可以帮助学生掌握新的护理方法，直接将其应用于实践（循证护理），还可以进一步推动护理学的发展。因此，对于推广系统平衡理论，许多由大学教师负责的研究项目也起到了积极的推动作用。在设有家庭护理培养项目的大学中，系统平衡理论虽然不是学生唯一需要学习的理论，但在众多理论中也占有自己的一席之地。在撰写论文时，学生通常可以自主选择理论基础。总有一些学生主动与我联系，希望在我的指导下完成关于系统平衡理论的论文撰写。当然，他们也都希望自己的论文能够与未来的护理工作相契合。

二、部分研究项目概览

如上所述，教授们肩负着开展研究的重要职责。与教学质量相比，成功获得研究经费更能凸显他们的工作能力。在美国，国立卫生研究院（National Institutes of Health, NIH）是护理领域最重要的科研资助机构。研究院不仅负责提供项目经费，还负责支付整个研究团队的工资以及研究期间产生的间接费用。因此，每一位追求卓越的学者都会竭尽全力地提交一份极具创新的研究提案，以期获得项目资助。

位于俄亥俄州托莱多市的琳达·皮尔斯博士及其研究团队曾提交一份以系统平衡理论为研究依据的项目提案。美国国立卫生研究院对这份提案予以通过，并首次承认系统平衡理论为合法依据。这对系统平衡理论的实践应用来说是一个具有里程碑意义的重大突破。本书的早期版本（见第五章第三节第七小节）曾提及皮尔斯的博士论文和试点工作，其研究对象为照顾卒中患者的家庭。这些患者均已从康复中心顺利出院，他们都来自农村家庭。后来，研究团队通过关键的两步对这些家庭展开了更加深入的研究。首先，在一项试点研究中，他们对九个家庭的护理程序进行了定性研究，并创建了一个提供干预服务的网站。该网站由以下三部分组成：

1. 科普宣传：网站详细解释了患者中风和康复期间的生理过程，并提供了许多其他科普网站的链接，作为内容补充。

2. 专业咨询：网站设立了问答区，家庭成员可以在此直接与专业的护理人员进行交流，分析他们遇到的问题，选择合适的干预措施。

3. 社区交流：网站为家庭提供了讨论平台，他们可以在此分享彼此的想法、观点、担忧和喜悦。

在私人基金会（康复护理基金会）的资助下，研究团队首先对干预措施的可行性进行了检验（Pierce, Steiner & Govoni, 2004a）。随后，他们开展了一项试点研究，以深入了解家庭成员如何习得和理解护理角色（Cervantez-Thompxon, Pierce, Steiner, Govoni, Hicks & Friedemann, 2004a）。在系统平衡理论的指导下，研究团队设计了一份半结构化问卷，并据此与这九个家庭进行了电话访谈。这一理论不仅对访谈起到重要的指导作用，而且还为后续分析访谈内容以及网站上的互动内容提供了理论依据。研究团队聘请弗里德曼作为指导顾问，开发了一套编码系统，其中囊括了运作过程的四个维度以及和谐一致的概念。在这些维度中，他们分别为活动、反应和护理行为设定了"子编码"，并在团队内部对其进行了深入的探讨。研究表明，家庭无法通过遵守简单的规则习得护理角色。相反，卒中产生的一系列影响在塑造护理角色方面则发挥着重要的作用，它从根本上改变了家庭的角色分配和关系设定。患者家属不再局限于传统的配偶、朋友、子女或儿媳（女婿）等身份，而开始承担照护者、家庭主妇（夫）和治疗师等多重角色。他们将恢复正常生活视为主要目标，必须满足患者的一切需求。结合访谈内容和网站上的讨论，我们发现家属在努力控制局面、维护系统的同时，还会做出必要的调整来改变系统，从而重新实现系统的稳定。家属们在网站上不仅汲取了新的知识来获得个性化发展，还获得了支持和慰藉，促进了家庭的协调统一（Pierce, Steiner, Govoni, Hicks, Cervantez-Thompson & Friedemann, 2004b）。至此，研究团队终于准备就绪，决定实施下一步计划。他们的拓展项目同样得到了美国国立卫生研究院的肯定与支持。拓展项目的实验组由来自 73 个家庭的照护者组成。研究团队仍然采用定性研究的方法，在系统平衡理论的指导下，对网站上收集到的信息进行分析（共 2455 条有关问题、2687 条有关成功）。

其中，问题可总结为以下三个方面：

1. 对日常情况感到沮丧（维护系统）；

2. 感到无助，希望寻求他人帮助（协调统一）；

3. 希望生活重回正轨 VS 尽力调整以应对当前情况（维护系统 VS 改变系统）。

成功经验可总结为以下三个方面：

1. 努力克服困难，追求独立自主（维护系统）；

2. 认可患者配合的态度和取得的进步（协调统一）；

3. 重新找到"正常"的感觉，恢复稳定的生活（个性化和维护系统）。

借助系统平衡理论，研究人员能持续关注家庭中新角色、新关系和新价值观的发展情况。最初，家庭的目标仅仅是确保患者能安然度过每一天，受影响的家属能逐步学会独立完成一些事情。随着时间的推移，家庭重心逐渐变为个性化发展和重新恢复协调统一。家庭的目标也逐渐发展为修复关系、适应新的角色与任务以及调整对未来的展望。此外，研究还取得了一项重要成果，即构建了一套复杂的编码系统。这套系统现已成为评估工具，可用于针对家庭照护者的研究。评估工具详细地描述了所有编码，并按照运作过程的四个维度对所有编码进行了分类（Pierce, Steiner, Cervantez-Thompson & Friedemann, 2014）。

总体而言，皮尔斯的研究基于系统平衡理论。其研究结果深刻揭示了家庭在适应新情况和承担护理责任时所经历的运作过程，并充分证实了系统平衡理论的命题：当家庭在运作过程的四个维度下采取适当行动时，他们可以达到和谐一致的最佳状态，并因此感到满足和愉悦。此外，研究团队还成功研发了一种基于系统平衡理论的定性研究工具。

我长期从事有关家庭参与疗养院护理的研究（Friedemann, Montgomery, Maiberger & Smith, 1997），具体细节可参考本书的早期版本。研究初期，我们仅以系统平衡理论为研究基础。而在后期，考虑到系统平衡理论是一种中程理论，我们开始将它与其他理论搭配使用。这些理论多为护理领域中的经典理论，且适用于我们的研究主题。它们不仅能填补研究中的其他理论空缺，还能帮助我们更好地应用系统平衡理论。例如，在由美国国立卫生研究院资助的"不同族裔家庭对老年人护理资源的需求与利用"（Resource need and use of multiethnic caregivers of elders in their homes）研究中，我们深入探讨了"哪些变量能够影响家庭对现存有益资源的需求与利用"这一问题。研究重点关注护理角色和护理身份认同的发展过程以及不同族裔、不同性别的家庭照护者之间的差异。实验组由 613 名家庭主要照护者组成，可分为白人、古巴人、西班牙裔人和黑人。其中，黑人主要来自加勒比地区。结合标准评估工具中的问题以及其他人口统计学方面的问题，我们制订了一份结构化调查问卷，并据此对这些家庭照护者开展居家访谈。

在选择变量和构建结构化模型时，我们使用了系统平衡理论，同时参考了关于家属护理和种族差异的文献。但在解释发展过程时，我们主要使用的则是护理身份理论（Montgomery & Kosloski, 2009）。该理论认为，无论属于哪个族裔，家庭照护者的责任感和身份认同都主要来源于患者的护理需求。换言之，他们只要能够接受自己的护理角色并从中收获宝贵的经验，就能获得自身的协调统一。相反，如果他们无法根据患者的需求来调整角色，出现角色冲突，那么他们就会在护理过程中感受到更大的压力与负担（Friedemann, Newman, Buckwalter & Montgomery, 2014）。研究发现，当照护者是患者的配偶时，其寻求帮助的可能性最低。相比于女性，男性照护者，特别是相对年轻的男性照护者，更倾向于寻求外界的帮助。此外，女性照护者对压力的敏感度通常要高于男性（Friedemann & Buckwalter，2014）。最后，在解释文化差异时，我们再次运用了系统平衡理论，认为它们是文化守护和文化转型这两个运作过程导致的结果（见第二章第四节）。我们选择了文化价值观、情感和当前应对策略等变量，例如谁应该帮忙负责哪些护理行为。研究结果显示，差异总体上并不如预期明显。所有族裔都认为自己的家庭稳定，并具有强烈的责任感（文化守护）。文化差异可能与移民历史、年龄、收入、文化适应（文化转型）等因素有关。例如，虽然古巴人的工作时间较长，但他们却并没有觉得压力很大。此外，相较于其他族裔，加勒比地区的家庭更倾向于护理工作由多名家属共同负责。这可能是出于以下原因：一方面他们年龄较小，具备更多的时间、精力和能力去照顾患有认知障碍的家人；另一方面他们收入普遍不高，需要做兼职工作维持生计。在这种情况下，多名家属共同承担照护责任无疑是个不错的选择。上述例子表明，文化转型是一个受多种因素影响的运作过程。这些因素会对家庭照护者施加一定的压力，促使他们放弃传统的价值观念，做出必要的调整（Friedemann，Buckwalter，Newman & Mauro，2013）。此外，我们还研究了"成人日间照料中心"（ADS）这一变量以及家庭选择该资源的原因，以深入理解文化转型的运作过程。在这部分研究中，我们使用了安德森医疗卫生服务利用行为模型（Anderson & Newman，1973）。该模型将医疗服务利用行为的影响因素分为倾向特征、使能因素和需求因素。其中，倾向特征指疾病发生前倾向于利用医疗卫生服务的人群特征，包括年龄、性别、种族、教育、职业、家庭结构以及对健康的态度；使能因素指家庭成员获得医疗卫生服务的能力以及医疗卫生服务资源的可获得性，包括收入和财富、与医疗机构之间的距离、医疗服务的价格和就医资格；需求因素指家庭成员感受到的医疗服务需要，包括病情的严重程度和家庭照护者的心理压力。研究表明，家庭是否将日托护理纳入护理计划，这一决策取决于患者的实际需求（需求因素），而非家庭成员的族裔。这一点在认知障碍患者的家庭中体现得尤为明显。此外，倾向特征和使能因素也会对决策产生一定的影响，比如，费用往往是家庭拒绝日托护理的主要原因。不过，由于失智症患者的家庭照护者常常受到抑郁症的困扰，所以这类家庭一般更加依赖于日托护理服务（Brown，Friedemann & Mauro，2012）。如果家庭决定将患者交由成人日间照料中心照顾，他们必须做好放弃部分控制权的心理准备，即白天无法亲自参与患者的护理、时刻关注患者的健康状态。这往往与西班牙裔、加勒比地区黑人和部分白人家庭传统文化观念相悖。尽管他们更希望由自己承担护理责任，但迫于压力，这些家庭最终不得不接受日托护理服务，这在无形之中也推动了文化转型的进程。综上所述，将系统平衡理论与其他模型相结合，确实有助于这些运作过程在研究中的具象化呈现。

除上述研究外，我以制订长期护理计划为目标，在另一项研究中开发出一款工具（Friedemann，Newman，Seff & Dunlop，2004）。这项研究同样得到了美国国立卫生研究院的资助。就研究目标来看，这项研究与上述皮尔斯的研究大同小异。在这项研究中，我们以三种模型和专业的文献资料作为理论框架，通过探讨如何维持控制和接受（灵性）之间的平衡关系，为计划长期护理提供方法策略。焦点小组负责对这些策略进行确认和／或补充，最终制订出一份标准化调查问卷。该问卷包括以下三方面要素：

1. **背景信息**：人口统计信息、家庭信息。
2. **控制方面**：
   a. 目前规划（如寻找养老院、向相关机构寻求帮助、与家属商讨决策）；
   b. 健康行为（如定期体检、合理饮食、适量运动、遵从医嘱）；
   c. 经济规划（如投资、储蓄、立遗嘱）。
3. **接受方面**：是否愿意寻求和接受外界的帮助。

这些要素受到资源（如家庭支持、养老机构）可用性和／或可获得性的影响。在这项研究中，我们将这些要素整合到一个模型中，以便在后续研究中能够有计划地对它们进行检验。此外，我们还从中认识到了理论框架、变量测量和结果之间的紧密联系。

三、ASF-E 工具在国际研究中的使用

在本书上一版中,我们曾详细介绍过"家庭策略评估——有效性"工具(ASF-E 工具)(见第五章第三节第四小节)。在此需要注意的是,虽然有效性是 ASF-E 工具的优势所在,但事实上,任何一种用于测量家庭动态特征的工具都必须具备有效性。如今,ASF-E 工具在国际范围内取得的成功已然证明了人们对这种工具的强烈需求。它不仅能够评估家庭策略,更能进一步衡量家庭的健康状况。20 世纪 80 年代,ASF-E 工具开始走进国际视野,芬兰成为首站。在我的指导下,研究团队对 ASF-E 工具的芬兰语译本进行检验,最终制订出一份符合芬兰文化的调查问卷(Friedemann, Astedt-Kurki & Paavilainen, 2003),并将其应用于对住院患者家庭动态特征的调查当中(Astedt-Kurki, Friedemann, Paavilainen, Tamentie & Paunoner-Ilmonen, 2001)。

随后,来自新莱昂大学的玛丽亚·路易莎·查韦斯(Maria Luisa Chavez)教授开展了一项研究,希望将 ASF-E 工具翻译成西班牙语,推动其在墨西哥的传播。研究旨在开发一个有效工具,用于准确评估不同社会经济背景下学生的家庭健康状况,进而衡量他们对社会服务的需求。在政府的资助下,查韦斯教授对数千名青少年学生及其父母一方进行了深入调查(Chavez-Aguilera, Friedemann & Alcorta-Garza, 2000)。在 407 名学生及其家长参与的最后一轮研究中,研究团队确定了该工具的最终版本,其中共有 17 个有效问题。查韦斯教授利用这一工具分析了 336 名青少年学生的家庭健康状况与其自信心、学习成绩、受欢迎程度等因素之间的关系。结果显示,家庭健康状况(个性化和改变系统)与学生的自信心和学习成绩呈正相关,且这种关系在出身于底层家庭的学生身上体现得尤为明显(Chavez-Aguilera, Friedemann & Alcorta-Garza, 2001)。基于这一发现,查韦斯教授向政府申请了更多资助,以便开展筛查工作,精准识别出需要接受家庭治疗的学生。

在哥伦比亚，由系统平衡理论指导的研究呈现出另一种发展态势。在政府的资助下，来自哥伦比亚国立大学的阿马亚教授以系统平衡理论为基础，开展了筛查工具的研发与检验工作。她走访了哥伦比亚各省份的多个贫困家庭，全面了解了他们的健康和生活风险。接着，她与贫困地区卫生健康中心的医护团队一起分析了收集到的信息，并根据年龄或慢性病种类为患者制订了不同的干预措施和治疗方案。后来，她又在巴拿马、危地马拉和墨西哥等国家开展了同样的研究。我校学生曾于一年夏天有幸参与到她在墨西哥圣路易斯波托西的访谈工作中，并从中学习到了相关的研究方法。此外，阿马亚教授还在哥伦比亚国立大学引入了家庭护理的课题。这所大学由此成为首个为哥伦比亚及其他拉美国家的大学教师提供博士培养项目的教育中心。出于对家庭护理的浓厚兴趣，学校专门成立了一个工作小组，与学生一起制订和开展相关的研究项目。研究小组在墨西哥版本的基础上，再次对 ASF-E 工具进行修改，使其更加贴合哥伦比亚的文化背景。如今，哥伦比亚版本的 ASF-E 工具已被广泛应用于各项研究。此外，研究小组还积极投身于慢性病老年患者及其家庭需求与能力的深入探究中，旨在基于这些发现制订切实可行的干预措施，以切实减轻他们的生活负担，提升他们的生活质量。同时，鉴于许多硕士和博士的毕业论文都涉及系统平衡理论或采用了 ASF-E 工具，所以小组成员还会参与硕士和博士毕业论文课题的指导工作。

目前，系统平衡理论和 ASF-E 工具已在哥伦比亚及其他国家的多所大学得到了广泛应用，我也时常收到请求授权使用 ASF-E 工具的信函。哥伦比亚教育技术大学成立了医疗保健和护理质量、模型和理论研究小组（GICS 小组），小组每年举办一次会议，旨在促进学术交流与合作。2011 年，我有幸受邀前往哥伦比亚派帕市参加会议，此次会议的核心议题便是系统平衡理论。在我的演讲结束后，六位与会者接着汇报了他们运用 ASF-E 工具开展的研究项目。研究主题包括派帕市青少年的家庭健康状况、65~80 岁老年人的家庭健康状况、家庭健康状况与学习成绩的关系、怀孕少女的家庭健康状况、自杀未遂者的家庭健康状况以及 ASF-E 工具的信度研究。项目的所有研究人员均来自 GICS 小组的成员校。其中多项研究表明，ASF-E 工具确实具备很高的实用性和效度。

在这次会议上，由卢塞尼丝·克里亚达·莫拉莱斯（Lucenith Criada Morales）教授带领的研究团队表现得尤为活跃，给我留下了深刻的印象。这支团队由哥伦比亚圣吉尔大学的教授和学生组成。自2008年起，研究团队便开始对本校学生的家庭进行深入研究，最终发现实验组中有三分之二的家庭整体处于较差的健康状况。研究结果还表明，家庭经济困难往往会对学生的人际关系产生负面影响。因此，大学应当继续加强学生的资助管理工作，减轻学生及其家庭的负担。

克里亚达在会议上汇报的另一项研究主要关注怀孕少女的家庭健康状况。研究结果显示，少女怀孕不会对家庭系统的稳定造成太大的阻碍，与之相反，它会对家庭系统的成长造成很大影响。这表明，当成员遇到困难时，虽然家庭愿意为其提供一定的支持，但适应这种情况对于他们来说却仍然是一种挑战。最后，克里亚达还介绍了团队于2011年发表的最新研究成果。在这项研究中，团队采访了23个自杀未遂者的家庭。他们发现，其中有61%的家庭将自己的家庭健康状况评估为最低。此外，许多自杀未遂者都是出身于贫困家庭的学生，缺乏获取心理健康资源的途径。因此，该研究特别发出呼吁，强调相关机构应该更加关注学生的心理健康，并为其提供必要的支持（Araque，Cala，Hernández，Jiménez，Sálazar，Sierra，Montañez & Criado-Morales，2011）。

自派帕会议以来，哥伦比亚国立大学和其他大学的学生对ASF-E工具的使用需求日益增长。许多研究经常将ASF-E工具与其他工具一起搭配使用，以实现各种不同的研究目标，例如，探究特定社区中家庭的需求和风险，为制订护理方案提供重要的参考依据（哥伦比亚）；为慢性病老年患者制订和检验居家护理方案（哥伦比亚）；研究促进癌症患者健康的生活方式（西班牙）；研究家庭动态特征与青少年首次性行为年龄之间的相关性（秘鲁）；研究中小学学生的家庭健康状况（厄瓜多尔）。

该工具的最新应用情况显示，巴西对ASF-E工具展现出了浓厚的兴趣。最初，来自葡萄牙的安娜·阿尔布开克·奎罗斯（Ana Albuquerque Queiroz）教授负责工具的葡萄牙语翻译工作。不过，遗憾的是，她因身患重病而不得不终止这项工作。如今，这项任务由来自巴西的博士生费尔南达·莉丝（Fernanda Lise）接手，她将根据巴西的语言和文化对该工具进行调整。此外，她还会与所在社区的家庭展开合作，共同对 ASF-E 工具进行检验，并将其作为博士论文的研究内容。

总而言之，虽然使用系统平衡理论和 ASF-E 工具的研究尚且处于起步阶段，但在解决医疗保健和护理领域的复杂难题以及扩充该领域的知识体系这两方面，它们却展现出了巨大的发展潜力。最近，我们收到了将 ASF-E 工具翻译成德语的请求，这是德语国家对 ASF-E 工具的首次探索。我们热切地期望这项研究能够在不久的将来取得令人瞩目的丰硕成果。

在细致地研读完本书后，各位读者可能会注意到，书中所描述的护理情况虽存在较大差异，但同时也存在着共性。而这些共性正是护理工作的核心所在。它们不仅有助于护理人员更深入地理解患者，还能使他们保持敏锐的洞察力，二者是为患者提供优质护理的关键。此外，这些共性还有助于护理人员分析护理情况的多样性，同时它们又是护理人员与患者或家庭之间相互关联的因素。我们衷心希望本书能够激励各位读者借助系统平衡理论，更深入地探索自我，并能通过相同的方式感知和解读患者及其家庭的动机。

当我们能够从全方位的角度审视护理情况时，实施整体护理或全面护理的过程将更为流畅。同时，如果护理人员能够敏锐地捕捉到生活中相互关联的因素，并将其融入日常工作中，他们将更深刻地感受到护理职业的魅力。在此过程中，护理人员的个人成长与专业服务水平的提升同等重要。

本书着重探讨了系统运作过程中的核心问题，旨在促进家庭健康，为护理人员提供有力的指导。而诸如"如果患者对图表不感兴趣，我们应如何应对"或"如果家庭没有时间与我们进行沟通，我们应如何合理安排护理工作"这类问题则都是次要问题。虽然本书推荐将护理程序作为解决问题的辅助工具，但这并不意味着护理人员将机械地遵循流程，而忽视实际情况。在运用系统平衡理论进行护理时，护理程序的各个步骤不应成为护理人员的阻碍。无论采用哪种护理形式，护理人员都应深入了解当前情况，具备前瞻性和必要的灵活性，充分考虑患者的需求和环境条件。通过无意识患者和临终患者的案例，本书生动展现了护理工作中的这种灵活性。例如，本书并未详细规定如何以及何时进行病史采集，信息收集表也仅作为参考，并非要求每项都必须完成核对清单。同时，部分医疗机构可能有其特定的调查问卷。在这种情况下，护理人员需自行思考如何将用于构建系统平衡结构图的问题整合到调查问卷中以及还需要提出哪些问题加以补充。

在与思路清晰、对护理感兴趣的患者及其家属进行合作时，系统平衡结构图可以发挥重要的辅助作用。但同样，这仍然不意味着护理人员必须向他们解释这一结构图。只不过根据过往经验，当护理人员使用简化后的系统平衡结构图来解释护理过程时，患者通常会给出非常积极的反应。因此，我们建议引入系统平衡结构图来支持护理工作。借助系统思维，护理人员可以引导患者发掘那些他们此前未曾察觉，但却能够改变他们生活的潜在机会。对于一些复杂的概念，如"和谐一致"，护理人员则可能需要换一种表达方式。然而，通常来说，只要结合患者的实际情况进行解释，大多数患者都能理解。因此，其关键在于护理人员能否以生动形象的方式向患者及其家庭解释系统运作过程，即结合具体情况举例说明。在这方面，由于教师和研究人员的工作能有效推动理论的实际应用，因此他们肩负着重大的责任。作为该领域的"先行者"，护理教育通过课堂上的教与学，为理论未来的实践应用创造了更多机会。瑞士近年来的发展成果便是最好的证明。

"如果护理团队和医院对理论缺乏理解，且在实际操作中面临诸多障碍，我们应如何将理论有效应用于护理工作？"我们一直致力于解决这一问题，因此在这一版中，我们提供了更多将理论应用于实践、教学和研究的创新案例。这些案例充分展现了系统平衡理论在实际应用中蕴含的巨大潜力。开启变革之路的关键契机在于我们自己。寄希望于环境率先发生改变，以使我们能在理想的环境中成长，无疑是一种不切实际的幻想。整体护理或全面护理并非仅仅是一个理想化的口号或提高护理质量的手段。它符合道德和伦理原则，护理人员应当具备强烈的责任感，切实地将这一理念付诸实践。对此，时间并不是我们的借口，许多界限其实源自我们内心的焦虑与不安。如果我们仅将患者视为护理对象，而忽视了他们的困扰与痛苦，那么我们的职业道德是否还能得以维系？护理道德是护理职业的基石，即使在技术和经济高速发展的未来，其重要性也同样不容忽视。系统平衡理论为实现全面护理提供了宝贵的思维方式和行动指南。同时，这种积极的态度也能够增强自信，促进个人成长，使我们在日常生活和护理工作中表现得更加从容不迫、成熟稳重。

第一章 系统平衡理论在以家庭和环境为中心的护理中的应用

Bauer，I.（1996）. Die Privatsphäre des Patienten. Bern：Verlag Hans Huber.

Baumann，St. L.（2000）. Family Nursing：Theory-Anemic，Nursing Theory-Deprived. Nursing In：Science Quarterly，13（4），285-290.

Bell，J. M.；Swan，N. K. W.；Taillon，C.；McGovern，G. & Dorn，J.（2001）. Learning to Nurse the Family. In：Journal of Family Nursing，（7）2，117-127.

Bohm，D.（1980）. L'ordre involu-evolu de l'univers et la conscience. In：Bohm，D.：Science et conscience：Les deux lectures de l'univers. Paris：Edition Stock et France-Culture，99-125.

Boszormenyi-Nagy，I. & Spark，G. M.（2006）. Unsichtbare Bindungen：Die Dynamik familiärer Systeme. 8. Aufl. Stuttgart：Klett-Cotta/J. G. Cotta'sche Buchhandlung Nachfolger.

Buckley，W.（1967）. Sociology and modern systems theory. Englewood Cliffs，NJ：Prentice-Hall.

Constantine，L. L.（1986）. Family paradigms：The practice and theory of family therapy. New York：Guilford Press.

Fawcett，J.（1989）. Analysis and evaluation of conceptual models of nursing. Philadelphia：Davis company，2. Ed.

Fawcett，J.（1996）. Pflegemodelle im Überblick. Bern，Göttingen：Verlag Hans Huber.

Fawcett，J.（1999）. Spezifische Theorien der Pflege im Überblick. Bern，Göttingen：Verlag Hans Huber.

Friedman，M.（Ed.）（1998）. Family Nursing. Research，Theory，& Practice. 4th Edition，Stamford，Connecticut，California，USA：Appelton & Lange.

Gilliss，C.；Highley，B.；Roberts，B. & Martinson，I.（Eds.）（1989）. Toward a Science of Family Nursing. Menlo Park，California，USA：Addison-Wesley Publishing Company.

Grant，J. S.（1999）. Social Problem-Solving Partnerships with Family Caregivers. In：Rehabilitation Nursing，24（6），254-260.

Gottlieb，L. N. & Feeley，N.（1999）. Nursing Intervention Studies：Issues Related to Change and Timing in Children and Families. In：Canadian Journal of Nursing Research，30（4），193-212.

Jung，C. G.（1954）. Von den Wurzeln des Bewußtseins. Zürich：Rascher.

Kantor，D. & Lehr，W.（1975）. Inside the family. San Francisco：Jossey-Bass.

Malinski，V. M.（2000）. Nursing Theory-Based Research With Families：State of the Art. In：Nursing Science Quarterly，13（4），285-290.

Maruyama，M.（1960）. Morphogenesis and Morphostasis. Methodos，12（48），251-296.

New York: Norton.

Milz, H. (1985). Die ganzheitliche Medizin: Neue Wege zur Gesundheit. Königstein: Athenäum.

Minuchin, S. (1974). Families and family therapy. Cambridge: Harvard University.

Orem, D. E. (1995). Nursing: concepts of practice. St. Louis, MI: Mosby, 5. ed., 95-117.

Parsons, T. (1951). The social system. London: Routledge & Kegan.

Poletti, R. (1985). Neue Wege zur ganzheitlichen Pflege. Basel: Recom.

Rappaport, J. (1987). Terms of empowerment/exemplars of prevention: Toward a theory for community psychology. In: American Journal of Community Psychology, 15, 121-128.

Reiss, D. & Oliveri, M. E. (1980). Family paradigm and family coping: A proposal for linking the family's intrinsic adaptive capacities to its responses to stress. In: Family relations, 29, 431-444.

Riemann, F. (1979). Grundformen der Angst. Basel: Ernst Reinhardt Verlag.

Schoenfelder, D. P.; Swanson, E.A.; Pringle Specht, J. K.; Maas, M. & Johnson, M.(2000). Outcome Indicators for Direct and Indirect Caregiving. In: Clinical Nursing research, (9)1, 47-69.

Sennett, R. (1983). Verfall und Ende des öffentlichen Lebens. Frankfurt am Main: S. Fischer Verlag.

Stark, W. (1993). Lebensbezogene Prävention und Gesundheitsförderung. Konzepte und Strategien für die psychosoziale Praxis. 2. Aufl. Freiburg: Lambertus Verlag.

Stark, W. & Bobzien, M. (1988). Selbsthilfezentrum München: Zurück in die Zukunft. Selbsthilfe und gesellschaftliche Entwicklung. München: Profil Verlag.

Stierlin, H.; Rücker-Embden, I.; Wetzel, N. & Wirsching, M. (2001). Das erste Familiengespräch. 8. Aufl. Stuttgart: Klett-Cotta.

Sullivan, H. S. (1953). Interpersonal theory of psychiatry. New York: Norton.

Summerton, H. (2000). Who cares? In: Nursing Times, 96 (1), 30-31.

Veit, A. (2004). Professionelles Handeln als Mittel zur Bewältigung des Theorie-Praxis-Problems in der Krankenpflege. Bern: Verlag Hans Huber.

von Bertalanffy, L. (1968). General systems theory. New York: George Brazeller.

von Uexküll, T. (1979). Psychosomatische Medizin. München: Urban & Schwarzenberg.

Whall, A. (1995). Foreword. In: Friedemann, M. L.: The Framework of Systemic Organisation: A Conceptual Approach to Families and Nursing. Thousand Oaks, California, USA: Sage Publication.

Whyte, D. & Robb, Y. (1999). Families under stress: how nurses can help. In: Nursing Times, 95 (30), 50-52.

Wiener, N. (1948). Cybernetics or control and communication in the animal and machine. Paris: Herman & Cie.

Willi, J. (1987). Ko-evolution. Reinbek bei Hamburg: Rowohlt Verlag.

Willi, J. & Heim, E.（1985）. Psychosoziale Medizin, Band 1. Berlin: Springer-Verlag.

第二章　家庭运作过程的影响因素

Adamson, P.（2008）. UNICEF, The child care transition. Innocenti Report Card 8, UNICEF Innocenti Research Centre, Florence.

Allemann, C. & Meyer, G.（1991）. Donne italiane. Locarno: Editore Dado.

Beck-Gernsheim, E.（1997）. Die Kinderfrage. Frauen zwischen Kinderwunsch und Unabhängigkeit. 3., durchgesehene u. erw. Aufl. München: Verlag H. C. Beck.

Beck-Gernsheim, E.（2000）. Was kommt nach der Familie? Einblicke in neue Lebensformen. 2., durchgesehene Aufl. München: Verlag H. C. Beck.

Berger, B. & Berger, P. L.（1983）. In Verteidigung der bürgerlichen Familie. Frankfurt am Main: S. Fischer Verlag.

Bourdieu, P.（1984）. Die feinen Unterschiede: Kritik der gesellschaftlichen Urteilskraft. Frankfurt a. M.: Suhrkamp Verlag.

Bourdieu, P.（1988）. Homo academicus, Frankfurt a. M.: Suhrkamp Verlag.

Bundesamt für Statistik（Hrsg.）（2008）. Familien in der Schweiz. Statistischer Bericht 2008. Neuchâtel.

Bundesministerium des Innern（Hrsg.）（2004）. Migrationsbericht im Auftrag der Bundesregierung. Berlin. www.bmi.de.

Bundesministerium für Familie, Senioren, Frauen und Jugend（Hrsg.）（2009）. Familienreport 2009. Leistungen Wirkungen Trends. Berlin. www.bmfsfj.de.

Clignet, R.（1990）. Wandlungen in familialen Lebensstilen: Anomie durch Knappheit und Anomie durch Überfluß. In: Lüscher, K.; Schultheis, F. & Wehrspaun, M.（Hrsg.）Die «postmoderne» Familie: Familiale Strategien und Familienpolitik in einer Übergangszeit. Konstanz: Universitätsverlag Konstanz, S. 116-130.

Diekmann, A. & Weick, S.（Hrsg.）（1993）. Der Familienzyklus als sozialer Prozess. Sozialwissenschaftliche Schriften, 26. Berlin: Duncker & Humblot.

Erikson, E. H.（1965）. Kindheit und Gesellschaft. 2. Auflage. Stuttgart: Klett Verlag.

Fthenakis, W. E.（1995）. Ehescheidung als Übergangsphase（Transition）im Familienentwicklungsprozeß. In: Perrez, M.; Lambert, C. E. & Plancherel, B.（Hrsg.）Familie im Wandel. Bern: Hans Huber Verlag.

Fthenakis, W. E.（1998）. Wandel von Familienbeziehungen nach Scheidung und Wiederheirat. Studie des Bundesministeriums für Familie, Frauen, Senioren und Jugend（Hrsg.）.

Fux, B.（1994）. Der familienpolitische Diskurs. Berlin: Verlag Duncker & Humblot, Sozialpolitische Schriften, Heft 64.

Geiger, T.（1967）. Die soziale Schichtung des deutschen Volkes: Soziographischer Versuch auf statistischer Grundlage. Nachdruck der Ausgabe 1932. Stuttgart: Enke.

Gestrich, A.; Krause, J.-U. & Mitterauer, M. (2003). Geschichte der Familie. Stuttgart: Kröner.

Glick, P. C. (1947). The family cycle. American Sociological Review, 12, 164-174.

Gugerli, D. (1991). Das bürgerliche Familienbild im sozialen Wandel. In: Fleiner-Gerster, T.; Gilliand, P. & Lüscher, K. (Hrsg.). Familien in der Schweiz. Freiburg/CH: Universitätsverlag Freiburg, S. 59-74.

Hennings, L. (1995). Familien- und Gemeinschaftsformen am Übergang zur Moderne—Haus, Dorf, Stadt und Sozialstruktur zum Ende des 18. Jahrhunderts am Beispiel Schleswig-Holsteins. Berlin: Duncker & Humblot.

Hettlage, R. (1998). Familienreport. Eine Lebensform im Umbruch. 2., aktualisierte Aufl. München: Verlag H. C. Beck.

Infratest Sozialforschung (2003). Hilfe- und Unterstützungsbedürftige in Privathaushalten in Deutschland 2002. Schnellbericht. München.

Institut für Demoskopie Allensbach (2008). Alleinerziehende: Lebens- und Arbeitssituation sowie Lebenspläne. Allensbach: Im Auftrag des Bundesministeriums für Familie, Senioren, Frauen und Jugend (Hrsg.).

Konietzka, D. & Kreyenfeld, M. (Hrsg.) (2007). Ein Leben ohne Kinder. Kinderlosigkeit in Deutschland. Wiesbaden: VS Verlag für Sozialwissenschaft.

Künemund, H. (2002). Die «Sandwich-Generation»—typische Belastungskonstellation oder nur gelegentliche Kumulation von Erwerbstätigkeit, Pflege und Kinderbetreuung? In: Zeitschrift für Soziologie der Erziehung und Sozialisation, 22, 344-361.

Landtag Nordrhein-Westfalen (Hrsg.) (2005). Situation und Zukunft in Pflege in NRW. Bericht der Enquête-Kommission des Landtags Nordrhein-Westfalen. Düsseldorf.

Lempp, R. (1993). Familie im Umbruch. München: Kösel Verlag.

Leser, M. (1995). Alter und Migration. Köniz: Sozioethek.

Lettke, F. & Lange, A. (Hrsg.) (2007). Generationen und Familie. Analysen—Konzepte—gesellschaftliche Spannungsfelder. Frankfurt, Main: Suhrkamp.

Loncarevic, M. (2001). Migration und Gesundheit. In: Domenig, D. (Hrsg.). Professionelle Transkulturelle Pflege. Handbuch für Lehre und Praxis in Pflege und Geburtshilfe. Bern: Hans Huber, 65-86.

Lüscher, K.; Schultheis, F. & Wehrspaun, M. (Hrsg.) (1990). Die «postmoderne» Familie: Familiale Strategien und Familienpolitik in einer Übergangszeit. 2., unveränd. Aufl. Konstanz: Universitätsverlag Konstanz.

Mesmer, B. (1991). Familienformen und gesellschaftliche Strukturen. In: Fleiner-Gerster, T.; Gilliand, P. & Lüscher, K. (Hrsg.). Familien in der Schweiz. Freiburg/CH: Universitätsverlag Freiburg, S. 31-58.

Nave-Herz, R. (2002). Familie heute. Wandel der Familienstrukturen und die Folgen für die Erziehung. 2., überarb. u. erg. Aufl. Darmstadt: Primus Verlag.

Planck, U. (1964). Der bäuerliche Familienbetrieb zwischen Patriarchat und Partnerschaft. Stuttgart: Enke Verlag.

Riedo, R.(1991). Ausländerfamilien. In: Fleiner-Gerster, T.; Gilliand, P. & Lüscher, K.(Hrsg.). Familien in der Schweiz. Freiburg/CH: Universitätsverlag Freiburg, S. 393-411.

Riesman, D. (1950). The lonely crowd. New Haven: Yale University Press.

Rosenbaum, H. (1996). Formen der Familie: Untersuchungen zum Zusammenhang von Familienverhältnissen, Sozialstruktur und sozialem Wandel in der deutschen Gesellschaft des 19. Jahrhunderts. Frankfurt, Main: Suhrkamp.

Schelsky, H. (1967). Wandlungen der deutschen Familie in der Gegenwart. Stuttgart: Enke Verlag.

Schneider, N. F. (2003). Alleinerziehend—soziologische Betrachtung zur Vielfalt und Dynamik einer Lebensform. In: Fegert, J. M. & Ziegenhain, U. (2003). Hilfen für Alleinerziehende: Die Lebenssituation von Einelternfamilien in Deutschland. Weinheim: Juventa.

Sieder, R. (1987). Sozialgeschichte der Familie. Frankfurt am Main: Suhrkamp Verlag.

Statistisches Bundesamt (2007). Haushalte und Familien—Ergebnisse des Mikrozensus 2007—Fachserie 1, Reihe 3. Wiesbaden: jährliche Erscheinungsfolge.

Tuna, S. (2001). Die Bedeutung von Familienzentriertheit und Individuumszentriertheit im Migrationskontext. In: Domenig, D. (Hrsg.). Professionelle Transkulturelle Pflege. Handbuch für Lehre und Praxis in Pflege und Geburtshilfe. Bern: Hans Huber, 213-226.

Tyrell, H. (1990). Ehe und Familie: Institutionalisierung und Deinstitutionalisierung. In: Lüscher, K.; Schultheis, F. & Wehrspaun, M. (Hrsg.). Die «postmoderne» Familie: Familiale Strategien und Familienpolitik in einer Übergangszeit. Konstanz: Universitätsverlag Konstanz, S. 145-156.

Uzarewicz, C. (2006). Transkulturelle Pflege. In: Dibelius, O. & Uzarewicz, C.: Pflege von Menschen höherer Lebensalter. Stuttgart: Kohlhammer Verlag, 147-167.

Vinken, B. (2007). Die deutsche Mutter. Der lange Schatten eines Mythos. Frankfurt/Main: Fischer Taschenbuch Verlag.

第三章　针对患病、残疾和临终人群的家庭护理

Anonymus (2008). Gesetz zu dem Übereinkommen der Vereinten Nationen vom 13. Dezember 2006 über die Rechte von Menschen mit Behinderungen sowie zu dem Fakultativprotokoll vom 13. Dezember 2006 zum Übereinkommen der Vereinten Nationen über die Rechte von Menschen mit Behinderungen. Bundesgesetzblatt Teil II, Nr. 35, Bonn, S. 1419-1457.

Antonovsky, A. & Franke, A. (1997). Salutogenese: Zur Entmystifizierung der Gesundheit. Tübingen: DGVT-Verlag.

Bächtold, A. (1991). Gedanken zur Gestaltung der Lebenssituation geistigbehinderter

Menschen. In: Böker, W. & Brenner, H. D. (Hrsg.). Geistigbehinderte in psychiatrischen Kliniken. Neue Tendenzen und Konzepte. Bern: Verlag Hans Huber, S. 23-34.

Baier, C. (1991). Neue Herausforderungen für Pflegerinnen und Pfleger. In: Hüssy, K. & Egli, J. (Hrsg.). Wohnort Psychiatrische Klinik. Geistig behinderte Menschen im Abseits. Luzern: Edition SZH/SPC, S. 31-39.

Bandura, A. (1997). Self-efficacy: The exercise of control. New York: Freeman.

Barham, P. & Hayward, R. (1991). From the mental patient to the person. London: Tavistock/ Routledge.

Bartholomeyczik, S. (1981). Krankenhausstruktur, Stress und Verhalten gegenüber den Patienten, Teil 2: Ergebnisse. Schriftenreihe Strukturforschung im Gesundheitswesen, Band 7. Berlin: Berliner Arbeitsgruppe Strukturforschung im Gesundheitswesen, Technische Universität.

Bateson, G. & Jackson, D. D. (1964). Some varieties of pathogenic organization. In: McRioch, D. (Ed.). Disorders of communication, Vol. 42, Research Publications. Baltimore: Williams & Wilkins.

Beck-Gernsheim, E. (1990). Alles aus Liebe zum Kind. In: Beck, U. & Beck-Gernsheim, E.: Das ganz normale Chaos der Liebe. Frankfurt am Main: Suhrkamp, 135-183.

Becker, K. F. (1992). Sterben in christlicher Sicht. In: Schmitz-Scherzer, R. (Hrsg.). Altern und Sterben. Bern: Hans Huber, S. 43-61.

Bennett, D. H. (1989). Probleme der beruflichen und sozialen Rehabilitation psychisch Kranker und Behinderter in Großbritannien. In: Kulenkampff, C. & Picard, W. (Hrsg.). Fortschritte und Veränderungen in der Versorgung psychisch Kranker. Köln: Rheinland-Verlag, S. 163-172.

Bienstein, C. & Halek, M. (2007). «Und es ist doch etwas geblieben...» Umgang mit schwerster Beeinträchtigung nach Schlaganfall. In: Dederich, M. & Grüber, K.: Herausforderungen. Mit schwerer Behinderung leben. Frankfurt am Main: Mabuse, S. 121-132.

Böker, W. & Brenner, H. D. (1991). Einführung. In: Böker, W. & Brenner, H. (Hrsg.). Geistigbehinderte in psychiatrischen Kliniken. Neue Tendenzen und Konzepte. Bern: Verlag Hans Huber, S. 11-19.

Broda, M. (1987). Wahrnehmung und Bewältigung chronischer Krankheiten. Weinheim: Deutscher Studien Verlag.

Bundesamt für Gesundheit (BAG). Eidgenössisches Departement des Innern der Schweiz. Bern. http: //www.bag.admin.ch/themen/medizin/00683/01916/index.html?lang=de (eingesehen am 30.5.2009).

Bundesvereinigung Lebenshilfe (2007). Vision 2020, einzusehen unter www.lebenshilfe.de.

Burmeister, I.; Goschin, N. et al. (1989). Häusliche Kinderkrankenpflege—Modellprojekt Externer Pflegedienst in Berlin, Band II: Ergebnisse der sozialmedizinischen und ökonomischen Begleitung. Robert Bosch Stiftung（Hrsg.）—Förderungsgebiet Gesundheitspflege, Gerlingen: Bleicher Verlag.

Caplan, G.（1964）. Principles of preventive psychiatry. New York: Basic Books.

Christen, C.（1989）. Wenn alte Eltern pflegebedürftig werden. Bern/Stuttgart: Verlag Paul Haupt.

Corbin, J. & Strauß, A.（2004）. Weiterleben lernen: Verlauf und Bewältigung chronischer Krankheit. Bern: Verlag Hans Huber.

Deppe, H.-U.; Friedrich, H. & Müller, R.（Hrsg.）（1989）. Das Krankenhaus: Kosten, Technik oder humane Versorgung. Frankfurt: Campus Verlag.

Dimond, B.（1996）. The Legal Aspects of Child Health Care. London, UK: Mosby.

Dockter, G.; Lindemann, H. & Tümmler, B.（Hrsg.）（2000）. Mukoviszidose. Stuttgart, New York: Georg Thieme.

Dokken, D. & Sydnor-Greenberg, N.（1998）. Helping Families Mobilize Their Personal Ressources. In: Pediatric Nursing, 24（1）, 66-69.

Egli, J.（1991）. Die psychiatrische Klinik als Lebensfeld für Menschen mit einer geistigen Behinderung. In: Hüssy, K. & Egli, J.（Hrsg.）. Wohnort Psychiatrische Klinik. Geistig behinderte Menschen im Abseits. Luzern: Edition SZH/SPC, S. 11-19.

Feldmann, L.（1989）. Leben mit der Alzheimer-Krankheit. München: R. Piper.

Filipp, S.-H.（2007）. Kritische Lebensereignisse. In: Brandstädter, J. & Lindenberger, U.（Hrsg.）. Entwicklungspsychologie der Lebensspanne. Stuttgart: Kohlhammer, S. 337-366.

Fornefeld, B.（1997）. Elementare Beziehung und Selbstverwirklichung Schwerstbehinderter in sozialer Integration—Reflexionen im Vorfeld einer leiborientierten Pädagogik. 4. Aufl. Aachen: Mainz.

Freudenberg, E.（1990）. Der Krebskranke und seine Familie. Stuttgart: TRIAS-Thieme Hippokrates Enke.

Friedemann, M.-L. & Köhlen, C.（2003）. Familien- und umweltbezogene Pflege. Bern: Verlag Hans Huber.

Glaser, B. G. & Strauss, A. L.（1965）. Awareness of dying. Chicago: Aldine.

Grass-Kapanke, B.; Kunczik, T. & Gutzmann, H.（2008）. Studie zur Demenzversorgung im ambulanten Sektor—DIAS. Schriftenreihe der Deutschen Gesellschaft für Gerontopsychiatrie und -psychotherapie e.V.

Greeff, A. P.; Vansteenwegen, A. & Ide, M.（2006）. Resiliency in families with a member with a psychological disorder. In: American Journal of Family Therapy, 34（4）, 285-300.

Guntern, G.（1993）. Im Zeichen der Schmetterlinge: Leadership in der Metamorphose: Vom Powerplay zum sanften Spiel der Kräfte. Bern: Scherz.

Häfner, H. & Rössler, W.（1989）. Die Reform der Versorgung psychisch Kranker in der Bundesrepublik. Versorgungskonzepte und Versorgungsstrategien für psychisch Kranke und Behinderte seit der Veröffentlichung der Enquête 1975. In: Kulenkampff, C. & Picard, W.（Hrsg.）. Fortschritte und Veränderungen in der Versorgung psychisch Kranker. Köln:

Rheinland-Verlag，S. 17-54.

Hansen，W.（2007）. Medizin des Alterns und des alten Menschen. Stuttgart：Schattauer.

Hatfield，A. B.（1990）. Family education in mental illness. New York：The Guilford Press.

Heckmann，C.（2004）. Die Belastungssituation von Familien mit behinderten Kindern. Heidelberg：Universitätsverlag Winter.

Held，T.（1989）. Psychiatrische Familienpflege. Ergebnisse einer prospektiven elfjährigen Langzeitstudie. Stuttgart：Ferdinand Enke Verlag.

Holoch，E. & Frech，S.（2001）. Familienorientierte Kinderkrankenpflege. In：«kinderkranken- schwester»/Verlag Max Schmidt-Römschild，20（10），S. 438-443.

Hüssy，K. & Egli，J.（Hrsg.）（1991）. Wohnort Psychiatrische Klinik. Geistig behinderte Menschen im Abseits. Luzern：Edition SZH/SPC.

Hutchfield，K.（1999）. Family-centred care：a concept analysis. In：Journal of Advanced Nursing，（29）5，1178-1187.

Internationale Klassifikation der Krankheiten，10. Revision der Klassifikation，1992.

Jerneizig，R.；Langenmayr，A. & Schubert，U.（1991）. Leitfaden zur Trauertherapie und Trauerberatung. Göttingen：Vandenhöck & Ruprecht.

Johnstone，M.（1992）. Der Schlaganfall-Patient. Stuttgart：Gustav Fischer Verlag.

Kantor，D. & Lehr，W.（1975）. Inside the family. San Francisco：Jossey-Bass.

Käppeli，S.（1988）. Pflege und Pflegetheorien. Krankenpflege（DBfK），1，6.

Käppeli，S.（1989）. Projekt ‹Treffpunkt›. Ein Aktionsforschungsprojekt in einem Pflegeheim. Pflege，2（1），49-57.

Kemm，R. & Welter，R.（1987）. Coping mit kritischen Ereignissen im Leben Körperbehinderter. Heidelberg：Edition Schindele.

Kittay，E. F. & Feder，E.（2003）. The Subject of Care：Feminist Perspectives on Dependency. Lanham：Rowman and Littlefield.

Kittay，E.（2003）. Behinderung，gleiche Würde und Fürsorge. In：Concilium 39（2003）2，S. 226-236.

Kitwood，T.（2004）. Demenz. Bern：Verlag Hans Huber.

Kocher，G. & Oggier，W.（2007）. Gesundheitswesen Schweiz 2007-2009. Eine aktuelle Übersicht. Bern：Verlag Hand Huber.

Koch-Straube，U.（2001）. Beratung in der Pflege. Bern：Verlag Hans Huber.

Kübler-Ross，E.（1976）Reif werden zum Tode. Stuttgart：Kreuz Verlag.

Köhlen，C.；Beier，J. & Danzer，G.（1999）. «Ein Stückchen normales Leben»—Eine qualitative Studie über die Gesundheitspflege bei chronisch kranken Kindern in der häuslichen Betreuung. In：Pflege—Die wissenschaftliche Zeitschrift für Pflegeberufe/Verlag Hans Huber，12（5），309-14.

Kruse，A.（1988）. Die Auseinandersetzung mit Sterben und Tod—Möglichkeiten eines ärztlichen Sterbebeistandes. Zeitschrift für Allgemeinmedizin，64，87-95.

Kübler-Ross, E. (1971). Interviews mit Sterbenden. Stuttgart: Kreuz Verlag.

Kübler-Ross, E. (1976). Reif werden zum Tode. Stuttgart: Kreuz Verlag.

Lambeck, S. (1992). Diagnoseeröffnung bei Eltern behinderter Kinder. Göttingen: Hogrefe.

Lau, E. E. (1975). Tod im Krankenhaus: Soziologische Aspekte des Sterbens in Institutionen. Köln: Verlag J. P. Bachem.

Lazarus, R. S. & Folkman, S. (1984). Stress, Appraisal and Coping. New York: Springer.

Lehr, U. (1983). Psychologische Aspekte des Altern. In: Reimann, H. & Reimann, G. (Hrsg.). Das Alter. Stuttgart: Enke Verlag, S. 140-163.

Liken, M. (2001). Caregivers in crisis: Moving a relative with Alzheimer's to assisted living. In: Clinical Nursing Research, 10 (1), 52-68.

Lohaus, A. (1990). Gesundheit und Krankheit aus der Sicht von Kindern. Göttingen: Verlag für Psychologie—Dr. C. J. Hogrefe.

Lutz, G. & Künzer-Riebel, B. (Hrsg.) (1991). Nur ein Hauch von Leben. Eltern berichten vom Tod ihres Babys und von der Zeit ihrer Trauer. Frankfurt a. M.: Fischer Taschenbuch Verlag.

Mace, N. L. & Rabins, P.V. (1991). Der 36-Stunden-Tag. Die Pflege des verwirrten älteren Menschen, speziell des Alzheimer-Kranken. Bern: Hans Huber Verlag.

Maiwald, D.; Päplow, A. & Sterr, R. (2007). Die Bedeutung von Familiengesundheit in der häuslichen Pflege. Eine Untersuchung des familialen Pflegesettings bei Demenz. Diplomarbeit (Studiengang Pflege/Pflegemanagement) —Evangelische Fachhochschule Berlin.

Martin, S. D. (1995). Coping With Chronic Illness. In: Home Healthcare Nurse, 13 (4), 50-54.

Matthes, W. (1989). Pflege als rehabilitatives Konzept. Grundlagen aktivierend rehabilitativer Pflege. Hannover: Curt R. Vincentz Verlag.

Mäurer, H.-C. (1989). Schlaganfall. Rehabilitation statt Resignation. Stuttgart: Georg Thieme Verlag.

May, R. (1977). The meaning of anxiety (rev. ed.). New York: Norton.

Mazenauer, B. (1991). Rechte des Menschen mit einer geistigen Behinderung contra Pflichten der Klinik, des Vormundes und der Angehörigen. In: Hüssy, K. & Egli, J. (Hrsg.). Wohnort Psychiatrische Klinik. Geistig behinderte Menschen im Abseits. Luzern: Edition SZH/SPC, S. 57-66.

Meier, M. (1989). Angehörige in der Langzeitpflege. Pflege, 2 (2), 92-104.

Menlo, M. (1991). Die Verletzlichkeit des Menschen—psychiatrische Aspekte geistiger Behinderung. In: Hüssy, K. & Egli, J. (Hrsg.). Wohnort Psychiatrische Klinik. Geistig behinderte Menschen im Abseits. Luzern: Edition SZH/SPC, S. 21-27.

Miller, J. F. (2003). Coping fördern—Machtlosigkeit überwinden. Hilfen zur Bewältigung chronischen Krankseins. Bern: Verlag Hans Huber.

Neuhaus, P. (1991). Hinausverlegung aus der Klinik. Psychiatrische Klinik Bellelay (Kanton

Bern）. In: Böker, W. & Brenner, H. D.（Hrsg.）. Geistigbehinderte in psychiatrischen Kliniken. Neue Tendenzen und Konzepte. Bern: Verlag Hans Huber.

Niederberger-Burgherr, J.（1994）. Wie erleben Töchter den Eintritt ihrer betagten Mütter in ein Pflegeheim? Pflege, 7（3）, S. 198-210.

Nolan, M. & Nolan, J.（1995）. Responding to the Challenge of Chronic Illness. In: British Journal of Nursing, 4（3）, 145-147.

Nuland, S.（1994）. Wie wir sterben. Ein Ende in Würde? München: Kindler Verlag.

Ochsmann, R.（1993）. Angst vor Tod und Sterben: Beiträge zur Thanato-Psychologie. Göttingen: Hogrefe.

Piaget, J.（1974）. Der Aufbau der Wirklichkeit beim Kinde. Stuttgart: Klett.

Priester, K.（2004）. Aktuelle und künftige Dimensionen demenzieller Erkrankungen in Deutschland—Anforderungen an die Pflegeversicherung. Veröffentlichungsreihe der Arbeitsgruppe Public Health, Forschungsschwerpunkt Arbeit, Sozialstruktur und Sozialstaat, Wissenschaftszentrum Berlin für Sozialforschung（WZB）.

Reinhardt, D.; Götz, M. et al.（2001）. Cystische Fibrose. Berlin, Heidelberg: Springer-Verlag.

Rhode, J. J.（1962）. Soziologie des Krankenhauses zur Einführung in die Soziologie der Medizin. Stuttgart: Enke Verlag.

Richter, H. E.（1980）. Flüchten oder standhalten. Reinbek bei Hamburg: Rowohlt.

Rička, R.（1994）. Lernprozeße während der Krankheitsbewältigung im Akutspital. Masterthesis.

Rufer, M.（1991）. Wer ist irr? Bern: Zytglogge Verlag.

Rüsch, N.; Berger, M.; Finzen, A. & Angermeyer, M. C.（2004）. In: Berger, M.（Hrsg）. Psychische Erkrankungen—Klinik und Therapie. Elektronisches Zusatzkapitel Stigma. http://www. berger-psychische-erkrankungen-klinik-und-therapie.de/ergaenzung_ruesch.pdf.

SAA（Schweizerische Arbeitsgemeinschaft für Aphasie）（1990）. Aphasie—Sprachverlust. Bern: Schneider AG.

Saal, F.（1994）. Leben kann man sich nur selber. Texte 1960-1994. Düsseldorf: Bundesverband für Körper- und Mehrfachbehinderte.

Sacks, O.（1987）. Der Mann, der seine Frau mit einem Hut verwechselte. Reinbeck b. Hamburg: Rowohlt.

Sauter, D.; Abderhalden, C.; Needham, I.; Wolff, S.（2006）. Lehrbuch psychiatrische Pflege. 2. überarb. Auflage, Bern: Verlag Hans Huber.

Schaeffer, D. & Moers, M.（2008）. Überlebensstrategien—ein Phasenmodell zum Charakter des Bewältigungshandelns chronisch Erkrankter. Pflege & Gesellschaft, 13（1）, S. 6-31.

Schmitt, G. M.; Kammerer, E.; Harms, E.（1996）. Kindheit und Jugend mit chronischer Erkrankung. Göttingen: Hogrefe.

Schmitz-Scherzer, R.（1992）. Sterben heute. In: Schmitz-Scherzer, R.（Hrsg.）. Altern und

Sterben. Bern: Hans Huber, S. 9-26.

Seligman, M. E. (1979). Erlernte Hilflosigkeit. München: Urban & Schwarzenberg.

Simonton, O. C.; Mathews-Simonton, S. & Creighton, J. (1982). Wieder gesund werden. Eine Anleitung zur Aktivierung der Selbstheilungskräfte für Krebspatienten und ihre Angehörigen. Reinbek bei Hamburg: Rowohlt Verlag.

Soder, M. (1991). Erfahrungen der Pflegenden in Gesprächen mit Angehörigen von Langzeit-patienten. Pflege, 4 (2), 122-134.

Sozialgesetzbuch XI (SGB XI) (2008). Pflegeweiterentwicklungsgesetz.

Spichiger, E.; Kesselring, A.; DeGeest, S. (2006). Professionelle Pflege—Entwicklung und Inhalte einer Definition. In: Pflege—Die wissenschaftliche Zeitschrift für Pflegeberufe, 19 (1), 45-51.

Stucki, E. (1994). Die Erlebniswelt von Eltern krebskranker Kinder im Kinderspital. Bern: Schweizerisches Rotes Kreuz.

Theunissen, G. (2005). Wege aus der Hospitalisierung. Empowerment in der Arbeit mit schwerstbehinderten Menschen. Bonn: Psychiatrie-Verlag.

Ulcar, I. (1991). Menschlich sterben in unmenschlicher Zeit—Möglichkeiten und Grenzen der Sterbebegleitung. Pflege, 4 (1), 31-44.

Walsh, F. (2006). Ein Modell familialer Resilienz. Heidelberg: AuerVerlag.

Wells, J. N.; Cagle, C. S.; Bradley, P., & Barnes, D. M. (2008). Voices of Mexican American caregivers for family members with cancer: On becoming stronger. In: Journal of Transcultural Nursing, 19 (3), 223-233.

Welter, R. (1982). Ökologische Aspekte zur Frage der Rehabilitationsmöglichkeiten in Pflegeheimen. In: Institut für Ehe und Familie. Zusammenhänge 3. Menschliche Systeme: Ein Rahmen für das Denken, die Forschung und das Handeln. Vorträge des 7. Internationalen Symposiums Zürich: Institut für Ehe und Familie.

Welter, R. (1991). Territoriale Aspekte der Lebensfeldgestaltung. ? In: Hüssy, K. & Egli, J. (Hrsg.) Wohnort Psychiatrische Klinik. Geistig behinderte Menschen im Abseits. Luzern: Edition SZH/SPC, S. 67-74.

Weyerer, S. (2005). Altersdemenz. Gesundheitsberichterstattung des Bundes. Heft 28, Robert Koch-Institut.

WHO (2001). The World Health Report 2001. Mental health: new understanding, new hope. Genf: WHO. http: //www.who.int/whr/2001/en/whr01_ch1_en.pdf (eingesehen am 30.5.2009).

Whyte, D. A. (1997). Coping with transitions: Crisis and loss. In: D. A. Whyte (Ed.). Explorations in family nursing. London: Routledge, 39-53.

Worden, J. W. (1983). Beratung und Therapie in Trauerfällen. Bern: Hans Huber Verlag.

Ziegler, U. & Doblhammer, G. (2009). Prävalenz und Inzidenz von Demenz in Deutschland. Eine Studie auf Basis von Daten der gesetzlichen Krankenversicherungen von 2002. Rostocker Zentrum.

第四章　家庭危机：外源性危机与内源性危机

Aguilera, D. C.（1998）. Crisis intervention: Theory and methodology. 8th edition, St. Louis, MO: Mosby.

Amendt, G.（1992）. Die Droge. Der Staat. Der Tod. Auf dem Weg in die Drogengesellschaft. Hamburg: Rasch und Röhung.

Badura, B.; Litsch, M. & Vetter, C.（Hrsg.）（2000）. Psychische Belastung am Arbeitsplatz: Zahlen, Daten, Fakten aus allen Branchen der Wirtschaft. Heidelberg: Springer Verlag.

Bilitza, K. W.（Hrsg.）（2007）. Psychodynamik der Sucht. Psychoanalytische Beiträge zur Theorie. Göttingen: Vandenhoeck & Ruprecht.

Brinkmann, R. D. & Stapf, K. H.（2005）. Innere Kündigung. Wenn der Job zur Fassade wird. München. C. H. Beck.

Bühlmann, B. I.（1988）. Wohlstand und Armut in der Schweiz. Eine empirische Analyse für 1982. Grüsch: Verlag Rüegger, Basler Sozialökonomische Studien, Band 32.

Bulman, R. & Wortman, C.（1977）. Attributions of blame and coping in the «real world»: Severe accident victims react to their lot. In: Journal of Personality and Social Psychology, 35, 351-363.

Burisch, M.（2006）. Das Burnout-Syndrom. Theorie der inneren Erschöpfung. 3. Aufl. Heidelberg: Springer Verlag.

Danish, S. & D'Augelli, R.（1995）. Kompetenzerhöhung als Ziel der Intervention in Entwicklungsverläufen über die Lebensspanne. In: Filipp, S.-H.（Hrsg.）（1995）. Kritische Lebensereignisse. 3. Aufl. Weinheim: Psychologie Verlags Union.

Dietz, B.（1997）. Soziologie der Armut: eine Einführung. Frankfurt am Main: Campus Verlag. Elder, G. H.（1974）. Children of the Great Depression: Social change in life experience. Chicago: The University of Chicago Press.

Engel, U. & Hurrelmann, K.（1993）. Was Jugendliche wagen. Eine Langschnittstudie über Drogenkonsum, Streßreaktionen und Delinquenz im Jugendalter. München: Juventa Verlag.

Fischer, B.（1992）. Ergebnisse einer Basler Studie: Armut und die Lücken im sozialen Netz. Soziale Medizin, 19（6）, 19-23.

Frank, R.（1989）. Definitionen und Epidemiologie. In: Olbing, H.; Bachmann, K. D. & Groß, R.（Hrsg.）. Kindesmißhandlung. Eine Orientierung für Ärzte, Juristen, Sozial- und Erziehungs- berufe, Köln: Deutscher Ärzteverlag, S. 18-25.

Friedemann, M. L.（1987）. Families of the unemployed worker: Need for nursing intervention and prevention. Archives of Psychiatric Nursing, 1（2）, 81-87.

Friedemann, M. L. & Webb, A. A.（1995）. Family health and mental health: six years after economic stress and unemployment. In: Issues in Mental Health Nursing, 16（1）, 51-66.

Frieze, I.（1979）. Perceptions of battered wives. In: Frieze, I.; Bar-Tal, D. & Carroll, J.（Eds.）.

New approaches to social problems. San Francisco: Jossey-Bass, 79-108.

Greif, S.; Bamberg, E. & Semmer, N. (Hrsg.) (1991). Psychischer Stress am Arbeitsplatz. Göttingen: Hogrefe Verlag für Psychologie.

Gross, W. (1990). Sucht ohne Drogen. Arbeiten, Spielen, Essen, Lieben. Frankfurt a. M.: Fischer Taschenbuch Verlag.

Grunebaum, H. & Solomon, L. (1982). Toward a theory of peer relationships. Part 2: On the stages of social development and their relationship to group psychotherapy. In: International Journal of Group Psychotherapy, 32, 283-306.

Heitmeyer, W. & Soeffner, H.-G. (2004). Gewalt: Entwicklungen, Strukturen, Analyseprobleme. Frankfurt am Main: Suhrkamp.

Hettlage, R. (1998). Familienreport. Eine Lebensform im Umbruch. München: C. H. Beck.

Hildebrand-Lüdeking, S. & Eggert-Metje, R. (1989). Darstellung einer sexuellen Kindesmisshandlung. In: Olbing, H.; Bachmann, K. D. & Groß, R. (Hrsg.). Kindesmisshandlung. Eine Orientierung für Ärzte, Juristen, Sozial- und Erziehungsberufe. Köln: Deutscher Ärzteverlag, S. 34-38.

Hollstein, W. (1989). Der Schweizer Mann. Probleme, Hoffnungen, Ängste, Wünsche. Eine empirische Untersuchung. Zürich: Werd Verlag.

Hugo, M. & Markus, M. (1985). Versorgungs- und Einkommensspielraum. Geldknappheit vor allem bei Frauen im mittleren Alter. In: Lompe, K. (Hrsg.). Die Realität der neuen Armut. Analysen der Beziehungen zwischen Arbeitslosigkeit und Armut in einer Problemregion. Regensburg: Transfer Verlag, S. 157-184.

Huster, E.-U.; Boeckh, J. & Mogge-Grotjahn, H. (2008). Handbuch Armut und soziale Ausgrenzung. Wiesbaden: VS Verlag für Sozialwissenschaften.

Jäggi, C. & Mächler, T. (1989). Armut: Ein Mangel an Lebensqualität. In: Bühlmann, B.; Enderle, G.; Jäggi, C. & Mächler, T. (Hrsg.). Armut in der reichen Schweiz. Zürich: Orell Füssli, 9-114.

Jahoda, M.; Lazarsfeld, P. F. & Zeisel, H. (1975). Die Arbeitslosen von Marienthal. Frankfurt: Suhrcamp.

Janoff-Bulman, R.(2006). Schema-change perspectives on posttraumatic growth. In: Calhoun, L. G. & Tedeschi, R. G. (Eds.). Handbook of Posttraumatic Growth: Research and Practice. Mahweh, NJ: Erlbaum.

Jaspers, K. (1965). Allgemeine Psychopathologie. Berlin: Springer.

Kantor, D. & Lehr, W. (1975). Inside the family. San Francisco: Jossey-Bass.

Kast, V. (2009). Der schöpferische Sprung. Vom therapeutischen Umgang mit Krisen. Düsseldorf: Patmos.

Kieselbach, T. & Wacker, A. (Hrsg.) (1985). Individuelle und gesellschaftliche Kosten der Massenarbeitslosigkeit. Weinheim/Basel: Beltz.

Kohn, A. (1988). Konkurrenz kostet den Erfolg. In: Psychologie Heute (Hrsg.). Arbeit—

Die seelischen Kosten. Thema：Arbeit und Psyche. Weinheim/Basel：Beltz，35-43.

Kolasinski，E.（1991）. Erfahrungen im Umgang mit Suchtkranken. Krankenpflege，12，692-694.

Kreutzer，A.（2000）.«Ich glaube，es ist gottgewollt，daß wir arbeiten.» Zur Sinnschöpfung durch Erwerbsarbeit. Frankfurt am Main：Frankfurter Arbeitspapiere zur gesellschaftsethischen und sozialwissenschaftlichen Forschung；25）unter http：//www.sankt-georgen.de/nbi/pdf/fagsf/nbi_fa25.pdf.

Krieger，I. & Schläfke，B.（1985）. Weitere Indikatoren zur Bestimmung von Lebenslagen. In：Lompe，K.（Hrsg.）. Die Realität der neuen Armut. Analysen der Beziehungen zwischen Arbeitslosigkeit und Armut in einer Problemregion. Regensburg：Transfer Verlag，S. 185-213.

Krieger，I.，Pollmann，B. & Schläffer，B.（1985）. Die mehrdimensionale Erfassung von neuer Armut. In：Lompe，K.（Hrsg.）. Die Realität der neuen Armut. Analysen der Beziehungen zwischen Arbeitslosigkeit und Armut in einer Problemregion. Regensburg：Transfer Verlag，S. 9–18.

Leibfried，S. & Voges，W.（Hrsg.）. Armut im modernen Wohlfahrtsstaat. Opladen：Westdeutscher Verlag；Kölner Zeitschrift für Soziologie und Sozialpsychologie，Sonderheft 32.

Liken，M.（2001）. Caregivers in crisis：Moving a relative with Alzheimer's to assisted living. In：Clinical Nursing Research，10（1），52-68.

Lompe，K. & Roy，K. B.（1985）. Perspektiven der Forschung. In：Lompe，K.（Hrsg.）. Die Realität der neuen Armut. Analysen der Beziehungen zwischen Arbeitslosigkeit und Armut in einer Problemregion. Regensburg：Transfer Verlag，S. 19-51.

Loser，L. A.（1992）. Die gesellschaftliche Definition von Armut. Soziologie der Armut：Georg Simmel zum Gedächnis. In：Leibfried，S. & Voges，W.（Hrsg.）. Armut im modernen Wohlfahrtsstaat. Opladen：Westdeutscher Verlag；Kölner Zeitschrift für Soziologie und Sozialpsychologie，Sonderheft 32，S. 34-47.

Mäder，A. & Neff，U.（1988）. Vom Bittgang zum Recht，zur Garantie des sozialen Existenzminimums in der schweizerischen Fürsorge. Bern：Verlag Paul Haupt.

Mainard，F.；Nolde，M.；Memminger，G. & Micheloni，M.（1990）. Avons nous des pauvres? Enquête sur la précarité et la pauvreté dans le canton de Neuchâtel. Cahier de l'ISSP，Neuchâtel 12.

Malt，U. F.（1993）. Traumatischer Streß. In：Schnyder，U. & Sauvant，J.-D.（Hrsg.）. Krisenintervention in der Psychiatrie. Bern：Hans Huber，S. 121-156.

Manz，A.（1989）. Erhebungen zur Suchthilfe in der Region Basel und Beobachtungen zu Teilproblemen der Suchthilfe. Eine Studie als Grundlage für Arbeitsgruppen. Basel：«Kette» Fachgruppe Ambulante Drogenarbeit.

Markus，M.（1985）. Arbeitslosigkeit und Sozialhilfebezug im Raum Braunschweig. In：

Lompe, K. (Hrsg.). Die Realität der neuen Armut. Analysen der Beziehungen zwischen Arbeitslosigkeit und Armut in einer Problemregion. Regensburg: Transfer Verlag, 53-95.

Masson, O. (1991). La violence dans la famille. In: Feiner-Gerster, T.; Gilliand, P. & Lüscher, K. (Hrsg.). Familien in der Schweiz (453-470). Freiburg/CH: Universitätsverlag Freiburg.

Möbius, M. (1988). Psychoterror im Betrieb. In: Psychologie Heute (Hrsg.). Arbeit—Die seelischen Kosten. Thema: Arbeit und Psyche. Weinheim/Basel: Beltz, S. 45-62

Monat & Lazaris (1985). Stress and coping: an anthology. New York: Columbia University Press.

Muschg, A. (1990). Sucht ist Leben. Schritte ins Offene, 20 (4), 8-9.

Nanchen, G. (1992). Liebe und Macht. Zürich: Benzinger und ExLibris.

Nave-Herz, R. (2002). Familie heute. Wandel der Familienstrukturen und Folgen für die Erziehung. Darmstadt: Primus Verlag.

von Lengerke, T. (2007). Public Health-Psychologie: Individuum und Bevölkerung zwischen Verhältnissen und Verhalten. Weinheim: Juventa Verlag.

Neugarten, B. L. (1979). Time, age and the life cycle. In: American Journal of Psychiatry, 136, 887-894.

Olbing, H.; Bachmann, K. D. & Gross, R. (1989). Kindesmisshandlung. Köln: Deutscher Ärzteverlag GmbH.

Otte, H. & Rüsing, A. (1989). Darstellung einer körperlichen Misshandlung. In: Olbing, H.; Bachmann, K. D. & Groß, R. (Hrsg.). Kindesmisshandlung. Eine Orientierung für Ärzte, Juristen, Sozial- und Erziehungsberufe. Köln: Deutscher Ärzteverlag, S. 29-33.

Pittman, F. S. (1987). Turning points. Treating families in transition and crisis. New York: Norton.

Rayman, P.(1988). Unemployment and family life: The meaning for children. In: Voydanoff, P. & Majka, L. C. (Eds.). Families and economic distress: Coping strategies and social policy. Newbury Park: Sage, 119-134.

Rush, F. (1984). Das bestbehütete Geheimnis. Sexueller Kindesmissbrauch. Berlin: Subrosa Frauenverlag.

Rutschky, K. (1992). Erregte Aufklärung Kindesmissbrauch. Fakten & Fiktionen. Hamburg: Klein Verlag.

Ryffel-Gericke, C. (1983). Männer in Familie und Beruf. Eine empirische Untersuchung zur Situation Schweizer Ehemänner. Diessenhofen: Verlag Rüegger.

Scarr, S. (1987). Wenn Mütter arbeiten. Wie Kinder und Beruf sich verbinden lassen. München: C. H. Beck.

Schäfer, B. (1992). Zum öffentlichen Stellenwert von Armut im sozialen Wandel der Bundesrepublik Deutschland. In: Leibfried, S. & Voges, W. (Hrsg.). Armut im modernen Wohlfahrtsstaat. Opladen: Westdeutscher Verlag; Kölner Zeitschrift für Soziologie und

Sozialpsychologie, Sonderheft 32.

Schiffer, E. & Süsske, R. (1991). An den Ufern der Sinnlosigkeit. Hintergründe von und Motive für Suchterscheinungen. Deutsche Krankenpflege-Zeitschrift, 4, 236-239.

Schwickerath, J. (2001). Mobbing am Arbeitsplatz. Aktuelle Konzepte zu Theorie, Diagnose und Verhaltenstherapie. In: Psychotherapeut, 46 (3), 199-213.

Statistisches Bundesamt (2008). Leben in Europa 2006. EU-Indikatoren für Deutschland. Pressemitteilung Nr. 028 vom 21.01.2008.

Strunk, P. (1989). Pathologische Familiendynamik bei Kindesmißhandlung. In: Olbing, H.; Bachmann, K. D. & Groß, R. (Hrsg.). Kindesmißhandlung. Eine Orientierung für Ärzte, Juristen, Sozial- und Erziehungsberufe. Köln: Deutscher Ärzteverlag, S. 39-48.

Thomasius, R. & Küstner, U. (Hrsg.) (2005). Familie und Sucht. Stuttgart: Schattauer.

Trost, A. & Buscher, M. (1995). Systemische Arbeit mit gewaltbereiten Familien. Erstveröffentlichung in «Forum der Kinder- und Jugendpsychiatrie und Psychotherapie» 1995/3, S. 22-48.

Voigtel, R. (2001). Rausch und Unglück: Die psychischen und gesellschaftlichen Bedingungen der Sucht. Freiburg im Breisgau: Lambertus-Verlag.

Wahl, K. (1990). Studien über Gewalt in Familien. Gesellschaftliche Erfahrung, Selbstbewusstsein, Gewalttätigkeit. München: Deutsches Jugendinstitut—DJI Verlag.

Webb, A. A. & Friedemann, M. L. (1991). Six years after an economic crisis: Child's anxiety and quality of peer relationships. In: Journal of Community Health Nursing, 8 (4), 233-243.

Wegscheider, S. (1981). Another chance: Hope and health for the alcoholic family. Palo Alto, CA: Science and Behavior Books.

Welter-Enderlin, R. (1982). Therapeutische Beobachtungsweise Jugendlicher Suchtpatienten und Ihrer Familie. Lineare Beobachtungsweise und ihre Folgen in der Drogenarbeit. In: Institut für Ehe und Familie (Hrsg.). Zusammenhänge 3: Menschliche Systeme. Ein Rahmen für das Denken, die Forschung und das Handeln. Vorträge des 7. Internationalen Symposiums. Zürich: Institut für Ehe und Familie, S. 227-257.

Weymann, B. (2008). «Eine Ohrfeige hat noch nie geschadet.» Gewalt in der Erziehung. Das Familienhandbuch des Staatsinstituts für Frühpädagogik (IFP). http: //www.familienhand-buch.de/cmain/f_Aktuelles/a_Haeufige_Probleme/s_694.html (letzte Änderung: 28.11.2008).

Winnewissen, E. (1990). Es geht uns alle an! Zur Arbeit auf der Suchtpräventionsstelle. Schritte ins Offene, 20 (4), 2-3.

Zentralstelle für Familienfragen am Bundesamt für Sozialversicherung (1991). Ausländische Familien in der Schweiz. Familienfragen: Informationsbulletin, 2/91, 2-8.

第五章　系统平衡理论在实践、教育和研究中的应用

Aaronson，L. S. & Burman，M. E.（1994）. Focus on psychometrics. Use of health records in research：Reliability and validity issues. In：Research in Nursing & Health，17，67-73.

Adami，M. F.（2005）. The use of triangulation for completeness purposes.（triangulation）

Agar，M. H.（1986）. Speaking of ethnography. Beverly Hills，CA：Sage.

Amaya de Peña，P.（2000）. Escenarios de Investigación in Familia. Red Nacional de Investigación en Familia（RENCIF）. Bogotá：Universidad Nacional de Colombia，Facultad de Enfermeria.

Arnold，R.（1985）. Deutungsmuster und pädagogisches Handeln in der Erwachsenenbildung. Bad Heilbrunn：Klinkhardt.

Asen，K.; Berkowitz，R.; Cooklin，A.; Leff，J.; Loader，P.; Piper，R. & Rein，L.（1991）. Family therapy outcome research：A trial for families，therapists，and researchers. In：Family Process，30（1），3-30.

Bechtel，G. A.; Davidhizar，R. & Bunting，S.（2000）. Triangulation research among culturally diverse populations. In：Journal of Allied Health，29（2），61-63.

Beck，Ch.; Helsper，W.; Heuer，B.; Stelmaszyk，B. & Ullrich，H.（2000）. Fallarbeit in der universitären LehrerInnenbildung. Opladen：Leske & Budrich.

Behrens，J. & Langer，G.（2006）. Evidence-based nursing and caring：interpretativ-hermeneuti- sche und statistische Methoden für tägliche Pflegeentscheidungen; vertrauensbildende Entzauberung der «Wissenschaft». 2.，vollst. überarb. und erg. Aufl. ed. Bern：Verlag Hans Huber.

Behrens，J. & Langer，G.（Hrsg.）（voraussichtlich Dezember 2009）. Handbuch Evidenzbasierung. Externe Evidence für die Pflegepraxis. Bern：Verlag Hans Huber.

Belenky.，M. F.; Clinchy，B. M.; Goldberger，N. R. & Turule，J. M.（1986）. Women's ways of knowing：The development of self，voice，and mind. New York：Basic Books.

Benzies，K. M. & Allen，M. N.（2001）. Symbolic interactionism as a theoretical perspective for multiple method research. In：Journal of Advanced Nursing，33（4），541-547.

Billingham，K.（2000）. Assessing Family and Community Health Needs：The Contribution of Nursing. Dokument EUR/00/5019309/1100411，Kopenhagen，Dänemark：WHO Regional-büro für Europa.

Boyd，C.O.（1993）.Toward a nursing practice research method. In：Advances in Nursing Science，16（2），9-25.

Brinker-Meyendriesch，E.（2003）. Evidenzbasierung：Wissen，Handeln und Lernen in der Pflege. In：Pflege，16（1），230-235.

Bundesgesetzblatt Jahrgang 2003，Teil I，Nr. 44，S. 1690-1696. AltPflG（Altenpflegegesetz）（2003）. Gesetz über die Berufe in der Altenpflege.

Bundesgesetzblatt Jahrgang 2003，Teil I，Nr. 55，ausgegeben zu Bonn am 19. November 2003. Ausbildungs- und Prüfungsverordnung für die Berufe in der Krankenpflege（KrPflAPrV）， vom 10. November 2003.

Campbell, T. (1986). Family's impact on health. A critical review. In: Family System Medicine, 4, 135-200.

Campbell, T. (2000). Health and Illness in Families Through the Life Cycle. In: Families Across Time: A Life Course Perspective (Readings). Los Angeles, California, USA: Roxbury Publishing Company, 129-144.

Carr, L. T. (1994). The strengths and weaknesses of quantitative and qualitative research: What method for nursing? In: Journal of Advanced Nursing, 20, 716-721.

Clawson, J. A. (1996). A child with chronic illness and the process of family adaptation. In: Journal of Pediatric Nursing, 11 (1), 52-61.

Cotroneo, M; Zimmer, M. & Zegelin-Abt, A. (1999). Vorschläge für das Gesundheitssystem der Zukunft: Familienorientierte Primary Health Care. In: Pflege—Die wissenschaftliche Zeitschrift für Pflegeberufe, 12. Jg., Heft 3, S. 163-170.

Cox, J. W. & Hassard, J. (2005). Triangulation in organizational research: A re-presentation. In: Organization, 12, 109.

Crittin, J.-P. (2003). Erfolgreich Lernen. Bern, Stuttgart, Wien: Haupt.

Darmann, I. (2005). Pflegeberufliche Schlüsselprobleme als Ausgangspunkt für die Planung von fächerintegrativen Unterrichtseinheiten und Lernsituationen. In: PR-Internet, 7 (6), S. 329-335.

Darmann-Finck, I.; Böhnke, U. & Straß, K. (Hrsg.) (2009). Fallrekonstruktives Lernen. Frankfurt am Main: Mabuse.

DeChesney, M. (1986). Promoting healthy family functioning in acute care units. In: Journal of Pediatric Nursing, 1, 96-101.

Dennis, C. M. (2001). Dorothea Orem. Selbstpflege- und Selbstpflegedefizit-Theorie. Bern: Huber.

Denzin, J.; Möller, C. & Schäffter, O. (1980). Verwendungssituation als Grundlage der Veranstaltungsplanung in der beruflichen Erwachsenenbildung. In: Erwachsenenbildung an der Freien Universität Berlin, 14. Jg., S. 89-132.

Denzin, N. K. (1989). The research act: A theoretical introduction of sociological methods (3rd ed.). New York: McGraw Hill.

Dobke, J.; Köhlen, C. & Beier, J. (2001). Die häusliche Kinderkrankenpflege in Deutschland—Eine quantitative Erhebung zur Situation von Anbietern häuslicher Kinderkrankenpflege. In: Pflege—Die wissenschaftliche Zeitschrift für Pflegeberufe/ Verlag Hans Huber, 14. Jg., Heft 3, S. 183-190.

Draper, T. W. & Marcos, A. C. (Eds.) (1990). Family variables: Conceptualization, measurement, and use. Newbury Park, CA: Sage.

Duffy, M. E. (1987). Methodological triangulation: A vehicle for merging quantitative and qualitative research methods. In: Image, 19 (3), 130-133.

Dybowski, G. & Thomssen, W. (1982). Praxis und Weiterbildung. Untersuchungen über

Voraussetzungen und Bedingungen der Weiterbildung von betrieblichen Interessenvertretern. Bremen: Universität Bremen.

Dzurek, L. C. & Abraham, I. L. (1993) . The nature of inquiry: Linking quantitative and qualitative research. Advances in Nursing Science, 16 (1) , 73-79.

Ertl-Schmuck, R. (2000) . Pflegedidaktik unter subjekttheoretischer Perspektive. Frankfurt am Main: Mabuse.

Esser, H. (1997) . Können Befragte lügen? In: Friedrichs, J.; Mayer, K. U. & Schluchter, W. (Hrsg.) . Soziologische Theorie und Empirie. Opladen: Westdeutscher Verlag.

Faulstich, P. (2002) . Vom selbstorganisierten zum selbstbestimmten Lernen. In: Faulstich, P.; Gnahs, D.; Seidel, S.; Bayer, M. (Hrsg.) . Praxishandbuch selbstbestimmtes Lernen: Konzepte, Perspektiven und Instrumente für die berufliche Aus- und Weiterbildung. Weinheim: Juventa, S. 61-98.

Fawcett, J. (1996) . Pflegemodelle im Überblick. Bern, Göttingen: Verlag Hans Huber.

Feetham, S. L.; Meister, S. B.; Bell, J. M. & Gilliss, C. L. (Eds.) (1993) . The nursing of families: Theory/research/education/practice. Newbury Park, CA: Sage.

Feldhaus-Plumin, E.; Köhlen, C. & Nicklas-Faust, J. (Hrsg.) (2009) . Bachelor of Nursing an der Evangelischen Fachhochschule Berlin—Das Curriculum mit seiner Entwicklung und Umsetzung. Evangelische Fachhochschule Berlin (EFB) .

Fichtmüller, F. & Walter, A. (1998) . PflegelehrerIn werden—Voraussetzungen der TeilnehmerInnen als eine Grundlage für die Konzeption des Lehrgebietes Fachdidaktik Gesundheit/ Pflegewissenschaft. Unveröffentlichte Diplomarbeit Institut für Medizin-/ Pflegepädagogik und Pflegewissenschaft, Berlin.

Fichtmüller, F. & Walter, A. (2007) . Pflegen lernen—empirische Begriffs- und Theoriebildung zum Wirkgefüge von Lernen und Lehren beruflichen Pflegehandelns. Göttingen: V&R unipress.

Foster, R. L. (1997) . Addressing epistemologic and practical issues in multimethod research: A procedure for conceptual triangulation. Advances in Nursing Science, 20 (2) , 1-12.

Friedemann, M. L. (1991) . An instrument to evaluate effectiveness in family functioning. In: Western Journal of Nursing Research, 13 (2) , 220-241.

Friedemann, M. L. (1994) . Evaluation of the Congruence Model with rehabilitating substance abusers. In: International Journal of Nursing Studies, 31 (1) , 97-108.

Friedemann, M. L. (1995) . The Framework of Systemic Organisation: A Conceptual Approach to Families and Nursing. Thousand Oaks, California, USA: Sage Publication.

Friedemann, M. L.; Montgomery, R. J.; Rice, C. & Farrell, L. (1999) . Family involvement in the nursing home. In: Western Journal of Nursing Research, 21 (4) , 549-567.

Friedemann, M. L.; Montgomery, R. J.; Maiberger, B. & Smith, A. A. (1997) . Family involvement in the nursing home: Family-oriented practices and staff-family relationships. In: Research in Nursing & Health, 20, 527-537.

Friedemann, M. L. & Smith, A. A.（1997）. A triangulation approach to testing a family instrument. In: Western Journal of Nursing Research, 19（3）, 364-378.

Friedman, M.（Ed.）（1998）. Family Nursing. Research, Theory, & Practice. 4th Edition, Stamford, Connecticut, California, USA: Appelton & Lange.

Friedman, M. M.; Bowden, V. R. & Jones, E. G.（2003）. Family Nursing: Research, Theory, and Practice（5th ed.）. Upper Saddle River, NJ: Prentice Hall.

Gerholz, K.-H. & Sloane, P.（2008）. Der Bolognaprozess aus curricularer und hochschuldidaktischer Perspektive—Eine Kontrastierung von beruflicher Bildung und Hochschulbildung auf der Bachelor-Stufe. In: Berufs- und Wirtschaftspädagogik online unter http: /www.bwpat.de/ ausgabe14/gerholz_sloane_bwpat14.pdf.

Giddings, L. S. & Grant, B. M.（2006）. Mixed methods research for the novice researcher. In: Contemporary Nurse, 23（1）, 3-11.

Gilliss, C.; Highley, B.; Roberts, B. & Martinson, I.（Eds.）（1989）. Toward a Science of Family Nursing. Menlo Park, California, USA: Addison-Wesley Publishing Company.

Glissmann, G.（2009）. Wissenschaftlich fundierte Pflegeausbildung zwischen Anspruch und Wirklichkeit—Eine qualitative Studie. In: www.Pr-internet.de für die Pflege 13（2）, 69-80.

Greb, U.（2003）. Identitätskritik und Lehrerbildung. Frankfurt am Main: Mabuse.

Greb, U.（2006）. Dialektische Reflexionskategorien im Strukturgitter für die Pflege. Unveröffentlichtes Manuskript: Entwurf eines Strukturgitters für die Fachrichtung Pflege— Diplomstudiengang Pflegepädagogik, FH, S. 37.

Gross, D.（2004）. Evidence Based Nursing—der umfassende Begriff. In: Pflege, 3（17）, 196-207.

Halcomb, E. J.（2005）. Triangulation as a method for contemporary nursing research. In: Nurse Researcher, 13（2）, 71.

Hanson, S. M.; Gedaly-Duff, V. & Rowe Kaakinen, J.（2001）. Family Health Care Nursing: Theory, Practice & Research（3rd ed.）. Philadelphia, PA: F. A. Davis Company.

Helsper, W.（2000）. Antinomien des Lehrerhandelns und die Bedeutung der Fallrekonstruktion—Überlegungen zu einer Professionalisierung im Rahmen universitärer Lehrerausbildung. In: Cloer, E.; Klika, D. & Kunert, H.（Hrsg.）. Welche Lehrer braucht das Land? Notwendige und mögliche Reformen der Lehrerbildung. Weinheim: Juventa, S. 142-177.

Horlacher, K.; Retke, H. & Schwarz-Govaers, R.（2001）. Praxisnähe in Pflegeausbildungen—Ein Ausbildungskonzept und seine Umsetzung. Baselland; Liestal: Berufsschule für Pflege.

Hunt, R.（Ed.）（2000）. Readings in Community-Based Nursing. Philadelphia, USA: Lippincott Williams & Wilkins.

Jicks, T. D.（1979）. Mixing qualitative and quantitative methods: Triangulation in action.

In：Administration Science Quartery, 24, 602-611.

Jones A. & Bugge, C. (2006). Improving understanding and rigour through triangulation：An exemplar based on patient participation in interaction. In：Journal of Advanced Nursing, 55 (5), 612.

Jürgensen, A. (2005). Anwendung von Pflegetheorie in Praxis und Bildung—am Beispiel der Häuslichen Kinderkrankenpflege. Diplomarbeit an der Charité Universitätsmedizin Berlin.

Kegel, S.; Krakor, C. & Schikora, A. (2004). Pflege im Kontext von Familie und Umwelt—eine Untersuchung zur Gestaltung und Umsetzung familien- und umweltbezogener Pflege auf der theoretischen Grundlage von Marie-Luise Friedemann. Diplomarbeit an der Charité Universitätsmedizin Berlin.

Kidd, P. & Morrison, E. F. (1988). The progression of knowledge in nursing：A search for meaning. In：Image, 20 (4), 222-224.

Kiresuk, T. & Sherman, R. (1975). Process and outcome measurement using goal attainment scaling. In：Zusman, J. & Wurster, C. R. (Eds.). Program evaluation：Alcohol, drug abuse, and mental health services. Lexington, MA：D. C. Health and Company, 213-228.

Köhlen, C. (1998). Gesundheitspflege bei chronisch kranken Kindern in der häuslichen Betreuung—Eine qualitative Studie. Diplomarbeit, Universitätsklinikum Charité Medizinische Fakultät der Humboldt-Universität zu Berlin.

Köhlen, C.; Beier, J. & Danzer, G. (1999). «Ein Stückchen normales Leben»—Eine qualitative Studie über die Gesundheitspflege bei chronisch kranken Kindern in der häuslichen Betreuung. In：Pflege—Die wissenschaftliche Zeitschrift für Pflegeberufe/Verlag Hans Huber, 12. Jg., Heft 5, S. 309-314.

Köhlen, C.; Beier, J. & Danzer, G. (2000). «They don't leave you on your own»—A qualitative study of the home-care of chronically-ill children. In：Pediatric Nursing, 26 (4), 364-371.

Köhlen, C. & Beier, J. (2001). Familienorientierte Pflege in der häuslichen Betreuung chronisch kranker Kinder—Perspektiven einer Familie und einer Pflegenden. In：«Kinderkrankenschwester» / Verlag Max Schmidt-Römschild, 20. Jg., Heft 8, S. 325-330.

Köhlen, C. (2003). Häusliche Kinderkrankenpflege in Deutschland. Theorie und Praxis der Familienorientierten Pflege. Göttingen：V&R Unipress GmbH.

Köhlen, C. & Friedemann, M. L. (2006). Überprüfung eines Familien-Assessment-Instruments. In：Pflege, 19 (1), 23-32.

Lambert, S. D. & Loiselle, C. G. (2008). Combining individual interviews and focus groups to enhance data richness. In：Journal of Advanced Nursing Research Methodology, 62 (2), 228-237.

Lamnek, S. (2005). Qualitative Sozialforschung. Lehrbuch. 4., vollständig überarb. Aufl. 2005. Basel：Beltz Verlag.

Lindsey, E. & McGuinness, L. (1998). Significant elements of community involvement in participatory action research: Evidence from a community project. In: Journal of Advanced Nursing, 28（5）, 11-6-1114.

Lipsmeier, A.（2000）. Systematisierungsprinzipien für berufliche Curricula. In: Zeitschrift für Berufs- und Wirtschaftspädagogik, Beiheft 15, S. 54-71.

Lowenberg, J. S.（1993）. Interpretive research methodology: Broadening the dialogue. In: Advances in Nursing Science, 16（2）, 57-69.

Mason, B.（2000）. Die Übergabebesprechung—eine systemische Perspektive. Bern, Göttingen: Hans Huber Verlag.

Mayer, H.（2004）. «Body of Evidence» oder EBN als Grundlage einer professionellen Pflege. In: Pflege, 17（1）, 70-72.

Newman, M.（1992）. Prevailing paradigms in nursing. In: Nursing Outlook, 40（1）, 10-13.

Oelke, U.; Scheller, I. & Ruwe, G.（2000）. Tabuthemen als Gegenstand szenischen Lernens in der Pflege. Theorie und Praxis eines neuen pflegedidaktischen Ansatzes. Bern, Göttingen: Verlag Hans Huber.

Oevermann, U.（1996）. Theoretische Skizze einer revidierten Theorie professionellen Handelns. In: Combe, A. & Helsper, W.（Hrsg.）. Pädagogische Professionalität. Frankfurt a. M.: Suhrkamp Taschenbücher Wissenschaft, S. 70-183.

Oevermann, U.（1997）. Die Architektonik einer revidierten Professionalisierungstheorie und die Professionalisierung rechtspflegerischen Handelns. In: Wernet, A.: Professioneller Habitus im Recht. Untersuchungen zur Professionalisierungsbedürftigkeit der Strafrechtspflege und zum Professionshabitus von Strafverteidigern. Berlin: Edition Sigma, S. 7-19.

Orem, D.（1991）. Nursing & Concepts of Practice. 4th Edition, St. Louis, Baltimore, Boston, Chicago, London: Mosby Year Book.

Panfil, E.-M.（2005）. Evidence-based Nursing: Definition, Methoden, Umsetzung. In: www.Printernet.de für die Pflege, 9（7）, 457-463.

Patton, M. Q.（1997）. How to use qualitative methods in evaluation. Newbury Park, CA: Sage.

Patton, M. Q.（1999）. Enhancing the quality and credibility of qualitative analysis（2. Teil）. In: Health Services Research, 34（5）, 1189-1208.

Pierce, L. L.（1998）. The experience and meaning of caring for urban family caregivers of persons with stroke. Unpublished doctoral dissertation, Wayne State University, Detroit, Michigan.

Pierce, L.（2001）. Coherence in the urban family caregiver role with African American stroke survivors. Topics in Stroke Rehabilitation, 8（3）, 64-72.

Reischmann, J.（1997）. Self-directed Learning—die amerikanische Diskussion. In: Faulstich- Wieland, H.; Nuissl, E.; Siebert, H. & Weinberg, J.（Hrsg.）（1997）. Report. Literatur- und Forschungsreport Weiterbildung, Thema: Lebenslanges Lernen—

Selbstorganisiert?, 39, S. 125-137.

Remmers, H. (1997). Normative Dimensionen pflegerischen Handelns—Zur ethischen Relevanz des Körpers. In: Pflege, 10 (5), S. 279-284.

Remmers, H. (2000). Pflegerisches Handeln. Wissenschafts- und Ethikdiskurse zur Konturierung der Pflegewissenschaft. Bern, Göttingen: Verlag Hans Huber.

Rohde, Katrin (2007). Von Anfang an Interesse wecken. Evidence-based Nursing als Ausbildungsthema. In: Padua, 1 (2), 35-40.

Rohde, Katrin (2008). Problemorientierte Vermittlung von Pflegewissenschaft—Wege zum Evidence-based Nursing. In: Darmann-Finck, I. & Boonen, A. (Hrsg.). Problemorientiertes Lernen auf dem Prüfstand. Erfahrungen und Ergebnisse aus Modellprojekten. Bremer Schriften. Hannover: Schlütersche, 25-44.

Roper, N.; Logan, W. & Therney, A. (1997). Die Elemente der Krankenpflege. Baunatal: Recom.

Sadler, J. Z. & Hulgus, Y. F. (1991). Clinical controversy and the domains of scientific evidence. In: Family Process, 30 (1), 21-26.

Sandelowski, M. (1993). Rigor or rogor mortis: The problem of rigor in qualitative research revisited. In: Advances in Nursing Science, 16 (2), 1-18.

Sands, R. G. & Roer-Strier, D. (2006). Using data triangulation of mother and daughter interviews to enhance research about families. In: Qualitative Social Work, 5 (2), 237.

Schäffter, O. (1998). Das Selbst als Joker. Neuere Literatur zum Thema: Selbstorganisiertes Lernen in der Weiterbildung. In: Zeitschrift für Erziehungswissenschaft (1), S. 134-140.

Schlömer, G. (2000). Evidence-based nursing. Eine Methode für die Pflege? In: Pflege, 13 (1), 47-52.

Schubert, B. & Wrobel, M. (2009). Identifizierung von Hindernissen, die die Implementierung von Forschungswissen in die Pflegepraxis hemmen. PrInterNet (6), 343-351.

Schwarz-Govaers, R. (2005). Subjektive Theorien als Basis für Wissen und Handeln. In: PR-Internet, 7 (1), S. 38-49.

Siebert, H. (1996). Didaktisches Handeln in der Erwachsenenbildung. Didaktik aus konstruktivistischer Sicht. Neuwied, Kriftel, Berlin: Luchterhand.

Sim, J. & Sharp, K. (1998). A critical appraisal of the role of triangulation in nursing research. In: International Journal of Nursing Studies, 35, 23-31.

Silva, M. C. & Rothbart, D. (1984). Analysis of changing trends in philosophies of science on nursing theory development and testing. In: Advances in Nursing Science, 6 (1), 1-13.

Silva, M. C. & Sorel, J. M. (1992). Testing of nursing theory: Critique and philosophical expansion. In: Advances in Nursing Science, 14 (4), 12-23.

Smilkstein, G. (1978). The family APGAR: A proposal for a family function test and its use by physicians. In: Journal of Family Practice, 6, 1231-1239.

Sohier, R. (1988). Multiple triangulation and contemporary nursing research. In: Western Journal of Nursing Research, 10 (6), 732-742.

Thiel, V.; Steger, K. U.; Josten, C. & Schlemmer, E. (2001). Evidence-based Nursing—missing link zwischen Forschung und Praxis. In: Pflege, 4 (14), 267-276.

Thomas, P. (2006). General medical practitioners need to be aware of the theories on which our work depends. In: Annals of Family Medicine, 4 (5), 450.

Thurmond, V. A. (2001). The point of triangulation. In: Journal of Nursing Scholarship, 33 (3), 253.

Tobin, G. A. & Begley, C. M. (2004). Methodological rigour within a qualitative framework. In: Journal of Advanced Nursing, 48 (4), 388-396.

Van Riper, M. (2000). Family variables associated with well-being in siblings of children with Down-syndrome. In: Journal of Family Nursing, 6 (3), 267-286.

Wagner, F. (2000). Familiengesundheitspflege—Die Pflege der Zukunft? In: Pflege Aktuell. Fachzeitschrift des Deutschen Berufsverbandes für Pflegeberufe e.V., Heft 3, S. 142-145.

Walter, A. (2006). Die lernfeldorientierte Curriculumentwicklung des Christlichen Verbandes für gesundheits- und sozialpflegerische Bildungsarbeit e.V. in Berlin. In: PrInternet, 7 (7/8), S. 389-397.

Weber, K. (1996). Selbstgesteuertes Lernen. Ein Konzept macht Karriere. In: Grundlagen der Weiterbildung, 7 (4), S. 178-182.

Wendler, M. C. (2001). Triangulation using a meta-matrix. In: Journal of Advanced Nursing, 35 (4), 521-525.

Whall, A. (1999). The Family as the Unit of Care in Nursing: A Historical Review. In: Wegner, G. & Alexander, R. (Eds.). Readings in Family Nursing. Philadelphia, USA: Lippincott, 3-12.

Whall, A. & Fawcett, J. (1991). The Family as a Focal Phenomenon in Nursing. In: Whall, A. & Fawcett, J.: Family Theory Development in Nursing: State of the Science and Art. Philadelphia, USA: F. A. Davis Company, 7-30.

WHO (1973). Pharmacogenesis technical report series, 524. Geneve, CH: World Health Organization.

WHO Regional Office for Europe (2000). Die Familiengesundheitschwester. Kontext, Rahmen- konzept und Curriculum, EUR/005019309/13, Kopenhagen, Dänemark.

Williamson, G. R. (2005). Illustrating triangulation in mixed-methods nursing research. In: Nurse Researcher, 12 (4), 7.

Woods, N. F. & Catanzaro, M. (1988). Nursing research: Theory and practice. St. Louis, MO: Mosby.

Wright, L. & Leahy, M. (2009). Nurses and Families: A Guide to Family Assessment and Intervention, 5th Edition, Philadelphia, PA: F. A. Davis.

Yin, R. K. (1984). Case Study Research: Design and methods. Thousand Oaks, CA: Sage.

第六章　系统平衡理论近二十年来的发展经验

Anderson, R. & Newman, J. F.（1973）. Societal and individual determinants of medical care utilization in the United States. In: Milbank Memorial Fund Quarterly, 51（1）, 95-124.

Araque, J. C., Cala, O. X., Smith-Hernández, B., Jiménez, M. N., Sálazar, T., Sierra, S. M., Gonzales- Montañez, C. & Criado-Morales, M. L.（2011）. Efectividad de la funcionalidad familiar de personas con intento de suicidio. In: Universalud, 1（1）, 6-12.

Astedt-Kurki, P., Friedemann, M. L., Paavilainen, E, Tammentie, T. & Paunonen-Ilmonen, M.（2001）. Assessment of strategies in families tested by Finnish families. In: International Journal of Nursing Studies, 38（1）, 17-24.

Benner, P.（2017）. Stufen der Pflegekompetenz: From Novice to Expert. Bern: Hogrefe Verlag.

Bundesministeriums der Justiz und für Verbraucherschutz（10.11.2003）. Ausbildungs- und Prüfungsverordnung für die Berufe in der Krankenpflege（KrPflAPrV）. In: BGBl. I, S. 1442. Online verfügbar unter: http://www.gesetze-im-internet.de/bundesrecht/krpflaprv_2004/ gesamt.pdf, zuletzt geprüft am 02.04.2017.

Brown, E. L., Friedemann, M. L. & Mauro, A. C.（2014）. Use of adult day care service centers in an ethnically diverse sample of older adults. Journal of Applied Gerontology, 33（2）, 189-206.

BZ-GS Bildungszentrum für Gesundheit und Soziales des Berufsbildungsbildungszentrum Olten. Abgerufen am 11.6.2017. https: //www.bz-gs.ch/bildungszentrum.

Cervantez-Thompson, T., Pierce, L. L., Steiner, V., Govoni, A. L., Hicks, B. & Friedemann, M.（2004）. What happened to normal? Learning the role of caregiver. In: Online Journal of Nursing Informatics, 8（2）. Available at http: //ojni.org/8_2/careguver. htm.

Chavez Aguilera, M., Friedemann, M. L. & Alcorta-Garza, A.（2000）. Evaluación de la escala de efectividad en el funcionamiento familiar. In: Desarrollo Científico de la Enfermeria, 8（1）, 12-18.

Chavez Aguilera, M. L., Friedemann, M. L. & Alcorta-Garza, A.（2001）. Sistema falmiliar y auto-percepción de sus adolescentes. In: Desarrollo Científico de Enfermería, 9（10）, 297-302.

EHB/Bachelor of Nursing（2015）. Materialien zur Vernetzung des Lernens in Hochschule und Praxis. Evangelische Hochschule Berlin: Unveröffentlicht.

Feldhaus-Plumin, E., Köhlen, C. & Nicklas-Faust, J.（Hrsg.）（2010）. Bachelor of Nursing an der EHB. Das Curriculum mit seiner Entwicklung und Umsetzung. Online-Publikation: shaker Verlag.

Friedemann, M.-L.（1995）. The Framework of Systemic Organization—A Conceptual Approach to Families and Nursing. Thousand Oaks, CA, USA: Sage Publishing.

Friedemann, M. L., Astedt-Kurki, P. & Paavilainen, E.（2003）. Development of a family assessment instrument for transcultural use. In: Journal of Transcultural Nursing, 14 (2), 90-99.

Friedemann, M. L. & Buckwalter, K. C. (2014). Family caregiver role and burden related to gender and family relationships. In: Journal of Family Nursing, 20 (3), 313-336.

Friedemann, M. L., Buckwalter, K. C. Newman, F. L. & Mauro, A. C. (2013). Patterns of caregiving of Cuban, other Hispanic, Caribbean, Black, and White elders in South Florida. In: Journal of Cross-Cultural Gerontology, 28 (2), 137-152.

Friedemann, M.-L. & Köhlen, C. (2010). Familien- und umweltbezogene Pflege (3. Aufl.). Bern: Verlag Hans Huber.

Friedemann, M. L., Montgomery, R. J., Maiberger, B. & Smith, A. (1997). Family involvement in the nursing home. In: Western Journal of Nursing Research, 20 (4), 549-567.

Friedemann, M. L., Newman, F. L, Buckwalter, K. C. & Montgomery, R. J. (2013). Resource need and use of multiethnic caregivers of elders in their homes. In: Journal of Advanced Nursing, 70 (3), 662-673.

Friedemann, M. L., Newman, F. L., Seff, L. R. & Dunlop. B. (2004). Planning for long-term care: Concept, definition, and measurement. In: The Gerontologist, 44 (4), 520-530.

Gesundheits- und Krankenpflegeschule/Gesundheits- und Kinderkrankenpflegeschule Klinikum Itzehoe (2015). Curriculum GK-Schule Itzehoe. Itzehoe.

Greb, U. (2003). Identitätskritik und Lehrerbildung: Ein hochschuldidaktisches Konzept für die Fachdidaktik Pflege. Frankfurt am Main: Mabuse-Verlag.

Holoch, E. & Frech, S. (2001). Familienorientierte Kinderkrankenpflege. Das Modell der Familien- und umweltbezogenen Pflege von Marie-Luise Friedemann und seine Relevanz für die Ausbildung. In: Kinderkrankenschwester, 20 (10), 438-443.

Hülsken-Giesler, M. & Korporal, J. (Hrsg.) (2013). Fachqualifikationsrahmen Pflege für die hochschulische Bildung. Berlin: Purschke + Hensel.

Institut für Pflegewissenschaft. Universität Basel. Definition von professioneller Pflege. Abgerufen am 11.6.2017. https://nursing.unibas.ch/institut/institut-fuer-pflegewissenschaft/definition-pflege.

Johnson, M., Maas, M. L. & Moorhed, S. (2005). Pflegeergebnisklassifikation NOC. Bern: Huber.

Jürgensen, A., Kubanski, D. & Köhlen, C. (2006). Ein neues Gleichgewicht finden. In: Pflegezeitschrift, 59 (1), 11-14.

Klinikum Itzehoe (2016). Pflegephilosophie Klinikum Itzehoe. Online verfügbar unter: https://www.klinikum-tzehoe.de/fileadmin/media/pflege/pdf/Organisation_Pflege/Pflegephilosophie_23-03-2016.pdf, zuletzt geprüft am 16.04.2017.

Klinikum Itzehoe (2017). Herzlich willkommen im Klinikum Itzehoe! Online verfügbar unter: https://www.klinikum-itzehoe.de/, zuletzt geprüft am 23.04.2017.

Köhlen, C. & Beier, J. (2000). Familienorientierte Pflege in der häuslichen Betreuung chronisch kranker Kinder. Perspektiven einer Familie und einer Pflegenden. In: Kinderkrankenschwester, 19 (8), 325-330.

Köhlen, C. (2004). Zurück zu einem neuen Gleichgewicht. In: Pflegezeitschrift, 57 (4), 258-262.

Köhlen, C. & Friedemann, M.-L. (2006). Überprüfung eines Familien-Assessment-Instruments auf der Grundlage der Theorie des systemischen Gleichgewichts. In: Pflege, 19 (1), 23-32.

Köhlen, C. (2012). Familien- und umweltbezogene Pflege. JuKiP-Ihr Fachmagazin für Gesundheits- und Kinderkrankenpflege, 1 (2), 60-63.

Köhlen, C. (2015). Family Nursing. In: Ertl-Schmuck, R. & Greb, U. (Hrsg.). Pflegedidaktische Forschungsfelder. Weinheim: Beltz Juventa, 33-56.

Köhlen, C. & Friedemann, M.-L. (2016). Pflege von Familien. Die familien- und umweltbezogene Pflege in der Praxis. Haan-Gruiten: Verlag Europa-Lehrmittel.

Le Boterf, G. (2015). Construire compétences individuelles et collectives. (7e. édition) Paris. Eyrolles.

Maio, G. (2016). Das Besondere der Pflege. Aus Sicht der Ethik und der Gesellschaft. In: Procare, 21 (4), 6-9.

Montgomery, R. J. & Kosloski, C. (2009). Caregiving as a process of changing identity: Implications for caregiver support. In: Update on Dementia, 33 (1), 47-52.

Müller, M. (2017). E-Mail-Auskunft zur Wahl der pflegetheoretischen Grundlage, 02.05.2017.

Pierce, L. L., Steiner, V., Govoni, A. L., Hicks, B., Cervantez-Thompson, T. L. & Friedemann, M. (2004a). Internet-based support for rural caregivers of persons with stroke shows promise. In: Rehabilitation Nursing, 29 (3), 95-99.

Pierce, L. L., Steiner, V., Govoni A. L., Hicks, B., Cervantez-Thompson, T. L. & Friedemann, M. (2004b). Caregivers dealing with stroke pull together and feel connected. In: Journal of Neuroscience Nursing, 36 (1). 32-39.

Pierce, L. L., Steiner, V., Cervantez-Thopson, T. L. & Friedemann, M. L. (2014). Linking Theory with qualitative research through study of stroke caregiving families, In: Rehabilitation Nursing, 39 (3), 157-165.

Sayn-Wittgenstein, F. zu (Hrsg.) (2007). Geburtshilfe neu denken. Bericht zur Situation und Zukunft des Hebammenwesens in Deutschland; [Familienplanung, Schwangerschaft, Geburt, Wochenbett, Stillzeit]. 1. Aufl. Bern: Huber.

Sohn, S. (2016). Mitarbeiterbefragung: Implementierung der Pflegephilosophie am Klinikum Itzehoe. Aktuelle Situation im pflegerischen Alltag. Itzehoe.

Staatssekretariat für Bildung, Forschung und Innovation (SBFI) (2017). Berufsbildung 2030 online verfügbar unter https: //www.sbf.admin.ch/sbfi/de/home/themen/berufsbildung/berufsstrategie-2030.html, zuletzt geprüft am 21.5.2017.

编者和作者目录

安妮格雷特·奥古斯蒂尼克，1966 年出生于德国包岑。护理管理学硕士（应用科学大学），护士，德国比绍夫斯韦尔达"Am Belmsdorfer Berg"养老院质量经理。她与克里斯汀娜·里切尔共同为本书第三版第三章撰写了"青少年的长期护理"。

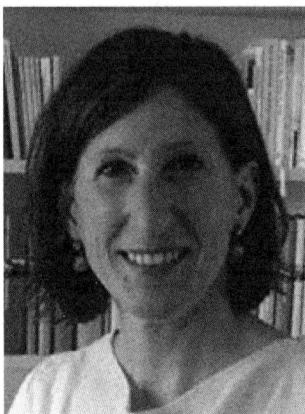

安妮罗洁·玻勒，1974 年生，现居于德国柏林。哲学博士、教授，护理学硕士（应用科学大学），护士。博士论文为《护理实践中的非正式学习》。柏林新教社会工作和社会教育应用科学大学护理学和健康学教授，负责护理学学士学位课程，与学生一同开展系统平衡理论的研究。她与埃里卡·菲尔特豪斯 - 普鲁敏共同为本书第六章撰写了"以家庭和环境为中心的护理的实践经验"。

罗姗娜·德马尔科，博士，获公共 / 社区卫生临床护士专家认证（PHCNS-BC），急症护理注册护士（ACRN），美国神经病学学会会员（FAAN），波士顿学院威廉·康奈尔护理学院公共 / 社区卫生副教授。教育背景：波士顿东北大学学士，波士顿学院硕士，美国底特律韦恩州立大学博士。研究方向：在波士顿内城以社区为单位，对感染艾滋病的非裔美国妇女、弱势妇女及其家庭开展护理行动研究。电影作品：2004 年与诺里斯（Norris）和明妮奇（Minnich）共同制作《女性的声音，女性的生活》。教学内容：应对艾滋病的国际培训课程，该课程广泛应用于多个组织。出版作品：关于家庭健康行为和妇女边缘化的著作章节超 12 个、文章逾 50 篇。她为本书第三版第五章撰写了"家庭研究中的基本问题"。

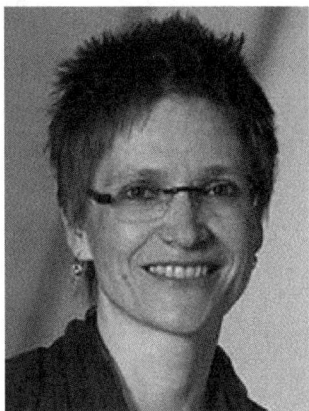

科杜拉·费歇尔，1969 年生，现居于德国海德堡。护理教育学硕士（应用科学大学），助产士，海德堡大学医院助产学校（隶属于海德堡卫生健康职业协会）校长。在产科临床及妊娠、分娩和产褥期护理非临床工作方面拥有多年经验。2002 年，加入德国助产士协会教育咨询委员会。曾与多家助产学校和莱茵河畔路德维希港学院合作开发助产专业课程。2003 年起，在海德堡助产学校担任教师。2007 年起，担任校长。2008 年，开始研究弗里德曼的以家庭和环境为中心的护理。她与科尔纳利·沃尔夫共同为本书第六章第五节撰写了"在助产士培训中的应用"。

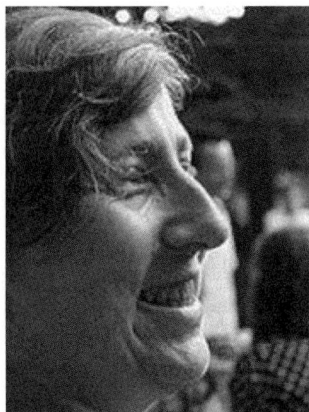

埃里卡·菲尔特豪斯 - 普鲁敏，1968 年生，现居于德国柏林附近的贝尔瑙。教授，博士，儿科护士，社会学 / 教育学硕士，健康学家（师范大学博士），心理咨询师。自 2014 年起，从事柏林新教社会工作和社会教育应用科学大学护理学学士学位和"领导力 - 教育 - 多样性"硕士学位的教学工作，并担任健康学与社会学教授。她与克里斯蒂娜·科伦以系统平衡理论为框架，合作开发了护理学学士学位课程。她与安妮罗洁·玻勒共同为本书第六章撰写了"以家庭和环境为中心的护理的实践经验"。

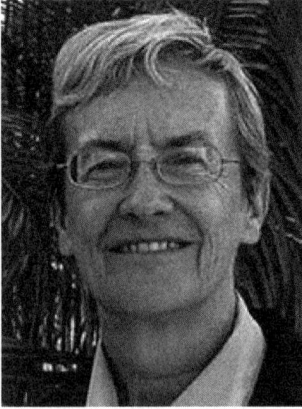

玛丽-路易丝·弗里德曼，1942 年生，现居于美国佛罗里达州帕纳西亚。博士，注册护士，佛罗里达国际大学名誉教授（注册护士、哲学博士）。专攻精神疾病护理和家庭护理。提出了系统平衡理论，并将其应用于教学和研究（包括开发 ASF-E 家庭健康评估工具，该工具有五种语言版本），所有研究项目都直接或间接地奠定在该理论的基础之上。研究成果享誉全球（德国、瑞士、芬兰、西班牙、葡萄牙、墨西哥、哥伦比亚、巴西、菲律宾、泰国），在世界各地担任研究和理论实施顾问。她为本书第六章撰写了"研究进展"。

本杰明·杨，1986 年生，现居于伊策霍。职业学校教师，教育学硕士，医疗保健和儿童护理人员，艾滋病预防志愿者。自 2011 年起，在伊策霍医院的医疗保健和护理／医疗保健和儿童护理学校（获国家认可）任教。2011—2016 年，在汉堡大学进行职业学校教师学习，主修健康学，辅修新教神学。在汉堡大学教育学学院和汉堡史密斯学院从事学生教学工作。他为本书第六章撰写了"引入全新的护理理念"。

安克·约恩森，1966 年生。护理教育学硕士，护士。曾长期从事居家护理和护理人员进修培训工作。2004—2008 年，在柏林新教社会工作和社会教育应用科学大学任教，负责护理学学士学位课程，专攻临床实践护理和理论与实践的转换。自 2008 年起，在柏林圣约瑟夫医院医疗保健与护理学校任教。出版的著作涉及问题导向学习和以家庭为中心的护理。她为本书第三版第五章撰写了"基于系统平衡理论的儿童居家护理调查"。

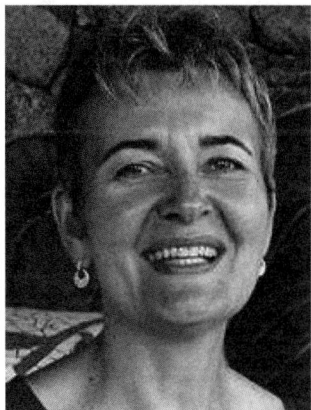

克里斯蒂娜·科伦，1965 年生。医学博士，护理教育硕士，家庭治疗师（DGSF）。多年来，一直从事护理人员的培训和进修工作，为护理机构提供关于不同护理科学主题的咨询服务，着重于研究以家庭和环境为中心的护理及家庭对话。曾发表过多篇文章，并多次举办过学术讲座。2003 年，发表博士论文《德国家庭儿科护理——以家庭为中心的护理理论与实践》。2004—2011 年，担任柏林新教社会工作和社会教育应用科学大学护理学学士学位课程（BoN）教授。2006 年，与玛丽-路易丝·弗里德曼合作完成德语版 ASF-E 工具在德国和瑞士的评估工作。2009 年，基于系统平衡理论与课程团队完成"BoN"课程开发。自 2011 年起，克里斯蒂娜·科伦开始在西班牙拉帕尔马岛生活并担任家庭治疗师，专攻生活在特殊环境中的青少年护理。自《以家庭和环境为中心的护理》第二版起，便与弗里德曼展开合作，共同参与编撰工作。她为本书第六章设计内容，并撰写引言部分。

丹尼斯·迈瓦尔德，1977 年生。护理管理学硕士（应用科学大学），健康保健和护理人员。曾作为护士，在一家骨科专科医院的重症监护室工作多年。之后，进入柏林福音派职业学院深造，专攻护理／护理管理学专业，毕业论文为《家庭健康在居家护理中的重要性——失智症家庭护理环境研究》，并就此举办多场学术讲座，分享研究成果。自 2008 年起，开始担任日间护理机构护理服务负责人。她与安妮·帕普洛和罗斯维塔·斯特尔共同为本书第三版第三章撰写"失智症老人的长期护理"。

让娜·尼克拉斯 - 福斯特，1963 年生。医学博士，医学教授，专攻内科领域。曾在柏林自由大学攻读医学专业，并撰写关于接受生前预嘱的博士论文。自 2005 年起，在柏林新教社会工作和社会教育应用科学大学担任医学基础课程教授。自 2000 年起，加入医学伦理学学会，同时担任德国联邦生活协助协会董事会成员。2003 年，成为柏林医师协会伦理委员会成员。2006 年，被任命为人类、伦理和科学研究所董事会成员。主要研究方向为：智力或多重残疾患者的医疗服务、产前诊断及其结果、生前预嘱、姑息治疗护理以及卫生保健系统合作。她与弗里德曼共同为本书第三版第三章撰写"慢性躯体疾病与残疾的护理"和"慢性精神疾病与智力障碍的护理"。

安妮·帕普洛，1970 年生。护理管理学硕士（应用科学大学），健康保健和护理人员。在内科重症监护领域和老年临床护理领域有多年的从业经验，重点是失智症患者的照护工作。曾在柏林新教社会工作和社会教育应用科学大学攻读护理 / 护理管理学专业，毕业论文题为《家庭健康在居家护理中的重要性——失智症家庭护理环境研究》，曾就此论题举办过多场学术讲座。自2008年起担任新施特雷利茨社会研究与职业培训学院（ISBW）"社会老年学与护理"专家小组组长，主要研究失智症与护理学。她与丹尼斯·迈瓦尔德和罗斯维塔·斯特尔共同为本书第三版第三章撰写了"失智症老人的长期护理"。

克里斯汀娜·里切尔，1966年生，现居于耶拿。护理管理学硕士（应用科学大学），耶拿护理中心护士、护理咨询师和协调员，耶拿应用技术大学乔治-施特莱特护理科学院研究员/协调员，乔治-施特莱特护理科学院"姑息治疗护理"高级培训负责人。"以家庭和环境为中心的护理"项目负责人，耶拿应用技术大学教学模块：家庭与护理。在本书的第三版中，她与安妮格雷特·奥古斯蒂尼克共同为本书第三版第三章撰写了"青少年的长期护理"。

卡特琳·罗德，1971年生。日耳曼语言文学硕士，护理与健康科学硕士，循证护理培训师，柏林新教社会工作和社会教育应用科学大学护理学本科专业教师。她在儿童护理和成人护理领域拥有多年工作经验，并长期担任健康保健和（儿童）护理教师。曾发表过多篇文章，并多次举办过学术讲座。她为本书第三版第五章撰写了"循证护理"。

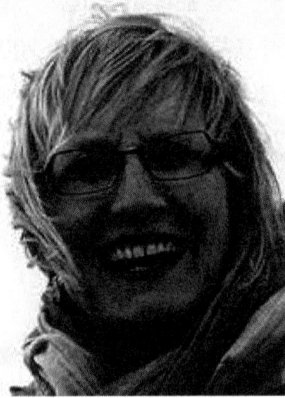

伊丽莎白·施莱尔，1962年生，现居于瑞士巴塞尔。执业护士，职业学校教师，在瑞士索洛图恩州的卫生和社会教育中心工作，负责制订教学大纲，教授的课程涉及诸多话题，如护理研究、护患关系、沟通与咨询、针对有自杀倾向患者的沟通与支持、自我伤害行为、弗里德曼的系统平衡理论及模型等。她为本书第三版第五章撰写了"系统平衡理论在职业培训中的应用"，为本书第四版第六章撰写了"一份来自瑞士的报告"。

罗斯维塔·斯特尔，1978年生，护理管理学硕士（应用科学大学），护士，长期从事精神病学、老年精神病学和老年护理领域的工作。毕业于柏林新教社会工作和社会教育应用科学大学。硕士论文为《家庭健康在居家护理中的重要性——对老年失智症患者家庭护理环境的研究》。自2007年起，在质量管理部门工作，并担任居家护理部部长。目前从事日间照料中心的创建和管理工作。她与丹尼斯·迈瓦尔德和安妮·帕普洛共同为本书第三版第三章撰写了"失智症老人的长期护理"。

汉斯彼得·施泰特勒-施密德，1946年生，瑞士居家护理服务有限公司以及hpsmedia出版社董事，护理学硕士（高等专科学校）。他是经瑞士红十字会（SRK）认证的护理教师和护理机构领导，并在公共关系和案例管理领域接受了由瑞士营销、广告与通讯教育中心（SAWI）提供的高级专业培训。作为企业培训师、护理教师和学校领导，拥有多年丰富经验。他是杂志《护理教育与

管 理 》（*Pflegepädagogik und Pflegemanagement*）的创始人和出版人，该杂志现更名为《护理学》（*Pflegewissenschaft*）。2007 年，成立瑞士居家护理服务有限公司，旨在通过提供护理咨询提高患者居家护理的质量。他与玛格丽特·施泰特勒 - 穆里共同为本书第三版第五章撰写了"根据系统平衡理论在居家护理中实施家庭护理——实践报告"。

玛格丽特·施泰特勒 - 穆里，1960 年生。执业护士（高等专科学校），瑞士居家护理服务有限公司董事。在护理管理和沟通分析理论的进阶培训中，初次得到系统论的指导，并从中学习到了宝贵的经验。曾就读于瑞士东部应用科学大学圣加仑应用技术学院，获得工商管理学学士学位。在急症护理领域，拥有多年管理经验。2008 年，加入瑞士居家护理服务有限公司管理委员会，负责家庭护理项目管理。她与汉斯彼得·施泰特勒 - 施密德共同为本书第三版第五章撰写了"根据系统平衡理论在居家护理中实施家庭护理——实践报告"。

安雅·瓦尔特，1968 年生，现居于德国柏林。哲学博士，护理教育学硕士，在护理人员和护理教师的培训和进修方面拥有多年讲师经验。自 1996年起，在德国多所大学负责职业教育。著作等身，且多次发表演讲。2006—2008 年，在柏林新教社会工作和社会教育应用科学大学从事护理学本科专业课程的教学工作。当前职业：课程开发自由职业咨询师、职业教育讲师，Cornelsen 出版社编辑、作家，负责编撰护理、健康和社会领域教科书。与

哲学博士费希特穆勒（Fichtmüller）合著博士论
文《职业护理学与教的复杂结构——实证护理教学
的概念和理论发展》（2007 年由 V&R unipress 出
版）。她为本书第三版第五章撰写了"双元制高等
教育中有关系统平衡理论的课程开发"。

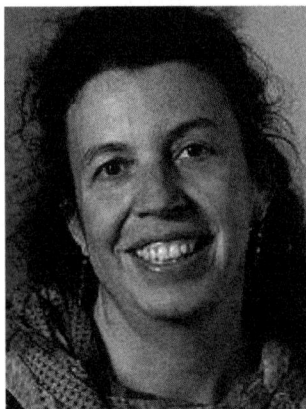

科尔纳利·沃尔夫，1967 年生，现居于德国
斯图加特。助产士，实践指导，护理教育学硕士（应
用科学大学）。在产科临床工作多年，曾担任产房
助产士、助产士培训实践指导及妊娠期和产褥期护
理方面的非临床工作。2007—2016 年，在海德堡
大学医院助产学校（隶属于海德堡卫生健康职业协
会）担任教师。2008 年，担任弗里德曼"以家庭
与环境为中心的护理"课程讲师和联系人。现为自
由讲师，在维藤 / 黑尔德克大学护理学系攻读博士
学位。她与科杜拉·费歇尔共同为本书第六章撰写
了"在助产士培训中的应用"。

图书在版编目（CIP）数据

以家庭和环境为中心的护理：系统平衡理论与实践 /
（美）玛丽-路易丝·弗里德曼，（德）克里斯蒂娜·科伦
主编；范临燕，向钇樾，雷雨译. -- 重庆：重庆大学
出版社，2025.2. --ISBN 978-7-5689-4945-3

Ⅰ. R47

中国国家版本馆CIP数据核字第20245SH118号

以家庭和环境为中心的护理：系统平衡理论与实践
YI JIATING HE HUANJING WEI ZHONGXIN DE HULI：XITONG PINGHENG LILUN YU SHIJIAN

［美］玛丽-路易丝·弗里德曼（Marie-Luise Friedemann）
［德］克里斯蒂娜·科伦（Christina Köhlen）　　主编

范临燕　向钇樾　雷　雨　译

策划编辑：张羽欣
责任编辑：夏　宇　　版式设计：何海林
责任校对：邹　忌　　责任印制：张　策

重庆大学出版社出版发行
出版人：陈晓阳
社址：重庆市沙坪坝区大学城西路21号
邮编：401331
电话：（023）88617190　88617185（中小学）
传真：（023）88617186　88617166
网址：http：//www.cqup.com.cn
邮箱：fxk@cqup.com.cn（营销中心）
全国新华书店经销
印刷：重庆市正前方彩色印刷有限公司

开本：720mm × 1020mm　1/16　印张：29.5　字数：476千
2025年2月第1版　　2025年2月第1次印刷
ISBN 978-7-5689-4945-3　定价：98.00元

版贸核渝字（2024）第 036 号